U0302967

肺癌 CT 筛查与诊治

CT Screening for Lung Cancer: Diagnosis and Treatment

主　编　柳学国　何建行

Claudia I. Henschke

David F. Yankelevitz

科学出版社

北　京

内 容 简 介

本书共 14 章,探讨了肺癌筛查中几乎所有相关主题,包括肺癌筛查方法学比较,肺癌低剂量 CT 筛查技术及其进展,人工智能在肺癌 CT 筛查中的应用与展望,肺癌 CT 筛查高危人群的确定,肺亚段 CT 解剖和ⅠA 期肺癌的病理基础(结合 2021 年世界卫生组织新版分类),肺结节及肺癌多学科团队诊疗,非钙化实性肺结节及亚实性肺结节 CT 管理与诊断,CT 引导肺结节活检与术前定位,CT 筛查发现的待定性结节的随访,CT 筛查发现的肺结节的外科处理原则与"无管"技术及快速康复,Ⅰ期肺癌的非外科处理方案,肺癌 CT 筛查发现的其他病变的诊断与处理,以及肺癌 CT 筛查的利弊分析和效益评估等。

本书内容新颖、全面,凝结了编者们近 30 年的临床实践和研究经验,有助于读者更全面地了解当前先进的筛查技术、相关进展及研究重点,可供影像科、肿瘤科、胸外科医师及肿瘤筛查和人工智能产品研发人员参考。

图书在版编目(CIP)数据

肺癌 CT 筛查与诊治 / 柳学国等主编 . —北京:科学出版社,2022.6
ISBN 978-7-03-072466-3

Ⅰ.①肺⋯ Ⅱ.①柳⋯ Ⅲ.①肺肿瘤－计算机 X 线扫描体层摄影－鉴别诊断 Ⅳ.① R734.2

中国版本图书馆 CIP 数据核字(2022)第 099729 号

责任编辑:马晓伟 刘天然 / 责任校对:张小霞
责任印制:肖 兴 / 封面设计:吴朝洪

科 学 出 版 社
北京东黄城根北街 16 号
邮政编码:100717
http://www.sciencep.com

北京汇瑞嘉合文化发展有限公司 印刷
科学出版社发行 各地新华书店经销

*

2022 年 6 月第 一 版 开本:787×1092 1/16
2022 年 6 月第一次印刷 印张:24
字数:560 000
定价:188.00 元
(如有印装质量问题,我社负责调换)

编 委 会

主　　编　柳学国　中山大学附属第五医院放射科　中山大学附属第七医院放射科
　　　　　何建行　广州医科大学附属第一医院　广州呼吸健康研究院胸外科
　　　　　Claudia I. Henschke　纽约西奈山伊坎医学院放射科
　　　　　David F. Yankelevitz　纽约西奈山伊坎医学院放射科
副 主 编　王　勇　厦门大学附属中山医院放射科
　　　　　黄　俊　广州医科大学附属第一医院胸外科
　　　　　程　华　中山大学附属第五医院胸外科
　　　　　Rowena Yip　纽约西奈山伊坎医学院放射科
编　　者（按姓氏笔画排序）
　　　　　王志辉　中山大学附属第五医院胸部肿瘤科
　　　　　毛礼厅　广州中医药大学第二附属医院放射科
　　　　　毛军杰　中山大学附属第五医院介入医学中心
　　　　　邓　云　中山大学附属第五医院胸部肿瘤科
　　　　　朱叶青　纽约西奈山伊坎医学院放射科
　　　　　刘坤凤　中山大学附属第五医院放射科
　　　　　李坤炜　中山大学附属第五医院放射科
　　　　　张荣国　推想医疗科技股份有限公司　推想科技先进研究院
　　　　　陈相猛　中山大学附属江门医院放射科
　　　　　林　忠　中山大学附属第五医院胸部肿瘤科
　　　　　林宇静　中山大学附属第五医院病理科
　　　　　周怀理　中山大学附属第五医院胸部肿瘤科
　　　　　周舒婷　中山大学附属第五医院呼吸与危重症医学科
　　　　　郑晓滨　中山大学附属第五医院呼吸与危重症医学科
　　　　　钟宏城　中山大学附属第五医院胸外科
　　　　　敖　峰　中山大学附属第五医院介入医学中心
　　　　　高洁冰　中山大学附属第五医院放射科
　　　　　梁明柱　中山大学附属第五医院放射科

序

　　肺癌是全球癌症死亡的主要原因之一。肺癌在晚期是高度致命的，但在早期又是高度可治愈的，这使肺癌成为早期识别、诊断癌症方法研究的理想"候选者"。多项临床试验和队列研究已经证实了低剂量 CT 可以在早期检出肺癌。最初证明肺癌筛查价值的有力证据是 1992 年开始的早期肺癌行动计划（ELCAP），其于 1999 年公布了基线轮筛查的结果。2000 年，国际早期肺癌行动计划（I-ELCAP）创立并发展成为世界上最大的肺癌筛查合作项目，有 80 多个地区和 12 个国家参与。该国际合作项目的最早成员之一——柳学国博士领导的中国团队在珠海开展了肺癌 CT 筛查项目。这是中国第一个此类项目，他的团队成为全球合作不可或缺的一部分。柳博士领导科室制定了一项肺癌筛查进修奖学金计划，促进了该团队与 I-ELCAP 领导层的合作。总的来说，I-ELCAP 项目在主要国际期刊上发表了 300 多篇论文，柳博士团队的进修奖学金计划是这一巨大成功中不可或缺的因素。

　　在本书中，柳博士介绍了对肺癌筛查至关重要的各个领域。首先，探讨了如何生成图像并保证图像质量，以及肺结节管理指南；其次，探讨了风险评估和应该为谁提供筛查；最后，将筛查分解为若干个重要组成部分，包括筛查的诊断和治疗，并针对每个问题进行分析。根据筛查的结果，人们对早期肺癌有了新的认识，以放射学外观为特征的特定类型病变的治疗也由此得到了发展。本书探讨了肺癌筛查中的所有相关主题，包括人工智能的发展领域及如何将其整合到筛查过程中，这对肺结节的自动检测、结节随时间变化的评估及结节恶性状态的预测尤为重要。另外，每一章都总结了相关领域最新的文献，有助于读者更全面地了解最先进的筛查技术。此外，本书还具有前瞻性，全面介绍了肺癌 CT 筛查的各个构成部分，读者可以从中了解哪些方面取得了进展，以及应将研究重点放在哪些方面。

　　除了肺癌的早期诊断之外，本书还强调了低剂量 CT 检查同时可以检出的其他重要异常，并提供了这些异常出现时的最佳临床综合处理方法。单次低剂量 CT 检查可提供三种主要死亡原因（肺癌、心脏病和肺气肿）的相关信息，以及其他对健康有巨大影响的疾病的信息，如乳腺和肝脏疾病。通过这种方式，单次低剂量 CT 检查可以被视为一种整体健康检查，而不仅仅是关注肺癌。

低剂量 CT 肺癌筛查是医疗保健领域的重大机遇，需要多学科团队共同努力才能挖掘这一巨大潜力。柳博士在筛查初期就开展了这方面的工作，现在他和他的团队把他们的筛查经验写入这本书，有助于将肺癌筛查提升到一个新的水平。

Claudia I. Henschke 博士

David F. Yankelevitz 博士

国际早期肺癌行动计划主席

纽约西奈山伊坎医学院放射科

2021 年 8 月 20 日

Preface

Lung cancer is the leading cause of cancer death worldwide. It is highly lethal in its late stage but highly curable in the early stages. This fact makes lung cancer an ideal candidate for identifying methods of early diagnosis. Low-dose CT has now been proven through multiple clinical trials and cohort studies to detect lung cancer when it is still highly curable. The process of providing the necessary evidence to demonstrate the benefit of low-dose CT began with the Early Lung Cancer Action Program（ELCAP）which began in 1992 and published the results of the baseline round of screening in 1999. In 2000，the International Early Lung Cancer Action Program（I-ELCAP）began and grew into the largest lung cancer screening collaboration in the world，with over 80 sites and 12 different countries participating. One of the earliest members of that international collaboration was led by Dr. XueGuo Liu from Zhuhai where he had already organized a screening program for his city. It was the first such program in China and his group became an integral part of the global collaboration. Under Dr Liu's guidance a fellowship program in lung cancer screening was developed that fostered collaboration with the I-ELCAP leadership. Overall the I-ELCAP has over 300 publications in major international journals and the fellowship program that Dr Liu fostered has been an integral part of this great success.

In this book，Dr Liu recognizes the various areas that are critical to understand screening. This begins with understand how images are produced and quality assurance and also guidelines for management of lung nodules. It then moves on to understanding risk assessment and who should be offered screening and then breaks down the screening into its component issues including both the diagnostic aspect of screening as well as the therapeutic component and addresses each of these areas separately. As a result of screening，a new understanding of early lung cancer has evolved and treatment of specific types of lesions characterized by their radiologic appearance has evolved. The book examines all of the relevant topics in screening including the developing field of artificial intelligence and how it will be integrated into the screening process. This is particularly relevant for automated detection of lung nodules and assessment of change in nodules over time as well as in predicting malignancy status of nodules. A comprehensive understanding of state of the art screening can be learned as each chapter summarizes the current literature. In addition, the book is forward leaning and presents the various component issues of screening in a way that allows for understanding where advances need to be made and where research should be focused.

Beyond early diagnosis of lung cancer, the book also highlights the additional important findings that can be made on the same low-dose CT scan and provides comprehensive information as to best practices when these findings are present. Ultimately, this single low-dose scan provides information on the three main causes of death, including lung cancer, heart disease, and emphysema and also several other areas that have enormous health implications including breast and liver diseases. In this way the single low-dose CT scan can now be thought of as an overall health check rather than being focused solely on lung cancer.

Low-dose screening for lung cancer represents a major opportunity in health care and it will require multi-disciplinary groups to work together to realize this great potential. Dr Liu has been involved in this process from the earliest days when screening was just beginning and has now written a book that will help in bringing screening to the next level.

Claudia I. Henschke MD PhD &

David F. Yankelevitz MD

PI of I-ELCAP

Department of Radiology

Icahn Medical School at Mount Sinai, NY

August 20, 2021

前　言

虽然肺癌发病率和死亡率在全世界居于癌症首位，但是通过有效筛查，近90%的肺癌患者可获根治，因为绝大多数肺癌是一种慢性病，从发生、发展到中晚期肺癌引起临床症状甚至死亡需要相当长的时间。近30年来，随着CT、信息技术、人工智能等技术的飞速发展，以及社会经济水平的提升和医疗技术的进步，业已证明通过高危人群胸部低剂量CT筛查不仅可以显著提高早期肺癌检出率和肺癌根治率，降低肺癌死亡率，还能评估主动脉、冠状动脉硬化程度与风险，提示肺气肿的程度，配合临床干预和慢性病管理，进而降低心血管事件、脑卒中、慢性阻塞性肺疾病等的致残率和致死率。

然而，如何识别高危人群？如何减少对良性结节或"惰性"肺癌的过度诊断与治疗？如何更早地判断肺结节恶性程度、进一步微创治疗微小肺癌？多学科团队（MDT）诊疗如何发挥作用？人工智能在该领域的现状与前景如何？肺癌CT筛查中如何最大程度地趋利避害？以上方面的问题均需要我们总结经验，继往开来。《肺癌CT筛查与诊治》是全体编写人员近30年临床实践和研究探索经验的总结，历时2年不断修改和完善补充才得以完成。全书共14章，针对上述相关问题进行了论述。

虽然我们同心协力期望本书达到较高的质量和水准，但由于编者经验学识和认知水平所限，不妥之处在所难免，希望读者不吝批评、指正，以便再版时改进、提高。

谨将此书献给我的研究生导师：华中科技大学同济医学院的郭俊渊教授、王承缘教授、周义成教授，感谢他们引领我走进医学影像学奇妙之门！

献给国际早期肺癌行动计划（I-ELCAP）的领导者 Claudia I. Henschke 教授和David F. Yankelevitz教授，感谢他们对我和我们团队的引领、栽培和支持！

献给"共和国勋章"获得者、广州医科大学钟南山院士，感谢他对我和我们团队早期肺癌CT筛查国际合作等工作的关注与鼓励！

献给亦师亦友的广州医科大学何建行教授，感谢他对我们的帮助与支持！

献给中山大学附属第五医院（珠海）和中山大学附属第七医院（深圳）的肺癌筛查与诊治多学科团队，感谢团队成员的包容、团结与精进，大家的努力使我们的诊断、治疗和随访方案更加个体化和精准化！

献给我的夫人段焰香老师，感谢她对我和家庭的爱与奉献，还有对我得意时的提醒与低迷时的抚慰！

献给我的儿子柳思扬、儿媳许宇智和孙女柳柠浠，感谢他们的温暖与分担！

献给"柳氏侦探社"（我和学生们的微信群群名）全体社员们，感谢他们对于本书的贡献与不懈努力！

柳学国

2021 年 8 月 30 日

目　录

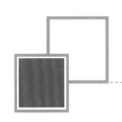

第一章　肺癌筛查方法学比较

第一节　肺癌筛查的定义与遵循的原则

肺癌是目前全世界最常见的癌症之一，也是我国近 30 年来患病人数增长最快的恶性肿瘤之一，其发病率和病死率居恶性肿瘤第一位，已成为危害人群健康的重要原因，给社会造成了沉重的经济负担，也带来了重要的公共卫生问题。目前，肺癌的 5 年生存率仅为 19.7%。由于早期根治性手术的介入，早期肺癌和晚期肺癌的生存结果差异巨大。ⅠA 期（早期）肺癌患者 5 年生存率在 75% 以上，尽管十余年来分子靶向治疗和免疫检查点抑制剂领域有了长足发展，但大多数Ⅳ期（晚期）肺癌患者仍在诊断后 5 年内死亡。有效的筛查可以更早地在高危人群中发现肺癌患者，在患者无相关症状时及时发现病灶并指导患者接受有效的治疗，从而降低肺癌的死亡率。

目前，已有多个国家和地区开展了肺癌筛查，通过长期的跟踪，发现应用低剂量 CT 在无症状高危人群中筛查肺癌能够有效降低长期肺癌死亡率。

尽管目前肺癌筛查取得了显著的成效，但仍存在一些亟待解决的问题，例如，如何定义高危人群，不同地区间如何统一评价筛查效果，如何寻找新的分子标志物和利用新的筛查技术，如何平衡筛查导致的经济、心理负担和收益。本章将对目前的肺癌筛查方法展开深入探讨。

一、肺癌筛查的定义和意义

1. 定义　肺癌筛查是指在高危人群中，于患者未出现任何相关症状之前，发现并诊断肺癌的过程。通常是运用各种手段发现可疑病灶，并进一步运用一种或多种手段进行肺癌诊断。

2. 意义　肺癌筛查是早期发现肺癌和前驱病变的重要途径，是早发现、早诊断、早治疗的重要环节。

二、肺癌筛查的原则

1. 重要性　肺癌的发病率和死亡率是重要的公共卫生问题。肺癌在我国男性和女性中均是癌症相关死亡的主要原因。根据国家癌症中心、中国医学科学院肿瘤医院发布的中国肺癌报告，我国每天超过 2100 人被确诊为肺癌，1700 多人死于肺癌；每分钟有 1.5 人确诊肺癌，1 人死于肺癌。肺癌位居国内恶性肿瘤发病率和死亡率首位。肺癌的发病率和死亡率随年龄增加逐步上升，40 岁后迅速上升，70 岁左右达到高峰。男性肺癌的发病率和死亡率高于女性，尽管我国女性吸烟率较低，但我国女性的肺癌发病率（每 10 万人中 22.8 人）与西欧一些国家的女性（如法国，每 10 万人中 22.5 人）没有差异。女性肺癌的发病率有上升趋势。

除了年龄，肺癌的危险因素还包括吸烟（包括二手烟）、职业暴露、既往相关恶性肿瘤史、肺癌家族史、肺部疾病相关病史。在高危无症状人群中进行低剂量 CT 筛查，每年有 1% ～ 3% 的人被诊断为肺癌。由于人口老龄化等原因，我国的肺癌负担仍在增加，疾病防控形势严峻。在目前及将来相当长一段时间内，肺癌仍会是重要的公共卫生问题。

2. 有效性 肺癌早期发现并干预预后更好。低剂量计算机断层扫描（LDCT）筛查是目前降低肺癌死亡率最有效的方法。肺癌总体生存率低，5 年生存率仅为 19.7%。而晚期肺癌和早期肺癌患者的生存结果有着显著的差异。Ⅰ A 期（早期）肺癌患者的 5 年生存率 > 75%，而Ⅲ B 期到Ⅳ期（晚期）患者的 5 年生存率 < 5%。在全球多个国家使用 LDCT 进行的肺癌筛查基线检查中发现的肺癌 50% ～ 85% 处于Ⅰ期，症状出现前的早期发现使此类患者能够在疾病早期接受根治性手术或放疗，大大改善了其生存结果。与不进行筛查对比，在我国城市地区基于 LDCT 的筛查将肺癌相关死亡率至少降低了 24.2%。

3. 特异性 肺癌筛查所选用的方法必须相对无创，并且对早期病例足够敏感，没有太高的假阳性率。2000 年以后低剂量 CT 的引入使胸部 CT 扫描的剂量大大降低，在人群中进行大规模基于 CT 的肺癌筛查成为可能。LDCT 是一种无创的检查，检查时间短，筛查人群耐受性好。LDCT 能够识别微小的结节，对于直径 3mm 的结节，LDCT 的检出率可达 85%。LDCT 对肺癌敏感，根据国际早期肺癌行动计划（I-ELCAP）的研究，LDCT 筛查所发现的肺癌中，85% 为Ⅰ期。对早期肺癌的敏感性使 LDCT 筛查成为降低肺癌相关死亡率的最有效策略。

LDCT 能敏感地发现早期的肺癌，但同时在鉴别假阳性结果中面临一定的挑战。假阳性定义为原本不必进行临床干预的结节被认为需要接受干预和治疗。假阳性是所有筛查固有的缺点之一，会导致并发症和经济、心理负担的增加。在 LDCT 肺癌筛查中，大约 50% 的参与者在基线水平有 1 个以上的结节。有效的风险分级和结节管理对于识别和恰当处置良恶性结节至关重要。

4. 经济适用性 肺癌筛查所需的费用和用于普查发现的阳性病例的监测随访费用应为社会所接受。作为大规模的筛查，必须要评估筛查的成本效益。尽管筛查本身不直接对健康产生收益，但可以通过早期发现肺癌改善治疗选择，从而带来健康获益。

第二节　多种肺癌筛查方法的比较

一、影像学筛查

1. X 线胸片及数字 X 射线摄影（DR），有效性不足 胸部 X 线检查是一种经济、无创、辐射量相对 CT 较低，而且操作简便的检查方法。在普遍应用 LDCT 进行筛查之前，研究者们最早在 1960 年进行了一些基于胸部 X 线检查的肺癌筛查研究。结果发现，尽管研究组肺癌检出率、手术切除率高于对照组，但三年死亡人数无显著差异。随后还进行了数个较大规模的基于胸部 X 线检查或胸部 X 线检查 + 痰细胞学检查的肺癌筛查的随机对照研究，这些研究结果中没有一个的结论可以表明定期的基于胸部 X 线的肺癌筛查和痰细胞学检查能够降低肺癌的死亡率（表 1-2-1）。

普通 X 线胸片发现早期肺癌存在局限性的原因主要如下：早期的肺癌体积较小，而目前占比越来越高的腺癌在早期表现为较小的局限的模糊而淡薄的非实性结节。这些结节绝大部分被重叠的胸部正常结构所掩盖（图 1-2-1）。即使使用高千伏摄影及数字化技术，对于早期肺癌的肺内小病灶，检出率仍有限，与 CT 相比， Ⅰ A 期肺癌的检出率不到 30%。因肺癌死亡的相对危险度是以各研究发现的肺癌总数为分母、以死于肺癌的人数为分子计算得出的。

表 1-2-1　主要随机对照研究对各筛查手段降低肺癌死亡率的对比

	胸部 X 线筛查 对比 无筛查	胸部 X 线筛查 + 痰细胞学检查 对比 胸部 X 线筛查	低剂量 CT 筛查 对比 胸部 X 线筛查
研究	1 个研究（PLCO）	4 个研究（Czech, JHS, MLP, MSK）	1 个研究（NLST）
参与人数	154 901 人	35 983 人	53 454 人
相对危险度	0.99（95%CI：0.91 ～ 1.07）	1.01（95%CI：0.87 ～ 1.18）	0.80（95%CI：0.70 ～ 0.92）

注：JHS，约翰·霍普金斯研究（Johns Hopkins Study）；MLP，梅奥肺计划（Mayo Lung Project）；MSK，纪念斯隆-凯特琳癌症中心研究（Memorial Sloan-Kettering Study）；NLST，美国国家肺癌筛查试验（National Lung Screening Trial）；PLCO，美国前列腺、肺、结直肠和卵巢癌筛查（Prostate, Lung, Colorectal and Ovarian Cancer Screening Trial）。

2. 常规剂量 CT，人群辐射剂量偏高　在临床诊断肺部疾病时使用的常规剂量下，胸部的大部分病灶得以清晰显示，包括各种密度的肺小结节。相比低剂量螺旋 CT，由于噪声的降低，同机型的常规剂量 CT 对于单纯磨玻璃密度结节和混杂磨玻璃密度结节的检出率和诊断信心稍高，但对于高危人群的肺癌筛查来说，总体人群辐射剂量偏高 [1mSv：（4 ～ 7）mSv，4 ～ 7 倍及以上]，故不宜用于肺癌 CT 筛查。

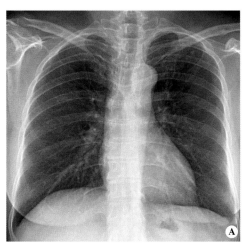
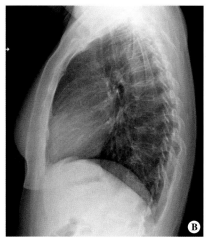

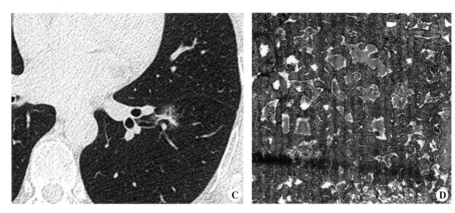

图 1-2-1 胸片 DR 与低剂量 CT 检出肺癌比较。女，36 岁，X 线胸片正侧位未发现肺内明显异常（A、B）；胸部 CT 发现左肺下叶混杂磨玻璃密度结节（C）；手术切除病理证实为中分化腺癌（D）

3. 低剂量 CT，特异性不足，但可精确定位及随访可疑结节，经济适用，人群辐射剂量可接受 低剂量螺旋 CT 作为肺癌普查的工具，已被证实为降低肺癌死亡率的最有效手段。低剂量螺旋 CT 要求所有筛查和随访的胸部 CT 都应在低剂量（100～120kVp 和 40～60mAs 或更低）下进行。存在的主要问题如下：随着对肺内小结节检出的敏感度的大大增高，假阳性相对 X 线较高；带来潜在的过度诊断问题；对早期中央型肺癌的检出率不如早期周围型肺癌；磨玻璃结节边缘和内部细节的勾画不如常规剂量 CT（图 1-2-2）。

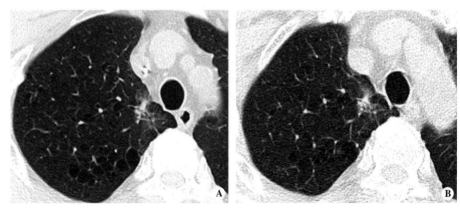

图 1-2-2 常规剂量 CT 与低剂量 CT 显示结节效果对比。右上肺部分实性结节正常剂量 CT（A）与低剂量 CT（B）比较，磨玻璃成分的范围和边缘显示更好，结节内部小气道壁增厚及结节周围肺气肿显示也更清晰

4. PET/CT，人群辐射剂量更高，经济适用性不足 因为兼有放射性核素的辐射剂量和 CT 扫描的辐射剂量，PET/CT 的辐射剂量较高，单次检查的辐射剂量约为 22mSv。而单次标准剂量胸部 CT 的辐射剂量为 4～7mSv，低剂量 CT 更是低于 2mSv。PET/CT 并不推荐用于无症状人群的大规模筛查，相关的研究报道不多。但对于 LDCT 筛查中发现的可疑外周肺结节病灶，PET/CT 检查是良好的补充。根据美国国家综合癌症网络（NCCN）的 2020 年版肺癌筛查指南，对于筛查发现的直径 8～14mm 的实性结节，可考虑 PET/CT 进一步检查，对于直径 15mm 以上结节，选择胸部增强 CT 和（或）PET/CT 进一步检查。

对于恶性肺结节，PET 存在一定比例的假阴性，主要原因如下：磨玻璃影为主，高分化肺癌，黏液为主腺癌等（图 1-2-3）。良性肺结节当然也存在不少假阳性，如结核或其他肉芽肿、炎性假瘤等（图 1-2-4），因此在进行具体肺结节定性鉴别诊断时，需要仔细分析 CT 征象，并与 PET 代谢幅度结合分析，才能真正提高鉴别诊断准确性。

5. 磁共振成像（MRI），无辐射，假阳性率低，但经济适用性不足　传统认为，MRI 不是肺癌筛查的潜在工具，但新技术如超短回波时间（UTE）和快速自旋回波脉冲序列的应用提高了实性肺结节检查的灵敏度和特异度，MRI 在肺癌筛查中的作用受到重视。MRI 较低剂量螺旋 CT 具有较少的假阳性。根据德国肺癌筛查干预（LUSI）试验的 MRI 子研究和美国国家肺癌筛查试验（National Lung Screening Trial，NLST）的数据，MRI 和 LDCT 筛查之间的预期寿命没有差异。MRI 对于直径 6 ～ 7mm 肺结节的筛查敏感度和特异度分别为 95.2% 和 99.6%，而对于直径 8 ～ 14mm 肺结节的筛查敏感度和特异度可达 100% 和 99.6%。MRI 不存在放射线的辐射暴露或核素的放射性污染。对于肺实性结节直径＞5mm 且难以接受放射性检查的患者，MRI 可作为 LDCT 或 PET/CT 的替代检查手段（图 1-2-5）。

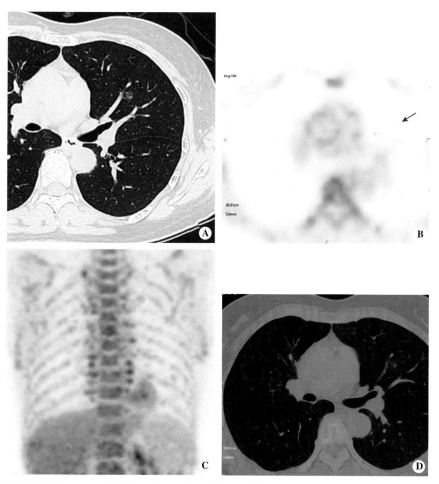

图 1-2-3　恶性肺结节 PET/CT 假阴性。女，55 岁，胸部 CT 检查发现左肺上叶混杂磨玻璃密度结节（A）；PET 显示代谢不高（B ～ D，箭头）。手术切除结节，病理显示为微浸润性肺腺癌

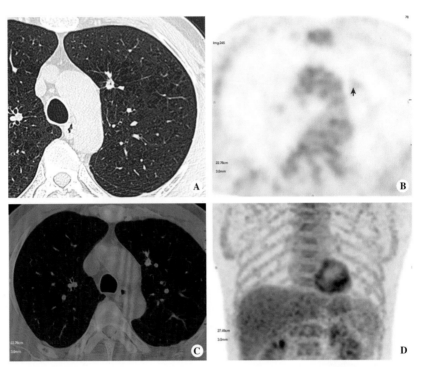

图 1-2-4 良性肺结节 PET/CT 假阳性。男，59 岁，胸部 CT 检查发现左肺上叶前段实性结节（A），随后行 PET/CT 复查，结节代谢轻度增高（B ～ D，箭头）。手术切除结节，病理示肺组织中心坏死结节，周边肺泡上皮增生，纤维组织增生，淋巴细胞等炎症细胞浸润，并见小灶组织细胞增生。最后诊断：炎性肉芽肿

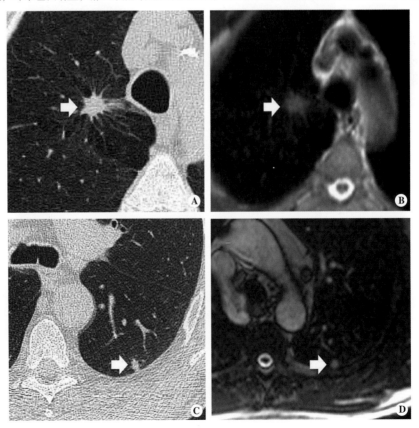

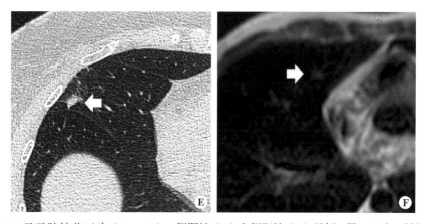

图 1-2-5　MRI 显示肺结节正确（A ～ D）、假阴性（E）和假阳性（F）举例。男，45 岁，低剂量 CT 显示右上肺 17mm 实性结节（箭头），为鳞癌（A）。MRI 正确显示病灶（箭头，最佳序列：T_2-W-HASTE）（B）。男，70 岁，低剂量 CT 显示左下肺胸膜下 9mm 腺癌（箭头，C）。MRI 也显示该病变（箭头，最佳序列：b-SSFP, D）。女，67 岁，低剂量 CT 发现右肺中叶 12mm 腺癌（箭头），但是 MRI 未显示（E）。男性志愿者，27 岁，MRI 发现右肺中叶可疑结节（箭头，最佳序列：T_2-W-HASTE），但证实为假阳性，可能为血管结构的伪影（F）

二、痰细胞学检查

痰细胞学检查辅助诊断，特异度高但敏感度不够，无法定位病灶。传统的直接涂片法痰细胞学检查在肺癌筛查中的敏感度为 20% ～ 30%，该方法对鳞癌最敏感，对腺癌不敏感，所以只能作为低剂量螺旋 CT 的补充。中央型病变、下叶病变及直径大于 2cm 的病变最适于痰细胞学检查。有报道此项技术的假阳性率小于 2%。一些新技术能极大地提高痰细胞学检查的敏感度和特异度，如液基薄层细胞制片技术，可使细胞学诊断阳性率提高 2 倍（图 1-2-6）。这些新技术配合 DNA 定量图像分析诊断系统，可使细胞学诊断阳性率提高至 45% ～ 70%（图 1-2-7 ～图 1-2-9）。

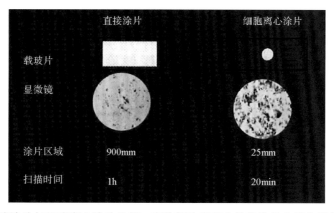

图 1-2-6　直接痰细胞涂片与细胞离心涂片比较。穿胸部按摩背心并高渗盐水雾化吸入诱导咳痰后，液基固定消化，离心后薄层制片。与传统制片方法相比，新方法可以提高上皮细胞的浓度、缩小涂片的面积，便于显微镜扫描后计算机辅助分析诊断、提高诊断效果及工作效率（武汉兰丁智能医学股份有限公司孙小蓉供图）

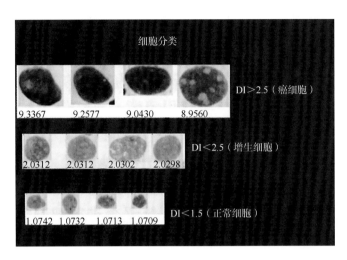

图 1-2-7　对分离的细胞部分进行细胞核 DNA 染色，计算机自动扫描后根据密度、形态等 100 多项指标自动分析，给出打印的细胞形态和 DNA 指数值（DI）。一般 DI ＞ 2.5 为 DNA 倍体异常癌细胞，1.26 ～ 2.4 为增生细胞，＜ 1.25 为正常细胞（武汉兰丁智能医学股份有限公司孙小蓉供图）

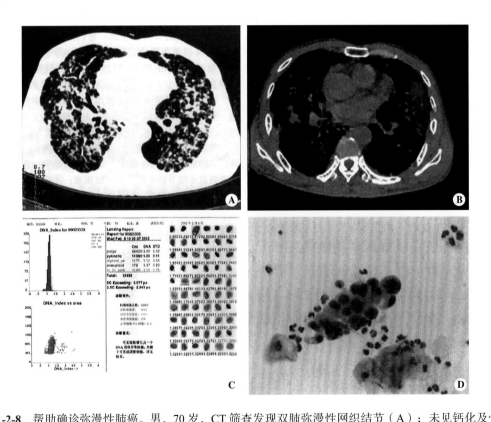

图 1-2-8　帮助确诊弥漫性肺癌。男，70 岁，CT 筛查发现双肺弥漫性网织结节（A）；未见钙化及骨质破坏（B）；痰细胞 DNA 染色自动分析几个 DNA 倍体异常细胞（C）；痰细胞 HE 染色可见小团状癌细胞、大量炎症细胞、部分上皮细胞、少量尘细胞（D）

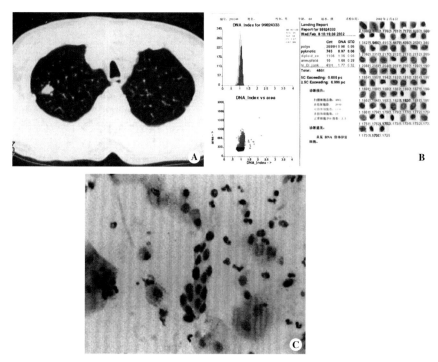

图 1-2-9　胸部按摩背心加高渗盐水雾化吸入诱导咳痰后液基消化薄层制片及 DNA 图像分析周围型肺癌可疑阳性。男，58 岁，CT 可见右肺上叶实性结节，伴分叶（A）；痰细胞 DNA 定量未见异常倍体细胞（B）；痰细胞 HE 染色病理可见少量核异质细胞（C）。手术病理证实该结节为腺癌

痰细胞学检查施行简单、方便、无创，患者无痛苦。其方法是在痰液中寻找从支气管肺组织中脱落的肺癌或癌前病变产生的一定量的癌细胞或非典型病变细胞，故痰液核酸检测的阳性结果比较可靠，但其敏感度受肿瘤位置与支气管关系的影响，对中央型肺癌敏感度高而对周围型肺癌敏感度低。肺癌的组织类型、痰液标本留取保存方式及病理科医生的技术水平也对检查的结果有很大影响，因此痰液检测只能作为早期诊断肺癌的辅助手段之一，结果判定要结合影像学等综合考虑。为了提高痰细胞学检查的敏感度和特异度，近年关于痰液中生物学标志物的研究不少，如 TCPP［5, 10, 15, 20- 四（4- 羧基苯基）卟吩］、DNA 超甲基化标志物、自发荧光、循环微小 RNA（miRNA）、端粒酶等，这些新技术的研究对痰细胞学检查的检测精度有不同程度的帮助。

对于在锡矿、煤矿等地方工作的高危人群，由于肺癌低剂量 CT 筛查检出周围型肺癌有优势，但对于中央型肺癌检出率不足，建议配合痰细胞学检查或荧光纤维支气管镜进行中央型肺癌的筛查。

三、血液肿瘤标志物辅助筛查

血液肿瘤标志物辅助筛查，对早期癌敏感度及特异度存疑，无法定位。传统肺癌相关血液肿瘤标志物包括癌胚抗原（CEA）、神经元特异性烯醇化酶（NSE）、细胞角质蛋白 19 片段抗原 21-1（CYFRA 21-1）、胃泌素释放肽前体（Pro GRP）、鳞状上皮细胞癌抗原（SCC）等。CEA 是一种非器官特异性肿瘤相关抗原，分泌 CEA 的肿瘤大多来源于呼

吸道、消化道及泌尿系统等空腔脏器。临床上引起血清 CEA 异常增高的最常见肿瘤除了肺癌，还有结直肠癌、胃癌等。CEA 也是肿瘤病情进展、疗效监测、预后预测的标志物，但灵敏度、特异度不高。NSE 是小细胞肺癌特异性诊断标志物，60% ～ 81% 的小细胞癌患者 NSE 升高，常用于鉴别小细胞肺癌与非小细胞肺癌；其对神经内分泌肿瘤、神经母细胞瘤、甲状腺髓样癌也有特异性诊断价值。Pro GRP 也是小细胞肺癌的肿瘤标志物，许多研究表明 Pro GRP 较 NSE 具有更高的特异度。SCC 和 CYFRA 21-1 是鳞状上皮细胞癌的标志物。CYFRA 21-1 对鳞状上皮细胞癌特异度高，对非小细胞肺癌的早期诊断、疗效监测和预后判断均有重要意义。

Chu 等综述了三组单独利用组合血液标志物（多种抗体、不同组合 miRNA）筛查肺癌研究的特征概要（表 1-2-2）及效果（表 1-2-3）。其中意大利多中心肺癌检测试验（MILD）评估了组合 miRNA 与 LDCT 联合应用的效果：如果 MSC 和 LDCT 同时阳性，敏感性 69%、特异性 96%、阳性预测值 65%、阴性预测值 97%、阳性似然比 18.6。如果仅其中一种阳性，则敏感性 98%、特异性 66%、阳性预测值 22%、阴性预测值 99%、阳性似然比 0.03。

表 1-2-2　几组血液标志物筛查肺癌研究的概要

	Jett 等，2014	Sozzi 等，2014	Montali 等，2015
试验评价方法	EarlyCDT-lung	MSC	miR-test
病例数	1613	939	1008
病例纳入标准	未清晰定义	MILD 试验参加者：吸烟指数＞ 20 包年；＞ 50 岁，过去 5 年无癌症；试验参加者 1000 份连续血浆样品；69 份血浆样品来自 85 例 MILD 试验中的肺癌患者	COSMOS 试验参加者：吸烟指数＞ 20 包年；COSMOS 试验之外＞ 50 岁肺癌患者
病例排除标准	未定义	溶血标本；无已知肺病	无已知肺病
随访时间	6 个月	5 年	不知
研究的关键不足	日常医疗的审计跟踪适用标准不明晰；肺癌诊断标准不明晰；人群基线特征不清；非目标患者其他诊断的分布不清；研究不足、未讨论偏倚和不确定性；与完全的研究方案无联系；基金来源未讨论	未讨论样本量大小如何确定；未讨论无肺癌患者其他诊断的分布	对于试验执行者 / 读者临床信息是否可用未提；未讨论样本量大小如何确定；未讨论无肺癌患者其他诊断的分布；研究不足讨论不充分

注：EarlyCDT-lung，基于 ELISA 原理研发的商用血液检测盒，可以自动检测 7 种肿瘤相关抗体（p53、NY-ESO-1、CAGE、GBU4-5、SOX2、HuD 及 MAGE A4）；MSC（miRNA 识别分类器），血浆 miRNA 检测，基于先前定义的 24 种 miRNA 阳性表达比值将患者分为低、中、高风险。miR-test：检测血清中 13 种 miRNA 的试验（miR-92a-3p、miR-30b-5p、miR-191-5p、miR-484、miR-328-3p、miR-30c-5p、miR-374a-5p、let-7d-5p、miR-331-3p、miR-29a-3p、miR-148a-3p、miR-223-3p、miR-140-5p）。MILD：意大利多中心肺癌检测试验；COSMOS：瑞士发起的双盲随机对照试验，在初级保健中激励吸烟者进行短期干预的效果。

表 1-2-3 单独血液标志物检测肺癌的诊断效果

	EarlyCDT-lung	MSC	miR-test
敏感性	41%（95% CI：29%～53%）	87%（95%CI：N/A）	78%（95%CI：N/A）
特异性	87%（95% CI：86%～89%）	81%（95% CI：79%～84%）	75%（95% CI：72%～78%）
阳性预测值	11%（95% CI：7%～15%）	27%（95% CI：21%～32%）	10%（95% CI：7%～14%）
阴性预测值	97%（95% CI：97%～98%）	98%（95% CI：N/A）	98%（95% CI：N/A）
阳性似然比	3.19	4.67	3.09
阴性似然比	0.68	0.16	0.30

注：N/A，不适用。

肺癌早期发现和发展阶段的候选标志物还包括自身抗体（AAb）、互补片段等，这些新的血液肿瘤标志物大多尚在研究中，较低剂量螺旋 CT 特异度高而敏感度低。目前还有一些研究尝试将新的手段与生物学标志物或影像学检查结合用于肺癌的筛查，如代谢组学、人工智能等，为肺癌的筛查和早期诊断提供了新方向。2019版《肺癌筛查与管理中国专家共识》增加了血液标志物如 Pro GRP、NSE、CEA、CYFRA 21-1、SCC 和新型标志物肿瘤相关抗原自身抗体、循环肿瘤细胞、ctDNA 等内容。

四、基因筛查

基因筛查无法定位，基因异常与临床病灶的关系待定。有肺癌家族史及既往肿瘤病史的人群往往可能携带异常基因。虽然目前尚无可靠的肺癌基因筛查系统和公认方法，但近年有许多相关的研究，并取得了令人振奋的成果。全基因组关联研究分析（GWAS）成功鉴定出包括肺癌在内的大量疾病遗传易感性位点，对比个人基因检测结果，通过构建遗传风险评分，可以前瞻性预测个体的肺癌风险，应用潜力很大。

目前通过基因测序检测循环肿瘤 DNA（ctDNA）是肿瘤早期筛查的主要研究方向之一。ctDNA 是一类人体血浆中游离的 DNA，来自肿瘤细胞死亡时产生的 DNA 碎片，通过对 ctDNA 进行检测可以获取肿瘤病变信息，为诊断和治疗提供参考信息（图 1-2-10）。miRNA、ctDNA、DNA 甲基化等也是基因筛查肺癌的候选标志物。但是肺内有无恶性病灶、具体临床处理等仍然需要结合胸部 CT。将来这些技术在高危人群筛选、肺癌预警及辅助肺内病灶鉴别诊断方面的作用值得期待（见图 11-1-1）。

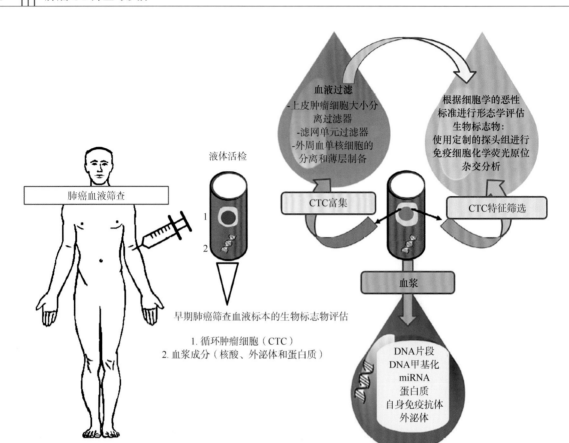

图 1-2-10 不同血液生物标志物在肺癌筛查中的应用

引自：Hofman P. Cancer Cytopathol. 2021，129（5）：341-346

（高洁冰　柳学国）

参考文献

曹毛毛，陈万青，2019. 中国恶性肿瘤流行情况及防控现状. 中国肿瘤临床，46（3）：145-149.

Aberle DR，Adams AM，Berg CD，et al，2011. Reduced lung-cancer mortality with low-dose computed tomographic screening. N Engl J Med，365（5）：395-409.

Allen BD，Schiebler ML，Sommer G，et al，2020. Cost-effectiveness of lung MRI in lung cancer screening. Eur Radiol，30（3）：1738-1746.

Becker N，Motsch E，Trotter A，et al，2020. Lung cancer mortality reduction by LDCT screening —— results from the randomized German LUSI trial. Int J Cancer，146（6）：1503-1513.

Bray F，Ferlay J，Soerjomataram I，et al，2018, Global cancer statistics 2018：GLOBOCAN estimates of incidence and mortality worldwide for 36 cancers in 185 countries. CA Cancer J Clin，68（6）：394-424.

Chu G，Lazare K，Sullivan F，2018. Serum and blood based biomarkers for lung cancer screening：a systematic review. Bmc Cancer，18（1）：181.

De Koning H，Van Der Aalst C，Ten Haaf K，et al，2018. PL02.05 Effects of volume CT lung cancer screening：mortality results of the NELSON randomised-controlled population based trial. J Thoracic Oncol，13（10 Supplement）：S185.

Gao SG，Li N，Wang SH，et al，2020. Lung cancer in People's Republic of China. J Thorac Oncol，15（10）：1567-1576.

Goldstraw P，Chansky K，Crowley J，et al，2016. The IASLC lung cancer staging project：proposals for revision of the TNM stage groupings in the forthcoming（Eighth）edition of the TNM classification for lung cancer. J Thoracic Oncol，11（1）：39-51.

Heuvelmans MA，Walter JE，Peters RB，et al，2017. Relationship between nodule count and lung cancer probability in baseline CT lung cancer screening：the NELSON study. Lung Cancer，113：45-50.

Hulbert A，Jusue-Torres I，Stark A，et al，2017. Early detection of lung cancer using DNA promoter hypermethylation in plasma and sputum. Clin Cancer Res，23（8）：1998-2005.

Ko EC，Raben D，Formenti SC，2018. The Integration of Radiotherapy with Immunotherapy for the Treatment of Non–Small Cell Lung Cancer. Clin Cancer Res，24（23）：5792-5806.

Larke FJ，Kruger RL，Cagnon CH，et al，2011. Estimated radiation dose associated with low-dose chest CT of average-size participants in the national lung screening trial. Am J Roentgenol，197（5）：1165-1169.

Li YH，Jiang LS，Wang HT，et al，2019. Effective radiation dose of 18F-FDG PET/CT：how much does diagnostic ct contribute? Radiat Prot Dosim，187（2）：183-190.

Meier-Schroers M，Homsi R，Skowasch D，et al，2018. Lung cancer screening with MRI：results of the first screening round. J Cancer Res Clin Oncol，144（1）：117-125.

Minamimoto R，Senda M，Jinnouchi S，et al，2014. Detection of lung cancer by FDG-PET cancer screening program：a nationwide Japanese survey. Anticancer Res，34（1）：183-189.

Oudkerk M，Liu SY，Heuvelmans MA，et al，2021. Lung cancer LDCT screening and mortality reduction —— evidence，pitfalls and future perspectives. Nat Rev Clin Oncol，18（3）：135-151.

Pastorino U，Silva M，Sestini S，et al，2019. Prolonged lung cancer screening reduced 10-year mortality in the MILD trial：new confirmation of lung cancer screening efficacy. Ann Oncol，30（7）：1162-1169.

Prabhakar B，Shende P，Augustine S，2018. Current trends and emerging diagnostic techniques for lung cancer. Biomed Pharmacother，106：1586-1599.

Rampinelli C，De Marco P，Origgi D，et al，2017. Exposure to low dose computed tomography for lung cancer screening and risk of cancer：secondary analysis of trial data and risk-benefit analysis. BMJ，356：j347.

Seijo LM，Peled N，Ajona D，et al. 2019. Biomarkers in lung cancer screening：achievements，promises，and challenges. J Thoracic Oncol，14（3）：343-357.

Sommer G，Tremper J，Koenigkam-Santos M，et al，2014. Lung nodule detection in a high-risk population：comparison of magnetic resonance imaging and low-dose computed tomography. Eur J Radiol，83（3）：600-605.

Usman Ali M，Miller J，Peirson L，2016. Screening for lung cancer：a systematic review and meta-analysis. Prev Med，89：301-314.

Wang ZX，Han W，Zhang WW，et al，2017. Mortality outcomes of low-dose computed tomography screening for lung cancer in urban China：a decision analysis and implications for practice. Chin J Cancer，36（1）：57.

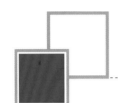

第二章 肺癌低剂量CT筛查技术及其进展

第一节 图像采集

一、图像扫描及重建方法

为降低辐射损害，肺癌CT筛查采用低剂量扫描模式。随着CT技术的进步，CT扫描剂量逐步下调，目前胸部体检CT剂量为1～1.5mSv甚至更低。一般建议CT扫描探测器不小于16排，电压120kVp或者140kVp，电流≤40mAs；球管转速≤0.5ms/圈；探测器准直≤1.5mm。根据体检者的体型采取智能化自动调节电压和电流也是常用的降低射线剂量的方法。图像重建层厚≤2.5mm，≤1.0mm时更佳；图像间隔不大于层厚，当进行三维重建或者CAD处理时，推荐间隔50%层厚。

二、胸部扫描范围

从肺尖到双侧肾上腺区域，包括全肺，采样时间不大于10秒，呼吸时相为深吸气末，不需要注射对比剂。

三、降低射线剂量的方法

由于图像重建算法及射线剂量处理方案不断进步，已经可以实现超低剂量CT扫描，在辐射剂量降至大约0.1mSv（与胸片相近）的情况下，保持肺结节检测敏感度及评价的准确性。

1.通过降低电压（70～120kVp）和电流（6～10mAs）减少辐射剂量（图2-1-1）

2.自动调节电压、电流　可根据身体的不同，自动降低或适当提高剂量，节约射线且减少身体较厚区域的伪影，常用方法如下：东芝公司的基于标准差的自动三维曝光控制技术，通用（GE）公司的智能毫安技术，西门子公司的CARE Dose 4D，飞利浦公司的DoseRight技术。

3.射线过滤　包括锡过滤器技术（西门子），可以过滤低能量射线，使射线锐化穿透能力更强，从而降低射线剂量，保证图像质量（图2-1-2）。

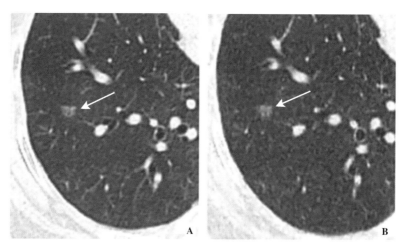

图 2-1-1　常规低剂量扫描（0.77mSv，120kVp/ 智能毫安模式）（A）与超低剂量扫描（0.087mSv，120kVp/2.8mAs 及 ASIR-V 算法）（B）相比，肺结节（箭示）清晰度无明显差异

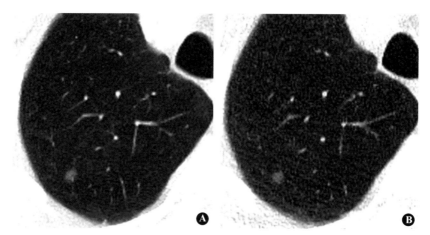

图 2-1-2　常规低剂量图像（1.33mSv，110kVp/50mAs）（A）与射线过滤超低剂量成像（0.13mSv，100kVp/70mAs 及 tin filtration）（B）相比，肺结节显示效果相近

4. 重建算法可在相同辐射剂量的情况下提高图像质量　重建算法包括滤波反投影法、迭代算法等。几种算法相比，滤波反投影法速度快，但是低剂量扫描容易出现噪声伪影，而迭代算法可以获得比滤波反投影法更高的图像信噪比，并且重建速度也不断加快。迭代算法在 1971 年即开始用于商业化的 CT，每一次迭代都可以将采集的数据与计算机仿真投影数据进行比较，通过比较和结合已知信息，逐步改善图像质量，从而使图像在高对比度下提高空间分辨率，并且在低对比度下降低噪声。另外，迭代算法对于肥胖患者和金属异物扫描有明显优势。商业化的迭代算法已经非常成熟，包括 GE 公司的 ASIR-V（adaptive statistical iterative reconstruction-V），西门子公司的 IRIS（iterative reconstruction in image space）和 ADMIRE（advanced model-based iterative reconstruction），飞利浦公司的 iDose 技术和东芝公司的 AIDR（adaptive iterative dose reduction），都可以有效消除噪声（图 2-1-3）。

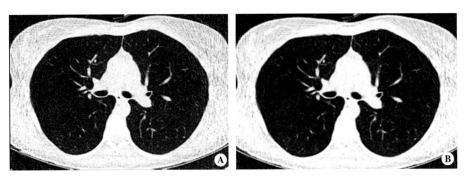

图 2-1-3　使用 ADMIRE3 迭代算法（0.07mSv，100Sn kVp/46 ref. mAs）（A）与 ADMIRE 5 算法（0.07mSv，100Sn kVp/46 ref. mAs）（B）相比，后者明显减少伪影

5. 根据球管数量调节螺距　如单源螺旋 CT 使用螺距 1.5，双源螺旋 CT 使用螺距 3.6，后者可以加快扫描速度，降低扫描时间，从而减少辐射，尤其适合难以配合呼吸控制的患者。但需要注意的是，增加螺距会影响图像 Z 轴的分辨率。

6. 模块化自适应处理神经网络　美国科研人员开发了一种名为模块化自适应处理神经网络（MAP-NN）的深度学习模型，可明显降低低剂量 CT 图像的噪声。放射科医师发现，在绝大多数情况下该算法产生的图像与使用商用迭代算法处理的图像相比，质量相当甚至更好，此外该方法还可以更快速地处理图像（图 2-1-4）。目前，ClariPI Inc. 公司

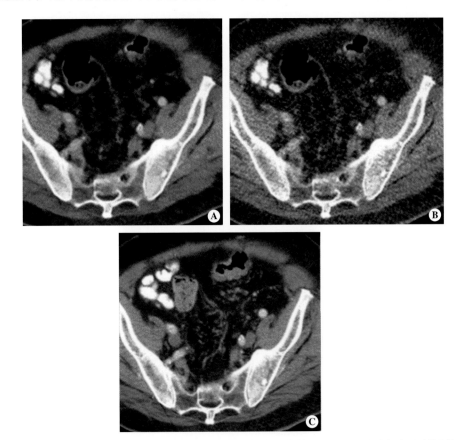

图 2-1-4　深度学习算法（A）对低剂量图像的降噪效果优于迭代算法（B），噪声与标准剂量接近（C）

的 ClariCT.AI 产品是第一款获得美国食品药品监督管理局（FDA）批准的深度学习算法，作为中转站接受不同品牌 CT 的低剂量图像后，可以自动转化为优质的图像并传输至 PACS 工作站，其处理超低剂量图像的效果显著优于常用的迭代算法（图 2-1-5），在低剂量 CT 图像处理方面具备无与伦比的应用前景。

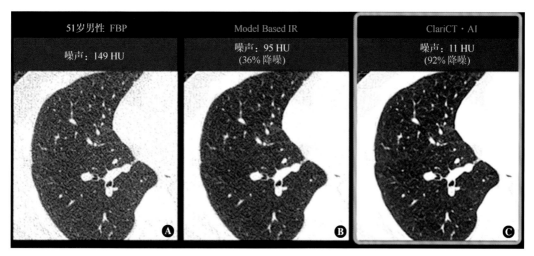

图 2-1-5 超低剂量 CT 扫描（120kVp，3mAs）后使用 FBP 算法（A）或 Model Based IR 算法（B）的图像噪声明显，ClariCT.AI 算法几乎完全消除图像噪声（C）

四、筛查发现病灶后的 CT 检查方案

肺结节随访复查仍然采用低剂量 CT，其对于判断肺结节大小、密度等特征的变化是足够的，而且便于肺结节前后对比。而标准剂量增强扫描适用于直径 7～10mm 及以上结节、了解纵隔淋巴结或者意外发现的肺结节以外病变（大约 8mSv），其有利于通过 CT 增强特征，鉴别肺结核肉芽肿等炎性病变。

第二节　图像解读

一、基线筛查 CT 图像阅读方式

采用高分辨率显示屏连续浏览薄层图像，肺算法，窗宽 1500HU，窗位 –600HU。由于纵行或斜行的血管在薄层图像上可以呈结节状，容易与相邻的小结节混淆，经过最大密度投影（maximum intensity projection，MIP）算法处理的图像，密度相对偏高的肺部血管投影在同一平面，呈连续走行，容易与肺结节区分，所以 MIP 在肺结节检测中有较大的应用价值。由于薄层图像和 MIP 图像均需要人工阅读，为了进一步降低人为漏诊，在条件允许的情况下，还可以结合计算机辅助检测（computer aided detection，CAD），提高肺结节的检测效能。

二、年度 CT 筛查及短期随访复查阅片方式

建议参考前一次检查的电流、电压及图像的层厚、间隔、算法、迭代系数等特征扫描，并重建可比性相近的图像；随访复查的肺结节，可以使用高分辨率的显示屏放大单肺图像后，将前后两次的图像进行同步逐层对比，密切注意肺结节外形、直径、密度的改变；可以结合多平面重建了解肺结节形态，因为部分肺结节不规则生长，X-Y 平面不变的情况下可仅出现 Z 轴方向的生长。

三、图像阅读记录信息

图像阅读记录信息包括结节大小（最长径与垂直短径的均值），密度（实性、部分实性、非实性），钙化（有无、形态），脂肪（有无），形态边缘（圆形、不规则、分叶、毛刺等）。阅读薄层 CT，可以检测大量毫米级的肺结节，为了便于前后两次检查对比，有必要记录肺结节所在肺叶、段位置，最大层面所在图像系列及层数，最早期扫描至复查间隔的时间及直径/体积变化率。

第三节　肺癌 CT 筛查质量控制

一、图像伪影及可读性评价

影响图像阅读的因素包括 CT 机器硬件伪影、射线剂量不足的噪声和患者伪影。机器硬件伪影可通过定期维护、检测机器加以排除，低剂量扫描所致的噪声可以通过前述的各种降噪技术处理。患者伪影包括呼吸、心脏搏动引起的双边伪影及体内植入金属的放射状伪影等。根据伪影有无可将图像质量分为：①优质图像，正常组织结构边界清晰；②正常结构轻度模糊，但不影响评价；③正常结构中度模糊，评价轻度受限；④正常结构重度模糊，评价具有不确定性；⑤图像质量不可靠，完全无法评价。因为明显的图像伪影会干扰间质性病变和肺结节评价，尤其是磨玻璃病灶，而且中度以上的伪影会增加体积测量误差（图 2-3-1）。研究显示容积扫描较高分辨率扫描速度更快，可以降低运动伪影，尤其是新一代双源 CT，正常呼吸状态下扫描基本可以实现无伪影成像，是提高图像质量的重要手段（图 2-3-2）。

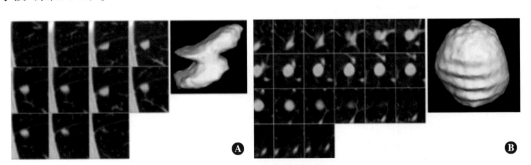

图 2-3-1　呼吸伪影导致肺结节 CT 三维结构变形和体积测量重度误差（A）；心脏搏动导致肺结节环形伪影及体积测量轻微误差（B）

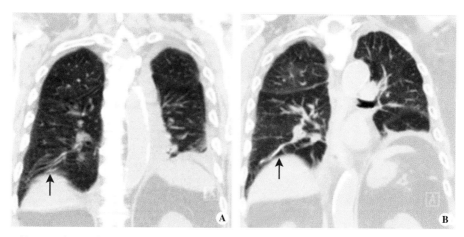

图 2-3-2　男，97 岁，屏气行常规 CT 扫描（西门子 64 排单源螺旋 CT，pitch 1.5），呼吸伪影明显（A，箭头）；正常呼吸下行超快扫描（西门子 128 排双源螺旋 CT，pitch 3.2）基本避免呼吸伪影（B，箭头）

二、低剂量 CT 随访图像的可比性评价

同层图像肉眼对比或者体积测量是评价肺结节随访复查过程中生长快慢的重要方法，研究显示 CT 扫描的剂量、图像重建的层厚和算法均会对肺结节体积产生一定的影响（图 2-3-3）。为保证图像可比性，建议采用相同的扫描条件和图像重建方法。

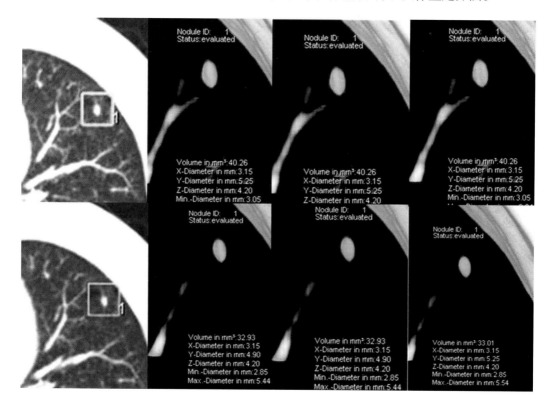

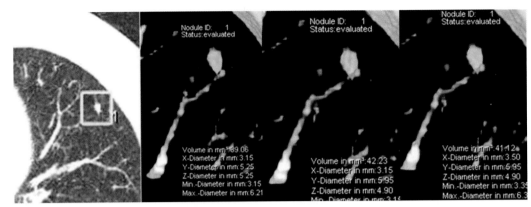

图 2-3-3　不同的图像重建方法对体积测量的影响。上排（1mm 层厚，软组织算法）图像三次测量的体积完全相同，中排（2mm 层厚，软组织算法）图像三次测量的体积有轻微差别，下排（2mm 层厚，锐利算法）图像三次测量的体积差异明显

第四节　新技术应用：计算机图像分析

一、肺结节计算机辅助检测及诊断软件的应用

　　研究显示，高达 75% 首次检测的早期肺癌在回顾性阅读前一年的筛查图像时是可见的。简而言之，肺癌筛查存在较高的漏诊率，原因包括医师阅读疲劳、经验差异，以及肺结节太小、密度太低和邻近血管干扰等。早期检测肺结节有利于针对性随访干预，进一步改善肺癌预后。使用 CAD 研究肺结节已有数十年历史。2006 年 I-ELCAP 团队的研究结果显示，使用 CAD 可以降低 70% 的早期肺癌漏诊率，该结果提示使用 CAD 对于减少人为漏诊、促进肺癌早期干预有重要意义（图 2-4-1）。尽管如此，CAD 距离进入临床应用仍然有较大的距离，首要原因是 CAD 存在不同程度的假阳性，需要医生增加排除时间，从而影响

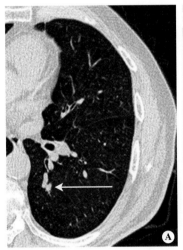
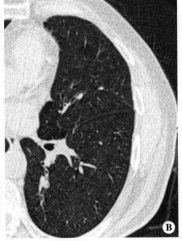
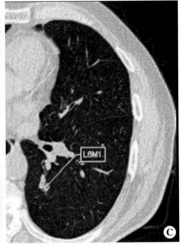

图 2-4-1　左肺下叶血管旁早期肺癌（箭示）被漏诊（A）；CAD 软件 1（B）和软件 2（C）均能自动识别该结节

医生使用CAD的积极性；此外，CAD的操作较烦琐，需要人工启动CAD系统处理图像并传输至PACS系统供医生浏览；最后，CAD在数据训练方面存在不足，很难实现在医生使用过程中同步完善CAD系统。近年来基于人工智能的肺结节自动检测系统表现出巨大的潜力，部分产品已经获FDA批准进入临床。

二、肺气肿定量分析

除了肺结节检测，计算机技术还可以在低剂量CT筛查过程中分析心血管钙化、骨质疏松、肺气肿、脂肪肝等信息，从而对患者的健康信息进行比较全面的评价。尽管基于高分辨率CT可以检测肺气肿并进行初步的分型分度，但是基于肉眼观察CT图像往往存在人为误差和难以准确量化的问题。通过计算机分割CT肺组织，结合特定密度阈值可以提取肺气肿区域进行客观量化分析。由于慢性阻塞性肺疾病患者存在肺组织过度膨胀、呼气末气体潴留，深呼气、深吸气双期CT扫描结合计算机自动分析可以对慢性阻塞性肺疾病进行分型，并且准确监测患者由小气道病变向重度肺气肿进展的过程（图2-4-2）。

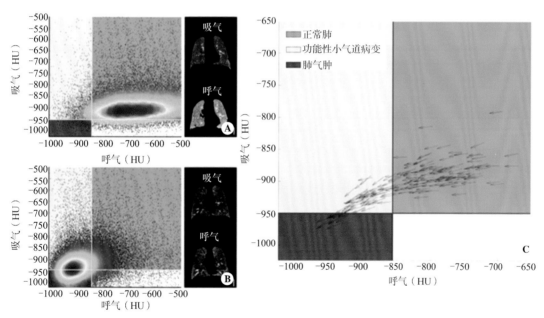

图2-4-2 深呼气、深吸气双期CT扫描图像计算机配准分析，进行慢性阻塞性肺疾病分型。正常人呼气相、吸气相肺部体素分布特征（A），重度肺气肿（$FEV_1/FVC = 25$，$FEV_1 = 18$）患者深呼气相向深吸气相肺部体素明显左下移（B）。准确监测由正常发展至小气道病变，最终进展为肺气肿的变化过程（C）

（梁明柱　柳学国）

参 考 文 献

昃霄源，张欢，诗涔，等，2015. 迭代重建算法的发展及其在CT中的应用. 诊断学理论与实践，14（4）：381-384.

中华医学会呼吸病学分会学组，中国防治联盟专家组，2018. 肺结节诊治中国专家共识（2018年版）. 中华结核和呼吸杂志，41（10）：763-771.

Bach PB, Mirkin JN, Oliver TK, et al. 2012. Benefits and harms of CT screening for lung cancer: a systematic review. JAMA,

307：2418-2429.

Doda Khera R，Nitiwarangkul C，Singh R，et al，2021. Multiplatform，non-breath-hold fast scanning protocols：should we stop giving breath-hold instructions for routine chest CT? Can Assoc Radiol J，72（3）：505-511.

Galbán CJ，Han MK，Boes JL，et al，2012. Computed tomography-based biomarker provides unique signature for diagnosis of COPD phenotypes and disease progression. Nat Med，18（11）：1711-1715.

Gordic S，Morsbach F，Schmidt B，et al，2014. Ultralow-dose chest computed tomography for pulmonary nodule detection：first performance evaluation of single energy scanning with spectral shaping. Invest radiol，49（7）：465-473.

Huber A，Landau J，Ebner L，et al，2016. Performance of ultralow-dose CT with iterative reconstruction in lung cancer screening：limiting radiation exposure to the equivalent of conventional chest X-ray imaging. Eur Radiol，26（10）：3643-3652.

Kostis WJ，Yankelevitz DF，Reeves AP，et al，2004. Small pulmonary nodules：reproducibility of three-dimensional volumetric measurement and estimation of time to follow-up CT. Radiology，231（2）：446-452.

Kubo T，Ohno Y，Kauczor HU，et al，2014. Radiation dose reduction in chest CT--review of available options. Eur J Radiol，83（10）：1953-1961.

Lee CH，Goo JM，Ye HJ，et al，2008. Radiation dose modulation techniques in the multidetector CT era：from basics to practice. Radiographics，28（5）：1451-1459.

Liang M，Tang W，Xu DM，et al，2016. Low-dose CT screening for lung cancer：computer-aided detection of missed lung cancers. Radiology，281（1）：279-288.

Messerli M，Kluckert T，Knitel M，et al，2017. Ultralow dose CT for pulmonary nodule detection with chest x-ray equivalent dose - a prospective intra-individual comparative study. Eur Radiol，27（8）：3290-3299.

NCCN. NCCN Clinical Practice Guidelines in Oncology：Lung Cancer Screening（Version 1.2020）. [2021-12-19]. https：//www2. tri-kobe.org/nccn/guideline/lung/english/non_small.pdf.

Shan HM，Padole A，Homayounieh F，et al，2019. Competitive performance of a modularized deep neural network compared to commercial algorithms for low-dose CT image reconstruction. Nat Mach Intell，1（6）：269-276.

Studler U，Gluecker T，Bongartz G，et al，2005. Image quality from high-resolution CT of the lung：comparison of axial scans and of sections reconstructed from volumetric data acquired using MDCT. Am J Roentgenol，185（3）：602-607.

Wang Y，de Bock GH，van Klaveren RJ，et al，2010. Volumetric measurement of pulmonary nodules at low-dose chest CT：effect of reconstruction setting on measurement variability. Eur Radiol，20（5）：1180-1187.

Ye K，Zhu Q，Li MJ，et al，2019. A feasibility study of pulmonary nodule detection by ultralow-dose CT with adaptive statistical iterative reconstruction-V technique. Eur J Radiol，119：108652.

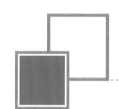

第三章　人工智能在肺癌 CT 筛查中的应用与展望

第一节　人工智能及其在医学影像领域应用概述

一、人工智能的概念与应用类别

（一）人工智能的概念

人工智能（artificial intelligence，AI）是研究、开发用于模拟、延伸和扩展人的智能的理论、方法、技术及应用系统的一门新的技术科学。AI 是计算机科学的一个分支，是对人的意识、思维等信息过程的模拟。

"人工智能之父"——艾伦·图灵在 1950 年发表了一篇划时代的论文，著名的"图灵测试"诞生：如果一台机器能够与人类展开对话而不被辨别出它的机器身份，那么就可以称这台机器具有智能。同一年，图灵还预言创造出具有真正智能的机器的可能性。1956年夏天，达特茅斯学院举行了一次研讨会，约翰·麦卡锡（John McCarthy）在会上首次提出了"人工智能"这个概念，这次会议被认为是 AI 诞生的标志。

20 世纪 60 年代中期，美国国防部投入了大量资金，建立了很多实验室进行 AI 的研究。随着研究的进行，人们发现感知器、增强学习等只能完成很简单的任务，稍微复杂的任务就无法应对；而且当时计算机的计算能力有限，不足以解决实际的 AI 问题。1974 年，AI 研究进入了"寒冬"时代。20 世纪 80 年代，专家系统在商业领域的应用激起了人们对 AI 的研究兴趣。美国、日本等很多国家都开始投入大量资金，进行第五代计算机的研究。然而，到 1987 年，Apple 公司和 IBM 公司生产的台式机性能不断提升，已经超过了昂贵的 LISP 机，LISP 机的市场开始崩溃，AI 再次进入了一个低谷。1997 年，Deep Blue 成为第一个击败国际象棋世界冠军加里卡斯帕罗夫的 AI 系统。到 20 世纪 90 年代末和 21 世纪初，随着计算机计算能力的提升，AI 开始应用于物流、数据挖掘、医疗诊断等领域。2011 年，IBM 的 Watson 智能问答系统击败了 Brad Rutter 和 Ken Jennings，获得了一个问答比赛的冠军。2016 年，AlphaGo 击败了围棋世界冠军李世石，成为第一个击败职业围棋冠军的 AI 系统。

自从 AlphaGo 击败围棋世界冠军这一里程碑事件开始，世界各国纷纷开始了对 AI 产业的布局。美国对 AI 产业的反应最为迅速，于 2016 年 10 月接连出台了两份 AI 相关的国家战略；我国也于 2017 年 7 月发布了《新一代人工智能发展规划》，医疗作为其中的一个重要应用领域，受到了极高的重视。

AI 分为弱人工智能、强人工智能和超人工智能。弱人工智能是为特定任务设计和训练的系统，也称为狭义人工智能，弱人工智能并不具备思考的能力，本质上是通过统计学及拟合函数等来实现的，并不能真正地通过推理来解决问题。弱人工智能系统大都实现了特定专用的智能，如人脸识别、机器翻译等；迄今为止大家熟知的各类人工智能系统都属于弱人工智能系统。弱人工智能在单项任务上是可以挑战人类的，如下围棋和超大规模的图像识别，人类已经不是 AI 的对手了。强人工智能是指达到人类水平的、能够自适应地应对外界环境挑战的、具有自我意识的 AI，也称为通用人工智能。强人工智能是能够通过推理，实现独立解决问题的 AI，目前尚未有这样的系统，这也是 AI 未来的发展目标。超人工智能是指超过人类智能水平的智能系统，目前还只存在于影视作品中。

AI 机器学习是诞生于 20 世纪中叶的一门年轻的学科，它对人类的生产、生活方式产生了重大的影响，也引发了激烈的争论。机器学习（ML）的发展并不是一帆风顺的，也经历了螺旋式上升的过程，成就与坎坷并存，机器学习的发展诠释了多学科交叉的重要性和必要性。深度学习（DL）的成功虽然受脑科学的启发，但不是源自脑科学或认知科学的进展，而是因为大数据的驱动和计算能力的极大提升。深度学习是学习样本数据的内在规律和表示层次，它的最终目标是让机器能够像人一样具有分析学习能力，能够识别文字、图像和声音等数据。

综上，AI 的技术发展史经历了推理时代、机器学习成型时期和以深度学习为代表的繁荣发展时期三个阶段。AI、机器学习和深度学习三个概念的关系如图 3-1-1 所示。

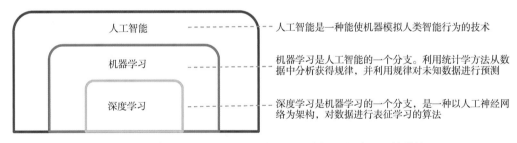

图 3-1-1 人工智能、机器学习、深度学习三个概念的关系及简单描述

（二）AI 的应用类别

AI 的重点应用领域包括智能家居、智能城市、智能安防与监控、智能新零售、无人驾驶和智慧医疗等。

（1）物联网、云计算及大数据等技术快速发展并逐渐融入家居产品中，传感器、芯片等硬件的发展推动了智能家居产品的创新；语音识别、图像识别与机器学习等技术使家居产品越来越智能化。

（2）智能城市主要是解决城市发展中面临的突出问题，如交通堵塞、资源分布不均等问题。智慧城市的应用分别面向政府、企业和个人，其中硬件设备是建设的基石；网络是智慧城市的纽带，网络带宽和网络速度的发展是物联网发展的重要推动力；系统集成是智

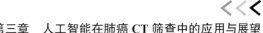

慧城市的核心，打破信息孤岛，促进集成共享平台。最近在新型冠状病毒肺炎疫情中广泛使用的"健康宝"等应用就属于智慧城市应用层面的一个生动例子。

（3）智能安防与监控是实施安全防范控制的重要技术手段，随着智能技术的发展，安防与监控领域也从主要依赖人的视觉判断逐渐向智能识别分析过渡，智能安防与监控系统能够对画面中的人或车辆等的行为进行识别、判断。一般包括智能防盗报警系统、智能视频监控系统及智能出入口控制系统等。

（4）以无人零售和刷脸支付为代表的智能新零售技术自 2016 年以来在零售领域加速落地，获得了高度关注。智能新零售利用计算机视觉、机器学习及深度学习、自然语言处理、射频识别（RFID）及二维码扫描技术，实现智慧商店、智能运营、智能客户管理、智能供应链、智能自助终端等新零售应用；毫无疑问，AI 技术成为驱动传统行业革新和增长动能转换的核心技术力量。

（5）无人驾驶是通过汽车感知系统，综合应用毫米波雷达、激光雷达和光学摄像头等多种传感器来使汽车感知周围环境，结合高清地图等汽车通信设备来获得汽车的位置等信息，利用无人驾驶芯片加速运算 AI 算法，通过汽车控制系统来控制车辆的转向和速度，自动规划行车路线并控制车辆到达预定目标。

（6）AI 在医疗领域的应用比较多，如 AI 辅助诊断、AI 辅助药物研发、AI 健康管理、AI 疾病预测等。

AI 辅助诊断通常来说是指能帮助医生进行疾病筛查、诊断及鉴别诊断并辅助得出治疗方案的产品，其中最主要的细分领域是基于医学影像的 AI 辅助诊断产品，是指将 AI 技术应用在医学影像的分析上，AI 医学影像也是率先实现应用和商业化的 AI 医疗领域。AI 医学影像产品主要能解决目前存在的一些问题，如影像领域的专业医生缺口巨大、不同级别医院和不同诊疗经验医生造成的诊断不同等问题，从而大幅提升医生的工作效率。AI 医学影像产品以海量医学影像数据为基础，借助基于深度学习的图像识别技术，能够在临床诊疗路径的各个环节辅助医生，发挥相应作用。AI 医学影像产品的功能主要分为影像中病灶的定位、病灶的精细分割、病灶的分类及对病灶进行跟踪随访的量化评估等方面。

患者、医生和医院都会从医学影像 AI 领域的应用中受益。对于患者来说，AI 医学影像产品能够帮助其更快速地完成疾病筛查，利用 AI 产品中的高水平诊断经验获得更加可靠的诊断结果；对于放射科医生来说，AI 医学影像产品的应用可以减少重复阅片时间，大幅提升工作效率并降低漏诊的可能性；对于医院特别是基层医院来说，AI 医学影像产品的应用除了可以提升诊断效率，还可以实现较高水平的影像诊断服务，提升患者满意度，进而系统性地增加患者量及相应的营收。

二、AI 在医学影像领域的应用发展史

（一）专家系统在医学领域的应用历史

专家系统（expert system，ES）是 AI 一个重要的分支学科，是一种根据专家专业知识和工作经验求解专门问题的计算机系统。医疗诊断正是一项典型的专家任务，因此医学

专家系统是应用较早、使用广泛、卓有成效的 AI 技术。

医学一直是专家系统应用最有效的领域，AI 几乎一诞生就被应用于医学领域。1954年，美国华人科学家钱家其就使用计算机计算剂量分布、进行放射治疗。1959 年，美国乔治敦大学教授莱德利（Robert S. Ledley）首次应用布尔代数和贝叶斯定理建立了计算机诊断的数学模型，并成功诊断了一组肺癌病例，开创了计算机辅助诊断的先河。1966 年，莱德利正式提出了"计算机辅助诊断"（computer aided diagnosis，CAD）的概念。1968 年，DENDRAL 专家系统诞生。不久，MYCIN 医学专家系统研制成功。该系统首次采用知识库、推理机系统结构，引入"可信度"概念，进行非确定性推理，对用户咨询提问进行解释回答，并给出答案的可信度估计，形成了一整套专家系统的开发理论，为其他专家系统的研究与开发提供了范例和经验。

之后，医学专家系统逐渐成为医学领域的一个重要分支领域，并在 20 世纪 80 年代达到高潮，出现了大量的综合医学专家系统。1977 年，美国拉特格尔斯大学的韦斯（Sholom Weiss）等最早提出一个专家系统可用于多个领域，并把开发出的专家系统命名为"CASNET"，用于治疗青光眼。1982 年，美国匹兹堡大学的米勒（Randolph A. Miller）等发明了著名的 Internist-I 内科计算机辅助诊断系统，其知识库包括了 572 种疾病，约 4500 种症状，以及 10 万种疾病与疾病表现之间的联系，拥有当时最大的知识库。1991年，美国哈佛医学院的巴尼特（Octo Barnett）研制了 DXplain 软件，包含了 2200 种疾病和 5000 种症状。

20 世纪 90 年代，医学专家系统逐步发展成为针对某一种或某一类疾病的专项专家系统。1990 年，美国南伊利诺伊大学的乌姆博（Scott E. Umbaugh）开发的皮肤癌辅助诊断系统使用自动感应工具产生规则来确定多变的皮肤颜色。1993 年，美国哈佛医学院的研究人员构建了动态影像图的实时系统，用于诊断急性腹痛疾病。1994 年，英国普利茅斯大学医学院的基思（Robert D. F. Keith）采用人工神经网络技术开发了智能胎心率宫缩描记图（cardiotocography，CTG）计算机辅助分析系统，获得满意的效果。1995 年，美国俄勒冈健康与科学大学的伯恩多夫（Norman I. Birndorf）等将规则和人工神经网络理论相结合，构建了一个用于评估小细胞性贫血疾病的混合专家系统。1996 年，美国巴特勒大学的林恩（Lynn Ling）建立了一个典型的艾滋病专家诊断系统。这些专家系统促进了医学科学的发展。

我国医学专家系统研究始于 20 世纪 70 年代末期。1978 年，北京中医医院的关幼波与电子计算机室的科研人员根据自身的辨证施治经验，研发出肝病诊疗程序，在国内率先把中医学与电子计算机技术结合起来，开创了我国第一个医学专家系统。1981 年，中国科学院成都计算机应用研究所和成都中医学院共同研制了中医痹症计算机诊疗系统，完全符合率达 96.88%。但是，以上两个系统没有明确的知识库和推理机概念，更多的是直接模拟诊断，缺乏灵活性。

20 世纪 80 年代，专家系统在中医领域得到迅速推广。1982 年，宇文贤设计实现了一种基于滋养细胞疾病诊治的计算机诊断医疗专家咨询系统。1983 年，张志华利用计算机辅助实现了医学上常见的盆腔子宫内膜异位症的诊断。此后，各种名称的中医专家系统如雨后春笋般涌现，鼎盛时期据统计有 140 多个。

20 世纪 90 年代，我国专家系统应用进入西医领域，发展渐缓。1990 年，华西医科大学口腔医学院的魏世成等开发了颞颌关节紊乱综合征专家系统。1997 年，李雪荣等组建了一个儿童心理障碍标准化诊断与治疗的 AI 专家系统。1998 年，张玉璞设计并实现了基于波形分析的心血管疾病诊断的专家系统。2000 年，哈尔滨工程大学的刘长征等研发神经内科疾病诊断与治疗专家系统，用于神经内科疾病诊断与治疗。综上，我国不断开展中医专家系统的研究，开发了各种各样多功能的医学辅助诊断治疗系统，先后研制出 220 个中医专家系统和开发工具。但是，真正能够为医生所接受并且投入临床使用的医学专家系统少之又少。

AI 与医学影像的结合起步很早却难有大的突破。医学影像是指为了医疗或医学研究，对人体或人体某部分以非侵入方式取得内部组织影像的技术与处理过程。自第一张 X 线片出现后，随着 20 世纪科学技术的发展，逐渐出现了以 X 线、CT、MRI、超声和核医学等为代表的多种医学影像技术，通过它们产生的数据成为绝大多数医疗数据的来源。

人们很早就想利用 AI 解决人工处理医学影像困难与枯燥的问题。1963 年，美国放射学家洛德威克（Gwilym S. Lodwick）等提出 X 线片数字化的方法。1966 年，莱德利正式提出了"计算机辅助诊断"（CAD）的概念，希望通过计算机来减轻医生的工作负担。1972 年，CT 的临床使用开创了医学影像数字化的先河。之后，MRI、CR、DR、ECT 等数字化医疗设备的产生推动了医学图像资料的存储与传输系统（picture archiving and communication system，PACS）的发展。因此，1982 年，美国放射学会（ACR）和电气制造商协会（NEMA）决定共同成立一个名为 ACR-NEMA 的委员会，致力于制订医学影像设备间共同的通信交流规范。1985 年和 1988 年，ACR-NEMA 分别发布了两套规范——ACR-NEMA 1.0 和 ACR-NEMA 2.0，并于 1993 年发布了一套统一的规范，正式命名为 DICOM3.0，其中详细规定了医学图像及其相关信息的传输协议。20 世纪 90 年代，CAD 系统问世，它是比较成熟的医学图像计算机辅助应用，包括乳腺 X 线 CAD 系统。

专家系统的发展曾红极一时，如今却沉寂无闻。进入 21 世纪后，专家系统进展缓慢，医学专家系统取得的成果也不多。虽然图像存储与传输标准有所发展，但是 AI 与医学影像的结合仍然困难重重。例如，医学专家系统诞生后，虽然在 20 世纪 80 年代红极一时，但一直难以在医学影像领域应用。

（二）以深度学习为代表的 AI 与医学影像的发展史

神经网络研究领域领军者 Hinton 在 2006 年提出了神经网络深度学习（deep learning）算法，使神经网络的能力得到极大提高。同年，Hinton 和他的学生 Salakhutdinov 在顶尖学术刊物《科学》（Science）上发表了一篇文章，开启了深度学习在学术界和工业界的浪潮。这篇文章包括两方面主要内容：①多隐层的人工神经网络具有优异的特征学习能力，学习得到的特征对数据有更本质的描述，从而有利于可视化或分类；②深度神经网络在训练上的难度可以通过"逐层初始化"（layer-wise pre-training）来有效克服。

2009 年，微软亚洲研究院和 Hinton 合作研究基于深度神经网络的语音识别，并在两年后取得成果，彻底改变了传统的语音识别技术框架，使得相对误判率降低 25%。2011 年，ReLU 激活函数被提出，该激活函数能够有效地抑制梯度消失问题。2012 年，Hinton 又带领学生在 ImageNet（1500 万个图像，22 000 个种类）上进行图像识别，ImageNet 是一个计算机视觉系统识别项目，是目前世界上最大的图像识别数据库，Hinton 课题组通过其构建的卷积神经网络（convolution neural network，CNN）——"AlexNet"，一举夺得冠军，将前 5 名的错误率由 26% 大幅降至 15%，也正是由于该比赛，CNN 吸引了众多研究者的注意，之后两年，通过 ImageNet 图像识别比赛，深度学习网络结构不断优化，训练方法不断提高，这些都促使其在其他领域也取得了优秀的成果。

深度算法的出现为图像识别带来突破性的进展，多层卷积神经网络结构将 ImageNet 大规模图像识别错误率突破性地从 26.2% 降低到了 3%，让深度机器学习进入工业和医疗领域。2014 年，国际知名医学影像公司 Enlitic 成立，并开发出从 X 线照片和 CT 扫描图像识别恶性肿瘤的软件。2015 年，美国西奈山医院使用了一种名为 "Deep Patient" 的 AI 技术，分析该院 70 万名患者的病历数据，表现十分优异。2017 年，FDA 批准了第一款心脏磁共振成像 AI 分析软件 Cardio DL。2018 年，FDA 批准了全球第一款 AI 医疗设备 IDx-DR。

在我国，AI 医学影像也是 AI 在医疗领域的最广泛应用，主要原因：一是国内医疗影像数据庞大且增长迅速；二是智能影像的算法比较成熟，提升了诊断效果；三是国家政策的支持及资本的大量入场极大地推动了 AI 医学影像行业的发展。目前，我国有超过 100 家医疗 AI 公司，其中约有 40 家属于医学影像 AI 公司，近千家医院部署的 AI 系统中超过一半是医学影像 AI 系统。以推想科技为例，该公司利用深度学习技术，打磨形成了肺癌早筛、肺炎检测、肺结核筛查等一系列的 AI 医学影像产品。拓展中国医疗市场的同时，推想科技完成了北美、亚太及欧洲的战略布局，推想医疗 AI 服务已覆盖全球 10 个国家，平均日 AI 质控运算超过 58 000 例，完成总病例数已经突破 20 000 000 例。推想科技医疗 AI 方案正迅猛发展为颇具规模的 AI 医疗服务体系。推想科技在 2020 年分别获批了欧盟 CE 认证、日本 PMDA 医疗器械认证和美国 FDA 认证，也标志着推想科技将正式开启 AI 产品的全球市场准入与商业化进程。

根据医学影像领域中深度神经网络的应用场景，可将其主要分为发现异常、量化测量和鉴别诊断三大类。

（1）发现异常：影像中哪里显示有问题？从医学影像中发现异常就任务环境而言与深度神经网络的检测问题相当。机器的主要任务是通过分析某张或某个序列影像来识别该影像中所有存在目标病灶的具体位置。例如，输入胸部低剂量 CT 影像，机器对图像进行分析后，以标注框的形式输出机器在图像上识别出的所有肺结节。评价机器发现异常的效果主要依靠灵敏度和假阳性率，其中假阳性率的计算方式可以是每例影像产生的假阳性结果的平均数，也可以是机器发现的所有结节中的假阳性结果与真阳性结果的比值。

（2）量化测量：病灶多大？平均密度为多少？测量某个具体病灶的大小就任务环境而言与深度神经网络的分割问题类似。机器的主要任务是通过分析某张或某个序列影像来分割出影像中所有属于某种病灶的像素点。例如，输入脑出血 CT 影像，机器对图像进行分析后，精确勾勒出所有出血区域，然后基于勾勒的出血区域计算出血量。分割任务可以看作对每个像素的分类任务。

（3）鉴别诊断：属于 A 疾病还是 B 疾病？医学影像的鉴别诊断就任务环境而言与深度神经网络中最常见的分类问题相当。机器的主要任务是通过分析某张或某个序列影像来判断该影像属于几种疾病中的哪一种。如输入肺结节 CT 影像，机器对图像进行良恶性分类，输出结果可以为一个类别名称（如恶性结节）和机器判断的属于这个类别的概率（如86%）。评价机器鉴别诊断的效果主要是依靠准确率、灵敏度、特异度、受试者操作特征（receiver operating characteristic，ROC）、曲线下面积（area under the curve，AUC）等医学研究领域常见变量。

除发现异常、量化测量、鉴别诊断外，影像诊断还涉及患者的随访跟踪。深度神经网络还有一个小分支研究图像配准问题，其主要目的是实现多个同一模态或不同模态影像中目标物的匹配。

三、AI 在医学影像领域的应用现状与发展趋势

医学影像 AI 常见类型应用场景按照影像产生的设备类型可以分为眼底影像 AI、超声影像 AI、放射影像（DR、CT、MRI）AI、病理影像 AI、内镜影像 AI 等类别；按照疾病部位可划分为肺结节等胸部 AI、骨关节疾病 AI、心血管疾病 AI、神经系统影像 AI、乳腺影像 AI、盆腔影像 AI 及皮肤影像 AI 等。

（一）医学影像 AI 技术的现状

基于深度神经网络的医学（影像）研究数量在过去几年呈指数增长，其中不乏一些发表在顶级期刊的研究成果。2016 年底，谷歌在《美国医学会杂志》（JAMA）上报道了利用深度神经网络检测视网膜眼底照片中的糖尿病性视网膜病变；该团队由印度与美国的医师组成，创建了一个包含 128 000 张图像的数据集，每张图片都由 54 名眼科医师团队中的 37 名眼科医师进行评估，在两个独立的临床验证集上测试算法性能，最后证明了模型的高分类准确率。2017 年初，《自然》（Nature）报道了美国斯坦福大学研究团队的一项研究成果，研究者利用深度神经网络训练计算机识别涵盖 2032 种皮肤病的129 450 张皮肤损伤图片，并比较了机器与 21 名专业皮肤科医师对同一批活组织检查证实的皮肤损伤图片的良恶性分类准确率，结果显示机器达到了不亚于专业皮肤科医师的诊断水平。2018 年，《细胞》（Cell）以封面文章形式刊登了一项基于深度神经网络迁移学习的研究成果，研究者将利用 ImageNet 数据集训练得到的分类网络迁移至 10 余万张标注的视网膜光学相干断层成像（optical coherence tomography，OCT）图像，该深度神经网络筛查致盲性视网膜疾病的准确率可达 96.6%，且其灵敏度和特异度均与专业眼科医师相当。

基于放射影像的深度神经网络研究已在包括 X 线检查、CT、MRI、乳腺钼靶 X 线检查等不同模态的图像中取得了重要进展。Rajpurkar 等利用 Chest X-ray 14 数据集（超过 10 万例）实现了肺炎、肺不张、心脏扩大、气胸等 14 种异常的分类，并通过热力图的方式展示了病灶的具体位置；通过比较发现，机器对肺炎的识别率超过了放射科医师。Kooi 等使用深度神经网络检测乳腺钼靶 X 线影像中的肿块，并系统比较了深度神经网络提取的特征与影像组学特征，结果证明尽管加入组学特征能在一定程度上提升模型的准确率（AUC

值增加 0.012），但仅基于深度神经网络提取的特征就能使 AUC 值达到近 0.93，且与专业放射科医师相比，差异无统计学意义。Sharma 等利用 CNN 对肾脏 CT 影像进行分割并自动计算肾脏总体积，以评估常染色体显性多囊肾病，结果显示该自动分割结果与专家人工描绘的相似度（Dice 系数）达 0.86。Trebeschi 等利用深度神经网络对多模态 MRI（1.5T T_2 扩散加权成像）中的直肠癌病变进行自动分割，结果显示深度神经网络与两位专家针对病变的描绘具有高相似度（Dice 系数分别为 0.68 和 0.70）。

病理图像是继放射影像后深度学习技术最受关注的医学影像领域，过去几年，医师与科学家们已就细胞检测、分割与分类展开了研究，涵盖了肺癌、结直肠癌、甲状腺癌、前列腺癌等多个病种。2017 年，*JAMA* 发表了一项关于使用深度神经网络识别和判断乳腺癌患者腋窝淋巴结转移的研究，内容是比较在有时间限制和无时间限制条件下病理医师与机器识别转移癌细胞和判断图像中是否存在转移灶的准确性。结果表明，在无时间限制的条件下，最优的深度神经网络算法与医师的表现相当；但在有时间限制的条件下，深度神经网络识别和判断微转移与宏转移的准确率超越病理医师。

超声检查是最常见的医学影像检查之一，研究者已在多个疾病领域开展深度神经网络对超声影像的探索。在甲状腺结节的良恶性鉴别诊断上，实验证明 CNN 与其他机器学习方法相比优势明显。基于大样本（包含 8000 多个结节）的研究证实，深度神经网络鉴别诊断甲状腺结节可达到较高的准确率（灵敏度为 82%、特异度为 84%）。超声检查是乳腺肿块的常用检查手段，Becker 等利用深度神经网络鉴别良性与恶性乳腺病灶，可达到与高年资医师相仿的准确率（AUC 分别为 0.84、0.88）。除了鉴别诊断，基于超声图像的量化测量也是重要的临床研究方向。孕早期的胎盘体积是难产风险的重要指标，Looney 等通过对三维超声影像中的胎盘进行神经网络自动分割，实现了与手工测量或半自动测量相当的体积测量精度。胎儿左心室的超声表现可用于预测心功能发育，Yu 等通过训练深度神经网络自动分割超声图像中胎儿的左心室区域，实现了与医师手动分割类似的效果。除以上常见的超声检查场景，基于超声图像的深度神经网络取得的研究成果还包括肌炎、颈动脉斑块、脂肪肝等疾病的诊断、筛查与量化。

深度神经网络在内镜影像中的应用越来越受到关注，目前日本医学 AI 团队在该领域处于世界领先地位。Misawa 等创新性地将深度学习视频检测技术应用于肠镜检查，使息肉的识别率从传统方法的 70% 提升至 94%。Hirasawa 等将深度神经网络中的检测模型应用于胃镜图片的病灶识别，其对早期胃癌病灶的检出率高达 92.2%。Shichijo 等使用 30 000 多张胃镜图片训练深度神经网络模型，以判断患者是否存在幽门螺杆菌感染，通过与不同年资消化科医师诊断结果进行对比发现，深度神经网络模型的诊断准确率优于中低年资医师，与高年资医师相仿；同时，深度神经网络在诊断速度上有明显优势。

目前，医学影像 AI 技术更多是围绕某单一影像任务提出解决方案，且构建临床可以应用的产品通常需要大量数据进行训练。医学影像不只应用于诊断，许多临床环节都涉及影像的分析与利用。AI 技术也不只应用于影像分析，深度神经网络能就不同模态的信息（如文本、语音）产出有价值的应用成果，如在手术室等复杂环境中对成像和图像的分析研究可帮助医师提高工作效率、提升服务质量。AI 的发展离不开医师，未来医师的工作也将离不开 AI，机器辅助下的医疗服务将是未来诊疗路径中的最优解决方案。

（二）医学影像 AI 的发展趋势

AI 在医疗领域的应用，从概念提出到现在如火如荼地发展，已经经历了数年之久，在世界各国的科学家、工程师及医疗专业人员的共同努力下，AI 技术在医疗领域的应用已经不再只是创新的概念，而是涌现了丰富多样的商业化产品，可以实实在在地为医疗机构、患者、科研单位带来新的生产力和极大的便利。

2019 年 1 月，上海交通大学人工智能研究院联合上海交通大学医学院、上海市卫生和健康发展研究中心发布《人工智能医疗白皮书》。《人工智能医疗白皮书》显示，在医疗领域应用方面，借助医疗影像大数据及图像识别技术的发展优势，中国在 AI 领域的发展与应用以 AI 医学影像为主。

美国作为世界第一大经济强国，对 AI 的反应尤为迅速，连续出台多个国家 AI 政策，利用 AI 对并发症进行预测及预防、发展电子化病历、对医疗大数据进行分析挖掘等，并利用 AI 系统自动执行决策和医疗诊断。中国作为世界第二大经济体，于 2017 年 7 月发布《新一代人工智能发展规划》，提出发展智能治疗模式、智能医疗体系、智能医疗机器人、智能可穿戴设备、智能诊断、智能多学科会诊、智能基因识别、智能医药监管、智能疾病预测等。日本于 2017 年 3 月发布《人工智能技术战略》，在医疗领域方面，基于日本严重的"人口老龄化"现象，其将医疗健康和护理作为 AI 的突破口，基于医疗、护理系统的大数据化，旨在将日本建成以 AI 为依托的世界一流的医疗与护理先进国家，构筑以健康关怀为主的健康长寿产业大国。

AI 在整个影像工作流中非常有价值，包括在图像的采集环节、流程优化环节，以及疾病的检出、量化、诊断和疗效评价方面，都是很有潜力的。医学影像的发展一定会让各方受益，让患者享受更好的医疗服务，缩短检查和取报告的时间，尤其是边远地区的患者，可以通过互联网＋AI 享受更优质的医疗服务。而医生也可以通过 AI 减少漏诊，提高阅片的效率，专注于一些更加富有挑战性或技术性的复杂工作。此外，医院可以通过 AI 产品布局降低成本，实现分级诊疗，提升整体诊疗水平。借助于 AI，未来影像医师的工作模式将发生巨大变化。例如，影像医师将从电脑中解放，减轻长时间盯着屏幕阅读图像的疲劳，也拥有更多的时间接触患者，接触临床，参与到临床的工作中。未来影像科的工作一定是智能化的，报告是结构化的，工作模式会更加趋向于临床化、网络化。

不过，目前医学影像 AI 还存在一些问题。例如，产品方面需要符合临床场景的完整形态的临床多任务产品，不只是单病种的 AI 模型；产品性能需要更稳定，可以放在任何医院使用。在监管层面，由于 AI 在医疗各个环节发挥的作用不同，产生的风险也不一样，因此对医疗 AI 产品准确的定义、分类和分级等还需要进一步确定和细化。

实际应用场景中，由于医疗服务新增收费目前还没有可参考的服务定价标准，医院若增加 AI 配置，其无法对 AI 相关的临床服务实现收费，这样一来就导致医院采购 AI 产品的意愿降低和审批流程变得非常困难，AI 产业化也就无从谈起，AI 技术企业也得不到良性健康的发展。相对应的医保政策也需要及时地更新和调整，将新技术的使用作为新增医疗服务纳入医保体系，既能提升患者生活质量，又可降低全生命周期的医保支出。同时，大部分影像医师认为本领域最大的问题是缺乏行业标准和 AI 相关知识，并对 AI 产品可信度和应用后法律责任划分等表示担忧。加上 AI 企业数量众多，亟需质控等相关的政策法规来指导市场进行规范化健康发展，否则无法保证 AI 相关产品在临床的正常投入使用，也无法将 AI 技术真正应用到医疗流程场景中。

目前美国的医疗 AI 公司有 FDA 准入，部分已经进入医院收费和医保报销目录，并开始获得规模化市场收益，这都让其能有更多资源去进行专利的布局和攻防工作，这一点值得中国医疗 AI 企业借鉴。

进入商业层面的前提是要有完整意义的产品和产品注册证，虽然这两个前提现在都还不完备，但很多公司已经在积极地探索商业落地的途径，而且取得了一些比较好的效果。商业环节的核心问题是到底谁受益，谁付费。其实在医疗环节，大家希望实现共赢，不管是 AI 公司、医院、政府，还是患者，都希望能够从 AI 发展中获益。

那么，医学影像 AI 应该怎样寻求出路？首先，算法和技术上要有突破；其次，由于 AI 特殊性，医生要更多、更深入地参与产品研发，公司要更加深耕细作地进行产品研发，也需要充足的资金和足够的耐心，并且需要相关监管部门破解各个环节的发展难题。目前，肺结节 AI 产品比较成熟，也给行业一些启示：①算法是成功的核心；②高质量的数据库尤为关键；③要从源头进行顶层设计，标注的质量非常重要；④ AI 产品要进行大量训练，以适应临床工作场景；⑤单一模型不符合临床需求，多任务学习模型才符合临床的应用需求。

现阶段，医疗 AI 还是基于深度学习方法，强依赖于标注数据，这可能是 AI 产品的发展瓶颈，因为医生不一定有时间去标注。未来，我们希望 AI 能够在深度学习上进行算法的整合，真正实现弱监督或无监督学习，由此可能会带来一些更好的应用场景。AI 作为第四次工业革命，必将带来生产力的巨大变革，其一定会改变我们的工作和生活。

（张荣国）

第二节　人工智能与肺结节检出

一、肺结节检测：人工的局限与 AI 的优势

肺癌的早期精准检出对患者的根治率提高和生存期延长具有重要意义。早期肺癌在 CT 上常表现为具有或不具有恶性征象的肺结节，因此肺结节的检出是肺癌早诊第一步。

肺结节的多样性给发现和诊断带来困难，单凭影像医师的肉眼和经验观察 CT 会产生相当比例的假阳性和假阴性。随着 CT 技术的发展和 CT 筛查在肺癌诊断中的普及，图像数据量逐年增加，大大增加了影像医师的工作量。此外，医生疲劳和经验不足也会影响肺结节的检测和诊断。

近年来，随着计算机图像处理、模糊逻辑、神经网络技术的进步，AI 可将微小肺

癌病灶与血管或其他重叠结构区别开，并分析病灶的可能性，帮助影像医师缩短发现肺结节的时间，早期发现肿瘤，提高诊断的准确性。另外，基于 AI 可以提高 CT 扫描对直径为 3mm 的肺小结节检出率，可以很好地解决疲劳阅读的问题（图 3-2-1）。因此，AI 辅助是未来早期肺癌筛查方法改进和提高的方向之一。

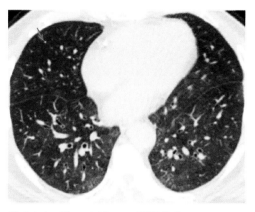

图 3-2-1　男，53 岁，AI 模型检出 2mm×2mm 实性结节（红箭），而医师未检出

二、用于肺结节检出的 AI 技术

用于肺结节检出的 AI 技术大致经历了图像处理、经典机器学习、深度学习等发展过程。

（一）图像处理

图像处理是较早用于肺结节检出的方法，该方法先对肺结节图像进行预处理，然后通过模版匹配或基于规则等方法找出候选结节，并对其进行分割与特征提取，量化并比较候选结节与已知结节图像的相似度，实现肺结节检出。其中，图像预处理方法如下：①降采样算法，对训练用的 CT 图像采样，产生可比较的片间距离，同时可提高计算速度，减少噪声；②局部对比增强算法，增强细节对比度；③ Wiener 算法，可去除加性噪声；④有限对比自适应直方图均衡法（CLAHE），去除在图像捕捉中由于眩光、噪声引起的图像对比度不高的情况；⑤其他算法，如增强滤波（filtering enhancement）、快速傅里叶变换（fast Fourier transform）、小波变换（wavelet transform）、噪声校正（noise correction）、中值滤波（median filtering）、Gabor 滤波、直方图均衡（histogram equalization）等算法。采用图像处理法检出肺结节有较高的敏感度，但其假阳性率也偏高（图 3-2-2、图 3-2-3）。

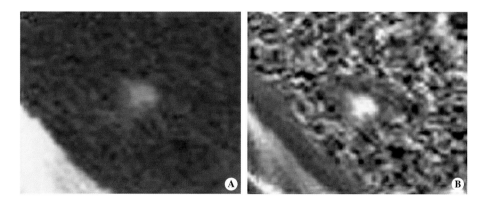

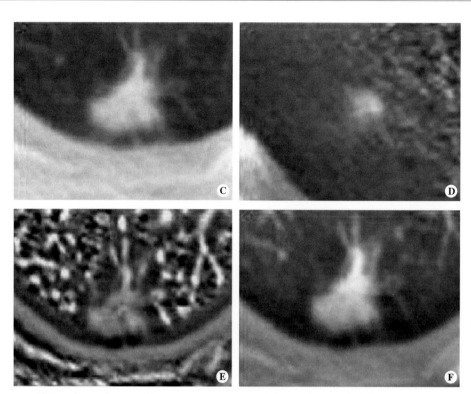

图 3-2-2 图像预处理：原始 CT 图像（A、C），局部对比增强算法增强图像纹理（B、E），得到图像较原始图像对比度增强（D、F），有利于与周围正常肺组织区分，从而分割

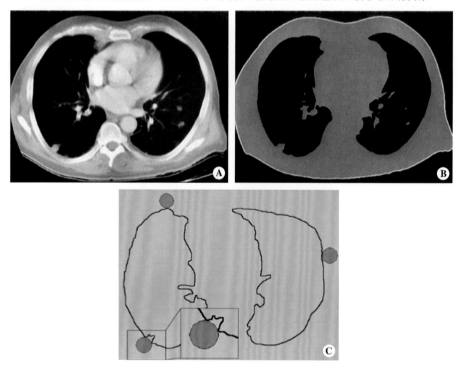

图 3-2-3 图像处理识别肺部结节：对原始 CT 图像（A），应用灰度阈值对胸部和肺部轮廓进行分割后得到二值图像（B）；经"滚动球算法"：沿着肺边缘移动一个圆圈，当圆在两个不同的位置接触等高线时，这些点就由一条线连接起来（C）

（二）经典机器学习

随着机器学习的发展，人们通过特征提取和特征选择对肺结节进行分类识别及结果输出，形成了经典机器学习法。

经典机器学习法多为基于特征的机器学习，获取的肺结节图像经过分割、特征提取及特征选择，通过分类器自动对肺结节特征做出判断，判定其是否为结节，从而实现结节检出。经典机器学习中包括很多分类器，常用的分类器有决策树（decision tree）、支持向量机（support vector machine，SVM）、人工神经网络（artificial neural network，ANN）等（图 3-2-4 ～图 3-2-6）。

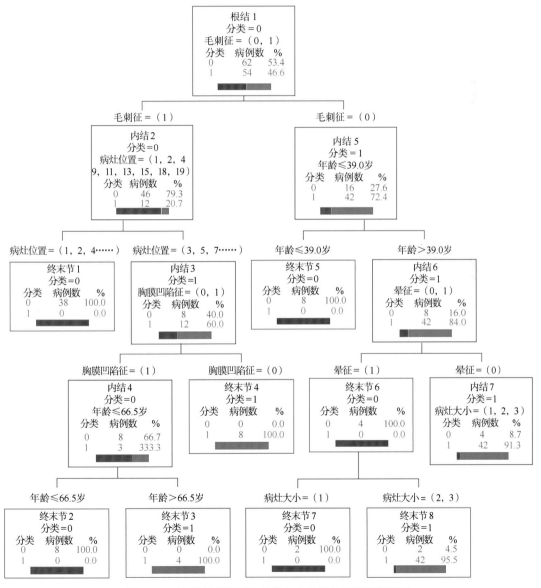

图 3-2-4　决策树判断孤立性肺结节的结构图及判断路径

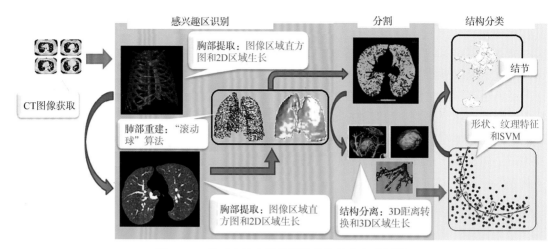

图 3-2-5　基于支持向量机算法的肺结节自动识别

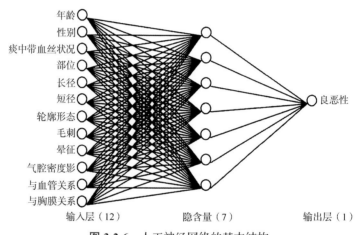

图 3-2-6　人工神经网络的基本结构

经典机器学习法可以弥补图像处理法中假阳性率较高的问题。例如，对肺结节图像进行模板匹配等图像处理后，再经 Fisher 线性判别分析（Fisher linear discriminant analysis，FLDA）分类器进行分类，可使结节检出性能提高（图 3-2-7）。

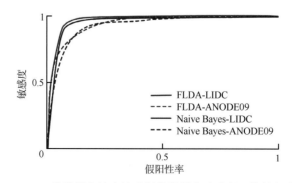

图 3-2-7　FLDA 分类器和朴素贝叶斯分类器的受试者工作特征曲线对比

FLDA. Fisher 线性判别分析；Naive Bayes. 朴素贝叶斯分类器；LIDC. The Lung Image Database Consortium，肺部图像数据库联盟；ANODE09. 自动检测胸部 CT 扫描中肺结节的系统

（三）深度学习

深度学习也称为端到端的机器学习。深度学习模型直接对图像信息进行处理，对结节检出一步到位。深度学习也可以与图像处理法及经典机器学习法相结合来进行结节检出。

深度学习是由 ANN 算法演变而来的，深度学习的神经网络算法有很多，包括卷积神经网络（CNN）、基于大规模训练神经网络（massive-training artificial neural network，MTANN）、深度神经网络（deep neural network，DNN）等。文献表明最早运用肺结节检出的 CNN 系统出现于 2005 年，2012 年底 CNN 在 ImageNet 比赛中大获全胜，从此以 CNN 为代表的深度学习在数据分析方面呈爆发式发展趋势，并在医学影像中广泛运用。

CNN 主要由输入层、卷积层（convolution layer）、池化层（pooling layer）和输出层组成。该算法通过卷积与池化不停重复的过程自动对图像进行特征提取和降维，并对结节进行分类。CNN 在训练过程中通过将分类结果与已知类别标签对比不断改进提取的特征，自动对肺结节进行重新认知。因此，CNN 往往能获得令人满意的分类结果。具体步骤是，先通过构建的神经网络和两种损失函数（结节和非结节的分类损失函数与结节区域的回归损失函数）进行结节可能位置的提取，在此基础上再添加一个分类网络进行结节检出。包括区域建议网络（region proposal network，RPN）、循环卷积神经网络（recurrent convolutional neural network，RCNN）及其变种在内的 CNN 网络都是采用该方法来进行结节检出的（图 3-2-8）。

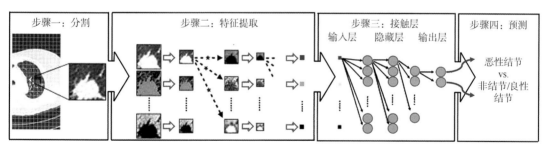

图 3-2-8　卷积神经网络在肺结节检出中的应用

基于大规模训练神经网络多用于模式分类、图像分割、目标检测、图像减噪等（图 3-2-9）。该算法适用于训练集较小的数据处理。

深度神经网络在肺结节检出中也有应用，如采用 CNN 和深度神经网络结合的方法来降低结节检出的假阳性率，取得了很好的效果。但该算法模型在训练时有两个较明显的缺陷：①较 CNN 更容易发生过拟合；② CPU 运行时间较 CNN 长。其他算法如循环神经网络（recurrent neural network，RNN）在肺结节检出中的应用较少，RNN 更多被用来处理时序数据，如视频处理等。深度信念网络（deep belief network，DBN）在 2006 年被提出，常被用来识别特征、分类数据、生成数据等，该算法在肺结节良恶性鉴别上应用较多（图 3-2-10）。

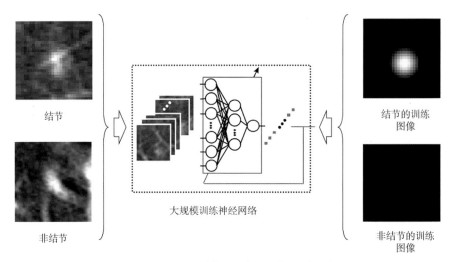

图 3-2-9　基于大规模训练神经网络识别肺结节

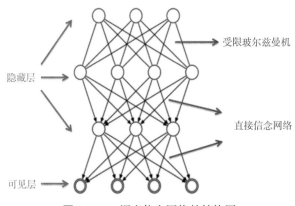

图 3-2-10　深度信念网络的结构图

三、AI 技术的肺结节检出效能及其影响因素

（一）AI 技术的肺结节检出总体效能

据文献报道，AI 对肺结节检出的敏感度为 71% ～ 100%，假阳性率多在 1 ～ 22FPs/Scan。其中，经典机器学习法的检出敏感度在 75% ～ 100%，假阳性率为 1 ～ 7FPs/Scan；深度学习法的敏感度为 71% ～ 100%，假阳性率为 4 ～ 22FPs/Scan。Messerli 等研究发现，在 AI 辅助下，两名医师对结节的检出敏感度分别提高了 11.5% 和 12.5%（图 3-2-11）。因此，AI 可辅助医师提高对肺结节检出的能力，在临床上有较高的应用价值。

（二）AI 技术肺结节检出效能的影响因素

与医师肉眼判断肺结节一样，AI 在结节检出过程中也受到许多因素的影响，如结节的类型、位置、大小、形状、扫描剂量及重建图像层厚等。

（1）结节类型：实性结节的检出率总体上高于磨玻璃结节。

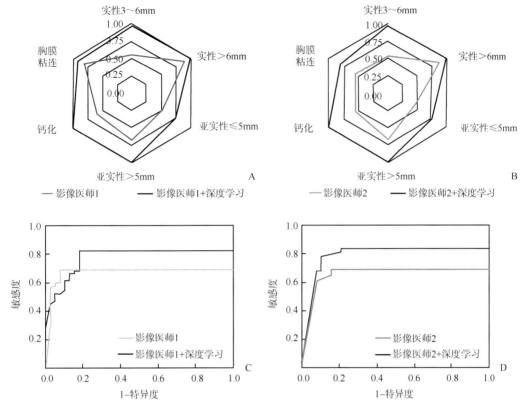

图 3-2-11　医师独立检测和在深度学习模型帮助下的肺结节检测效能比较。图 A、B 分别为肺结节水平
检测灵敏度比较。图 C、D 分别为肺结节水平检测的 ROC 曲线比较

（2）结节位置：不与血管、支气管或胸膜相连的结节的检出率要高。

（3）结节大小：总体上，结节体积越小，总检出率越低。此外，由于过大的结节在临床中出现的概率较小，机器学习对过大结节的学习效果并不理想。

（4）结节形状：结节形态多样性是影响结节检出假阳性率的一个重要因素。

（5）扫描剂量：低剂量和常规剂量 CT 对实性结节检出的敏感度无影响。对于磨玻璃结节，低剂量下单独 AI 的检出效能较医师独立阅片要高，其中对混合磨玻璃及纯磨玻璃结节的检出效能均优于医师独立阅片。

（6）重建图像层厚：通常情况下，图像层厚越小，AI 检出肺结节的效能越高。

四、AI 技术在肺结节检出中的优缺点

在肺结节检出中，图像处理法很少单独应用，多与经典机器学习法结合降低其假阳性率，故本节不单独分析图像处理法在结节检出方面的优缺点。

（一）经典机器学习的优缺点

研究发现，以 SVM 分类器为代表的经典机器学习法在肺结节检出中的表现并不逊色于深度学习，尤其是在肺结节数据集较小的情况下，经典机器学习法可优于深度学

习。同时深度学习对计算机硬件要求高，故在成本方面，经典机器学习法也优于深度学习。

经典机器学习在特征选择方面存在不足。由于经典机器学习在实际肺结节检出应用中一般采用人为设计的特征提取器进行特征选择，在这种间接的特征选择方式下，会造成部分结节信息的丢失。而在特征提取后改变所选择的特征时，其肺结节检出的敏感度会发生波动。

（二）深度学习的优缺点（以 CNN 为例）

深度学习在肺结节检出中表现出巨大的潜力，可同时完成三大任务：结节定位、分割和分类。在结节定位上，由于 CNN 具有图像特征平移不变的特性，可以将学习到的特征从图像的不同位置中提取出来，不会因结节位置多变和体积较小导致检出率下降，具有更好的泛化能力。在结节分类上，深度学习实现从原始图像输入到最终分类的映射，不仅消除了经典机器学习中手工设计特征对最终分类的影响，还可以自动地学习、提取潜在的图像特征。CNN 在图像物体的定位及分类方面均优于人类。

CNN 在肺结节检出方面也存在着不足。① CNN 需要通过大量专家标注过的肺结节图像进行学习，而医疗图像牵涉患者隐私，故其图像不易获得。国内外肺结节的公开数据库并不多，且库间图像参数参差不齐。② CNN 对于专业医师标注的依赖性太强，医师标注质量的高低直接决定了其学习质量的好坏及模型的效能。③ CNN 算法在肺结节检出中常会出现过拟合和收敛等问题，这对算法设计者们提出了更高的要求。④ CNN 的算法像黑匣子，其无法解释肺结节的检出原理。在医疗问责机制下，该算法的医师认同率会有所降低。

五、AI 检测肺结节的发展趋势

虽然 AI 技术在肺结节检出中已经取得了较大成功，但其还有很大的提升空间。多数机器学习采用的监督性学习方法（即需要医师对图像进行完整、精确的标注）对图像标注质量严重依赖，而专业性标注的工作量巨大。针对这一问题，弱监督学习及迁移学习吸引了大众的视线。

（一）弱监督学习

采用不明确的标签数据进行学习训练，包括：①不完全监督（只有一部分训练数据有标签）；②不确切监督（训练的数据只具备了粗粒度的标签）；③不准确监督（所给出的标签并不都是正确的）。弱监督性学习方法的标注数量为已有的监督性学习方法的 1/100 左右，但其最终结果与监督性学习方法相当，降低了对图像标注质量的依赖程度。

（二）迁移学习

迁移学习通过把训练好的模型参数迁移到另一个模型中来帮助新模型进行训练，实现样本重复利用、优化学习效率。迁移学习使新模型无须像其他机器学习那样必须从零开始，同时它可以实现将常见病、多发病的模型迁移到罕见病上，有望解决罕见病病例数不足导致无法建模的问题。

此外，AI 技术对肺结节检出尚缺乏相对统一的质量控制标准，尤其是在低辐射剂量 CT 对肺结节检出的能力和技术标准方面，都存在尚待提升的空间。

（刘坤凤）

第三节　人工智能与肺结节良恶性判断

一、AI 评估肺结节良恶性的基本过程

（一）图像的获取与重组

传统机器学习对病例数量的要求较低，而深度学习对病例数量的要求高。肺结节的 CT 图像数据多来源于各医院和公开数据库，前者因搜集和处理困难，数据集较小，若图像来自不同医院，还需对扫描、重组参数进行规范。后者主要指一些公开数据集，如美国肺部图像数据库联盟（the lung image database consortium，LIDC），其优点是图像采集规范、提供资料完备、取用便捷，但因缺乏真实临床数据和病理结果，降低了其可靠性、准确性，最终结果只能最大限度地接近影像医师的诊断。在病例数不足的情况下，可以采用一些图像处理方法（如旋转、翻转、移动等）增加图像的多样性，相对增加病例数。由 CT 图像中的运动伪影、噪声及介质衰减而导致的失真会影响肺结节的分类效果，因此获取图像后用增强、归一化、平滑等方法预处理有助于提高稳定性。

（二）轮廓分割

人工勾画一度被认为是分割的"金标准"，但近来为了包含尽可能多的特征，勾画者的感兴趣区（region of interest，ROI）大于肉眼观察肺结节的实际大小，因此结果并不完全准确，且人工勾画有效率低、可重复性差。自动分割法源自 20 世纪 80 代，以"区域生长法"为基点，现在已经涌现出一批效能良好的半自动分割法和全自动分割法。自动分割法较人工分割法有较好的潜能，自动勾画法较影像医师人工勾画的肺结节诊断准确率提高了 2.21%。具体来说，实性结节较磨玻璃结节的自动分割效果好，肺内结节比肺外周结节的分割效果好，因为当肺结节靠近胸壁或纵隔时，容易导致识别的 ROI 沿周围结构盲目扩大。虽然磨玻璃肺结节与周围结构对比度差，分割效果较差，但也有突破性研究进展。自动分割的缺点是不同算法分割结果有差异，特别是不规则的胸膜旁结节，限制了其应用。随着 CNN 方法能够在算法内以隐式方式处理分割，其可以提供与结节分割一起进行的可能性。

（三）特征提取和筛选

传统机器学习可从图像中提取肺结节的强度、形态和纹理特征。强度特征指 CT 值和分布参数，形态特征是重要的补充特征，如有毛刺的结节表面积与体积比明显小于良

性结节，纹理特征是反映肺结节内部性质最重要和最丰富的特征集。恶性结节内部的异质性较高，表现为恶性肺结节比良性肺结节具有更高的峰度和更低的偏度，恶性肺结节的熵、熵和、熵差值、对比度等高于良性肺结节，而良性肺结节的灰度值、能量、相关性、一致性高于恶性肺结节。全部利用从肺结节图像中提取的特征将导致"过拟合"，即模型的高准确度无法在新的数据集上得到重现，因此需要进行筛选。在降维方法中，Wilcoxon 法具有较高的稳定性。专家筛选出有独立性、高区分度、高可靠性的特征，对于后续建立高效能的肺结节诊断模型具有重要意义。在深度学习中，也可以采用一些方法对图像施加约束，强制模型对输入进行选择，自动提取肺结节图像的关键特征，在避免手工标记的同时，实现更快的标记，自编码（auto-encoder，AE）就是这样一种方法。

（四）建立预测模型和验证

1. 传统机器学习法　应用最广泛的是 SVM。SVM 运行时要求的内存空间较大，参数调节复杂。当需要分类的肺结节数量较多时，SVM 的运行时间长，调控性差。除此之外，随机森林（random forest，RF）和 Logistic 回归也是传统肺结节分类的常用方法。Logistic 回归模型对肺结节进行分类，将特征作为自变量，良恶性标签作为因变量，有研究表明其可优于肺部影像和数据报告系统（lung imaging reporting and data system，Lung-RADS）。构建时可以用单个分类器，也可以联合使用多个分类器。多个分类器可以提高诊断的准确度，但缺点是实际应用中步骤比较烦琐。

2. 深度学习法　根据图像是否有标签，深度学习法可分为监督学习和非监督学习，非监督学习省去了标注的步骤，学习效果却比较差，因此用于肺结节诊断的网络主要以监督学习为主。CNN 是其中应用最广、最成熟的，其"卷积"操作将目标与周围的像素点关联进行计算，减少了参数个数和内存量。在 CNN 的基础上，又延伸和发展出许多变型，如多尺度卷积神经网络（multiscale convolutional neural network，MCNN），通过提取不同尺度的肺结节图像特征分别训练分类器，不仅能够提高准确度，且对于不同噪声的鲁棒性很高。MCNN 有提取耗时的缺点，采用"多区域池化"的方法，提取不同区域时采用不同次数的池化操作，可有效避免这个问题。将肺结节图像的语义属性结合到深度学习网络中，将语义属性作为深度学习方案的控制因素，提高肺结节分类的准确性。正确构建 CNN，结节属性分类和良恶性分类可以相互促进。残差网络（residual network，Res-Net）是目前肺结节诊断的最先进的 CNN，通过生成残差块拟合原函数，解决了一味加深学习层次导致的梯度衰减和梯度消失问题，还能充分挖掘肺结节图像的浅深层特征（图 3-3-1、图 3-3-2）。

二、AI 模型鉴别良恶性肺结节的效能

以纹理分析为代表的传统机器学习已被证实且广泛应用于肺结节的良恶性鉴别，并可有效辅助提高医师的鉴别诊断能力，减少肺结节的误诊。另外，肺结节边缘区域具有更高的增殖速度和微血管密度，边缘的纹理特征相对于中心区域纹理特征有更高的诊断价值。

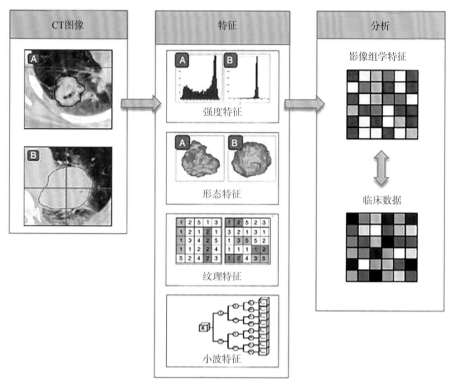

图 3-3-1 传统机器学习流程

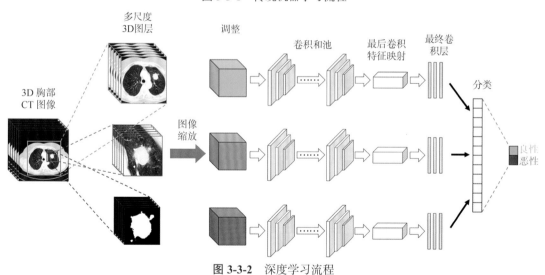

图 3-3-2 深度学习流程

　　结合瘤周肺组织较单纯瘤内的定量影像组学分析可提高肺结节分类的准确性。又因肿瘤病灶血管的生成和缺氧，增强扫描图像较平扫能更好地反映病灶内的异质性，但增强扫描图像的一致性较差可能也会影响病灶的纹理分析。传统机器学习方法需要多个图像处理和模式识别步骤来完成肿瘤的定量鉴别结果。在这样的图像分析流程中，每一步都严重依赖于前一步的性能，因此调整分类性能是复杂和艰巨的。

　　2015 年，DBN 首次被应用在肺结节良恶性分类上，在 LIDC 数据集上获得 73.4% 的敏感度和 82.2% 的特异度，表明整合了图像处理和识别步骤的深度学习网络对肺结节具有较好的识别效果，超过了传统的机器学习方法。然而，DBN 基于全局优化算法限制了其应用，后有学者将其与极限学习机（extreme learning machine，ELM）结合，ELM 的学习速度快、泛化性能好，不仅提高了诊断准确率，而且诊断时间缩短（图 3-3-3 ～图 3-3-5）。

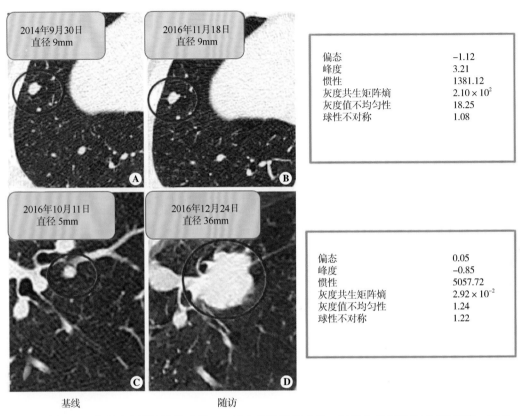

偏态	−1.12
峰度	3.21
惯性	1381.12
灰度共生矩阵熵	2.10×10^2
灰度值不均匀性	18.25
球性不对称	1.08

偏态	0.05
峰度	−0.85
惯性	5057.72
灰度共生矩阵熵	2.92×10^{-2}
灰度值不均匀性	1.24
球性不对称	1.22

图 3-3-3 图 A、B 分别为良性肺结节（男，52 岁）和肺腺癌（男，47 岁）的基线检查 CT 图像，图 C、D 分别为两人相应的随访 CT 图像。两结节传统的基线扫描 CT 特征相似，但部分影像组学特征有显著性差异

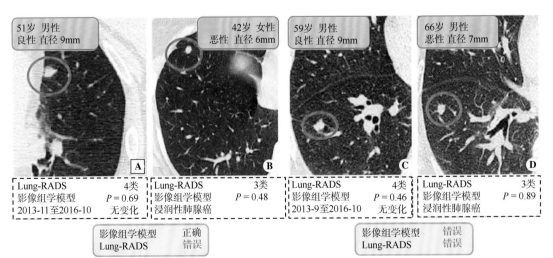

图 3-3-4 影像组学模型预测实性肺小结节良恶性举例，正确（A、B）与错误（C、D）

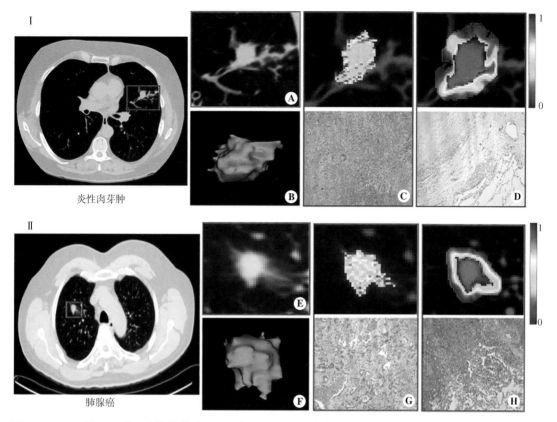

图 3-3-5　Ⅰ：男，55 岁，炎性肉芽肿；Ⅱ：女，61 岁，肺腺癌。CT 图像显示实性不规则结节（A、E），
得到三维兴趣区（B、F），结节内部特征显示及病理（C、G），病灶边缘特征显示及病理（D、H）

三、影响 AI 肺结节诊断的因素

（一）数据量不同

类似于"食物"，给模型"喂食"的数据量越大，质量越好，模型分类的精度越高。
但对于传统机器学习来说，数十例即可达到较好的效果，过多的数据反而导致计算量增加，
且准确性不会有明显的提升。因此，相较于传统机器学习，深度学习具有更强的自我进化
学习能力，通过大量数据的训练，可以突破模型瓶颈。

（二）网络的深度

一般来说，网络越深，深度学习网络提取的特征就越丰富。采用 15 层的 CNN 网络结
合损失函数，可得到 97.2% 的准确度、96.0% 的灵敏度和 97.3% 的特异度。但也有研究发
现，达到一定层次后，再次加深网络的深度将不能再提高模型诊断的准确度。

（三）提取特征的方式

相比传统神经网络，2D CNN 增加了卷积层和降采样层，有利于减少肺结节图像的特
征维数。但 2D CNN 提取的是单张图像的特征，容易造成模型过拟合，使诊断效能下降。

而 3D CNN 将单张的 CT 图像堆积成连续的肺结节立方体，卷积核与每张图像进行连接并运算，因此 3D CNN 对肺结节的识别率显著高于 2D CNN。

（四）不同重建核的影响

重建核不同，图像像素值的分布方式和噪声模式也不同。基于像素之间的关系改变，提取的肺结节的特征也发生变化。已有一些研究试图开发一种方便、通用的不同重建核间图像转换的方法来降低不同重建核的影响。用 CNN 对肺结节图像进行 B30f 和 B50f 的相互转换，可以有效降低不同卷积核对肺结节和肿块特征提取的影响，提高组学的可重复性。

四、AI 辅助肺结节诊断的临床应用情况

目前国内已有部分公司（如阿里健康、腾讯、依图科技、深睿医疗、图玛深维、推想科技、汇医慧影等）的基于 AI 的计算机辅助检测与诊断系统（如 computer-aided detection，CADe；computer-aided diagnosis，CADx）软件被应用于临床工作中。而目前的 CAD 系统大多是基于深度学习算法建立的，如笔者所在单位使用推想科技的肺结节检测系统，在所

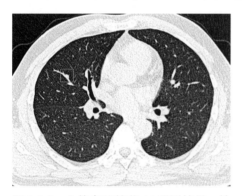

图 3-3-6 血管旁肺结节 AI 预测结果：结节 2，右肺中叶外段，实性，低危

回顾的 486 例经手术证实的病灶中，剔除同部位手术史者 5 个，肺门旁病灶 3 个，同肺叶节段性不张 1 个，纳入 477 个病灶进行定位分析，定位符合率为 83.9%（400/477），肺段定位不符有 60 个，肺叶定位不符有 17 个。在不同病理类型的性质判定中准确度分别如下：良性 40.8%（29/71），腺癌 93.4%（299/320），其他恶性 95.0%（38/40），转移 50.9%（28/55）。对于部分血管旁的肺结节有较准确的检测和恶性程度评估，但对于如血管的横断面、膈肌的局部突起、血管分支、降主动脉断面，亦容易误判成结节（图 3-3-6～图 3-3-10）。

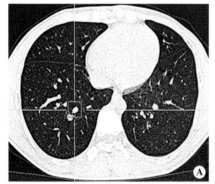
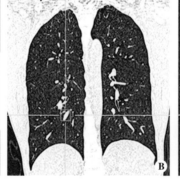
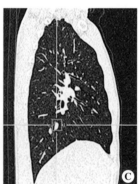

图 3-3-7 假阳性病例，血管的横断面被误判成结节
A. 横断面；B. 冠状面；C. 矢状面

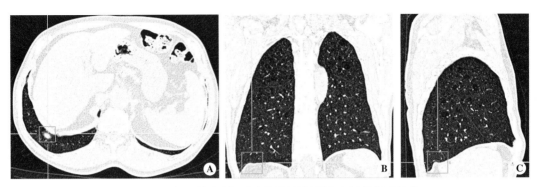

图 3-3-8 假阳性病例，右侧膈肌的局部突起被误判成结节

A.横断面；B.冠状面；C.矢状面

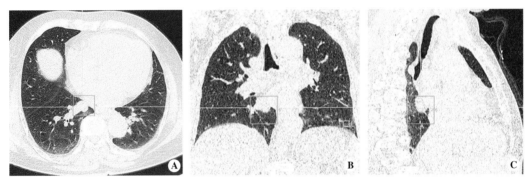

图 3-3-9 假阳性病例，血管分支被误判成结节

A.横断面；B.冠状面；C.矢状面

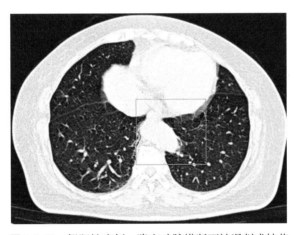

图 3-3-10 假阳性病例，降主动脉横断面被误判成结节

另外，同一病例在不同 CT 设备或同一设备不同算法下采集的图像的测试结果可能相差甚远，如联影 CT 的 Sharp 算法下的肺结节可被判断成钙化结节，而 Soft 算法下的判断结果和西门子双源 CT 的 B70f 和 I31f 算法大致相同（图 3-3-11，表 3-3-1）。

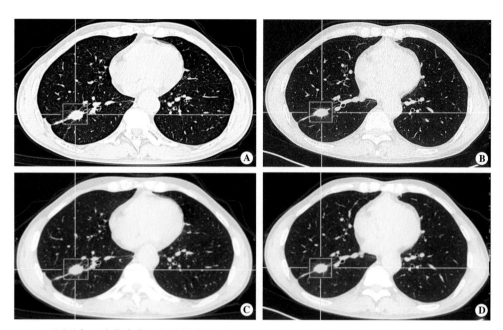

图 3-3-11　不同设备及成像参数下的肺结节预测：联影 CT，Sharp 算法（A）；联影 CT，Soft 算法（B）；
西门子双源 CT，B70f 算法（C）；西门子双源 CT，I30f 算法（D）

表 3-3-1　不同设备及成像参数下的肺结节预测准确性

设备	算法	层厚（mm）/层距（mm）	结节成分	恶性危险度	图 3-3-11 中对应的编号
联影 CT	Sharp	1/0.7	钙化	低危	A
联影 CT	Soft	1/0.7	实性	高危	B
西门子双源 CT	B70f	1/0.7	实性	高危	C
西门子双源 CT	I31f	1/0.7	实性	高危	D

目前 CAD 系统的性能还不能满足临床应用的严格要求。高灵敏度、低假阳性率、强鲁棒性和高效率是 CAD 系统的目标。CAD 系统的开发需要与临床要求紧密结合，但是目前的 CAD 系统还没有充分考虑到以下临床情况，而这些应该是未来发展的方向。

（一）CT 随访筛查

目前 CAD 主要集中于患者的基线筛查，而临床上有很多患者需要基线筛查后的随访筛查。Lung-RADS 根据 CT 表现、治疗原则、恶性肿瘤发生率和预期人群发病率对肺结节进行分类，对不同类型的肺结节有相对明确的判断和不同的随访筛查方案。通过随访筛查获得的生长速率是肺癌的最强预测因子。由边界定义和轮廓定义的语义特征在随访时间点与 Lung-RADS 相似，在基线时间点优于 Lung-RADS，因此这些语义与 Lung-RADS 结合可以提高对恶性肿瘤的检测性能。在随访筛查中，可以跟踪某些类型的肺结节以评估发生癌症的风险，如胸膜裂周围肺结节发生癌症的可能性较小，而部分实性结节的风险则比较高。诊断部分实性结节时，在随访复查 CT 扫描中准确分割实性和附着的血管有助于提高诊断腺癌侵袭性的特异度。随访筛查可为发现和诊断提供额外的依据，今后需要更好地运用 CAD 进行分析。

（二）多模式扫描

多模式扫描有助于克服 CT 扫描的局限性。CT 扫描的局限性包括辐射性、呼吸运动伪影、对小细胞肺癌（small cell lung cancer，SCLC）的副作用等。降低辐射剂量会导致图像质量下降，因此提出了混合迭代重建技术等技术，以在降低辐射剂量的情况下对 CAD 系统的结节检测能力产生积极影响。最近提出的深吸气后屏气（DIBH）PET/CT 技术可以减少呼吸运动造成的图像模糊，提高肺结节的诊断准确性。胸椎 MRI 不仅可提供形态学信息，还可提供功能、生理、病理生理和分子信息，对肺结节的检测起补充作用。由于生长速度快，早期 LDCT 成像检测对 SCLC 预后无影响，理想的筛查方式应早于 LDCT 扫描检测到 SCLC。因此，多模态 CAD 也应该是一个有价值的研究方向。

（三）文本和图像的协同分析

用于文本和图像协同分析的 CAD 是另一个值得研究的方向。目前的 CAD 主要集中在图像数据上。在 CT 扫描中，病灶的自动判读和医学图像报告的自动生成是一项非常有用的临床功能，值得进一步完善。

（四）生物标志物

可从三个方面改进肺癌筛查：①细化选择标准（危险因素评估）；②利用 CAD 使胸部 CT 图像更容易解释；③利用生物标志物进行早期癌症检测。生物标志物是肺癌早期检测的热点研究方向，如肿瘤源性自身抗体可有效作为血液生物标志物用于良恶性肺结节诊断，特异度达 70%。CAD 结合有效的生物标志物可以提高精度，是未来的研究方向。

五、问题与展望

尽管许多研究证实 AI 确实提高了影像医师诊断的准确性，但是在临床上并没有得到很好的应用，因其仍有许多问题亟待解决。

传统机器学习最大的问题是可重复性差，因纹理特征会随着疾病的进展和所使用的成像方式而发生显著变化。虽然以熵为代表的一阶纹理特征较二阶、三阶及形态指标更具有重复性，但目前还未形成广泛的纹理特征的可重复性谱。

对于深度学习来说，高质量的胸部 CT 标注图像的缺乏影响了模型的构建。各中心的扫描重组及预处理方式不同，测量出的影像学参数不同；罕见疾病发病率低，数量少，诊断模型出现偏倚；图像分割困难，自动分割法精度和鲁棒性不高，人工分割和标注耗时耗力，这些都导致图像的互通性差，带标注的高质量图像数量不足。在未来，迁移学习或许是打破数据量限制的重要方法之一。迁移学习可以将一个场景中学习到的知识用于帮助另一个模型的训练，利用迁移学习在易获得的大数据集上训练好的参数，训练肺结节诊断的神经网络，可以提高准确率。

目前 AI 肺结节的诊断模型已有很多，小范围验证均能得出较高的诊断效能，但缺乏统一的尺度和权威的研究机构的评估和比较过程。目前没有制定统一的标准，也没有大的临床试验证明深度学习算法在临床应用上的可靠性。希望未来能有共同的、公开的、共享的数据集，这不仅能够提供一个不同模型衡量的准绳，也能为 AI 的可重复性提供条件。

　　虽然 AI 目前在肺结节诊断方面取得了不错的效果，但仍存在许多局限性。标准的图像获取与处理流程，高效率且精准稳定的分割方法，模型特征提取的进一步探究，权威的验证及评价体系等或许是其未来成为辅助诊断手段、真正应用于临床的重要突破口。

（刘坤凤）

第四节　人工智能与肺癌病理、分子表达、基因突变、预后预测

一、AI 与肺癌病理

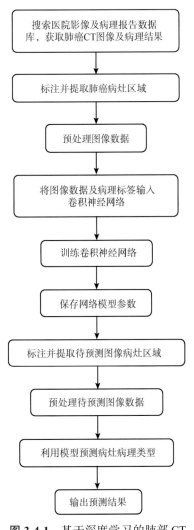

图 3-4-1　基于深度学习的肺部 CT 图像病理类型分析流程

　　肺癌的病理学检查可以为治疗提供重要依据，目前对于肺部肿瘤，主要运用有创的活体组织检查方式，即从患者的病变部位取出一块病变组织（一般采用切除或穿刺吸取等方法）或手术切除制成切片。病理检查是直接对病灶组织进行分析，因此诊断的准确率比较高，为医生的诊断及术前评估提供了重要依据。但是病理检查也不能达到 100% 的准确率，以穿刺活检为例，最终的诊断结果受取样部位及病理医师主观判断的影响。而患者的影像检查是"无创"客观存在的数据，但是目前还无法利用影像来进行病理诊断，即使是有丰富经验的影像医师也很难通过肉眼观察患者影像数据就得出患者的病理诊断结果。如果能够通过患者的影像数据先对患者病理类型、分化程度等进行分析判断，然后再指导病理微创活检，并与病理科诊断数据相结合得出最终的诊断结果（尤其是肿瘤异质性较大，可能多种癌细胞并存的情况），那么诊断准确率将大幅度提高。

　　计算机可以对图像进行全面、无创提取及终点事件相关特征量化，通过大量具有病理结果的肺癌 CT 图像进行影像组学或深度学习训练，运用训练模型，然后通过患者影像数据得到其病理亚型、分化程度等分类结果。由于病理亚型、肿瘤分期与病理分化程度均为等级分类终点事件，后文将统一介绍 AI 在这些事件中的应用。

　　下文以深度学习的肺部 CT 图像病理类型分析为例进行介绍，步骤包括图像采集与标注、图像预处理、深度学习训练、病理类型预测（图 3-4-1），基本步骤大致类同肺结节良恶性鉴别诊断的分析过程，本节不重复赘述。

早期有研究发现与肺癌组织学显著相关的影像组学特征。影像组学特征通过描述肿瘤的强度、形状和异质性来解释肿瘤的组织学（腺癌或鳞状细胞癌），如图 3-4-2 所示。对朴素贝叶斯分类器进行了训练，以根据通过优化特征选择而选择的影像组学特征预测组织病理学，并在验证队列中显示曲线下面积（AUC）为 0.72。此外，基于影像组学的多变量分类器，即 Wavelet_ HLL_ RLGL_ Low Gray Level Run Emphasis，Wavelet_ HHL_ stats_ Median，Wavelet_ HLL_ stats_ skewness 和 Wavelet_ HLH_ GLCM_ clus Shade，已经被验证是用于组织学类型的独立预测因素，尽管它们获得的预测精度略低于贝叶斯分类器。使用人工神经网络也获得了类似的组织病理学预测。

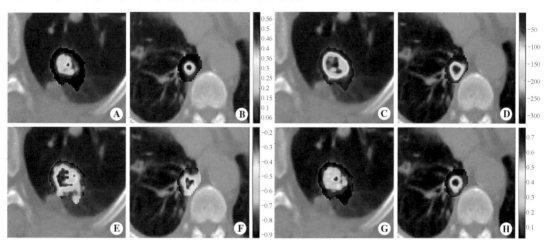

图 3-4-2　由肺腺癌（A、C、E、G）和鳞状细胞癌（B、D、F、H）的 CT 图像计算得到的影像组学特征示例，两种类型肿瘤的不同表型：能量（A、B），熵（C、D），相关性的信息量度（E、F）和最大概率（G、H）

从 CT 提取的非小细胞肺癌（NSCLC）的影像组学特征也与肿瘤分期和肺腺癌的微乳头型有关。在一项对非对比增强 CT 的纹理特征与肿瘤葡萄糖代谢标准摄取值（SUV）和分期进行相关性分析的研究中发现，粗糙纹理特征与肿瘤 SUV 相关，而精细纹理特征与肿瘤分期相关，其预测 κ 值为 0.7，检测中 Ⅱ 期以上的肿瘤显示 100% 的敏感度和 87.5% 的特异度（图 3-4-3，图 3-4-4）。

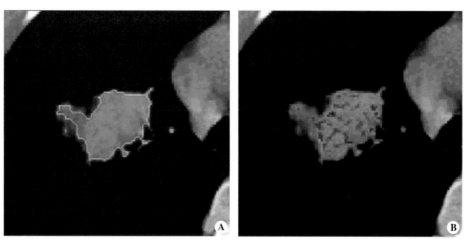

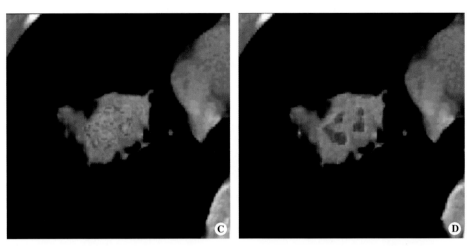

图 3-4-3　病变的常规非增强 CT 图像（A）及相应图像，肺病变纹理较细（B），肺病变纹理中等（C），肺病变纹理较粗（D）。细、中、粗纹理对应于图像滤镜提取的不同大小、不同强度变化的肺病变特征，显示出不同程度的粗糙程度

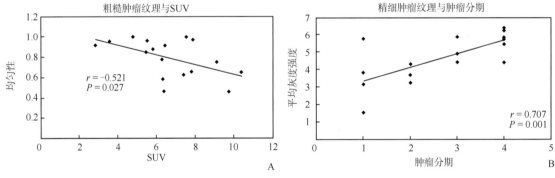

图 3-4-4　粗糙肿瘤纹理与 SUV（A）和精细肿瘤纹理与肿瘤分期之间的关联（B）

另外，笔者团队发现病理学上肺腺癌的癌结节与周围正常组织之间存在不同程度的过渡区，其与肿瘤的病理分级、浸润转移与预后高度相关。纳入 173 例手术切除病理证实肺腺癌的患者，每例共提取 385 个影像组学特征，其中瘤内组 8 个影像组学特征和瘤周组 12 个影像组学特征与肺腺癌的病理分级显著相关（图 3-4-5～图 3-4-9）。

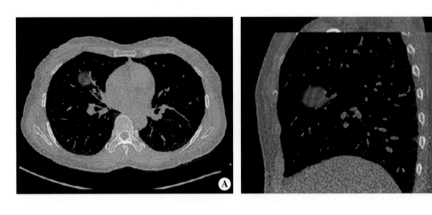

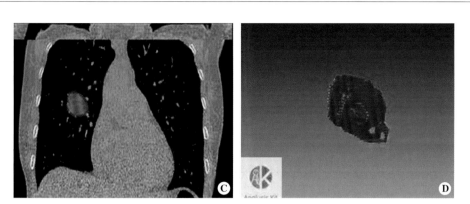

图 3-4-5 肺结节分割软件（Analysis-Kinetic Version 1.0.3，GE 公司）根据肿瘤可见边缘自动外扩 5mm，最后形成含瘤周的肺结节三维容积感兴趣区（红色）

A. 横断面；B. 矢状面；C. 冠状面；D. 三维图像

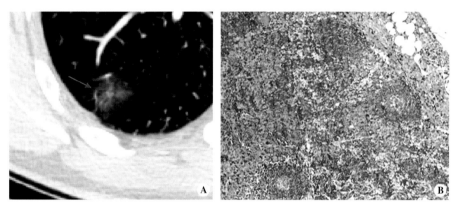

图 3-4-6 女，53 岁，CT 示右肺上叶磨玻璃结节（箭头），边界清，牵拉邻近胸膜（A），病理切片镜下示附壁为主型肺腺癌（B），病理分级为 1 级，瘤内组影像组学模型、瘤周组影像组学模型预测病理分级均为 1 级，均预测正确

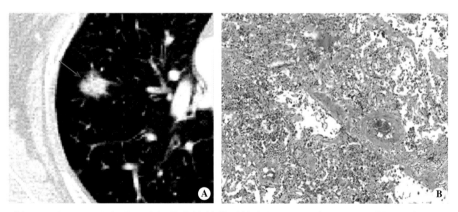

图 3-4-7 男，58 岁，CT 示右肺上叶部分实性结节（箭头），边界清，可见毛刺，边缘有少许磨玻璃密度影（A）；病理切片镜下示附壁为主型肺腺癌（B），病理分级为 1 级，瘤内组影像组学模型预测病理分级为 2 级，瘤周组影像组学模型预测病理分级为 1 级，瘤内组预测错误，而瘤周组预测正确

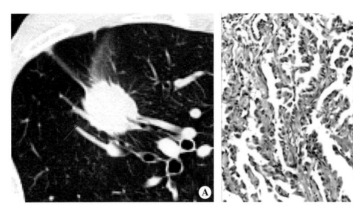

图 3-4-8 女，46 岁，CT 示右肺中叶实性结节（箭头），边界清，可见支气管截断征（A）；病理切片镜下示腺泡、乳头混合型腺癌（B），病理分级为 2 级，瘤内组影像组学模型、瘤周组影像组学模型预测病理分级均为 2 级，均预测正确

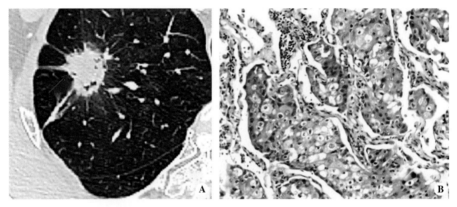

图 3-4-9 女，62 岁，CT 示右肺上叶实性结节（箭头），边界清，可见长短毛刺，内见小空泡，邻近胸膜受牵拉而凹陷（A）；病理切片镜下示实性为主型腺癌（B），病理分级为 3 级，瘤内组影像组学模型、瘤周组影像组学模型预测病理分级均为 3 级，均预测正确

二、AI 与分子表达、基因突变

既往实体恶性肿瘤的治疗取决于基于解剖因素的 TNM 分期系统。而目前的分期系统又过于依赖单一的解剖因素，在区分临床结果较差的 I 期非小细胞肺癌患者的能力方面是有限的。事实上，对于 I 期肺腺癌，肿瘤大小是唯一可用的标准预后指标。然而，肿瘤免疫微环境受肿瘤浸润免疫细胞的类型、密度和位置的影响，通过检查肿瘤免疫微环境，已经满足了超越 TNM 分期系统的需要。肿瘤相关基质恶性肿瘤 CD3（pan T 细胞）、CD4（辅助 T 细胞）、CD8（细胞毒性 T 细胞）、CD20（B 细胞）、CD45R+（记忆 T 细胞）、fork head boxP3（FoxP3：调整 T 细胞）、CD56（自然杀伤细胞）、CD68（巨噬细胞）、肿瘤细胞因子（CCR7、CXCL12）、趋化因子受体（CXCR4）、白介素受体（IL-7R）和 IL-12Rβ2 等已被证明较传统分期系统更能预测临床结局。检测分子表达的常规方法是免疫组织化学，这是一种涉及侵入性活检或手术样本的检测。此外，活检标本存在取样误差，可能会忽略瘤内的异质性表达。因此，AI 作为一种准确的、无创的预测肺癌患者免疫组化状态的指标是临床所需要的（图 3-4-10）。

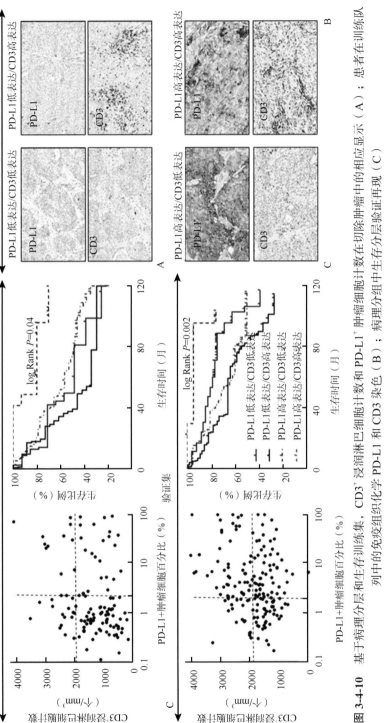

图 3-4-10　基于病理分层和生存训练集，CD3⁺浸润淋巴细胞计数和 PD-L1⁺ 肿瘤细胞计数在切除肿瘤中的相应显示（A）；患者在训练队列中的免疫组织化学 PD-L1 和 CD3 染色（B）；病理分层中生存分层验证再现（C）

例如，Ki-67 作为一种除 G0 期外在细胞周期的活性阶段表达的核蛋白，Ki-67 增殖指数（proliferation index，PI）已被广泛用作细胞增殖的标志。先前的研究表明，高 Ki-67 PI 对非小细胞肺癌的无疾病生存期、无复发生存期和总生存期有负面影响。此外，世界卫生组织（World Health Organization，WHO）最近的分类采用了 Ki-67 PI 来诊断小细胞肺癌，较高的 Ki-67 PI 可能是 SCLC 中肿瘤放射敏感性增高的预测因子。基于对比 CT 图像的放射学特征包括逆方差、最小轴和伸长率，可以作为肺癌患者 Ki-67 状态的无创预测因子（图 3-4-11）。

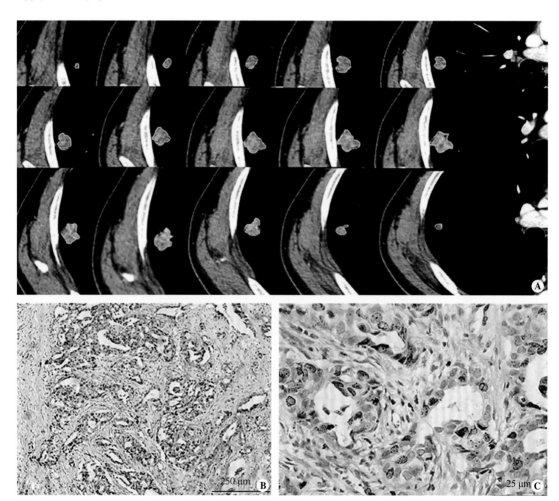

图 3-4-11　基于 CT 对比增强图像和 Ki-67 状态的肺癌分割示例。利用三维切片机对肿瘤各切片进行半自动肿瘤分割（A），其 Ki-67 表达水平较高（B，放大倍数为 100；C，放大倍数为 400）

随着靶向治疗的发展，肺癌的基因检测和组织病理学分类已经被几个国际权威指南推荐为标准方法。然而，在某些情况下，由于肿瘤的特殊位置或手术的侵袭性，很难获得活检组织。一项研究在 298 例手术切除的周围型肺腺癌患者中提取了 219 个定量三维特征，有 59 个特征是与表皮生长因子受体（EGFR）基因突变状态相关的独立预测因素。其中，有三类（CT 衰减能量、纹理、小波特征）共 5 个特征与 *EGFR* 突变具有较强的相关性。

另将基于 CT 的定量纹理分析应用于 48 例早期 NSCLC 患者，结果显示正偏度和峰度与 *K-RAS* 突变状态存在显著相关。已发现具有 5 个节点的递归决策树模型有助于 *K-RAS* 突变体与野生型 NSCLC 的区分。出现 *ALK*、*ROS 1* 和 *RET* 融合基因突变的肺腺癌患者，其 CT 或 PET 图像表现为较低的峰值和逆方差值。尽管 *ALK* 突变阳性患者与 *ROS 1*、*RET* 融合突变阳性患者的影像组学特征明显不同，但结合诸如年龄、肿瘤分化和分期等临床特征，能够很好地区分融合基因突变阳性和阴性患者（图 3-4-12）。

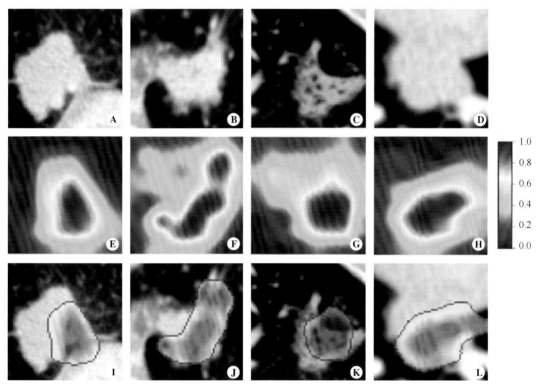

图 3-4-12　基于深度学习发现肿瘤 *EGFR* 突变可疑区域。A ～ D 为肿瘤 CT 图像，A、B 分别为两例 *EGFR* 突变型癌，C、D 分别为两例 *EGFR* 野生型肺癌；E ～ H 分别为 A ～ D 相对应的深度学习聚焦图，使用 0.5 作为截止值，I ～ L 分别为 A ～ D 相对应的深度学习模型的提示图：显示可疑区域

三、AI 与肺癌预后预测

目前已经建立了基于手术、放射治疗或靶向治疗的肺癌患者的影像组学预后模型。早期从肺癌的预处理 CT 图像中发现多个稳定的影像组学特征与预后有很强的相关性。局部复发和远处转移是影响肿瘤患者预后的重要因素，因此开发有效的生物标志物来预测高危患者的局部复发或远处转移可能有助于改善治疗方案，挖掘了可预测转移的影像组学特征，其中可包含预测生存的特征。影像组学特征的预测能力远远高于常规肿瘤体积。在局部晚期 NSCLC 患者接受新辅助放化疗后，研究者发现影像组学特征可用于预测病理大体残留情况，其中有的特征可用于预测病理完全缓解。通常形状不规则且异质性程度高的肿瘤对新辅助化疗的反应较差。然而，还没有发现传统的成像特征具有预测性。立体定向消融放射治疗（stereotactic ablative radiotherapy，SABR）已被广泛应用于肺癌的治疗，然而良

性纤维化改变与肿瘤复发在 CT 图像上表现相似，这给 SABR 的反应评估带来了挑战。有研究纳入了 45 例接受 SABR 治疗的早期肺癌患者，并对随访 CT 图像上的两个感兴趣区（实变区和周围实变区）进行分析，以预测 SABR 后 6 个月内的局部复发或良性损伤。由 5 个 CT 影像特征构建局部复发预测的影像组学模型，其 AUC 为 0.85、误差为 23.7%、假阳性率为 24.0%、假阴性率为 23.1%。而肿瘤医师或影像医师预测的效率则较低，误差超过 31%、假阳性率接近 99%。这些发现表明，影像组学有可能被用作基于常规 CT 成像的辅助决策工具。这是第一次进行 SABR 后复发评估的影像组学研究，还需要使用更大的数据集进行进一步的前瞻性验证。定量 CT 纹理分析已被用于预测放射性肺损伤的研究，发现较高的肺部密度与后期的放射性肺损伤具有相关性。此外，与 CT 扫描上平均密度的差异相比，平均密度变化结合标准差极大地改进了放射性肺损伤的评估，并使开发出更准确的预测模型成为可能。一项研究收集了 92 例接受立体定向放射治疗（stereotactic body

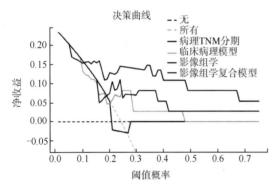

图 3-4-13 Ⅰ 期实性肺腺癌预测模型的决策曲线：影像组学复合模型预测早期实性肺腺癌效能高于单纯影像组学模型、临床病理模型、病理 TNM 分期

radiation therapy，SBRT）的 NSCLC 患者的计划 CT 图像，提取了 219 个影像组学特征，从中选取 24 个用于预测患者的总生存率（overall survival rate，OS）和无复发生存率（recurrence free survival rate，RFS）。ECOG 评分、胸膜收缩、短轴和最大径、能量特征被纳入两年 OS 预测模型中，血管附着、短轴和最大径被纳入 RFS 预测模型中。这项研究表明，影像组学特征有助于患者分层，并且这些特征可能是预测 NSCLC 患者预后的有利因素（图 3-4-13 ～图 3-4-16）。

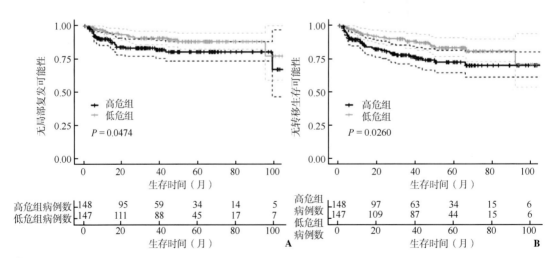

图 3-4-14 基于训练集建立随机生存森林模型后，再基于验证集建立死亡风险指数的 Kaplan-Meier 生存曲线。按中位死亡风险指数将患者分为 2 个危险组：无局部复发生存期（A），无转移生存期（B）；虚线表示 95% 置信区间

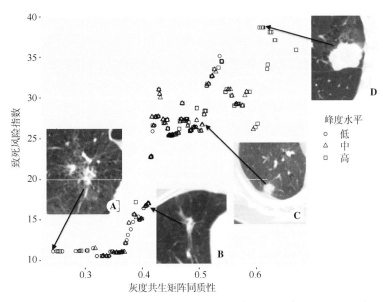

图 3-4-15　验证集中死亡风险指数和灰度共生矩阵同质性与峰度的相关性。A ～ D 给出了具有代表性的不同峰度和灰度共生矩阵同质性的计算机断层图像，并与对应的点（箭头）相关

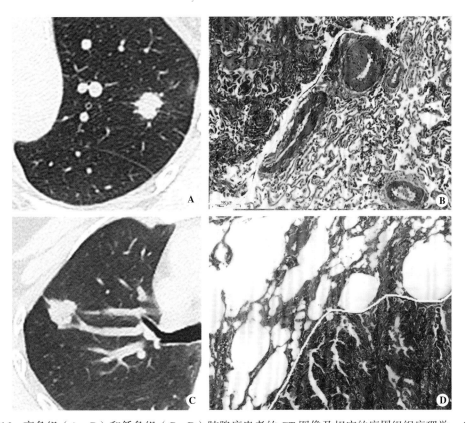

图 3-4-16　高危组（A、B）和低危组（C、D）肺腺癌患者的 CT 图像及相应的瘤周组织病理学。A. 女，50 岁，左肺上叶实性结节，长径约 12mm，伴毛刺征、分叶征；B. 肿瘤边界（黄线）外存在散在的癌细胞，细胞核深染。病理分期 pT1bN1M0，患者死于肺癌多器官转移，术后存活 23.3 个月；C. 女，54 岁，右肺上叶实性结节，长径约 13mm，伴毛刺征、分叶征；D. 肿瘤边缘（黄线）外未见癌细胞，病理分期 pT1bN0M0，患者术后 3 年内无复发或转移

影像组学技术在肺癌的预后方面展现了不错的应用前景，其在肿瘤异质性、浸润性相关特征方面的应用仍待进一步挖掘。另外，目前还缺乏多中心前瞻性影像组学研究以指导临床实践，其原因就在于影像组学研究方法缺乏"金标准"，影像组学特征的可重复性得不到认可。研究表明，图像重建算法、预处理方式、传输协议、观察者间变数、特征提取算法等均可影响影像组学特征的稳定性及可重复性。

如何解决可重复性问题是未来研究的关键，根据影像组学研究过程可分为以下四个方面：①图像获取及重建的可重复性；②靶区勾画的可重复性；③特征提取算法的可重复性；④研究的可重复性。

（1）在进行影像组学研究时，第一步即获取及重建图像，不同的扫描机器、扫描参数、呼吸运动都可能造成干扰，对此可通过统一扫描策略、应用 4D CT 技术获得标准的影像图像，从而提高所提取的影像特征的稳定性。

（2）对于靶区勾画，已有研究证实通过半自动勾画提取的影像组学特征可重复性明显优于手动勾画，然而最理想的勾画方式仍然是全自动勾画，其不仅能降低工作量，更能消除观察者间的差异，提高特征可重复性。

（3）目前基于深度学习的自动勾画技术已取得了长足进展，并逐渐应用于医学图像分析，但仍需解决如何剔除影响勾画精度的影像学特征的问题。特征提取主要分为预处理及特征计算两步，已有研究提出不同预处理方法将对特征提取产生影响，为此有研究团队提出了生物标志物标准化倡议（Image Biomarker Standardization Initiative，IBSI），以标定特征提取及预处理模式基准，消除上述差异带来的研究误差。

（4）对于研究的可重复性，需要建立一个数据公开化、研究透明化的开源软件平台，目前已有 Pyradimics、Insight ToolKit、Imaging biomarker Explorer 等平台在不断完善，以实现影像组学研究的可重复性。

肺癌预后 CT 影像组学仍处于不断完善的阶段，但其展现了巨大价值，若能克服上述问题，肺癌的个体化精准化治疗和高生存率将得以实现。

（刘坤凤　柳学国）

第五节　人工智能与肺结节生长

一、肺结节生长的重要性

随着高分辨率 CT 的普及，影像医师在胸部 CT 筛查及日常胸部 CT 检查中发现大量的肺小结节，而小结节的恶性率低，多为良性病变。对偶然发现的肺小结节进行精准评估和定性，一方面可实现对恶性结节的早诊和早治，另一方面对良性结节或良性行为的低危结节进行有效随访管理，可避免不必要的临床干预，目前这仍是临床工作中面临的难题。大量肺癌筛查研究应用 CT 对肺癌高危人群进行筛查，旨在检测出早期无症状肺癌病例，进而降低肺癌死亡率。这些研究在肺结节的处理方面积累了大量经验，其对肺癌风险度较低的结节的公认处理策略为 CT 随访观察，评估肺结节的生长特性。结节的生长特性反映了结节内细胞数量或体积的增加与时间的关系。恶性结节中肿瘤细胞持续活跃的有丝分裂决定其常表现为持续快速的增长，而良性结节或良性行为的低危结节的生长速度则一般相对较慢。

结节生长的阳性标准：在肺癌早期行动计划研究中，结节增长的定义与结节的直径（结节的最大径和与其垂直的最大径的平均值）变化有关：对于＜ 5mm 的结节，平均直径变化应≥ 50%，才认为是结节有增长；对于直径为 5 ～ 9mm 的结节，平均直径变化应≥ 30%；对于直径≥ 10mm 的结节，平均直径变化应≥ 20%。而国家肺癌筛查实验（NLST）定义结节的增长是认为直径增长超过 10%。在荷兰 - 比利时肺癌筛查（NELSON）调查中，实性结节的增长被定义如下：重复扫描应至少间隔 3 个月，结节的体积增长≥ 25%。

CT 发现实性小结节的恶性风险低于亚实性结节，但实性结节的生长速度比亚实性结节更快，且快速生长者的预后相对较差。以直径 3mm 的微结节为例，经过 3 个、5 个和 10 个倍增后直径分别为 4.3mm、5.1mm 和 6.5mm，假设肿瘤体积倍增时间（volume doubling time，VDT）分别为 100 天或 300 天，10 个倍增需要 3 ～ 9 年（图 3-5-1）。因此，对于实性肺小结节，由于肉眼识别其早期细微的生长变化存在一定困难，容易误诊及随访不力，

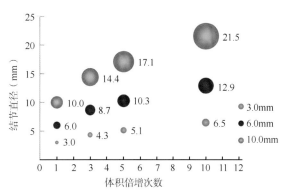

图 3-5-1　基线 3.0mm、6.0mm 和 10.0mm 的结节经过 3 个、5 个和 10 个倍增后的直径与体积变化

若根据准确 VDT 预警、密切随访、精确评估体积变化即可更早定性，有可能将小肺癌的诊断提前几年，这意味着更小的手术切除范围或非手术治疗方式的选择（如局部消融、立体定向放疗）及更高的根治率（图 3-5-2）。而对于良性结节或良性行为的低危实性小结节，早期识别其生长缓慢的生长特性，一方面可降低患者心理负担，另一方面避免了不必要的有创的临床干预（图 3-5-3）。

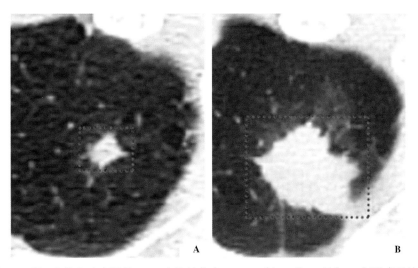

图 3-5-2　女，53 岁，左肺上叶直径约 5mm 实性结节（A，2014 年 10 月 29 日），1 年后直径约 25mm（B，2015 年 11 月 27 日），VDT=59.3 天，手术证实为肺腺癌

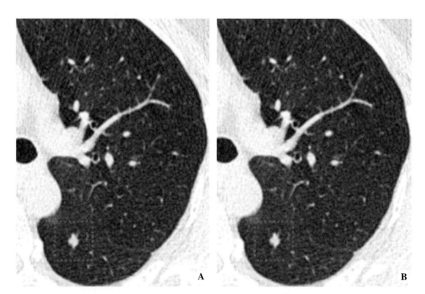

图 3-5-3 男，55 岁，左肺下叶实性结节，直径约 6mm（A，2016 年 2 月 1 日），2 年后结节大小不变（B，2018 年 9 月 6 日）

而大部分非实性恶性结节呈惰性生长，仅 20% 会在较短的时间内表现出明显的大小和（或）密度增长（图 3-5-4，图 3-5-5），其余可能长期（10 年以上）随访不变。约 16% 的非实性肺癌，直至患者死亡都生长缓慢或无变化，多个权威指南建议对这部分患者应避免过度治疗。部分实性肺癌结节生长速率则介于两者之间，可呈缓慢生长趋势（图 3-5-6），约 40% 快速生长。此外，部分亚实性结节在前期随访时稳定不变，后期可出现快速生长的情况（图 3-5-7）。因此，预判肺结节的生长速率，对生长缓慢者进行合理管理，可规避过度随访或治疗的风险，对前期随访稳定不变但可能出现快速生长者还应警惕恶性等级转变的可能，以上有助于修正和完善现有结节随访和诊治相关指南。

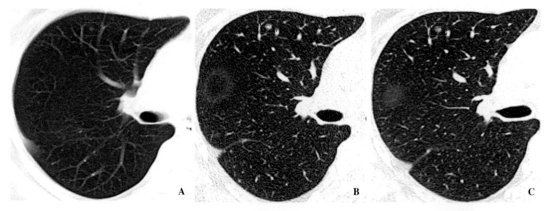

图 3-5-4 女，54 岁，2014 年首次发现右肺上叶亚实性结节，在 2017 年、2018 年（间隔 3 年、4 年后）的随访直径变化：2mm（A，2014 年 9 月 1 日）、5mm（B，2017 年 10 月 23 日）、5mm（C，2018 年 7 月 15 日），手术切除证实为腺癌

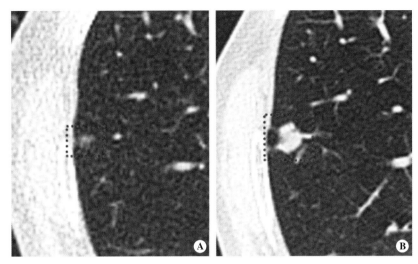

图 3-5-5　女，65 岁，右肺上叶直径约 5mm 非实性结节（A，2015 年 11 月 3 日），2 年 4 个月后直径约 9mm（B，2018 年 3 月 6 日），较前增大、实性成分增多，手术病理证实为浸润性肺腺癌

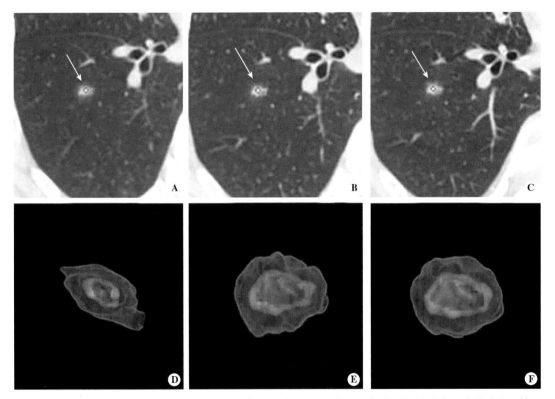

图 3-5-6　男，56 岁，右肺下叶亚实性结节，直径约为 9mm，病理证实为浸润性腺癌，腺泡为主。第一次 CT 检查，体积为 368mm³（A、D，2013 年 2 月 18 日）；第二次检查，体积为 409mm³（B、E，2013 年 5 月 3 日）；第三次检查，体积为 485mm³（C、F，2014 年 2 月 19 日），初次检查 1 年后亚实性结节缓慢增大。图 D～F 为肺结节分析软件（advanced lung analysis，ALA）三维成像效果图

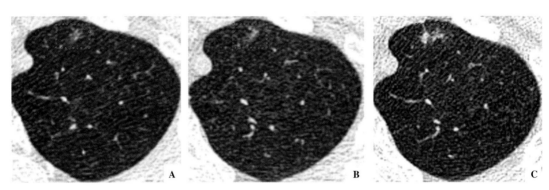

图 3-5-7　男，57 岁，2014 年发现左肺上叶亚实性结节，其直径约 8mm（A，2014 年 10 月 14 日），1 年后变化不明显，直径约 9mm（B，2015 年 10 月 16 日），2 年后增大、实性成分增多，直径约 10mm（C，2016 年 11 月 8 日），手术证实为浸润性肺腺癌

二、传统 CT 评价肺结节生长

CT 是目前对肺结节进行生长特性评估的主要方法，通过对系列 CT 中的结节进行测量可确定一定时间内结节大小的变化。CT 图像后处理技术的发展使结节三维体积测量成为现实，其较二维直径测量的准确度及重复性更佳。因此，肺结节生长速度量化的准确性主要取决于肿瘤体积量化的准确性。肺结节的测量包括传统的二维直径测量与计算机辅助体积定量。二维测量通常是测量结节的最大尺寸或者肿瘤的最大径，以及与其垂直的最大径的平均值作为结节的直径，然后应用球体或椭球体的计算公式计算其体积。结节的三维体积测量目前已经可以通过计算机实现。计算机软件根据结节与周围肺组织的 CT 值分布采用阈值分割及形态分析方法将结节完整分割，进而对其内的像素进行统计，通过像素的大小及数量将肺结节相关的像素转换成体积（图 3-5-8）。

三维体积测量存在的问题是体积测量的重复性。部分容积效应是结节体积测量的重要影响因素。基于阈值的方法常被用于将结节从周围的肺实质中分离或者分割出来。软件将特定 CT 值（阈值）作为区分结节或者肺实质的标准。假设一个结节不能填充、占据整个像素，那么结节的 CT 值会与周围肺实质进行平均。如果一个体素的平均 CT 值高于阈值，那么就认为是结节的一部分，但是如果扫描厚度增加导致平均 CT 值降低，那么就不能作为结节的一部分。因此，结节的总体积会随着区域厚度的不同而变化。另外，观察者间的差异均比观察者自身的差异大。以上均可能导致对结节变化做出错误的解析。

非实性结节的评估要比实性结节复杂。非实性结节的生长不仅表现在体积增长方面，还表现在密度的变化方面。在后续随访中，即使亚实性结节的直径稳定，但是实性部分的增加也往往提示恶性。针对这个问题，de Hoop 等将估计结节质量（用结节的体积 × 结节的平均密度）的方法应用于非实性结节的测量，认为其灵敏度优于体积。在其研究中，质量的计算是基于结节的体积及 CT 值，具体方法是通过体积定量测出体积，将结节的 CT 值加上 1000 作为密度，二者的乘积转化为质量。他们证明了通过这种质量检测方法可以检测结节早期的生长，并且比体积和直径测量更加灵敏可靠。因此，对于亚实性结节，质量测量可能更能灵敏判断结节的生长。

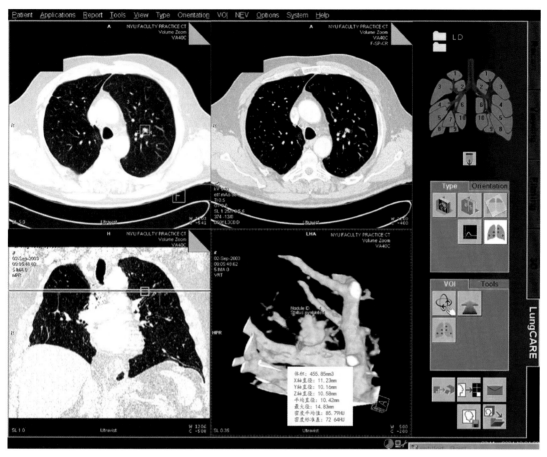

图 3-5-8 肺结节图像分析平台（LungCARE，西门子）：计算机辅助结节检测肺结节并计算体积

肿瘤的增长呈指数倍增，如 Schwartz 公式的指数增长模型：DT = [log2·T]/[log（X_f/ X_i）]，X_f 和 X_i 分别为最终和初始体积（或质量），T 为两次 CT 扫描的间隔时间（图 3-5-9 ～ 图 3-5-11）。

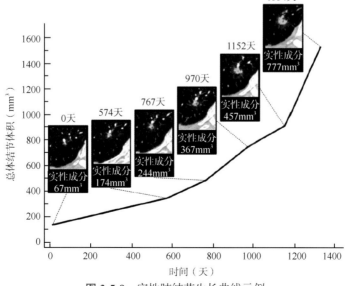

图 3-5-9 实性肺结节生长曲线示例

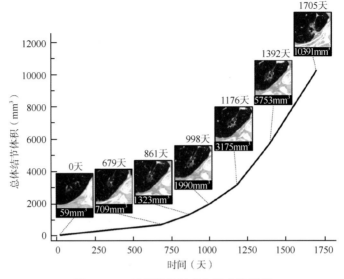

图 3-5-10 亚实性肺结节生长曲线示例

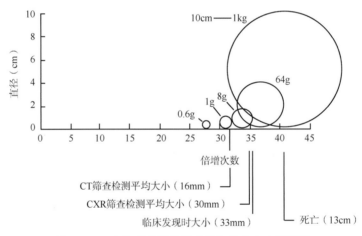

图 3-5-11 实体瘤体积倍增次数与结节大小模拟图

　　需要指出，指数模型是一种近似的模型，并不能完全预测肺癌的生长，其在临床中的应用主要为评估其在一定时间内的生长速度。肺癌的生长受多种因素调控。肿瘤细胞数目的增加主要是由 3 个基本参数决定：增殖细胞的细胞循环周期、细胞的增殖率、细胞自发性衰亡的数量及比例。肿瘤的体积也取决于部分因素：肿瘤细胞的大小及数量，基质占肿瘤体积的比例，血液和其他非肿瘤因素。指数模型假设肿瘤体积与数量呈正比，忽略基质、血液和大血管等因素，并且假定肿瘤细胞的数量可以充分反映肿瘤体积。首先，整个肿瘤中肿瘤细胞的体积百分比可能因肿瘤类型而不同。例如，在早期肺癌中，半实性病变的肿瘤细胞的百分比可能与实性病变不同。其次，肿瘤增长速度不仅取决于持续随机分裂，也取决于这些细胞与它们所处环境的关系。增长速度可能因为食物不足及空间不足或其他因素而在一定时期内出现变化。肿瘤结节的出血可能造成肿瘤突然变大，相反，主要供血血管可能随着坏死和自然缩小而形成血栓。环境因素（如基本的营养、激素和化学因素）在某种情况下也会造成肿瘤增长速度的变化。再次，活跃性增长的肿瘤细胞的异质性可以影响指数模型的正确性。最后，肿瘤的增长不仅与细胞增殖有关，并且和自发细胞衰亡的数量或比例有关。

除了肺结节的大小、体积、密度的变化之外，病灶的形态特征及临床因素等均为评估肺结节生长的重要因素。例如，分叶状的肺结节容易生长，非球形和（或）不规则形状的部分实性结节更容易快速生长。肺癌史、吸烟史等高危因素与肺结节快速增长有关。在随访 CT 中，传统手段准确评估 VDT 具有较大的局限性，主要是由于扫描设备参数不一、手工测量、不同计算公式误差与肺结节形态学主观判断的差异等。

三、AI 预测肺结节生长速率的现状

目前有深度学习模型辅助结节分割以提高体积计算的精确性（图 3-5-12，图 3-5-13）。在针对计算机 CT 图像特征方面，初步探寻与肺结节生长高度相关的特征，如反映结节异质性的强度特征、高低阶纹理特征，有助于生长预测。病灶内部灰度分布不均匀的非实性结节可能快速生长，而比较均匀者长期不变。使用纹理分析方法研究发现，三维最大径大于 10.2mm、灰度标准差大于 50HU 的非实性结节更容易生长。在肺结节随访图像中，深层特征的变化对于结节动态生长预测有重要价值。目前已有研究基于初始 CT 成像的定量特征与亚实性结节的增长之间的关系，发现 CT 衰减值可能对预测亚实性结节的增长有价值，并且平均 CT 衰减值较部分实性成分对预测纯磨玻璃结节的增长可能更有价值（图 3-5-14）。

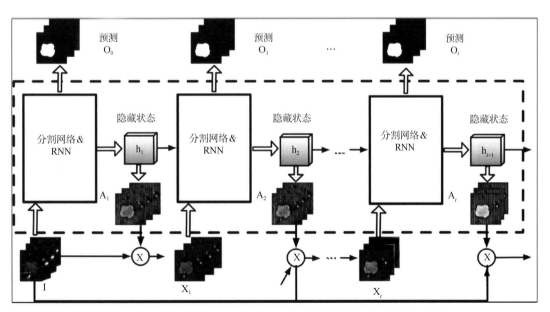

图 3-5-12　用于纯磨玻璃结节分割的循环神经网络（RNN）的框架

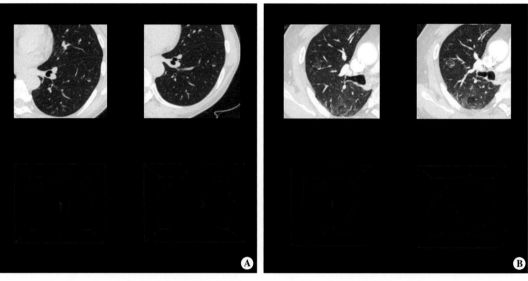

图 3-5-13　一例左肺下叶磨玻璃结节初始大小为 6.6mm×4.8mm、初始体积为 102.3mm³，在 88 个月的随访期间保持稳定（A）。另一例右肺上叶磨玻璃结节在 13.3 个月的随访期间，磨玻璃结节的初始大小为 14.0mm×10.6mm，初始体积为 855.6mm³，VDT 为 338 天，手术病理证实为浸润性腺癌（B）

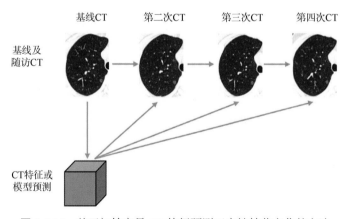

图 3-5-14　基于初始定量 CT 特征预测亚实性结节变化的方法

四、AI 难以准确预测肺结节生长速率的主要原因与展望

目前 AI 难以准确预测肺结节生长速率，主要原因如下：①不同扫描参数条件下测量结节体积存在被高估的风险（高估 11% ～ 278%），使得动态随访 CT 结节的全自动精准分割存在很大挑战性。②影响结节生长特性的因素复杂多样，需要多尺度综合模型。③高质量标准化的动态随访 CT 影像数据和临床大数据获取困难，单中心肺结节样本量不足，而多中心之间又存在 CT 扫描参数、随访管理、术前检查和术后随访不一致等情况。

AI 预测肺结节生长速率的改进方向。肺结节生长的影响因素众多，CT 随访图像多而参差不齐，如何利用多尺度卷积神经网络通过多尺度的输入从各个角度容纳更多的邻域信息，同时适应不同肿瘤大小、灰度及纹理等的变化差异，从而建立更加精确的生长速率预测模型是未来探究的方向。

（刘坤凤　柳学国）

参 考 文 献

陈欢，梁明柱，雷益，等，2020. 含瘤周移行带影像组学模型预测肺腺癌病理分级. 放射学实践，35（4）：478-483.

金晨望，郭佑民，2019. 人工智能辅助诊断技术在低剂量 CT 肺结节筛查中的应用及质控. 中华放射学杂志，53（1）：6-8.

金耀辉，邱梦娟. 2019. 中国人工智能医疗白皮书. 上海：上海交通大学人工智能研究院，24-48.

李嘉威，李夏东，2020. CT 影像组学在肺癌诊治中应用的研究进展和问题探索. 中国肺癌杂志，23（10）：904-908.

马红霞，郭玉林，王秋萍，等，2008. 分类决策树辅助 CT 诊断孤立性肺结节的方法学研究. 中华放射学杂志，42（1）：50-55.

明佳蕾，方向明，2019. 基于人工智能的 CT 肺结节检出临床应用及研究进展. 中华放射学杂志，53（6）：522-525.

尼克，2017. 人工智能简史. 北京：人民邮电出版社.

邱露，方向明，陈宏伟，2019. 人工智能辅助 CT 肺结节良恶性鉴别的研究进展. 临床放射学杂志，38（12）：2453-2456.

人工智能产业发展研究课题组，2018. 北京人工智能产业发展白皮书. 北京：北京经济和信息化委员会，14-22.

石海，杨凡，黄嘉海，等，2019. 基于人工神经网络模型的肺癌 CT 图像分割算法. 中国医疗设备，34（10）：86-89，93.

苏大同，王颖，2017. 肺结节 CT 随访中的生长特性评估. 中国肺癌杂志，20（8）：584-588.

王华锋，赵婷婷，冯毅夫，等，2018. 一种基于特征融合的卷积神经网络的肺结节良恶性检测方法：中国，CN201711389241.X. 2018-4-20.

王晓华，陈卉，马大庆，等，2006. 人工神经网络在孤立性肺结节 CT 诊断研究中的应用. 中华放射学杂志，40（4）：377-382.

王欣悦，韩融诚，郭芳芳，等，2017. 不同类型肺结节的生长曲线分析，中国肺癌杂志，20（5）：334-340.

萧毅，夏晨，张荣国，等，2018. 人工智能技术在医学影像中的应用讨论. 第二军医大学学报，39（8）：813-818.

肖飞，2019. 智慧医疗：释放医生无限智慧能量. 张江科技评论，4：37.

Aerts HJ，Velazquez ER，Leijenaar RT，et al，2014. Decoding tumour phenotype by noninvasive imaging using a quantitative radiomics approach. Nat Commun. 5：4006.

Avanzo M，Stancanello J，Pirrone G，et al，2020. Radiomics and deep learning in lung cancer. Strahlenther Onkol，196（10）：879-887.

Bak SH，Lee HY，Kim JH，et al，2016. Quantitative CT scanning analysis of pure ground-glass opacity nodules predicts further ct scanning change. Chest，149（1）：180-191.

Becker AS，Mueller M，Stoffel E，et al，2018. Classification of breast cancer in ultrasound imaging using a generic deep learning analysis software：a pilot study. Br J Radiol，91（1083）：20170576.

Chen H，Liang MZ，Li X，et al，2020. An individualized radiomics composite model predicting prognosis of stage I solid lung adenocarcinoma. Clin Radiol，75（7）：562.e11-562.e19.

Cho J，Kim ES，Kim SJ，et al，2016. Long-term follow-up of small pulmonary ground-glass nodules stable for 3 years：implications of the proper follow-up period and risk factors for subsequent growth. J Thorac Oncol，11（9）：1453-1459.

Choe J，Lee SM，Do KH，et al，2019. Prognostic value of radiomic analysis of iodine overlay maps from dual-energy computed tomography in patients with resectable lung cancer. Eur Radiol，29（2）：915-923.

de Margerie-Mellon C，Ngo LH，Gill RR，et al，2020. The growth rate of subsolid lung adenocarcinoma nodules at chest CT. Radiology，297（1）：189-198.

Ehteshami Bejnordi B，Veta M，Johannes van Diest P，et al，2017. Diagnostic assessment of deep learning algorithms for detection of lymph node metastases in women with breast cancer. JAMA，318（22）：2199-2210.

Esteva A，Kuprel B，Novoa RA，et al，2017. Dermatologist level classification of skin cancer with deep neural networks. Nature，542（7639）：115-118.

Fave X，Zhang L，Yang J，et al，2017. Delta-radiomics features for the prediction of patient outcomes in non-small cell lung cancer. Sci Rep，7（1）：588.

Ferreira Junior JR，Koenigkam-Santos M，Cipriano FEG，et al，2018. Radiomics-based features for pattern recognition of lung cancer histopathology and metastases. Comput Methods Programs Biomed，159：23-30.

Fraioli F，Serra G，Passariello R，2010. CAD（computer-aided detection）and CADx（computer aided diagnosis）systems in identifying and characterising lung nodules on chest CT：overview of research，developments and new prospects. Radiol Med，115（3）：385-402.

Gong J，Liu JY，Wang LJ，et al，2016. Computer-aided detection of pulmonary nodules using dynamic self-adaptive template matching and a FLDA classifier. Phys Med，32（12）：1502-1509.

Gulshan V，Peng L，Coram M，et al，2016. Development and validation of a deep learning algorithm for detection of diabetic retinopathy in retinal fundus photographs. JAMA，316（22）：2402-2410.

Henschke CI，Yankelevitz DF，Yip R，et al，2012. Lung cancers diagnosed at annual CT screening：volume doubling times. Radiology，263（2）：578-583.

Hirasawa T，Aoyama K，Tanimoto T，et al，2018. Application of artificial intelligence using a convolutional neural network for detecting gastric cancer in endoscopic images. Gastric Cancer，21（4）：653-660.

Hosny A，Parmar C，Coroller T P，et al，2018. Deep learning for lung cancer prognostication：a retrospective multi-cohort radiomics study. PLoS Med，15（11）：e1002711.

Hua KL，Hsu CH，Hidayati SC，et al，2015. Computer aided classification of lung nodules on computed tomography images via deep learning technique. Onco Targets Ther，8：2015-2022.

Huang YQ，Liu ZY，He L，et al，2016. Radiomics signature：a potential biomarker for the prediction of disease-free survival in early-stage（Ⅰ or Ⅱ）non-small cell lung cancer. Radiology，281（3）：947-957.

Hyman P，2012. John McCarthy，1927—2011. Communications of the ACM，55（1）：28，29.

Kakinuma R，Noguchi M，Ashizawa K，et al，2016. Natural history of pulmonary subsolid nodules：a prospective multicenter study. J Thorac Oncol，11（7）：1012-1028.

Kermany DS，Goldbaum M，Cai W，et al，2018. Identifying medical diagnoses and treatable diseases by image based deep learning. Cell，172（5）：1122-1131.e9.

Ko JP，Naidich DP，2003. Lung nodule detection and characterization with multislice CT. Radiol Clin North Am，41（3）：575-597.

Kobayashi Y，Mitsudomi T，Sakao Y，et al，2015. Genetic features of pulmonary adenocarcinoma presenting with ground-glass nodules：the differences between nodules with and without growth. Ann Oncol，26（1）：156-161.

Kooi T，Litjens G，van Ginneken B，et al，2017. Large-scale deep learning for computer aided detection of mammographic lesions. Med Image Anal，35：303-312.

Lachance CC，Walter M，2020. Artificial Intelligence for Classification of Lung Nodules：A Review of Clinical Utility，Diagnostic Accuracy，Cost-Effectiveness，and Guidelines［Internet］. Ottawa（ON）：Canadian Agency for Drugs and Technologies in Health.

Lee G，Park H，Bak SH，et al，2020. Radiomics in lung cancer from basic to advanced：current status and future directions. Korean J Radiol，21（2）：159-171.

Lee HW，Jin KN，Lee JK，et al，2019. Long-term follow-up of ground-glass nodules after 5 years of stability. J Thorac Oncol，14（8）：1370-1377.

Lee JH，Lim WH，Hong JH，et al，2020. Growth and clinical impact of 6-mm or larger subsolid nodules after 5 years of stability at chest CT. Radiology，295（2）：448-455.

Liu B，Chi WH，Li XR，et al，2020. Evolving the pulmonary nodules diagnosis from classical approaches to deep learning-aided decision support：three decades' development course and future prospect. J Cancer Res Clin Oncol，146（1）：153-185.

Looney P，Stevenson GN，Nicolaides KH，et al，2017. Automatic 3D ultrasound segmentation of the first trimester placenta using deep learning//IEEE International Symposium on Biomedical Imaging. Piscataway：IEEE.

Ma JL，Wu F，Zhu J，et al，2017. A pre trained convolutional neural network-based method for thyroid nodule diagnosis. Ultrasonics，73：221-230.

Magalhães Barros Netto S，Corrêa Silva A，Acatauassú Nunes R，et al，2012. Automatic segmentation of lung nodules with growing neural gas and support vector machine. Comput Biol Med. 42（11）：1110-1121.

Misawa M，Kudo SE，Mori Y，et al，2018. Artificial intelligence assisted polyp detection for colonoscopy：initial experience.

Gastroenterology，154（8）：2027-2029.

Oda S，Awai K，Murao K，et al，2011.Volume-doubling time of pulmonary nodules with ground glass opacity at multidetector CT：assessment with computer-aided three-dimensional volumetry. Acad Radiol，18（1）：63-69.

Qi LL，Wu BT，Tang W，et al，2020. Long-term follow-up of persistent pulmonary pure ground-glass nodules with deep learning-assisted nodule segmentation. Eur Radiol，30（2）：744-755.

Rajpurkar P，Irvin J，Zhu K，et al，2017. CheXNet：Radiologist Level Pneumonia Detection on Chest X Rays with Deep Learning. arXiv：1711.05225.

Sharma K，Rupprecht C，Caroli A，et al，2017. Automatic segmentation of kidneys using deep learning for total kidney volume quantification in autosomal dominant polycystic kidney disease. Sci Rep，7（1）：2049.

Shi L，He Y，Yuan Z，et al，2018. Radiomics for response and outcome assessment for non-small cell lung cancer. Technol Cancer Res Treat，17：1533033818782788.

Shichijo S，Nomura S，Aoyama K，et al，2017. Application of convolutional neural networks in the diagnosis of helicobacter pylori infection based on endoscopic images. EBioMedicine，25：106-111.

Song SH，Park H，Lee G，et al，2017. Imaging phenotyping using radiomics to predict micropapillary pattern within lung adenocarcinoma. J Thorac Oncol，12（4）：624-632.

Song YS，Park CM，Park SJ，et al，2014. Volume and mass doubling times of persistent pulmonary subsolid nodules detected in patients without known malignancy. Radiology，273（1）：276-284.

Sun W，Jiang M，Dang J，et al，2018. Effect of machine learning methods on predicting NSCLC overall survival time based on Radiomics analysis. Radiat Oncol，13（1）：197.

Suzuki K，2009. A supervised 'lesion-enhancement' filter by use of a massive-training artificial neural network（MTANN）in computer-aided diagnosis（CAD）. Phys Med Biol，54（18）：S31-S45.

Trebeschi S，van Griethuysen JJM，Lambregts DMJ，et al，2017. Deep learning for fully automated localization and segmentation of rectal cancer on multiparametric MR. Sci Rep，7（1）：5301.

Wang S，Shi J，Ye Z，et al，2019. Predicting EGFR mutation status in lung adenocarcinoma on computed tomography image using deep learning. Eur Respir J，53（3）：1800986.

Yang LF，Yang JB，Zhou XB，et al，2019. Development of a radiomics nomogram based on the 2D and 3D CT features to predict the survival of non-small cell lung cancer patients. Eur Radiol，29（5）：2196-2206.

Yu L，Guo Y，Wang YY，et al，2017. Segmentation of fetal left ventricle in echocardiographic sequences based on dynamic convolutional neural networks. IEEE Trans Biomed Eng，64（8）：1886-1895.

Yu W，Tang C，Hobbs B P，et al，2018. Development and validation of a predictive radiomics model for clinical outcomes in stage Ⅰ non-small cell lung cancer. Int J Radiat Oncol Biol Phys，102（4）：1090-1097.

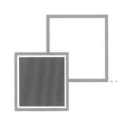

第四章　肺癌 CT 筛查高危人群的确定

第一节　肺癌流行病学概述

至 21 世纪初期，肺癌已成为我国死亡率最高的恶性肿瘤。2017 年全国肿瘤登记中心数据显示，肺癌发病率为 57.13/10 万，男性为 74.31/10 万，女性为 39.08/10 万。全国肺癌估计新发病例 78.15 万例，其中男性 52.08 万例，女性 26.07 万例。肺癌发病率在我国男性恶性肿瘤中位居第 1 位，在我国女性恶性肿瘤中位居第 2 位。我国肺癌发病率在 44 岁以下人群中处于较低水平，自 45 岁以后快速上升，80 ～ 84 岁达到峰值（400.47/10 万），之后有所下降。城市地区和农村地区的肺癌年龄别发病率趋势相似。80 岁以前，城市地区与农村地区的肺癌发病率基本相同；80 岁以后，城市地区的肺癌发病率明显高于农村地区。我国肺癌的 5 年生存率仅为 16.1%，在所有恶性肿瘤中排倒数第 3 位，发病率和死亡率非常接近，其原因主要是临床诊断病例发现时多已为晚期，失去了手术机会。因此，肺癌已成为我国危害最为严重的恶性肿瘤之一，肺癌的防治已成为我国癌症防治工作的重中之重。开展肺癌筛查项目，推进肺癌早诊早治，可能是改善肺癌患者生存率、降低死亡率的主要途径。

肺癌的主要风险因素是吸烟，85% ～ 90% 的肺癌可归因于吸烟。肺癌的风险随吸烟指数（每天吸烟包数 × 烟龄）而增加。暴露于二手烟的非吸烟者患肺癌的相对风险也增加（RR=1.24）。PM2.5 作为大气污染最主要的组成成分之一，对我国居民健康的危害程度已经不亚于吸烟。我国现有的流行病学研究证据表明，PM2.5、PM10、O_3 和 SO_2 的暴露与我国居民肺癌风险呈正相关。在肺癌的病理亚型中，腺癌被证明与 PM2.5 和 PM10 等污染物的关联最密切。其他可能的肺癌危险因素包括疾病史（如慢性阻塞性肺疾病）、癌症史、肺癌家族史，以及接触其他致癌物。

（朱叶青）

第二节　全球肺癌 CT 筛查现状

肺癌筛查开始于 20 世纪 50 年代，Mayo 肺癌筛查项目（Mayo Lung Project）是早期被认为最有权威性的研究，该研究对 X 线胸片检查（CXR）联合痰细胞学检查与非筛查组进行比较，结果表明患者生存率有所提高，但并没有发现两组的肺癌死亡率存在统计学差异。美国前列腺、肺、结直肠和卵巢癌筛查试验（PLCO）结果显示，在随访 13 年后，X 线胸片检查组和常规治疗组的肺癌累积发病率分别为 20.1/10 000 人年和 19.2/10 000 人年，相对危险度为 1.05（95%CI：0.98 ～ 1.12），提示年度性胸片筛查不能降低肺癌死亡率。另外，早期肺癌标志物也是目前研究的热点，但绝大部分早期肺癌标志物缺乏前瞻性研究和随机对照试验的验证，尚不能应用于人群的筛查。

　　20 世纪 90 年代，Naildich 等提出将低剂量螺旋 CT（LDCT）作为肺癌筛查的新方法。I-ELCAP 低剂量螺旋 CT 筛查的结果显示，经过手术治疗的 I 期病例的 10 年生存率达到 92%（图 4-2-1），作者因此认为低剂量螺旋 CT 筛查可避免 80% 的肺癌患者死于肺癌。

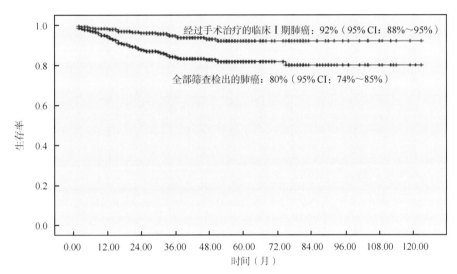

图 4-2-1　I-ELCAP 低剂量螺旋 CT 筛查的结果显示，全部筛查检出肺癌病例的 10 年生存率可达 80% 以上，而经过手术治疗的 I 期病例的 10 年生存率则达到 92%

　　2007 年 Bach 等的研究发现单纯的 LDCT 肺癌筛查在肺癌诊断和肺癌切除上明显高于预期值（144 vs. 44.5；109 vs. 10.9）。随机对照试验中，研究样本量较大的是 NELSON 和 NLST。2011 年，NLST 首次通过随机试验，随访均数为 6.5 年，涉及人数为 53 454 人，LDCT 筛查组肺癌死亡率为 247/10 万人年，CXR 筛查组为 309/10 万人年，统计结果显示 LDCT 筛查较 CXR 筛查能够降低 20% 的肺癌死亡率（RR=0.8，95%CI：0.73 ～ 0.93），总死亡率降低 6.7%（RR=0.93，95%CI：0.86 ～ 0.99）（图 4-2-2）。

　　NELSON 研究始于 2000 年，纳入了 13 195 名男性（主要分析对象）和 2594 名女性（亚组分析）。受试者均为肺癌高危人群，年龄为 50 ～ 74 岁，为现吸烟者或戒烟不足 10 年者，每天吸烟超过 15 支、烟龄 25 年以上，或每天吸烟超过 10 支、烟龄超过 30 年。受试者随机分组，在加入研究时（第 0 年）、第 1 年、第 3 年和第 5.5 年共进行四轮低剂量 CT 筛查（筛查组），或不接受筛查（对照组）。随访 10 年，筛查组的男性肺癌发生率为每年 5.58 例（共 341 例），对照组为每年 4.91 例（共 304 例），筛查组肺癌总发病率高 14%，所有肺癌病例中有 59% 为筛查时发现。低剂量 CT 筛查发现的患者也更多还在癌症早期，有 58.6% 处于 I 期，只有 9.4% 处于 IV 期。而筛查组和对照组中，未经筛查发现的患者大多已发展到疾病晚期。

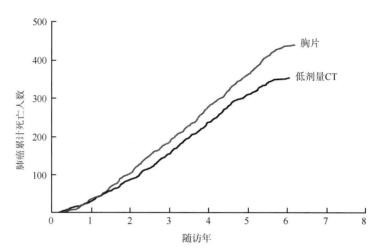

图 4-2-2　NLST 统计结果显示低剂量 CT（LDCT）筛查较胸片（CXR）筛查能够降低 20% 的肺癌死亡率

死亡率方面，从主要分析的男性数据来看，筛查组和对照组分别为每年 2.5 例和每年 3.3 例，筛查组的男性在随访第 10 年时的肺癌累积死亡率降低了 24%（图 4-2-3）。随访第 8 年、第 9 年和第 11 年，所观察到的筛查对死亡率的改善是相似的。女性的获益更明显，随访第 10 年时的肺癌累积死亡率降低了 33%。

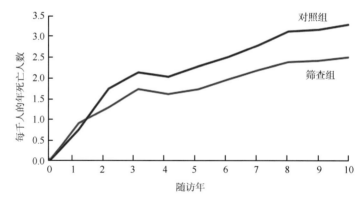

图 4-2-3　NELSON 结果显示筛查组男性在随访第 10 年时肺癌累积死亡率降低了 24%

　　我国在 2009 年启动的"农村癌症早诊早治"是较早开始的国家级肺癌高危人群早期筛查项目，涵盖了全国 6 省区及直辖市约 20 000 人，此举提高了肺癌的检出率，拉开了我国 LDCT 肺癌筛查的大幕。后续 2012 年开展的城市早诊早治项目也囊括了肺癌的高危人群筛查，并在这些研究的基础上探索符合我国国情的肺癌筛查方案。通过将 NLST 研究结果和我国的肺癌筛查实践结合，国家卫生健康委员会肺癌早诊早治专家组分别于 2015 年及 2018 年发布了《中国肺癌低剂量螺旋 CT 筛查指南》。根据我国男性吸烟率高和大气污染的实际情况，肺癌筛查的获益将会是巨大的，但如何开展适应国情的肺癌筛查尚需进一步完善，目前在肺癌筛查工作这一方面还有很大不足。2018 年版的《中国肺癌低剂量螺旋 CT 筛查指南》纳入的肺癌高危人群如下：年龄 50 ～ 74 岁；吸烟 20 包 / 年或者戒烟 5 年。

　　四川大学华西医院于 2021 年报道了其肺癌 CT 筛查的真实世界数据汇总结果，15 996

例基线筛查中 6779（42.4%）例有阳性发现，其中 142 例（2.1%）确诊肺癌，假阳性率为 97.9%。142 例肺癌中仅 9.2% 达到美国预防服务工作组（USPSTF）筛查指南的纳入标准，24.4% 达到中国肺癌筛查指南的纳入标准，肺癌漏诊率分别为 90.8% 和 75.6%。其中，男性肺癌患者中 75% 为吸烟者，23.2% 年龄低于 50 岁。女性肺癌患者中 5.8% 为吸烟者，33.3% 年龄低于 50 岁。因此，肺癌 CT 筛查的高危因素和纳入标准亟待深入研究和调整。

（朱叶青　柳学国）

第三节　确定肺癌筛查人群的风险预测模型

肺癌是发病率和死亡率最高的恶性肿瘤。早期肺癌预后显著好于晚期，但是常规获诊的肺癌仅 10% 为早期，而进展期肺癌缺乏有效的治疗。多项队列研究及随机对照试验证明 LDCT 筛查可以检测大量早期肺癌，从而显著降低死亡率。有效选择肺癌高风险人群可以使更多人从筛查中获益，通过早诊早治，改善肺癌预后。

美国医疗保险和医疗补助服务中心（Centers for Medicare and Medicaid Services，CMS）将可接受筛查费用报销的高风险人群定为 55 ～ 77 岁，每年吸烟至少 30 包的现吸烟者或戒烟少于 15 年的既往吸烟者。然而 CMS 仅惠及一部分高风险人群，尚未考虑人群差异性。目前 CMS 报销 LDCT 的方案仅囊括不到 20% 的肺癌患者，超过 80% 的患者不在受惠范围内。

美国预防医学工作组（US Preventive Services Task Force，USPSTF）基于大量充足的证据推荐 LDCT 筛查。自从 NLST 发表研究结果以来，多项国际随机对照研究已经证明 LDCT 的价值。最近的 USPSTF 推荐意见认为风险人群接受 LDCT 可以降低肺癌死亡率及各种原因所致的死亡率，建议放宽筛查适应证，纳入吸烟史更短的年轻人。癌症的干预和监测模拟网络（Cancer Intervention and Surveillance Modeling Network，CISNET）分析模型显示，USPSTF 对筛查适应证的修订可以使更多吸烟者受益，从而减少性别及种族差异性的影响。

LDCT 筛查益处明确后，亟须解决的问题是如何使筛查利益最大化而使害处最小化，因此使用风险预测模型选择高风险人群可以使肺癌筛查更加有效。

一、目前已有的预测模型

过去几十年涌现了多种肺癌风险预测模型，近年的肺癌风险预测模型多建立在临床数据上。大部分模型是针对现吸烟者或戒烟者，危险因素包括人口学和烟草暴露信息。最常用的预测因素是吸烟史和年龄。其他因素包括性别、种族、肺癌家族史、慢性阻塞性肺疾病 / 肺气肿病史、职业暴露（如石棉和粉尘）。这些模型是基于不同的病例队列构建的，部分已经在不同国家的人群中得到很好的外部验证。预测肺癌风险的时间长度为 1 ～ 6 年。总体来说，这些模型的受试者曲线下面积达到 0.62 ～ 0.89，具有优越的预测效能。

前列腺、肺、结直肠及卵巢癌筛查 2012 试验（PLCOm2012）模型在不同背景和多种人群中得到广泛测试和外部验证。Katki 于 2018 年比较 9 个肺癌风险模型的预测效能及所选的筛查人群，发现各模型所选的人数差异明显，尤其是吸烟者缺乏统一定义。Bach 模型、

PLCOm2012 模型、肺癌风险评估工具（LCRAT）模型及肺癌死亡风险评估工具（LCDRAT）模型的准确性最高，预测表现最好，在挑选筛查人群样本量方面表现一致，而其他模型过度估计了肺癌风险。

多项回顾性分析显示，纳入额外风险因素可以提高肺癌预测模型风险分层的准确性，这种模型在挑选合适的筛查人群方面较基于年龄和吸烟指数的传统风险评估方案具有更高的敏感度、阳性预测值和性价比。相比基于风险因素的筛查方案，PLCOm2012 和 LCDRAT 模型筛查效率明显提高，主要体现在缩小了预防肺癌致死所需的筛查量、改善了预防肺癌致死的效果。现有几种主要肺癌风险预测模型的比较见表 4-3-1。

表 4-3-1 主要肺癌风险预测模型的比较

第一作者	发表年份	研究设计	时长	目标人群	风险因素	ROC 曲线下面积
Bach	2003	队列	1 年	吸烟者	年龄，性别，石棉暴露，吸烟指数，吸烟年限，戒烟年限	0.72
Spitz	2007	配对病例对照	1 年	普通人群	非吸烟者：二手烟暴露，癌症家族史；戒烟者：肺气肿，癌症家族史，戒烟年龄；现吸烟者：肺气肿，吸烟指数，汽油暴露，石棉暴露，癌症家族史，花粉症	非吸烟者：0.57 戒烟者：0.63 现吸烟者：0.58
Cassidy	2008	配对病例对照	5 年	40～80 岁人群	吸烟年限，肺气肿，石棉暴露，个人癌症史，肺癌家族史	0.71
Etzel	2008	配对病例对照	5 年	非裔美国人	吸烟状况，吸烟指数，戒烟年龄，戒烟时长，COPD 史，花粉症，石棉和木屑暴露	0.75
Spitz	2008	配对病例对照	5 年	戒烟者	戒烟者：肺气肿，粉尘暴露，癌症家族史，直系家族癌症史，年龄，花粉症，DNA 修复能力，博来霉素敏感性；现吸烟者：肺气肿，吸烟指数，癌症家族史，花粉症，粉尘、石棉暴露，DNA 修复能力，博来霉素敏感性	戒烟者：0.70 现吸烟者：0.73
Maisonneuve	2011	队列	1 年	吸烟者	年龄，吸烟史，吸烟指数，呼吸困难，COPD，用力呼气流量和容积	未报道
Hoggart	2012	队列	1 年	吸烟者	年龄，吸烟指数，开始吸烟年龄，吸烟年限	训练组：0.843 测试组：0.843
Park	2012	普通人群	8 年	吸烟者	年龄，吸烟状态，吸烟指数，开始吸烟的年龄，BMI，体力活动，空腹血糖	0.864

续表

第一作者	发表年份	研究设计	时长	目标人群	风险因素	ROC 曲线下面积
Tammemagi	2013	队列	6 年	吸烟者	年龄，教育水平，BMI，肺癌家族史，COPD，近期 X 线结果，吸烟状态，吸烟指数，吸烟年限，戒烟年限	0.809
Kovalchik	2013	配对病例对照	3 年	吸烟者	年龄，BMI，吸烟指数，戒烟年限，肺癌家族史，肺气肿	未报道
Hippisley-Cox	2015	队列	10 年	普通人群	年龄，性别，人种，汤森剥夺指数，BMI，吸烟状态，饮酒史，肺癌家族史，哮喘，COPD，个人家族史	女：0.905 男：0.911
Marcus	2015	队列	8.7 年	吸烟者	年龄，性别，吸烟年限，COPD，个人癌症史，肺癌家族史	0.852
Wilson	2015	队列	6 年	吸烟者	年龄，吸烟年限，吸烟状况，吸烟指数	NLST 胸片筛查组：0.688 低剂量 CT 筛查组：0.678
Wang	2015	病例对照	未限定	吸烟者	年龄，性别，教育水平，家族史，吸烟史，BMI，COPD，饮食饮水，厨房油烟吸入	0.8851
Katki	2016	队列	1 年	吸烟者	年龄，性别，种族，教育水平，BMI，吸烟指数，吸烟年限，戒烟年限，肺气肿，肺癌家族史	0.8
Karp	2016	配对病例对照	15 年	普通人群	年龄，性别，吸烟史，家族史，其他疾病史，职业暴露史	非加权：082 加权：0.66
Gu	2017	队列	5 年	吸烟者	年龄，性别，人种，教育水平，BMI，吸烟指数，吸烟年限，戒烟年限，肺气肿，肺癌家族史，首次吸烟年龄	0.6941
Charvat	2018	普通人群	10 年	普通人群	年龄，性别，吸烟状态，初次吸烟年龄，吸烟指数，戒烟年限	c=0.793
Hart	2018	队列	未限定	普通人群	性别，年龄，BMI，糖尿病，吸烟状态，肺气肿，哮喘，种族，西班牙裔，高血压，心脏病，剧烈运动习惯，卒中史	0.86
Markaki	2018	普通人群	6 年	吸烟者	性别，年龄，吸烟指数，戒烟年限，BMI，日常咳嗽，二手烟	HUNT 地区普通人群：0.903 戒烟者：0.869

续表

第一作者	发表年份	研究设计	时长	目标人群	风险因素	ROC 曲线下面积
Lyu	2020	普通人群	未限定	普通人群	年龄，性别，吸烟状态，饮酒，BMI，煤尘暴露，低密度脂蛋白胆固醇水平，超敏 C 反应蛋白水平	流行病学模型：$c=0.731$ 全面模型：$c=0.735$
Field	2021	队列	5 年	普通人群	年龄，性别，吸烟史，肺气肿或者其他肺病，石棉暴露，既往肿瘤史，肺癌家族史	0.81

注：COPD. 慢性阻塞性肺疾病；BMI. 体重指数。

二、风险模型的临床应用

尽管近年来肺癌风险预测模型备受认可，但其临床重要性未得到足够重视。NCCN 的肺癌筛查指南是第一个同意使用风险预测模型筛查高危人群的。然而 USPSTF 和 CMS 目前并不推荐这种筛选方法。不过欧洲放射学会联合欧洲呼吸学会发布的肺癌筛查声明已经意识到风险预测模型将来对于筛选患者进行筛查的价值。

为了提高风险预测模型的使用率，需要说服决策者从基于风险因素的方案（如 USPSTF 和 CMS 方案）改为接受风险预测模型。然而，现有肺癌风险预测模型的优越性仅有回顾性历史数据支撑，还需要前瞻性研究验证。目前已有数项前瞻性研究开始使用风险预测模型挑选肺癌筛查高危人群。

尽管多项研究已经提示风险预测模型较基于传统风险因素的准则更具优越性，但人们仍然担心预测模型存在缺陷，容易导致过度诊断。由于这些预测模型没有考虑预期的生命长度，往往会选择吸烟史更长、合并症更多的年老患者，而这些人群很可能死于其他疾病，其预期寿命不足以体现筛查的好处。为了解决这些问题，有学者推荐使用基于可能延长寿命的预测模型来挑选筛查人群。

尽管肺癌筛查有益处的证据很充分，但肺癌筛查开展得很慢，美国仅有 4% 的达到医保纳入标准的吸烟者接受了 LDCT 筛查。其实际影响因素包括费用高、缺乏基础设施、健康体系太复杂、对筛查的虚无主义，尤其是患者和医生对筛查风险收益的理解存在差异。因此，虽然医生已经可以使用简便而经过验证的个体化风险预测模型，但需进一步与患者就 CT 筛查充分讨论后再推介其参与筛查。

三、未来的方向

风险预测模型可以进一步提供危险分层，以便更好地找出容易患癌的高风险人群，特别是那些可能从 LDCT 获益但未被纳入目前 CMS 体系的人群，从而降低肺癌诊治差异，促进肺癌的早期诊治。

目前尚未建立推荐筛查的风险共识。尽管 PLCOm2012、LLPv2 及 LCDRAT 模型已经提出风险阈值，但是对部分人群行之有效的模型或者阈值未必适合其他人群。因此，不同国家、不同背景下，面对新的情况（吸烟方式的改变），都需要重新评估风险预测模型。

　　尽管大部分肺癌在一定程度上可以归因于吸烟，但是仅 6%～15% 的吸烟者发生肺癌。多项研究显示其他因素，如基因敏感性、职业暴露（石棉、汽油燃烧气体、多环芳烃、二氧化硅结晶、砷和一些重金属）及室内外空气污染源（二手烟））与肺癌相关。此外，非吸烟者的肺癌流行病学备受关注，近年来人们开始考虑将筛查范围扩展至非吸烟及轻度吸烟人群。

　　最近人工智能进展迅猛，更多来自电子病历和影像数据的患者高维度信息可以使筛查适应证的评估得到优化。将来基于人工智能和深度学习的风险预测模型可以整合临床信息、CT 图像及基因信息，从而使肺癌高风险人群筛查的准确性得以提高。

（Rowena Yip 撰稿，梁明柱翻译）

参 考 文 献

Aberle D，Adams A，Berg C，et al，2011. Reduced lung-cancer mortality with low-dose computed tomographic screening. N Engl J Med，365（5）：395-409.

Bach PB，Jett JR，Pastorino U，et al，2007. Computed tomography screening and lung cancer outcomes. JAMA，297（9）：953-961.

Bach PB，Kattan MW，Thornquist MD，et al，2003. Variations in lung cancer risk among smokers. J Natl Cancer Inst，95（6）：470-478.

Becker N，Motsch E，Trotter A，et al，2020. Lung cancer mortality reduction by LDCT screening-Results from the randomized German LUSI trial. Int J Cancer，146（6）：1503-1513.

Boffetta P，Tubiana M，Hill C，et al，2009. The causes of cancer in France. Ann Oncol，20（3）：550-555.

Bray F，Ferlay J，Soerjomataram I，et al. 2018.Global cancer statistics 2018：GLOBOCAN estimates of incidence and mortality worldwide for 36 cancers in 185 countries. CA-Cancer J Clin，68（6）：394-424.

Brownson RC，Chang JC，Davis JR，1992. Gender and histologic type variations in smoking-related risk of lung cancer. Epidemiology，3（1）：61-64.

Bruder C，Bulliard JL，Germann S，et al，2018. Estimating lifetime and 10-year risk of lung cancer. Prev Med Rep，11：125-130.

Carrie Printz，2020. US Preventive Services Task Force issues new draft recommendation statement regarding lung cancer screening. Cancer，126（19）：4269.

Cassidy A，Myles JP，van Tongeren M，et al，2008. The LLP risk model：an individual risk prediction model for lung cancer. Br J Cancer，98（2）：270-276.

Caverly TJ，Cao PP，Hayward RA，et al，2018. Identifying patients for whom lung cancer screening is preference-sensitive a microsimulation study. Ann Intern Med，169（1）：1-9.

Charvat H，Sasazuki S，Shimazu T，et al，2018. Development of a risk prediction model for lung cancer：The Japan Public Health Center-based prospective study. Cancer Sci，109（3）：854-862.

Cheng DT，Prasad M，Chekaluk Y，et al，2017. Comprehensive detection of germline variants by MSK-IMPACT，a clinical diagnostic platform for solid tumor molecular oncology and concurrent cancer predisposition testing. BMC Med Genomics，10（1）：33.

Cheung LC，Berg CD，Castle PE，et al，2019. Life-gained-based versus risk-based selection of smokers for lung cancer screening. Ann Intern Med，171（9）：623-632.

Chien LH，Chen CH，Chen TY，et al，2020. Predicting lung cancer occurrence in never-smoking females in asia：TNSF-SQ，a prediction model. Cancer Epidemiol Biomarkers Pre，29（2）：452-459.

Crosbie PA，Balata H，Evison M，et al，2019. Implementing lung cancer screening：baseline results from a community-based 'lung health check' pilot in deprived areas of Manchester. Thorax，74（4）：405-409.

de Koning HJ，van der Aalst CM，de Jong PA，et al，2020. Reduced lung-cancer mortality with volume CT screening in a randomized trial. N Engl J Med，382（6）：503-513.

Driscoll T, Nelson DI, Steenland K, et al, 2005. The global burden of disease due to occupational carcinogens. Am J Ind Med, 48（6）: 419-431.

Esai Selvan M，Zauderer MG，Rudin CM，et al，2020. Inherited rare，deleterious variants in ATM increase lung adenocarcinoma risk. J Thorac Oncol, 15（12）：1871-1879.

Etzel CJ，Kachroo S，Liu M，et al，2008. Development and validation of a lung cancer risk prediction model for african-americans. Cancer Prev Res，1（4）：255-265.

Field JK，Duffy SW，Baldwin DR，et al，2016. The UK lung cancer screening trial：a pilot randomised controlled trial of low-dose computed tomography screening for the early detection of lung cancer. Health Technol Assess，20（40）：1-146.

Field JK，Duffy SW，Baldwin DR，et al，2016. UK lung cancer RCT pilot screening trial：baseline findings from the screening arm provide evidence for the potential implementation of lung cancer screening. Thorax，71（2）：161-170.

Field JK，Vulkan D，Davies MPA，et al，2020. Liverpool lung project lung cancer risk stratification model：calibration and prospective validation. Thorax，76（2）：161-168.

Gray EP，Teare MD，Stevens J，et al，2016. Risk prediction models for lung cancer：a systematic review. Clin Lung Cancer，17（2）：95-106.

Gu F，Cheung LC，Freedman ND，et al，2017. Potential impact of including time to first cigarette in risk models for selecting ever-smokers for lung cancer screening. J Thorac Oncol，12（11）：1646-1653.

Guiyi Ji，Ting Bao，Zhenzhen Li，et al，2021. Current lung cancer screening guidelines may miss high-risk population：a real-world study. BMC Cancer，21（1）：50.

Hamra GB，Guha N，Cohen A，et al，2014. Outdoor particulate matter exposure and lung cancer：a systematic review and meta-analysis. Environ Health Perspect，122（9）：906-911.

Hart GR，Roffman DA，Decker R，et al，2018. A multi-parametrized articical neural network for lung cancer risk prediction. PLoS One，13（10）：e0205264.

Henschke C，McCauley D，Yankelevitz D，et al，1999. Early Lung Cancer Action Project：overall design and findings from baseline screening. Lancet，354（9173）：99-105.

Hippisley-Cox J，Coupland C，2015. Development and validation of ris prediction algorithms to estimate future risk of common cancers in men and women：prospective cohort study. BMJ Open，5（3）：e007825.

Hoggart C，Brennan P，Tjonneland A，et al，2012. A risk model for lung cancer incidence. Cancer Prev Res（Phila），5（6）：834-846.

International Early Lung Cancer Action Program Investigators，Henschke CI，Yankelevitz DF，et al，2006. Survival of patients with stage I lung cancer detected on CT screening. N Engl J Med，355（17）：1763-1771.

Jemal A，Fedewa SA，2017. Lung cancer screening with low-dose computed tomography in the United States-2010 to 2015. JAMA Oncol，3（9）：1278-1281.

Karp I，Sylvestre M，Abrahamowicz M，et al，2016. Bridging the etiologic and prognistic outlooks in individualized assessment of absolute risk of an illness：application in lung cancer. Eur J Epidemiol，31（11）：1091-1099.

Katki HA，Kovalchik SA，Berg CD，et al，2016. Development and validation of risk models to select ever-smokers for CT lung cancer screening. J Am Med Assoc，315（21）：2300-2311.

Katki HA，Kovalchik SA，Petito LC，et al，2018. Implications of nine risk prediction models for selecting ever-smokers for computed tomography lung cancer screening. Ann Intern Med，169（1）：10-19.

Kim CH，Lee YCA，Hung RJ，et al，2014. Exposure to secondhand tobacco smoke and lung cancer by histological type：a pooled analysis of the International Lung Cancer Consortium（ILCCO）. Int J Cancer，135（8）：1918-1930.

Kovalchik SA，Tammemagi M，Berg CD，et al，2013. Targeting of low-dose CT screening according to the risk of lung-cancer death. N Engl J Med，369（3）：245-254.

Kumar V，Cohen JT，van Klaveren D，et al，2018. Risk-targeted lung cancer screening a cost-effectiveness analysis. Ann Intern Med，168（3）：161-169.

Lam S，Myers R，Ruparel M，et al，2019. PL02.02 Lung cancer screenee selection by USPSTF versus PLCOm2012 criteria -interim ILST findings. J Thoracic Oncol，14（10）：S4，S5.

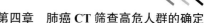

Landy R，Cheung LC，Berg CD，et al，2019. Contemporary implications of US Preventive Services Task Force and risk-based guidelines for lung cancer screening eligibility in the United States. Ann Intern Med，171（5）：384-386.

Lebrett MB，Balata H，Evison M，et al，2020. Analysis of lung cancer risk model（PLCOM2012 and LLPv2）performance in a community-based lung cancer screening programme. Thorax，75（8）：661-668.

Li KR，Husing A，Sookthai D，et al，2015. Selecting high-risk individuals for lung cancer screening：a prospective evaluation of existing risk models and eligibility criteria in the German EPIC cohort. Cancer Prev Res，8（9）：777-785.

Lim KP，Manners D，Adler B，et al，2017. P2.13-002 the lungscreen WA project：feasibility of LDCT screening with the PLCOm2012 risk model and PanCan nodule risk calculator. J Thoracic Oncol，12（11）：S2165-S2166.

Lyu ZY，Li N，Chen SH，et al，2020. Risk prediction model for lung cancer incorporating metabolic markers：development and internal validation in a Chinese population. Cancer Med，9（11）：3983-3994.

Maisonneuve P，Bagnardi V，Bellomi M，et al，2011. Lung cancer risk prediction to select smokers for screening CT-a model based on the Italian COSMOS trial. Cancer Prev Res（Phila），4（11）：1778-1789.

Maisonneuve P，Bagnardi V，Bellomi M，et al，2011. Lung cancer risk prediction to select smokers for screening CT--a model based on the Italian COSMOS trial. Cancer Prev Res，4（11）：1778-1789.

Marcus MW，Chen Y，Raji OY，et al，2015. LLPi：Liverpool lung project risk prediction model for lung cancer incidence. Cancer Prev Res（Phila），8（6）：570-575.

Markaki M，Tsamardinos I，Langhammer A，et al，2018. A validated clinical risk prediction model for lung cancer in smokers of all ages and exposure types：a hunt study. EBioMedicine，31：36-46.

McRonald FE，Yadegarfar G，Baldwin DR，et al，2014. The UK lung screen（UKLS）：demographic profile of first 88，897 approaches provides recommendations for population screening. Cancer Prev Res，7（3）：362-371.

Moyer VA，Virginia A，2014. Screening for lung cancer：U.S. Preventive Services Task Force recommendation statement. Ann Intern Med，160（5）：330-338.

Murray N，Turrisi AT，2006. A review of first-line treatment for small-cell lung cancer. J Thoracic Oncol，1（3）：270-278.

Naidich DP，Marshall CH，Gribbin C，et al，1990. Low-dose CT of the lungs：preliminary observations. Radiology，175（3）：729-731.

National Lung Screening Trial Research Team，2019. Lung cancer incidence and mortality with extended follow-up in the national lung screening trial. J Thoracic Oncol，14（10）：1732-1742.

National Lung Screening Trial Research Team，Aberle DR，Adams AM，et al，2011. Reduced lung-cancer mortality with low-dose computed tomographic screening. N Engl J Med，365（5）：395-409.

Oudkerk M，Devaraj A，Vliegenthart R，et al，2017. European position statement on lung cancer screening. Lancet Oncol，18（12）：e754-e766.

Park S，Nam BH，Yang HR，et al，2013. Individualized risk prediction model for lung cancer in Korean men. PLoS One. 8（2）：e54823.

Pasquinelli M，Kovitz K，Durham M，et al，2019. P1.11-06 Expanding criteria for lung cancer screening reduces gender disparity. J Thoracic Oncol，14（10）：S517.

Pasquinelli MM，Tammemägi MC，Kovitz KL，et al，2020. Risk prediction model versus united states preventive services task force lung cancer screening eligibility criteria：reducing race disparities. J Thoracic Oncol，15（11）：1738-1747.

Pastorino U，Silva M，Sestini S，et al，2019. Prolonged lung cancer screening reduced 10-year mortality in the MILD trial：new confirmation of lung cancer screening efficacy. Ann Oncol，30（7）：1162-1169.

Pesch B，Kendzia B，Gustavsson P，et al，2012. Cigarette smoking and lung cancer—relative risk estimates for the major histological types from a pooled analysis of case–control studies. Int J Cancer，131（5）：1210-1219.

Proposed Decision Memo for Screening for Lung Cancer with Low Dose Computed Tomography（LDCT）（CAG-00439N）.［202112-28］. http：//www.cms.gov/medicare-coverage-database/details/nca-proposed-decision-memo.aspx?NCAId=274.

Rotunno M，Barajas R，Clyne M，et al，2020. A systematic literature review of whole exome and genome sequencing population studies of genetic susceptibility to cancer. Cancer Epidemiol Biomarkers Prev，29（8）：1519-1534.

Rushton L，Hutchings S，Brown T，2008. The burden of cancer at work：estimation as the first step to prevention. Occup Environ Med，65（12）：789-800.

Siegel RL，Miller KD，Jemal A，2018. Cancer statistics，2018. CA-Cancer J Clin，68（1）：7-30.

Sone S，Nakayama T，Honda T，et al，2007. Long-term follow-up study of a population-based 1996-1998 mass screening programme for lung cancer using mobile low-dose spiral computed tomography. Lung Cancer，58（3）：329-341.

Spitz MR，Etzel CJ，Dong Q，et al，2008. An expanded risk prediction model for lung cancer. Cancer Prev Res（Phila），1（4）：250-254.

Spitz MR，Hong WK，Amos CI，et al，2007. A risk model for prediction of lung cancer. J Natl Cancer Inst，99（9）：715-726.

Surveillance，Epidemiology，End Results（SEER）Program. SEER 18 2010–2016，All Races，Both Sexes by SEER Summary Stage 2000.［2021-12-28］. https：//seer.cancer.gov/statfacts/html/lungb.html.

Tammemägi MC，Church TR，Hocking WG，et al，2014. Evaluation of the lung cancer risks at which to screen ever- and never-smokers：screening rules applied to the PLCO and NLST cohorts. PLoS Med，11（12）：e1001764.

Tammemägi MC，Katki HA，Hocking WG，et al，2013. Selection criteria for lung-cancer screening. N Engl J Med，368（8）：728-736.

Tammemagi MC，Schmidt H，Martel S，et al，2017. Participant selection for lung cancer screening by risk modelling（the Pan-Canadian early detection of lung cancer PanCan study）：a single-arm，prospective study. Lancet Oncol，18（11）：1523-1531.

ten Haaf K，Bastani M，Cao P，et al，2020. A comparative modeling analysis of risk-based lung cancer screening strategies. J Natl Cancer Inst，112（5）：466-479.

ten Haaf K，Jeon J，Tammemagi MC，et al，2017. Risk prediction models for selection of lung cancer screening candidates：a retrospective validation study. PLoS Med，14（4）：e1002277.

Wang X，Ma KW，Cui JW，et al，2015. An individual risk prediction model for lung cancer based on a study in a Chinese population. Tumori，101（1）：16-23.

Wang ZX，Han W，Zhang WW，et al，2017. Mortality outcomes of low-dose computed tomography screening for lung cancer in urban China：a decision analysis and implications for practice. Chin J Cancer，36（1）：57.

Weber M，Yap S，Goldsbury D，et al，2017. Identifying high risk individuals for targeted lung cancer screening：Independent validation of the PLCOm2012 risk prediction tool. Int J Cancer，141（2）：242-253.

Wilson DO，Weissfeld J，2015. A simple model for predicting lung cancer occurrence in a lung cancer screening program：the Pittsburgh predictor. Lung Cancer，2015；89（1）：31-37.

Wood DE，Kazerooni EA，Baum SL，et al，2018. Lung cancer screening，version 3.2018，NCCN Clinical Practice Guidelines in Oncology. J Nat Compr Can Netw，16（4）：412-441.

Wu XF，Wen CP，Ye YQ，et al，2016. Personalized risk assessment in never，light，and heavy smokers in a prospective cohort in Taiwan. Sci Rep，6：36482.

Zhang JH，Walsh MF，Wu G，et al，2015. Germline mutations in predisposition genes in pediatric cancer. N Engl J Med，373（24）：2336-2346.

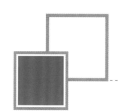

第五章　肺亚段 CT 解剖和 I A 期肺癌的病理基础

第一节　肺亚段 CT 解剖

一、肺的解剖

肺是人体的呼吸器官，位于胸腔两侧，右肺三叶，左肺两叶。气管（0级）于颈7椎体平面与喉相接，下行于食管前方，在胸4～5椎体平面分为左、右主支气管（1级），再依次分为叶支气管（2级）→段支气管（3级）→亚段支气管（4级）→小支气管（5～10级）→细支气管（11～13级）→终末细支气管（14～15级）→呼吸性细支气管（16～18级）→肺泡管（19～20级）→肺泡囊（21～22级）→肺泡（23级）。从叶支气管到终末细支气管为肺的导气部，终末细支气管以下为肺的呼吸部。细支气管的平均直径为0.5～1mm，每一个细支气管连同其各级分支及分支末端的肺泡，组成一个肺小叶，又称次级肺小叶（secondary pulmonary lobule），是肺的基本结构单位，呈圆锥状，边长10～25mm。肺小叶由小叶核心结构、小叶实质及小叶间隔构成。小叶核心结构为细支气管及其伴行动脉；每一个小叶实质由3～30个腺泡（pulmonary acinus）构成，腺泡由呼吸性细支气管及其下属结构构成，大小为6～8mm，是肺的基本换气功能单位。初级肺小叶（primary pulmonary lobule）是肺泡管所属的肺组织，每个肺小叶含30～50个初级肺小叶。

二、肺段及亚段解剖与影像

（一）肺段及亚段

肺段是每一个肺段支气管及其所属结构的总称，是肺的基本功能单位，是实施肺段切除术的基础。肺段和亚段系统国际命名见表5-1-1。

1. 肺段及亚段支气管　CT病灶精确定位主要根据肺段及亚段支气管，一般情况下，其名称与相应肺段及亚段命名一致。国内外学者通过解剖标本、支气管造影、支气管镜、断层CT成像等方法对亚段支气管进行研究，发现亚段支气管解剖变异常见，但不同研究报道的好发肺侧及好发肺叶均不一致，总体而言，上叶支气管变异较多，中叶支气管变异较少。表5-1-2为日本学者 Hiroaki Nomori 总结的亚段支气管分支情况（肺癌解剖性肺段切除图谱）。

表 5-1-1 肺段和亚段的系统命名

右肺			左肺		
	肺段	肺亚段		肺段	肺亚段
上叶	S1 尖段	S1a 固有亚段 S1b 前侧亚段	上叶 固有段	S1+2 尖后段	S1+2a 尖亚段 S1+2b 后亚段
	S2 后段	S2a 后亚段 S2b 水平亚段		S1+2 尖后段	S1+2c 水平亚段
	S3 前段	S3a 外亚段 S3b 内亚段		S3 前段	S3a 外亚段 S3b 内亚段 S3c 上亚段
中叶	S4 外段	S4a 外亚段 S4b 内亚段	上叶 舌段	S4 上舌段	S4a 外亚段 S4b 内亚段
	S5 内段	S5a 外亚段 S5b 内亚段		S5 下舌段	S5a 上亚段 S5b 下亚段
下叶	S6 背段	S6a 上亚段 S6b 外亚段 S6c 内亚段	下叶	S6 背段	S6a 上亚段 S6b 外亚段 S6c 内亚段
	S* 背段下段			S* 背段下段	
	S7 内基底段	S7a 后亚段 S7b 前侧亚段		S7+8 内前基底段	S8a 外亚段 S8b 基底亚段
	S8 前基底段	S8a 外亚段 S8b 基底亚段			
	S9 外基底段	S9a 外亚段 S9b 基底亚段		S9 外基底段	S9a 外亚段 S9b 基底亚段
	S10 后基底段	S10a 后亚段 S10b 外亚段 S10c 内亚段		S10 后基底段	S10a 后亚段 S10b 外亚段 S10c 内亚段

表 5-1-2 肺段及亚段支气管的命名及分支情况

	肺段支气管	肺亚段支气管	分支情况	分支情况发生率（%）
右肺				
上叶	B1 尖支	B1a 固有尖支 B1b 前尖下支	三分支 B1、B2、B3	40
	B2 后支	B2a 后支 B2b 水平支	两分支 B1+3、B2	24
			B1+2、B3	14
	B3 前支	B3a 外侧支 B3b 内侧支	B1、B2+3	10
			四分支	12

续表

肺段支气管	肺亚段支气管	分支情况	分支情况发生率（%）
右肺			
中叶	B4 外支	B4a 外侧支 B4b 内侧支	NA
	B5 内支	B5a 外侧支 B5b 内侧支	
下叶	B6 背支	B6a 上支 B6b 外侧支 B6c 内侧支	B6a+c 和 B6b ····· 66 B6a+b 和 B6c ····· 28 B6a、B6b 和 B6c ····· 6
	B* 背支下支		4
	B7 内基底支	B7a 后支 B7b 前支	B7a 和 B7b 均走行于下肺静脉腹侧 ····· 64 B7a 和 B7b 骑跨下肺静脉 ····· 20 B7 缺如 ····· 16
	B8 前基底支	B8a 外侧支 B8b 基底支	
	B9 外基底支	B9a 外侧支 B9b 基底支	B8 和 B9+10 ····· 86 B8+9 和 B10 ····· 8 B8、B9 和 B10 ····· 6
	B10 后基底支	B10a 后支 B10b 外侧支 B10c 内侧支	
左肺			
上叶固有段	B1+2 尖后支	B1+2a 尖支 B1+2b 后支 B1+2c 水平支	B1+2 和 B3 ····· 46 B1+2, B3a 和 B3b+c ····· 27 B（1+2）a+b, B（1+2）c 和 B3 ····· 27
	B3 前支	B3a 外侧支 B3b 内侧支 B3c 上支	B（1+2）a+b 和 B（1+2）c ····· 65 B（1+2）a 和 B（1+2）b+c ····· 35 B3a 和 B3b+c ····· 90 其他 ····· 10
上叶舌段	B4 上舌支	B4a 外侧支 B4b 内侧支	NA
	B5 下舌支	B5a 上支 B5b 下支	
下叶	B6 背支	B6a 上支 B6b 外侧支 B6c 内侧支	B6a+c 和 B6b ····· 18 B6a+b 和 B6c ····· 54 B6a、B6b 和 B6c ····· 6 B6a、B6b+c ····· 22
	B* 背支下支		4
	B7+8 内前基底支	B8a 外侧支 B8b 后支	
	B9 外基底支	B9a 外侧支 B9b 基底支	B8 和 B9+10 ····· 80 B8+9 和 B10 ····· 4 B8、B9 和 B10 ····· 16
	B10 后基底支	B10a 后支 B10b 外侧支 B10c 内侧支	

2. 肺段及亚段动脉 右肺动脉主要分为上干、中间干及基底干，上干为供应右上肺叶的第一主要分支，中间干为位于肺动脉上干和下肺动脉背段支（A6）之间的肺动脉，基底干主要发出 A7 ~ 10 肺段动脉。左肺动脉主要分为上干、中间干及叶间动脉，上干是通向左上肺叶的第一个主要分支，中间干是肺动脉上干和 A6 之间的肺动脉，叶间动脉是肺动脉 A6 分支之后的外周肺动脉。肺段及亚段动脉的命名与伴行支气管一致，分布区域一致，多位于支气管前、外侧。

3. 肺段及亚段静脉 正常肺静脉与左心房的关系如下：右肺上、下叶静脉分别汇入左心房，中叶静脉汇入上叶肺静脉；左肺上、下叶静脉分别汇入左心房。肺静脉属支较多，与支气管关系不太密切，其分布与支气管多不一致，常见于同名支气管的后、内侧。肺段及亚段静脉走行于段及亚段间隔内，其命名及走行位置见表 5-1-3。

表 5-1-3 肺段和亚段静脉的命名和走行位置

右肺				左肺		
	肺段静脉	肺亚段静脉			肺段静脉	肺亚段静脉
上叶	V1 尖段静脉	V1a：S1a 和 S1b 之间 V1b：S1b 和 S3b 之间	上叶固有段		V1+2 尖后段静脉	V1+2a：S1+2a 和 S3c 之间 V1+2b：S1+2a 和 S1+2b 之间 V1+2c：S1+2b 和 S1+2c 之间 V1+2d：S1+2c 和 S3a 之间
	V2 后段静脉	V2a：S1a 和 S2a 之间 V2b：S2b 和 S2b 之间 V2c：S2b 和 S3a 之间 V2t：S2a 下面				
	V3 前段静脉	V3a：S3a 和 S3b 之间 V3b：S3b 下面 V3c：S3bi 和 S3bii 之间			V3 前段静脉	V3a：S3a 和 S3b 之间 V3b：S3b 和 S4b 之间 V3c：S3b 和 S3c 之间
	中心静脉	V2a、V2b 和 V2c（和 V3a）汇合				
中叶	V4 外段静脉	V4a：S4a 和 S4b 之间 V4b：S4b 和 S5b 之间	上叶舌段		V4 上舌段静脉	V4a：S4a 和 S4b 之间 V4b：S4b 和 S5a 之间
	V5 内段静脉	V5a：S5a 和 S5b 之间 V5b：S5b 下面			V5 下舌段静脉	V5a：S5a 和 S5b 之间 V5b：S5b 下面
下叶	V6 背段静脉	V6a：S6a 和 S6b+c 之间 V6b：S6b 和 S6c 及 S6 和 S8+9 之间 V6c：S6c 和 S7a 之间	下叶		V6 背段静脉	V6a：S6a 和 S6b+c 之间 V6b：S6b 和 S6c 及 S6 和 S8+9 之间 V6c：S6c 和 S10a 之间
	V7 内基底段静脉	V7a：S7a 和 S7b 之间 V7b：S7b 和 S8b 之间				
	V8 前基底段静脉	V8a：S8a 和 S8b 之间 V8b：S8b 和 S9b 之间			V8 前基底段静脉	V8a：S8a 和 S8b 之间 V8b：S8b 和 S9b 之间
	V9 外基底段静脉	V9a：S9a 和 S9b 之间 V9b：S9b 和 S10b 之间			V9 外基底段静脉	V9a：S9a 和 S9b 之间 V9b：S9b 和 S10b 之间
	V10 后基底段静脉	V10a：S10a 和 S10c 之间 V10b：S10b 和 S10c 之间 V10c：S10c 内			V10 后基底段静脉	V10a：S10a 和 S10c 之间 V10b：S10b 和 S10c 之间 V10c：S10c 内

（二）螺旋 CT 肺纹理亚段影像解剖

多层螺旋 CT 能对支气管、肺动脉、肺静脉进行识别，且可识别 1.5mm 以上亚段支气管及与之伴行的肺动脉，以及位于亚段之间或肺段之间的肺静脉，但无法识别 1mm 以下的细支气管。支气管变异较少，肺动脉发出和分支变异较多，但肺段的水平均与相应支气管伴行。肺静脉的变异较肺动脉更多，亚段和段间静脉相对稳定，但汇合和引流方式变异很大。总的来看，各个肺叶内支气管、肺动脉与肺静脉三者的相互关系如下：动脉与支气管的分支数目和形式相互一致者甚少，但分布多为相互伴随，静脉居于段间。肺段及亚段三者解剖关系较稳定，总干与叶段之间的起源、分支、回流者变化甚多。笔者团队应用西门子公司 Sensation 16 CT，0.75mm×16 采集，3mm 层厚，3mm 间隔高分辨率重建，在横断面观察并标记肺段及亚段支气管、肺动脉、肺静脉（图 5-1-1 ～图 5-1-18）。

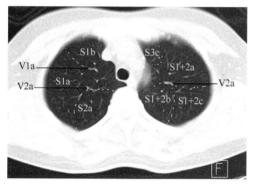

图 5-1-1　主动脉弓上方层面

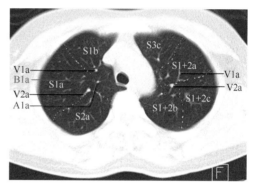

图 5-1-2　主动脉弓上缘层面

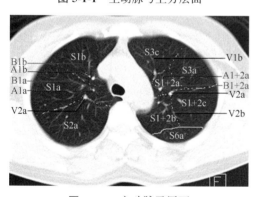

图 5-1-3　主动脉弓层面

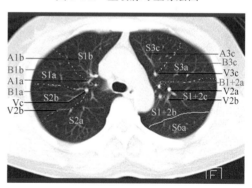

图 5-1-4　主动脉弓下缘层面

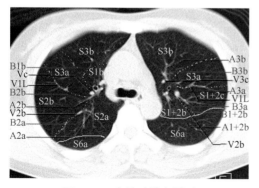

图 5-1-5　主肺动脉窗层面

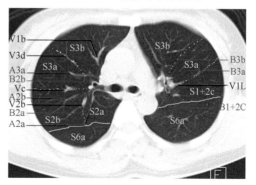

图 5-1-6　气管分叉层面

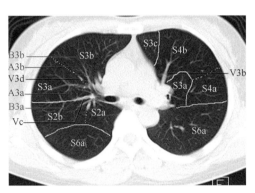

图 5-1-7 肺动脉主干分叉层面

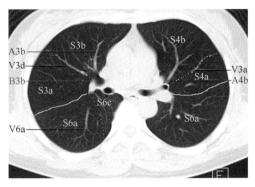

图 5-1-8 中间段支气管层面

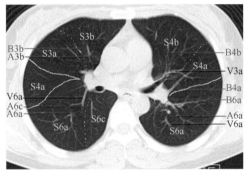

图 5-1-9 左肺上舌段支气管开口层面

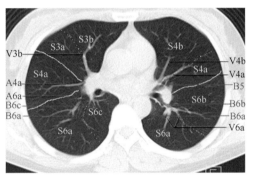

图 5-1-10 左下叶背段支气管开口层面

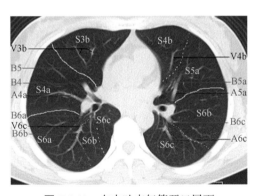

图 5-1-11 右中叶支气管开口层面

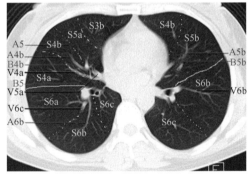

图 5-1-12 下叶背段支气管开口下方层面

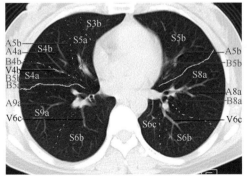

图 5-1-13 左下肺静脉根部层面

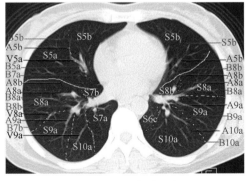

图 5-1-14 右下肺静脉根部层面

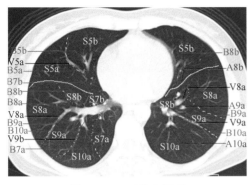

图 5-1-15　四腔心层面

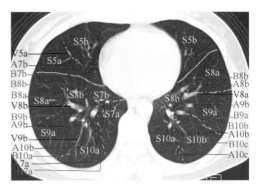

图 5-1-16　三腔心层面

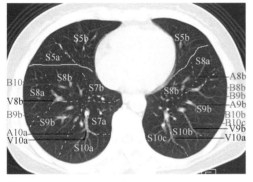

图 5-1-17　下腔静脉上方 1cm 层面

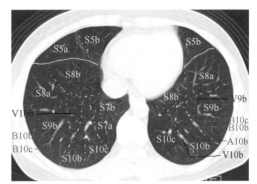

图 5-1-18　下腔静脉层面

三、肺部淋巴引流

2009 国际肺癌研究协会（IASLC）纵隔淋巴结分区见表 5-1-4。1 ～ 4 区为上纵隔淋巴结，5、6 区为主动脉淋巴结，7 ～ 9 区为下纵隔淋巴结，它们均位于纵隔内，属于 N2 淋巴结；当有对侧或锁骨上淋巴结时为 N3 淋巴结；10 ～ 14 区淋巴结都位于纵隔胸膜反折外，属于 N1 淋巴结。

表 5-1-4　IASLC 纵隔淋巴结分区（2009）

1. 锁骨上窝淋巴结　包括下颈部、锁骨上窝、胸骨切迹淋巴结
上界：环状软骨下缘
下界：锁骨和胸骨柄上缘
气管中线分 1R、1L

2R. 右上气管旁淋巴结	2L. 左上气管旁淋巴结
上界：右肺尖和胸膜顶，胸骨柄上缘	上界：右肺尖和胸膜顶，胸骨柄上缘
下界：左侧头臂静脉下缘与气管交点	下界：主动脉弓上缘
左界：气管左侧缘	右界：气管左侧缘

3A. 血管前淋巴结　不与气管相邻	3P. 椎前淋巴结　不与气管相邻
上界：胸腔顶端	上界：胸腔顶端
下界：气管隆嵴水平	下界：气管隆嵴水平
前界：胸骨后缘	前界：食管后缘
后界：上腔静脉前缘（R）	后界：椎体前缘
左颈总动脉（L）	

4R. 右下气管旁淋巴结 　上界：左侧头臂静脉下缘与气管交点 　下界：奇静脉下缘 　左界：气管左侧缘	4L. 左下气管旁淋巴结 　上界：主动脉弓上缘 　下界：左肺动脉主干上缘 　右界：气管左侧缘 　左界：肺动脉韧带
5. 主肺动脉窗淋巴结 　上界：主动脉弓下缘 　下界：左肺动脉主干上缘 　右界：肺动脉韧带	
6. 主动脉旁淋巴结 　位于升主动脉和主动脉弓前方及外侧 　上界：主动脉弓上缘切线 　下界：主动脉弓下缘	
7. 隆嵴下淋巴结 　上界：气管隆嵴 　下界：中间段支气管下缘（R） 　　　　左下肺支气管上缘（L）	
8. 食管旁淋巴结 　上界：中间段支气管下缘（R） 　　　　左下肺支气管上缘（L） 　下界：横膈	
9. 下肺韧带淋巴结　位于肺韧带内 　上界：下肺静脉 　下界：横膈	
10. 肺门淋巴结　包括紧邻主支气管和肺门血管（肺静脉近端和主肺动脉） 　上界：奇静脉弓下缘（R） 　　　　左肺动脉主干上缘（L） 　下界：双侧叶间区域	
11. 叶间淋巴结　位于叶支气管起始之间 　右侧　上组：上叶支气管和中间段支气管之间 　　　　下组：中间段支气管和下叶支气管之间 12. 叶淋巴结　　叶支气管旁 13. 段淋巴结　　段支气管旁 14. 亚段淋巴结　亚段支气管旁	
未分组淋巴结 　内乳淋巴结 　心旁淋巴结 　椎旁淋巴结	

（李坤炜）

第二节　ⅠA 期肺癌影像的病理基础

对于早期肺癌，国际上并没有明确的定义，一般认为肿瘤最大径 ≤ 30mm 且没有淋巴结转移的称为早期肺癌。根据 2017 年第 8 版美国癌症联合会 / 国际抗癌联盟（AJCC/UICC）非小细胞肺癌 TNM 分期标准，ⅠA 期肺癌包括ⅠA1、ⅠA2、ⅠA3 期（T1a、1b、1c，N0），包括 CT 肺窗实性成分最大径≤ 30mm 的肺癌，或显微镜下浸润性成分最大径≤ 30mm 的肺癌，无胸膜侵犯、淋巴结转移及远处转移。ⅠA1 期的瘤体最大径≤ 1cm，又称小肺癌，其术后 10 年的生存率可达 98% ～ 100%。ⅠA2 期和ⅠA3 期患者的 5 年生存率下降到 84%。以下是 2017 年 AJCC/UICC 关于肺癌的 T、N、M 分类和 TNM 分期（表 5-2-1、表 5-2-2）。

表 5-2-1　第 8 版 AJCC/UICC 非小细胞肺癌 TNM 定义（2017）

T（原发肿瘤）		标签
Tx	原发肿瘤大小无法测量；或在痰脱落细胞、支气管冲洗液中找到癌细胞，但影像学检查和支气管镜检查未发现原发肿瘤	
T0	无原发肿瘤证据	
Tis	原位癌（鳞癌或腺癌）	Tis
T1	肿瘤最大径≤ 3cm	
T1a（mi）	微浸润癌	T1a（mi）
T1a	局限于气管或支气管壁内的肿瘤，不论大小	T1a SS
T1a	肿瘤最大径≤ 1cm	T1a ≤ 1cm
T1b	肿瘤最大径＞ 1cm，且≤ 2cm	T1b ＞ 1 ～ 2cm
T1c	肿瘤最大径＞ 2cm，且≤ 3cm	T1c ＞ 2 ～ 3cm
T2	肿瘤最大径＞ 3cm，且≤ 5cm 伴肿瘤侵犯脏胸膜	T2 Visc Pl
	主支气管（未累及隆嵴），伴直达肺门的部分或全部肺不张 [a]	T2 Centr
T2a	肿瘤最大径＞ 3cm，且≤ 4cm	T2a ＞ 3 ～ 4cm
T2b	肿瘤最大径＞ 4cm，且≤ 5cm	T2b ＞ 4 ～ 5cm
T3	肿瘤最大径＞ 5cm，且≤ 7cm	T3 ＞ 5 ～ 7cm
	或侵犯胸壁、心包、膈神经	T3 Inv
	或原发肿瘤同一肺叶出现卫星结节	T3 Satell
T4	肿瘤最大径＞ 7cm	T4 ＞ 7cm
	或侵犯纵隔、横膈、心脏、大血管、喉返神经、隆嵴、器官、食管或椎体	T4 Inv
	或原发肿瘤同侧但不同肺叶出现卫星结节	T4 Ipsi Nod
N（区域淋巴结）		**标签**
Nx	淋巴结转移情况无法判断	
N0	无区域淋巴结转移	
N1	同侧肺内或肺门淋巴结转移	
N2	同侧纵隔或隆嵴下淋巴结转移	
N3	对侧纵隔或肺门，或锁骨上窝淋巴结转移	
M（远处转移）		**标签**
Mx	无法评价有无远处转移	
M0	无远处转移	
M1a	恶性胸腔积液 / 心包积液 [b] 或胸膜 / 心包结节	M1a Pl Dissem
	或对侧肺叶内卫星结节	M1a Contr Nod
M1b	单发胸外转移灶	M1b Single
M1c	多发胸外转移灶（1 个或大于 1 个器官）	M1c Multi

a 如果肿瘤最大径＞ 3cm 且≤ 4cm，为 T2a；如果＞ 4cm 且≤ 5cm，为 T2b。

b 这些情况不属于胸腔积液：细胞学阴性、非血性、渗出性或临床判断与肿瘤无关。

表 5-2-2　第 8 版 AJCC/UICC 非小细胞肺癌 TNM 分期（2017）

T/M	标签	N0	N1	N2	N3
T1	T1a ≤ 1cm	ⅠA1	ⅡB	ⅢA	ⅢB
	T1b > 1～2cm	ⅠA2	ⅡB	ⅢA	ⅢB
	T1c > 2～3cm	ⅠA3	ⅡB	ⅢA	ⅢB
T2	T2 Centr 或 T2 Visc Pl	ⅠB	ⅡB	ⅢA	ⅢB
	T2a > 3～4cm	ⅠB	ⅡB	ⅢA	ⅢB
	T2b > 4～5cm	ⅡA	ⅡB	ⅢA	ⅢB
T3	T3 > 5～7cm	ⅡB	ⅢA	ⅢB	ⅢC
	T3 Inv	ⅡB	ⅢA	ⅢB	ⅢC
	T3 Satell	ⅡB	ⅢA	ⅢB	ⅢC
T4	T4 > 7cm	ⅢA	ⅢA	ⅢB	ⅢC
	T4 Inv	ⅢA	ⅢA	ⅢB	ⅢC
	T4 Ipsi Nod	ⅢA	ⅢA	ⅢB	ⅢC
M1	M1a Contr Nod	ⅣA	ⅣA	ⅣA	ⅣA
	M1a Pl Dissem	ⅣA	ⅣA	ⅣA	ⅣA
	M1b Single	ⅣA	ⅣA	ⅣA	ⅣA
	M1c Multi	ⅣB	ⅣB	ⅣB	ⅣB

　　WHO（2021）肺肿瘤组织学分类在 2011 年肺腺癌国际多学科新分类的放射学解读——在国际肺癌研究协会 / 美国胸科学会 / 欧洲呼吸学会的共识与推荐的基础上，对于肺腺癌的分类有了较大进步，即将非典型腺瘤样增生（AAH）和原位腺癌（AIS）作为腺体前驱病变，不作为腺癌（表 5-2-3）。其组织病理亚型、分子和放射学表现的关联见表 5-2-4。

表 5-2-3　WHO（2021）肺部腺体前驱病变及腺癌分类

WHO（2021）肺部腺体前驱病变及腺癌分类	ICD-O 编码 *
腺体前驱病变（precursor glandular lesions）	
非典型腺瘤样增生（atypical adenomatous hyperplasia，AAH）	8250/0
原位腺癌（adenocarcinoma *in situ*，AIS）	
非黏液性原位腺癌（adenocarcinoma *in situ*，non-mucinous）	8250/2
黏液性原位腺癌（adenocarcinoma *in situ*，mucinous）	8253/2
腺癌（adenocarcinomas）	
微浸润性腺癌（minimally invasive adenocarcinoma）	
微浸润性非黏液腺癌（minimally invasive adenocarcinoma，non-mucinous）	8256/3
微浸润性黏液腺癌（minimally invasive adenocarcinoma，mucinous）	8257/3
浸润性非黏液腺癌（invasive non-mucinous adenocarcinoma）	
附壁型腺癌（lepidic adenocarcinoma）	8250/3
腺泡状腺癌（acinar adenocarcinoma）	8551/3

续表

WHO（2021）肺部腺体前驱病变及腺癌分类	ICD-0 编码 *
乳头状腺癌（papillary adenocarcinoma）	8260/3
微乳头状腺癌（micropapillary adenocarcinoma）	8265/3
实性腺癌（solid adenocarcinoma）	8230/3
浸润性黏液腺癌（invasive mucinous adenocarcinoma）	8253/3
浸润性混合黏液及非黏液腺癌（mixed invasive mucinous and non-mucinous adenocarcinoma）	8254/3
胶样腺癌（colloid adenocarcinoma）	8480/3
胚胎性腺癌（fetal adenocarcinoma）	8333/3
肠源性腺癌（adenocarcinoma，enteric-type）	8144/3
其他类型腺癌（adenocarcinoma，NOS）	8140/3

* /0= 良性肿瘤；/1= 未指明的，交界性的或不确定的；/2= 原位癌和Ⅲ级上皮内瘤变；/3= 原发恶性肿瘤。

表 5-2-4　肺腺体前驱病变及肺腺癌组织学亚型、分子特点和放射学表现的关联

主要组织学亚型	分子特点	CT 表现	相关基因通路
非黏液性 AIS 和 MIA	TTF-1 +：100% 非吸烟者 EGFR 突变：10%～30% 吸烟者 KRAS 突变：10%～30%	GGN、部分实性结节	未知
附壁生长	TTF-1 +：100% 非吸烟者 EGFR 突变：10%～30% EGFR 扩增：20%～50% 吸烟者 KRAS 突变：10% BRAF 突变：5%	部分实性结节、GGN 或实性结节	低细胞周期刺激高 Wnt
乳头状	TTF-1 +：90%～100% EGFR 突变：10%～30% EGFR 扩增：20%～50% KRAS 突变：3%（KRAS 缺失） ERBB2 突变：3% P53 突变：30% BRAF 突变：5%	实性结节	低细胞周期刺激 高 EGFR 高刻痕
腺泡状	TTF-1 + 或 – 吸烟者 KRAS 突变：20% 非吸烟者 EGFR 突变：< 10% EGFR 扩增：10% EML4/ALK 转位：> 5% P53 突变：40%	实性结节	高 PDGF 低 EGFR 低血管生成
微乳头状	KRAS 突变：33% EGFR 突变：20% BRAF 突变：20%	未知	未知
实性	TTF-1+：70% MUC1 阳性 吸烟者 KRAS 突变：10%～30%	实性结节	高细胞周期刺激 + 高血管生成 高 JAK-STAT 低刻痕

续表

主要组织学亚型	分子特点	CT 表现	相关基因通路
实性	非吸烟者 *EGFR* 突变：10%～30% *EGFR* 扩增：20%～50% *EML4/ALK* 转位：> 5% *P53* 突变：50% *LRPIB* 突变 *INHBA* 突变		
浸润性黏液腺癌	TTF-1+：0～33% *KRAS* 突变：80%～100% 无 *EGFR* 突变 MUC5+、MUC6+、MUC2+	实变、空气支气管征、 GGO 少见	未知

注：PDGF. 血小板衍生生长因子；EGFR. 表皮生长因子受体；GGO. 磨玻璃影；GGN. 磨玻璃结节。

一、腺体前驱病变

（一）非典型腺瘤样增生

非典型腺瘤样增生（atypical adenomatous hyperplasia，AAH）为肺内单个或多个Ⅱ型肺泡细胞和（或）Clara 细胞增生性病变，常常≤5mm。诊断要点：影像学上显示为边界清晰、密度淡薄均匀的单纯磨玻璃密度结节影；光镜下病变区腺泡性肺泡壁增厚，内衬的肺泡上皮细胞增生呈圆形、立方形或低柱状，核呈圆形或卵圆形，可有轻至中度异型，细胞间常有空隙沿肺泡壁生长，相邻细胞间有裂隙，呈不连续性，与周围肺泡是渐续性的转换，肺泡壁可轻度增宽，可有少许淋巴细胞浸润（图 5-2-1）。

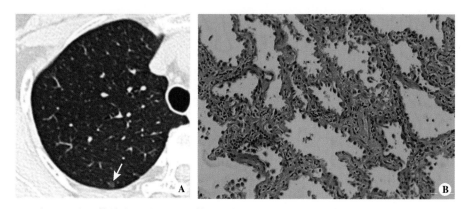

图 5-2-1　女，50 岁，体检发现右肺上叶结节 2 年，无吸烟史。A. 胸部 CT 示右肺上叶直径 4mm 非实性结节，紧邻胸膜（箭头）。B. 镜下示（HE 染色，100 倍）肺泡壁增厚，内衬的肺泡上皮细胞增生呈立方状或柱状，伴轻度异型性，细胞间有空隙，沿肺泡壁生长，呈不连续性，诊断为非典型腺瘤样增生

（二）原位腺癌

原位腺癌（adenocarcinoma *in situ*，AIS）定义为直径≤ 30mm 的局限性腺体前驱病变，

肺泡上皮异型增生沿固有的肺泡结构纯粹附壁生长，无间质、血管及胸膜侵犯，缺乏腺泡、乳头、实体型及微乳头状生长方式及肺泡内肿瘤细胞（intra-alveolar tumour cell）。部分区域肿瘤细胞可增殖活跃，表现为核大、深染、突向肺泡腔，但不见核仁，常可见核内包涵体（图 5-2-2）。肺泡间隔可增宽伴硬化，这是由硬化性或弹力纤维增生所致。AIS 通常分为非黏液性、黏液性及黏液 / 非黏液性混合型，大多数为非黏液性。非黏液性 AIS 瘤细胞呈柱状或立方体状，伴有核不典型性；黏液性 AIS 瘤细胞呈高柱状，胞质含有丰富黏液，偶尔可见杯状细胞（goblet cell），细胞核位于基底部（几乎没有核不典型性或有轻微核不典型性）。

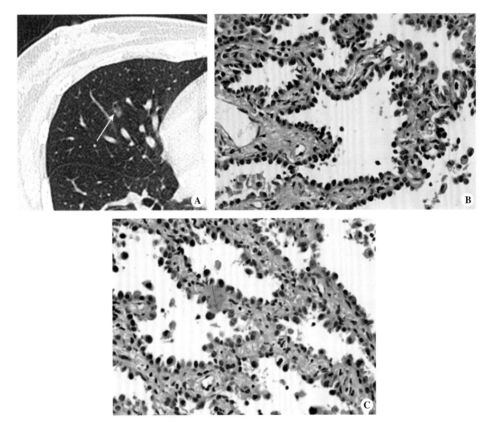

图 5-2-2　女，50 岁，体检发现右肺中叶结节 8 个月。A. 胸部 CT 示右肺中叶长径 6mm 不均匀亚实性小结节（白箭头）。大体所见：肺组织中见一直径 5mm 的灰白灰红色结节，切面呈灰白灰红色、实性、质中（未提供图片）。B、C. 镜下（HE 染色，400 倍）示肺泡壁增厚，内衬的肺泡上皮细胞增生呈低柱状连续排列，瘤细胞核增大、深染，突向肺泡腔，伴明显异型性，可见核内包涵体（蓝箭头），肺泡壁轻度增宽，诊断为肺原位腺癌

　　2015 年 WHO 肺部肿瘤分类摒弃细支气管肺泡癌（BAC）的原因是其包括部分 AIS、MIA、LAC 和 IMA，从侵袭前病变、低度到高度恶性肿瘤都归为 BAC，显得混乱。事实上，大多数腺癌同一肿瘤的不同区域可观察到 AAH、AIS、MIA 到浸润性腺癌（IAC）的谱系性病变，其中相当一部分具有附壁生长方式而恶性程度迥然不同。

AIS 通常最大径＜ 20mm，但偶尔还是可达 30mm。2015 版 WHO 分类还提出，对于最大径＞ 30mm 的肿瘤，如形态完全符合 AIS 的诊断标准，可做出"附壁生长为主的腺癌，倾向（或疑为）AIS"的诊断。为了与 MIA 区分，如果结果显示浸润性成分最大径＞ 5mm，应该诊断为"附壁生长为主的浸润性腺癌"。如果＞ 30mm 的肿瘤经完整组织学采样并无浸润性成分或浸润性成分最大径≤ 5mm，应归为"附壁生长型腺癌，可疑 MIA"。AIS/MIA 的诊断必须基于完全切除的手术标本，而小活检标本不可诊断。

影像学上，AAH 通常为最大径≤ 5mm 的 GGN（图 5-2-1），而 AIS 在高分辨率 CT（HRCT）上比 AAH 的密度稍高，有时病变表现为部分实性结节，偶为实性结节。在诊断 AIS 时，最好附上 2004 版 WHO 分类中"原来的 BAC"做辅助说明或过渡。当 AIS 的肺泡结构消失和（或）出现肌成纤维细胞性基质时，就应诊断为腺泡型腺癌。

AIS 需与另一个前驱病变 AAH 相鉴别：① AAH 最大径常≤ 5mm，很少＞ 8mm，AIS 通常更大（最大径＞ 5mm）；② AAH 局部中央腺泡性肺泡壁增厚，立方体状肺泡上皮数量增加，相邻细胞间有裂隙，呈不连续排列，而 AIS 的瘤细胞在肺泡壁上呈连续排列，肿瘤细胞更丰富、拥挤且异型性更大，肿瘤性肺泡形态与周围正常肺泡转换更加突然；③ AAH 的影像学表现为纯磨玻璃结节（pGGN）。其实 AAH 与 AIS 是一个连续进程，在同一病灶中常可同时存在，如遇到这类情况通常选择诊断为 AIS。

二、腺癌

WHO 腺癌（adenocarcinoma）分类（2021）：微浸润性腺癌（MIA）（最大径≤ 30mm，以附壁生长为主，浸润性成分最大径≤ 5mm），浸润性非黏液腺癌，浸润性黏液腺癌，胶样腺癌，胚胎性腺癌（低级别和高级别），肠源性腺癌。

（一）微浸润性腺癌

Travis 等的 MIA 诊断标准：以附壁生长为主，最大径≤ 30mm 的孤立性病变，其中任何一个病灶浸润性成分最大径≤ 5mm。诊断要点为在 AIS 的基础上肿瘤组织发生了微小或区域性浸润性病变，而且浸润性病变的范围被限定在≤ 5mm。MIA 常见细胞学类型为非黏液性（起源于Ⅱ型肺泡上皮或 Clara 细胞），罕见黏液性（肿瘤细胞呈高柱状，细胞核位于基底部，胞质富含黏液，有时可类似杯状细胞）。浸润性结构是指腺泡型、乳头型、实体型和微乳头型腺癌成分，如存在血管、淋巴管、胸膜、肺泡内肿瘤细胞、坏死和气道播散等，则不能诊断 MIA，而应诊断为附壁生长为主的浸润性腺癌。若出现多个≤ 5mm 的浸润灶，以其中最大者直径为诊断标准，也可采用浸润性病灶的百分比之和乘以肿瘤的最大径，如数值≤ 5mm，仍可诊断为 MIA。

影像学上，MIA 表现不一，非黏液性通常表现为以 GGN 成分为主的部分实性结节，实性成分最大径≤ 5mm（图 5-2-3）。黏液性 MIA 罕见，表现为实性或部分实性结节。当 MIA 出现淋巴管 / 血管或胸膜侵犯，肿瘤出现坏死，浸润性成分最大径＞ 5mm 或出现气道内播散，应诊断为浸润性腺癌。

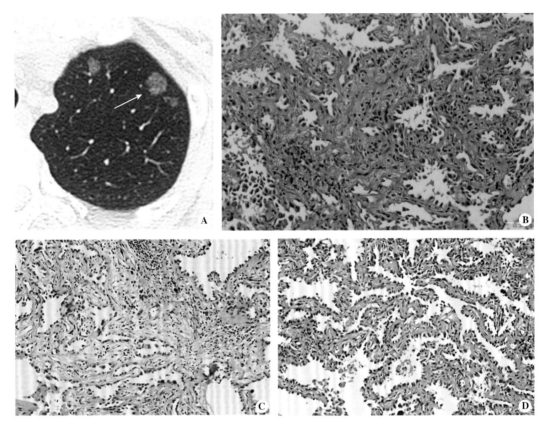

图 5-2-3　女，47 岁，体检发现左肺结节 1 个月。A. 胸部 CT 示左肺上叶 3 个非实性结节，最大径分别为 15mm、10mm、5mm，分别标记为结节 1（箭头）、结节 2、结节 3。大体所见（未提供图片）：（结节 1）肺组织中见一最大径 10mm 的淡褐色结节，切面呈淡褐色，实性，质中，与周围分界清，结节贴近胸膜。（结节 2）肺组织中见一最大径 8mm 的淡褐色结节，切面呈淡褐色，实性，质中，与周围分界清。（结节 3）肺组织中见一最大径 4mm 的淡褐色结节，切面呈淡褐色，实性，质中，与周围分界清。B.（结节 1）镜下（200 倍）示肺泡壁增厚，内衬的肺泡上皮细胞增生呈低柱状连续排列，伴轻中度异型性，肺泡壁轻度增宽，局灶增生的纤维组织中见异形腺管样结构（最大径＜ 5mm），诊断为 MIA。C.（结节 2）镜下（HE 染色，200 倍）示肺泡壁增厚，内衬的肺泡上皮细胞增生呈低柱状连续排列，伴轻度异型性，肺泡壁轻度增宽，局灶增生的纤维组织中见异形腺管样结构（最大径＜ 5mm），诊断为 MIA。D.（结节 3）镜下（200 倍）示肺泡壁增厚，内衬的肺泡上皮细胞增生呈低柱状连续排列，伴轻度异型性，肺泡壁轻度增宽，诊断为 AIS

　　鉴别诊断：MIA 与 AIS 鉴别时有一定困难。经典 AIS 组织病理学诊断并不困难，在诊断有复杂组织构象的"非典型 AIS"时应注意如下几点：①注意肿瘤组织中原有的肺泡结构是否保留，因为 AIS 保留原有肺泡壁结构，如肺泡组织结构有广泛破坏并有伴随发生的重建，常会发生局部间质浸润。②注意观察肿瘤细胞排列形式及密度。AIS 肿瘤细胞大部分为单层，密度适中，极少出现肿瘤细胞拥挤重叠，如见到肿瘤细胞拥挤重叠并成簇或成堆地向腔内生长，则是浸润性腺癌的特征。③观察肿瘤细胞形态，包括肿瘤细胞高度、细胞核的形态、染色质及核仁特征等。经典 AIS 应该是形同 Ⅱ 型肺泡上皮细胞或 Clara 细胞，细胞呈立方形，细胞核中等大小，核染色质细腻，细胞无明显异型性，但处于旺炽样增生状态 AIS 的瘤细胞核可以增大、深染，并突向肺泡腔，肿瘤细胞因深染，染色质结构不清，常可见核内包涵体，但不见核仁及核分裂象。浸润性腺癌细胞核相对较大，因染色质淡染，核呈空泡状，见核仁，或细胞核染色质粗糙、呈凝块状等，肿瘤细胞可排列拥挤重叠。④观察肿瘤细胞与间质的关系，主要是判别真性肿瘤间质浸润与假浸润。

（二）浸润性非黏液腺癌

肺腺癌是肺（支气管）起源的上皮性恶性肿瘤，是肺癌中最常见的组织学类型，主要位于肺外周。肿物无包膜，切面呈灰白色，含黏液量不同致外观呈润滑甚至胶冻样，因含有炭尘而呈棕黑色甚至黑色，肿物体积大时与肺实质分界不清，呈星状浸润肺实质，中心常见坏死。免疫组化：表达上皮性标志物，对 CEA 反应强于细胞角蛋白（CK），目前浸润性腺癌最常用的免疫组化标记是 TTF-1 和 Napsin A，75% 的肺腺癌表达 TTF-1，但值得注意的是，TTF-1 在肺小细胞癌、大细胞神经内分泌癌、类癌中有表达，其还在甲状腺癌及少数结直肠癌等其他肿瘤中有表达。Napsin A 在肺腺癌表达的敏感度与 TTF-1 近似。但 Napsin A 也在其他肿瘤中有表达，如肾细胞癌。分为以下类型。

1. 附壁生长为主型（浸润灶最大径＞ 5mm） 附壁生长为主型占浸润性腺癌的 3.9% 左右，由形态温和的肺泡 Ⅱ 型上皮细胞或 Clara 细胞组成，沿肺泡壁表面生长，形态类似上述 MIA 及 AIS，但浸润性成分至少为局灶型，最大径＞ 5mm（图 5-2-4）。如果浸润灶呈多点分布或难以测量，可将浸润性成分所占百分比之和乘以肿瘤的最大直

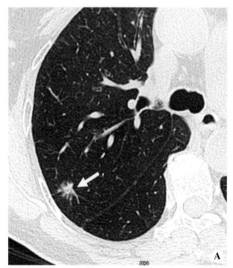
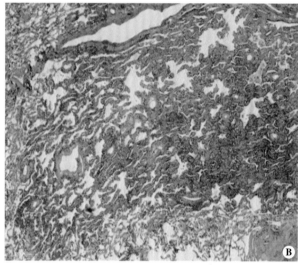

图 5-2-4 女，75 岁，发现肺结节 1 周，有糖尿病史。A. 胸部 CT 示右肺上叶部分实性结节，可见 12mm×11mm 分叶毛刺及斜裂胸膜牵拉，实性成分最大径为 6mm。大体所见：肺组织中见一14mm×11mm×8mm 的淡褐色结节，切面呈淡褐色，实性，质中，与周围分界清，结节贴近胸膜（未提供图片）；B. 镜下（HE 染色，40 倍）示肿瘤细胞沿肺泡壁生长，局部区域见浸润灶且最大径＞ 5mm，诊断为附壁生长为主的浸润性非黏液腺癌

径，得数 > 5mm 即可诊断。浸润性成分的定义为除附壁生长方式外，还有腺泡、乳头、微乳头、实体型等其他组织学亚型成分，以及肿瘤细胞浸润到肌成纤维细胞性间质、血管或胸膜侵犯及通过气道播散。但应注意，尽管有时转移性黏液腺癌呈现附壁性成分，但不可误认为是附壁生长为主的腺癌。当肿瘤最大径 > 30mm，又没有充分取材时，即使没有发现任何浸润性成分，也不要诊断为 AIS 或 MIA，而应诊断为"附壁生长为主的腺癌，浸润不能除外"。就像鞋钉样细胞一样，附壁只是一种生长方式或排列模式，应结合高分辨率 CT 诊断，肺结节实性成分和磨玻璃成分的比例通常与浸润和附壁成分的比例一致。若活检小标本中显示附壁型而 CT 显示为磨玻璃样结节，就倾向诊断为 AIS 或 MIA，但如果一个 GGN 中含有最大径 > 5mm 的实性成分，就倾向诊断为"LPA（以附壁生长为主的腺癌）"。如果 > 30mm 的肿瘤经完整组织学采样并无浸润性成分或浸润性成分最大径 ≤ 5mm，应归为"附壁生长为主的腺癌，可疑 AIS 或 MIA"。附壁生长为主的腺癌与其他浸润性腺癌相比，预后较好，5 年无复发，生存率达 95%。

2. 腺泡状为主型　最常见，占浸润性腺癌 37% 左右。肿瘤细胞呈腺泡或腺管（管状）状排列，呈细胞柱状或立方体状，胞质内及腺腔内可见黏液。肿瘤组织可浸润间质、血管及胸膜，易发生胸膜侵犯，其淋巴转移率及 TNM 分期也相对较高（图 5-2-5，图 5-2-6）。

3. 乳头状为主型　比较常见，占浸润性腺癌 29% 左右。肿瘤细胞呈乳头状排列，乳头中心伴有纤维血管间质，肿瘤细胞分为两型：①由立方体状细胞至矮柱形细胞构成，具有 2 ~ 3 级分支的复杂乳头，肿瘤细胞不产生黏液。②由高柱状或立方体状细胞构成，肿瘤细胞可产生黏液或不产生黏液（图 5-2-7）。

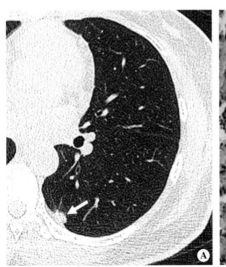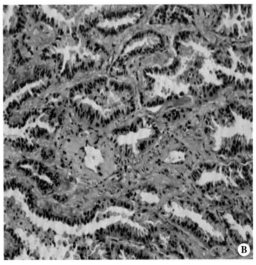

图 5-2-5　女，68 岁，发现左肺下叶结节 1 个月。A. 胸部 CT 示左肺下叶背段最大径 10mm 实性结节（箭头），邻近胸膜增厚。大体所见：肺组织中见一最大径 14mm 的结节，切面呈淡灰色，实性，质中，结节紧邻胸膜（未提供图片）。B. 镜下（HE 染色，200 倍）示肿瘤由腺管样结构构成，腺管样结构细胞异型性明显，间质纤维化，诊断为肺腺泡为主的浸润性非黏液腺癌

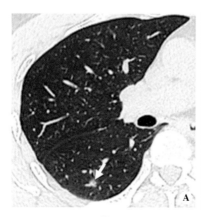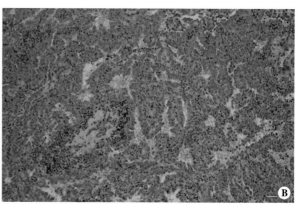

图 5-2-6　男，49 岁，体检发现右肺中叶结节 1 个月。A. 胸部 CT 示右肺下叶背段长径 8mm 实性为主的小结节（箭头）；大体所见：肺组织中见一最大径 7mm 的灰白色结节，切面呈灰白色，实性，质韧，与周围分界清，结节距胸膜 6mm（未提供图片）；B. 镜下（HE 染色，200 倍）示肿瘤由腺管样结构构成，腺管样结构细胞异型性明显，间质纤维化，诊断为肺腺泡为主的浸润性非黏液腺癌

4. 微乳头状为主型　微乳头状为主的腺癌细胞小而呈立方形，具有不同程度的核非典型性，呈乳头簇（papillary tufts）生长为主，缺乏纤维血管轴心，形如花蕾，与肺泡壁相连或分离，常由于乳头折断或游离，形成类似甲状腺乳头状癌或卵巢浆液性癌的砂粒体，较为特别（图 5-2-8）。有时肺泡间隙可见环状腺样结构，"漂浮"在肺泡间隙内，血管及间质浸润常见，有时可见砂粒体。与乳头状生长为主的腺癌的不同之处在于后者腺样肿瘤细胞沿中央纤维血管束生长，无须间质浸润便可诊断。部分表现为腺泡状为主的或附壁为主的腺癌，而肺泡腔内有微乳头存在，应被诊断为微乳头状为主的腺癌。微乳头状为主的腺癌预后差，即使早期诊断，预后仍然不良，可能是因为其独特的"由内而外"的生长方式（"inside-out growth" pattern），使肿瘤细胞反向生长，破坏血管基膜和间质金属蛋白酶，导致肿瘤细胞簇向四周扩散，从而发生脉管转移。

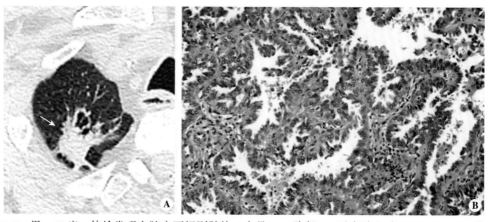

图 5-2-7　男，56 岁，体检发现右肺尖不规则肿块 1 个月。A. 胸部 CT 示右肺上叶 35mm×21mm 肿块，内部含不规则囊腔，边缘毛刺及胸膜牵拉（箭头）。大体所见：肺组织中见一 25mm×20mm×20mm 的灰白色结节，切面呈灰白色，实性，质软，与周围分界清，结节位于胸膜下，邻近胸膜凹陷（未提供图片）；B. 镜下（HE 染色，200 倍）示肿瘤细胞沿纤维血管轴心呈复杂的乳头状排列，排列拥挤，细胞核呈空泡状，并可见核仁，诊断为肺乳头状为主的浸润性非黏液腺癌

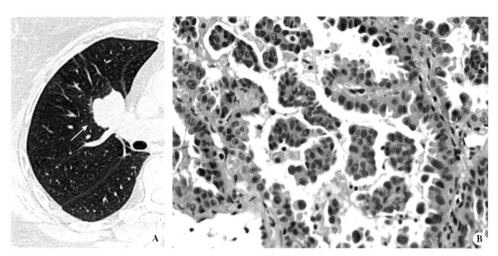

图 5-2-8 微乳头状为主的腺癌。女，61 岁，发现肺部占位 3 天。A. 胸部 CT 示右肺上叶前段实性结节，大小 30mm×26mm，具有"分叶征"及胸膜牵拉，凹陷（箭头）。大体所见：肺组织中见一 25mm×25mm×17mm 的灰白色结节，切面呈灰白色，实性，质软，与周围分界清，结节位于胸膜下。B. 镜下（HE 染色，400 倍）示肿瘤细胞呈缺乏纤维血管轴心的乳头簇方式生长，成簇的肿瘤细胞脱落到肺泡腔，诊断为肺微乳头状为主的浸润性非黏液腺癌

近年的研究显示，以微乳头状为主的腺癌具有较强的侵犯行为，易发生早期转移，与实体型腺癌一样，预后很差。其发生率低，占浸润性腺癌的 1.9% 左右。研究显示，即便是临床Ⅰa 期微乳头型腺癌，其 5 年无病生存期（disease free survival，DFS）也仅为 40%，与其他各组织学亚型相比，微乳头型腺癌更易发生胸膜侵犯和淋巴结转移，表现出更强的侵袭性。

5. 实性为主并产生黏液型 肿瘤细胞不形成腺泡、腺管和乳头状结构，呈实性巢状、团块状，团块间可有少量纤维间质。肿瘤细胞大小、形态不一，呈多边形，胞质较丰富，呈嗜酸性或透亮，内常有黏液分泌，黏液细胞不少于 5 个 /2HPF；核异型性明显，核膜厚，多数呈空泡状，核仁明显，核分裂象易见（图 5-2-9）。临床ⅠA 期实体型腺癌 5 年 DFS 为 66.7%，提示实体型腺癌分化差，同微乳头型腺癌一样，恶性程度高，是影响肺腺癌预后的重要因素。腺癌多为混合亚型，因此若肿瘤组织中含有微乳头成分和实体成分，尽管比例小，也应在病理报告中标明此类型的存在及所占比例，提示临床医师及时采取积极治疗并密切随访。

肺腺癌的分型和诊断标准是根据主要的组织学类型进行浸润性非黏液腺癌的亚型分型，这些亚型具有预后意义。附壁为主型，肿瘤预后较好；乳头状或腺泡状为主型，预后中等；微乳头状 / 实体肿瘤预后较差，辅助化疗可改善预后。其他与预后相关的肿瘤特征包括核 / 细胞学分级、有丝分裂、坏死、通过肺泡气腔播散。

基于浸润性肺腺癌分级系统（基于病理亚型）：IASLC 病理委员会提出浸润性非黏液性肺腺癌的 IASLC 肺腺癌分级系统，该分级系统的优点是识别性和操作性强，病理医师之间诊断的一致性较高，对临床医师的指导意义优于腺癌组织类型百分比的评估，似乎改善了早期非黏液腺癌患者的预后分层，而不是单纯的以模式为基础的预后。此外，IASLC 肺腺癌分级系统可能会提高患者（3 级）从辅助化疗中的获益，但尚需更多临床证据。

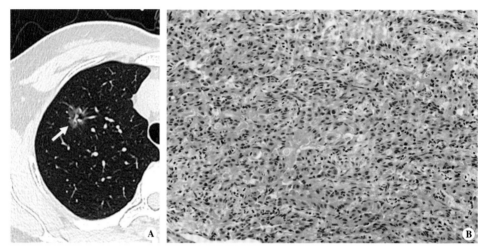

图 5-2-9　实性为主并产生黏液的腺癌。女，45 岁，发现肺部占位 3 天。A. 胸部 CT 示右肺上叶 16mm×14mm 部分实性结节，实性成分长径 8mm，内部可见空泡，周围可见分叶（箭头）。大体所见：肺组织中见一 17mm×13mm×8mm 的灰白色结节，切面呈灰白色，实性，部分呈空腔样，质中，与周围分界清；B. 镜下（HE 染色，200 倍）示肿瘤细胞呈实性片状排列，缺乏明确的腺泡、腺管和乳头状结构，少量肿瘤细胞内含有细胞内黏液

　　2020 年，IASLC 病理委员会评估了一系列的肺腺癌组织学亚型的标准并和患者预后进行关联研究后，提出了一个浸润性肺腺癌的分级系统，2021 年第五版 WHO 胸部肿瘤分类也采纳了这一分级系统，新的肺腺癌分级系统基于"优势亚型 + 高级别亚型"对浸润性肺腺癌做出分级（表 5-2-5）。

表 5-2-5　第五版 WHO 浸润性非黏液腺癌病理分级

分级	标准
1 级，高分化腺癌	附壁为主型腺癌，伴或不伴 < 20% 高级别腺癌［实体、微乳头和（或）复杂腺体结构］
2 级，中分化腺癌	腺泡或乳头为主型腺癌，伴或不伴 < 20% 高级别腺癌
3 级，低分化腺癌	腺癌伴 ≥ 20% 高级别腺癌

　　引自：Nicholson AG，Tsao MS，Beasley MB，et al. The 2021 WHO Classification of Lung Tumors：Impact of advances since 2015. J Thorac Oncol，2022，17（3）：362-387。

（三）浸润性黏液腺癌

　　浸润性黏液腺癌（invasive mucinous adenocarcinoma，IMA）曾称黏液性细支气管肺泡癌。大体呈胶样，边界不清，质软。镜下示肿瘤细胞由柱状细胞和细胞质内含有大量黏液的杯状细胞组成，以形成丰富的细胞外黏液为特征，黏液细胞也可形成大小、形状不等的腺样结构，腺管上皮呈柱状，胞质较透亮，核定向排列于细胞基底部，核的非典型性通常不明显，甚至缺乏，肿瘤周围的肺泡间隙常充满黏液，有的表现为弥漫扩散的结节或肺炎样实性小叶（图 5-2-10 ～图 5-2-12）。缺乏中央促结缔组织增生、炭末沉着或胸膜凹陷。IMA 具有独特的细胞学特征：细胞外黏液背景中形成所谓的"朦胧的蜂窝（drunken honey comb）"，伴核间距不均。除实体型腺癌外，附壁型（最多）、腺泡性、乳头状、微乳头状均可见。与 MIA 及 AIS 的鉴别诊断见表 5-2-6。肿瘤细胞表达 CK7、CK20，常

不表达 TTF-1、Napsin A。如果肿瘤中混有附壁型、腺泡性、乳头状和微乳头状癌等非黏液腺癌成分，当非黏液腺癌成分≥10% 时，则诊断为混合性浸润性黏液腺癌和非黏液腺癌，并需注明非黏液腺癌成分的组织类型。尽管浸润性非黏液腺癌可产生黏液，但缺少富有黏液的杯状细胞和柱状细胞。IMA 与 *KRAS* 突变密切相关，而非黏液腺癌更常出现 *EGFR* 突变，偶见 *KRAS* 突变。浸润性黏液腺癌需要与伴有黏液的、形态学缺乏杯状或柱状细胞的腺癌相鉴别，当光镜下或黏液染色证实产生黏液但比例又达不到上述诊断标准时，仍然按照新分类中浸润性腺癌的标准进行分类，同时注明有黏液产生，可以描述为"伴黏液产生"或者"伴黏液样特征"，如实体型腺癌伴黏液产生。

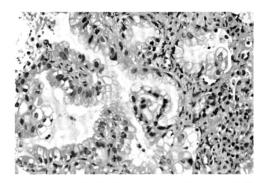

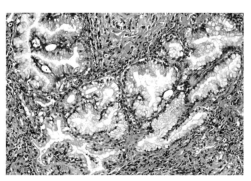

图 5-2-10　浸润性黏液腺癌。肿瘤细胞由柱状细胞和杯状细胞组成，胞质较透亮，含有大量黏液，核定向排列于细胞基底部，核的非典型性不明显，形成腺样及乳头状结构（HE 染色，400 倍）

图 5-2-11　浸润性黏液腺癌。肿瘤细胞由柱状细胞和杯状细胞组成，胞质较透亮，含有大量黏液，核定向排列于细胞基底部，核的非典型性不明显，形成腺样结构。低分化区域可见印戒样癌细胞团（HE 染色，200 倍）

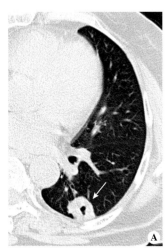
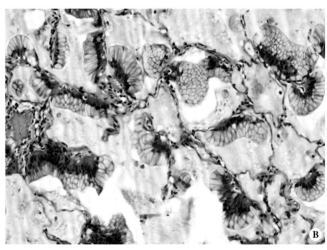

图 5-2-12　浸润性黏液腺癌。女，55 岁，发现肺部占位 3 个月。A. 胸部 CT 示左肺下叶背段 30mm×25mm 实性结节（箭头），可见空洞及"分叶征"，但无"毛刺征"。大体所见：肺组织中见一 35mm×30mm×15mm 的灰白灰红色结节，切面呈灰白色，实性，质中，似有黏液，与周围分界清，结节位于胸膜下（未提供图片）；B. 镜下（HE 染色，400 倍）示肿瘤细胞由柱状细胞和细胞质内含有大量黏液的杯状细胞组成，腺管上皮呈柱状，胞质较透亮，核定向排列于细胞基底部，核的非典型性通常不明显，诊断为浸润性黏液腺癌

表 5-2-6　IMA 与非黏液性 AIS/MIA/LPA 的鉴别诊断

特征	IMA	非黏液性 AIS/MIA/LPA
女性	58%	72%
吸烟者	45%	46%
影像学表现	大部分致密，出现支气管充气征，常呈多灶或多小叶性	多呈磨玻璃样低密度影
细胞类型	黏液型、柱状和（或）杯状细胞填充	肺泡Ⅱ型上皮细胞和（或）透明细胞
免疫表型		
CK7	88%	98%
CK20	54%	5%
TTF-1	17%	67%
基因型		
KRAS 突变	76%	13%
EGFR 突变	3%	45%

（四）胶样腺癌

胶样腺癌是一种以丰富的黏液池取代气道间隙的腺癌，曾被称为交界恶性黏液性囊性肿瘤及黏液性囊腺癌。肿瘤位于肺外周部，质软，境界清楚，有部分纤维性包膜，切面呈胶样，可有囊性而含大量黏液。镜下大量细胞外黏液形成黏液池，使肺泡腔扩大，肺泡壁破坏，呈明显浸润性生长突入肺泡间隙，沉积的黏液致肺实质扩大并分割，产生富含基质的黏液池，肿瘤细胞由杯状细胞和柱状细胞组成，细胞常无明显异型性，呈附壁生长，肿瘤腺体可漂浮在黏液性物质中，典型者黏液性肿瘤细胞不完全沿肺泡壁生长，且分化极好，上皮呈假复层排列，核轻度非典型性，核分裂象较少，坏死罕见（图 5-2-13），小标本或术中冰冻会给诊断带来挑战。与浸润性黏液腺癌不同之处在于，胶样腺癌的黏液池替代了其下的肺泡结构，散在黏液性肿瘤细胞簇填充气体间隙。肿瘤细胞除了表达 MUC-2、CDX2 及 CK20，可局灶或弱表达 TTF-1、CK7 和 Napsin A，结合临床病史有助于与转移性黏液腺癌（来源于消化道、胰腺、卵巢和乳腺）鉴别。

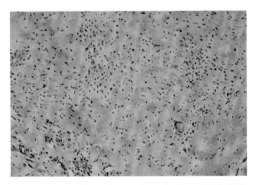

图 5-2-13　胶样腺癌。大量细胞外黏液形成黏液池，肿瘤细胞由杯状细胞和柱状细胞组成，细胞常无明显异型性，漂浮在黏液池中（HE 染色，100 倍）

（五）胚胎性腺癌（低级别和高级别）

胚胎性腺癌发病年龄跨度大，为 12 ～ 73 岁，性别上无明显差异，女性相对多发。大多数患者无明显临床症状，少数患者可出现呼吸道症状，如发热、咳嗽、咯血或胸部不适等。肿瘤多见于肺外周部。大体检查示肿瘤无包膜，切面呈灰白色，无明显坏死，与周围肺组织分界清，肿瘤大者可见坏死或出血。

　　胚胎性腺癌分为低级别和高级别亚型。低级别胚胎性腺癌为分枝状腺管结构并被覆复层柱状上皮，腺管被覆 1 ~ 2 层柱状上皮细胞，细胞形态、大小较一致，细胞核小，相对均匀一致，核可有轻度异型性，无明显核仁，核分裂象可见，胞质透亮或呈轻微嗜酸性，含有丰富糖原，无纤毛，类似于胎儿的肺小管，类似分化好的子宫内膜样癌，有核上和（或）核下空泡（图 5-2-14），见由实性上皮细胞巢构成的桑葚体，肿瘤间见纤维结缔组织及淋巴细胞浸润，肿瘤组织免疫组化表达 TTF-1、CGA/SYN，同时可出现 β-catenin 和 ERβ 异常的核浆表达。高级别胚胎性腺癌细胞核呈明显异型性，可见坏死，缺少桑葚体样结构（图 5-2-14），并常混合有其他类型的各类浸润性腺癌成分（但这些成分仅是次要成分），肿瘤组织免疫组化表达 CGA/SYN、α-FP、glypican3 和 SALL4。预后较肺腺癌和肺母细胞瘤好。

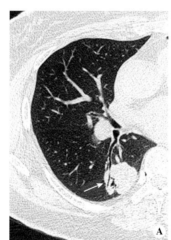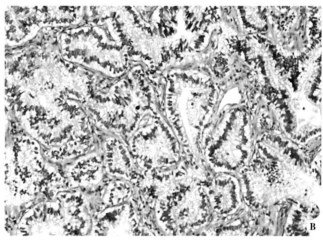

图 5-2-14　胚胎性腺癌。女，57 岁，发现右下肺肿块 5 天。A. 胸部 CT 示右肺下叶实性肿块，大小 32mm×26mm，有"空泡征"、支气管充气征及"分叶征"（箭头）。大体所见：肺组织中见一 38mm×23mm×13mm 的灰白色结节，切面呈灰白色，实性，质脆，与周围分界清，结节位于胸膜下。B. 镜下（HE 染色，200 倍）示见分枝状腺管结构，腺管被覆 1 ~ 2 层柱状上皮细胞，细胞形态、大小较一致，细胞核小，相对均匀一致，核可有轻度异型性，无明显核仁，核分裂象可见，胞质透亮或呈轻微嗜酸性，无纤毛，类似于胎儿的肺小管，类似分化好的子宫内膜样癌，有核上和（或）核下空泡。诊断为低级别胚胎性腺癌

　　鉴别诊断：①肺腺鳞癌及肺腺棘皮癌；②双相型肺母细胞瘤；③子宫内膜样腺癌。

（六）肺肠型腺癌

　　由具有结直肠腺癌某些形态学和免疫表型特点的成分组成，且肠分化成分占肿瘤的 50% 以上，几乎全部位于外周肺。肿瘤组织均可显示腺泡和（或）筛状及乳头管状（腺样）结构，嗜酸性细胞呈高柱状或立方体状，具有刷状缘，假复层核呈空泡状，中央可见地图样或点状坏死，偶见中央瘢痕及胸膜凹陷（图 5-2-15）。至少可表达一种结直肠癌的标志物，如 CDX2、CK20 或 MUC2，半数病例可表达肺腺癌标志物 CK7 和 TTF-1，结合临床病史有助于与转移性结直肠癌进行鉴别。转移癌边界清楚，

无纤维化特征，脉管内瘤栓多见。有时肺肠型腺癌的组织学形态和免疫表型与结肠腺癌无法完全区别（特别是少数转移性结直肠部病例可表达 TTF-1），有人认为只能在临床和影像学等各类检查排除了结直肠腺癌后，才能做出肺肠型腺癌的病理诊断。目前有研究发现，已确定的肺肠型腺癌和已明确为肺转移性结直肠癌的基因突变有明显差异，肠原发癌和肠癌肺转移中能检测到 *APC* 基因及错配修复（mismatch repair，MMR）系统相关基因突变，而已确诊的肺肠型腺癌中能检测到 *EGFR*、*ALK* 融合基因、*ERBB2* 突变等。因此检测此类型基因突变将有助于鉴别肺肠型腺癌与转移性结直肠癌。

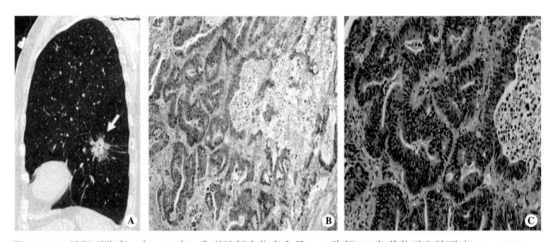

图 5-2-15　肺肠型腺癌。女，72 岁，发现肺部占位半个月。A. 胸部 CT 矢状位示左肺下叶 34mm×25mm 混杂密度肿块，内部穿行支气管僵硬狭窄，边缘可见毛刺及胸膜牵拉（箭头）。大体所见：肺组织中见一 32mm×23mm×12mm 的灰白色结节，切面呈灰白色，实性，质稍韧，与周围分界清（未提供图片）；B、C. 镜下（HE 染色，100 倍、200 倍）示肿瘤细胞呈高柱状，管状排列，管腔内见坏死。诊断为肠源性腺癌

（林宇静　柳学国）

第三节　ⅠA 期肺癌的生长速率与自然病程

根据不同密度，可将肺结节分为实性结节（solid nodule，SN）与亚实性结节（subsolid nodule，SSN），后者又可分为部分实性结节（part-solid nodule，PSN）、非实性结节（nonsolid nodule，NSN）。实性结节内部同时存在掩盖血管的实性成分和不掩盖血管的磨玻璃密度成分，亚实性结节仅仅存在磨玻璃密度成分。不同密度肺结节的生长特征及速率不同。

一、肺结节生长的评价方法

评价实性结节生长的方法通常为测量直径与体积。评价亚实性结节生长的方法根据参数类别不同，分为：①基于大小的参数（直径及体积）；②基于密度的参数（平

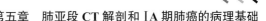

均 CT 值、最大 CT 值、CT 值变化斜率等）；③同时基于大小及密度的参数（质量）。密度度量分为定量及定性两大类，前者为借助度量工具的测量，后者为结节内部密度变化的主观评价，如出现实性成分或密度增加。根据度量工具的不同，分为人工测量及半自动或全自动软件测量两大类。不同度量方法评价结节生长的敏感度不同，变异度亦不同。

1. 体积的计算　基于二维测量的结节径线，通过改良 Schwartz 方程可以获得体积，$V = \pi / 6\,(ab^2)$，a 为轴位最长径，b 为最大的垂直短径。体积倍增时间（VDT）采用指数倍增模型计算，$\text{VDT} = [(T_1 - T_0)\log 2] / [\log(V_1 / V_0)]$，$V_1$ 和 V_0 分别是 T_1 和 T_0 时间点的体积。

2. 质量的计算　质量 $M = V \times (A + 1000) / 1000$。$M$ 单位为 mg，V 为结节体积（单位 mm^3），A 为平均密度值。质量倍增时间（mass doubling time，MDT）$= [(T_1 - T_0)\log 2] / [\log(M_1 / M_0)]$，$M_1$ 和 M_0 分别是 T_1 和 T_0 时间点的质量。

3. 度量方法的变异性　不同的度量方法存在一定变异性，直接影响测量的可靠性。变异度（coefficient of variation，CV）= 标准差 / 均值。三维体积测量法的观察者间及观察者内的变异度小于直径测量法，且重复性更好。质量测量的观察者间及观察者内的变异度小于人工测量体积和直径，其检出亚实性结节增长所需要的时间（425 天）明显短于检测体积（673 天）及直径（715 天），因此质量测量具有更早期检出亚实性结节增长的能力（图 5-3-1）。

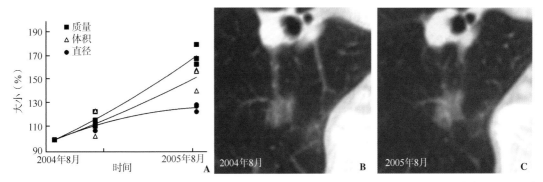

图 5-3-1　亚实性肺结节的体积倍增时间和质量倍增时间。A. 最初表现为非实性结节的肺腺癌进展过程中质量、体积及直径变化。点 = 单个观察者测量值；线 = 两名观察者平均值。B、C. 基线和随访结束时轴位 CT 图像

引自：de Hoop B，Gietema H，van de Vorst S，et al. Pulmonary ground-glass nodules：increase in mass as an early indicator of growth. Radiology，2010，255（1）：199-206

二、IA 期肺癌生长表现

（一）肺结节生长

肺结节生长包括：①任意密度肺结节整体大小增大；②部分实性结节的实性部分增大；③非实性结节内部出现实性成分；④非实性结节或部分实性结节中的非实性成分密度增加。

（二）肺结节生长的判断标准

1. 基于直径判断生长的标准 判断生长的阈值标准来源于直径测量的观察者间的变异度大小，这排除了测量误差造成的影响。一项针对平均直径8.5mm的54个结节的研究发现，直径测量的观察者间变异度为1.73mm（约20%为平均直径）。另一项关于磨玻璃密度结节测量的研究发现，直径增加＞1.72mm可认为存在生长。大多数国内外权威指南及临床研究均采用长径或平均径（结节的最大径和与其垂直的最大径的平均值）变化≥2mm作为整体结节及其实性成分生长的评判标准。

2. 基于体积判断生长的标准 同样的研究方法可获得基于体积判断结节生长的阈值标准。Song等对通过人工分割方法获得体积大小的30个亚实性结节进行研究，观察者内的一致性检验得到体积测量95%置信区间（-27.3%～29.5%），从而定义体积增加≥30%为确定生长的阈值。另一项来自我国的研究对15个亚实性结节在数分钟内进行两次重复扫描，使用Dr.Wise系统对结节进行全自动分割，变异度测试显示，体积测量一致性的95%置信区间为-5.34%～13.08%，因此确定生长的阈值为体积增加≥20%。上述两项研究结果在一定程度上表明，通过软件全自动分割方式获得体积的变异度较小，可更敏感、更早期发现结节生长。此外，重复扫描间隔过短，容易造成生长的误判。NELSON对实性结节的生长定义如下：重复扫描间隔应至少3个月，结节的体积增长≥25%。

3. 基于质量判断生长的标准 Song等的研究同时进行了结节质量测量的观察者内一致性检验，得到质量测量95%置信区间（-19.0%～20.6%），从而定义质量增加≥20%为确定结节生长的阈值。

（三）体积倍增时间与肺癌生长评价

1. VDT评价肺癌生长 VDT是用于评价结节生长速率的指标。结节的恶性程度与结节的生长速率密切相关。对于不同密度成分的肺癌，VDT表现出不一样的规律。实性肺癌VDT通常为30～400天。因此，随访2年稳定的实性结节可判定为良性。VDT小于30天，提示生长速度非常快，感染性病变的可能性大于肺癌，因此筛查新发结节，通常建议1～3个月的短期随访能有效排除恶性。VDT大于400天者通常为良性结节及亚实性肺癌。

2. 不同病理类型VDT的差异 VDT研究以长期随访为基础，大多数来自肺癌筛查队列。来自日本的大规模肺癌筛查队列基线人数为6431人次，3年筛检出82个肺癌，小细胞肺癌、鳞癌及腺癌的平均VDT分别为（97±46）天、（129±97）天及（533±381）天。美国梅奥诊所对1520例肺癌筛查者进行了5年随访，检出68例肺癌，其中48例肺癌存在两次以上CT检查，结果显示大细胞肺癌、非小细胞肺癌（其他类型）、小细胞肺癌、鳞癌、腺癌、细支气管肺泡癌的平均VDT分别为49天、（81±31）天、（49±36）天、（103±58）天、（746±1238）天、（780±1545）天。I-ELCAP对比111例筛查检出的肺癌VDT研究发现，小细胞肺癌、大细胞/多形性肺癌、鳞癌、实性腺癌及亚实性腺癌的中位VDT分别为43天、82天、88天、140天及251天；VDT大于400天者3例，均为亚实性肺腺癌。上述研究表明，恶性程度越高的肺癌，其生长速度越快，VDT 越短。筛查发现的肺癌与临床发现的肺癌有着相似的体积倍增规律（表 5-3-1）。

表 5-3-1　I-ELCAP 年度筛查人群和 Detterbeck 与 Gibson 系统综述中非筛查人群的
非小细胞肺癌 VDT 分布情况

VDT（天）	I-ELCAP 筛查人群［肿瘤例数（累计百分比）］	非筛查人群［肿瘤例数（累计百分比）］
＜ 100	37（41）	140（44）
100 ～ 249	37（82）	133（86）
250 ～ 399	13（97）	32（96）
≥ 400	3（100）	13（100）
合计	90	318

注：两组 VDT 分布差异无统计学意义（$P=0.69$）。

引自：Henschke CI，Yankelevitz DF，Yip R，et al. Lung cancers diagnosed at annual CT screening：volume doubling times. Radiology，2012，263（2）：578-583.

3. 不同腺癌亚型 VDT 的差异　腺癌的病理演变是一个渐进发展的过程，从前驱病变（AAH、AIS）到腺癌（MIA、附壁生长为主的 IAC、非附壁生长为主的 IAC），实性成分逐渐增加，因此不同病理类型的腺癌有着不一样的 VDT（表 5-3-2）。日本较早期的一项基于三维体积测量方法对 47 例肺腺癌 VDT 的研究结果显示，AAH、BAC 和 AC 的平均 VDT 分别为 859.2 天、421.2 天和 202.1 天。韩国学者对 97 例亚实性肺结节进行手动分割软件自动计算 VDT，结果显示 AIS、MIA 和 IAC 的中位 VDT 分别为 1240.3（376.4 ～ 3413.0）天、1328.3（757.8 ～ 1461.6）天和 941.5（827.5 ～ 1210.2）天。另外一项研究采用 CAD 软件自动分割肺结节计算 VDT，结果显示非浸润性肺腺癌和浸润性肺腺癌的 VDT 分别为 2087.5 天和 1436.8 天。肺腺癌家族病变的 VDT 跨度非常大，即使是同样的病理类型、同样的密度成分，不同研究的 VDT 也不具可比性，主要原因在于研究纳入人群的特征不同，亚实性结节特征（大小、密度及实性成分）不同。一般来说，经手术病理证实的亚实性肺结节 VDT 较短，长期随访中的 VDT 较长。初始大小较小的亚实性结节 VDT 较长，较大者 VDT 较短。

4. 不同密度结节 VDT 的差异　VDT 与结节实性成分比例成反比，亚实性肺癌 VDT 较实性肺癌明显延长。国内外多项研究证实了这一观点。日本学者的一项研究发现 NSN、PSN、SN 的平均 VDT 分别为 813 天、457 天、149 天。韩国学者有相似的发现，NSN 和 PSN 的 VDT 分别为 628.5 天和 276.9 天。对于 NSN、实性成分最大径 ≤ 5mm 的 PSN 和实性成分最大径 ＞ 5mm 的 PSN，中位 VDT 亦存在差异，分别为 1832.3 天、1228.5 天和 759.0 天。

表 5-3-2　亚实性结节的 VDT

第一作者/年份	结节纳入标准	结节类型（数量）	结节大小（mm）	病理类型（例数）	测量方法	VDT（天）
Hasegawa/2000	病理证实	NSN（19） PSN（19） SN（23）	9.9±4.8 11.4±4.4 15.6±5.6	AC（49） SCC（8） SC（4）	人工测量直径后计算	按结节类型 NSN 813±375 PSN 457±260 SN 149±125 按病理类型 AC 533±381 SCC 129±97 SC　97±46
Lindell/2007	手术病理证实	NSN（8） PSN（15） SN（25）	平均16.4±12.1	BAC（9） Non-BAC（22） SCC（8） SC（3） NSCLC-NOS（5） LC（1）	人工测量平均直径后计算	按结节类型 NSN 469±452 PSN 568±1222 SN 503±1188 按病理类型 BAC 780±1545 Non-BAC 746±1238 SCC 103±58 SC 49±36 NSCLC-NOS 81±31 LC 49
Oda/2011	≤30mm	NSN（28） PSN（19）	平均13.0±4.9	AAH（13） BAC（22） AC（12）	CAD软件，半自动	按结节类型 NSN 628.5±404.2 PSN 276.9±155.9 按病理类型 AAH 859.2±428.9 BAC 421.2±228.4 AC 202.1±84.3
Chang/2013	随访≥2年	NSN（122）	中位5.5（3~20）	AIS（2） MIA（6） IAC（3）	人工测量直径后计算	NSN 769（330~3031）

续表

第一作者/年份	结节纳入标准	结节类型（数量）	结节大小（mm）	病理类型（例数）	测量方法	VDT（天）
Lee/2013	随访≥2年	NSN (143), PSN (32)	平均 7.8±4.4 (2.5～31.0)	AAH+AIS (4), MIA (11), IAC (11), 多形性癌 (1), FF (2)	人工测量直径后计算	NSN 872±649, PSN 1005±732
Song/2014	≥5mm, 且≤30mm	A: NSN (63), B: PSN 实性≤5mm (23), C: PSN 实性>5mm (11)	平均 A: 8.3 (5.5～22.2), B: 11.1 (6.5～19.3), C: 18.8 (14.5～23.8)	AAH+AIS (19), MIA (3), IAC (7)	CAD 软件、半自动	按结节类型 A: 1832.3 (1230.7～4537.3), B: 1228.5 (934.7～4617.7), C: 759.0 (376.4～941.5); 按病理类型 AIS 1240.3 (376.4～3413.0), MIA 1328.3 (757.8～1461.6), IAC 941.5 (827.5～1210.2)
Kakinuma/2015	≤5mm, 随访≥5年或 5年内增大, 或新发	NSN (439)	中位 3 (1～5)	AAH (1), IAC (4)	人工测量直径后计算	1149 (271～5680)
Cho/2016	稳定≥3年后随访≥2年	NSN (438), PSN (15)	中位 5 (2～31)	MIA (2), AIS (5)	人工测量直径后计算	按结节类型 NSN 1233±1095, PSN 836±758; 15个生长的 SSN 1199 (575～10486)
Li/2018	随访3个月至2年, 病理证实恶性	NSN (29), PSN (45), SN (40)	平均 15.79±8.47 (8～30)	AC (114)	CAD 软件、半自动	按结节类型 NSN 848±330, PSN 598±229, SN 267±91
Qi/2020	病理证实且随访≥2年或<2年但确定生长	NSN (66), PSN (24), 无结节 (5例患者)	平均 9.7±4.2	AAH+AIS (10), MIA (32), IAC (47), FF/炎症 (6)	CAD 软件、全自动	按病理类型 Non-IAC 2087.5±1799.7, IAC 1436.8±1188.2

注：NSN. 非实性结节；PSN. 部分实性结节；SSN. 亚实性结节；SN. 实性结节；AAH. 不典型腺瘤样增生；AIS. 原位癌；MIA. 微浸润性腺癌；IAC. 浸润性腺癌；AC. 腺癌；BAC. 细支气管肺泡癌；Non-BAC. 非细支气管肺泡癌；SCC. 鳞癌；SC. 小细胞癌；NSCLC-NOS. 非小细胞肺癌-其他类型；LC. 大细胞癌；FF. 局灶纤维化。

5. 不同性别 VDT 的差异 多项研究发现女性肺癌 VDT 较男性延长，Detterbeck 对此进行总结，发现女性肺癌 VDT 约为男性的 2 倍（范围 1.4 ～ 2.9 倍），不论肺癌检测方法是 X 线（女性 vs. 男性：250 天 vs. 125 天）还是 CT（女性 vs. 男性：600 天 vs. 350 天），均存在同样的倍数关系。主要原因可能为女性肺癌患者中非吸烟者比例及亚实性肺腺癌发生率均高于男性，后两者的 VDT 较长。有趣的是，一项基于 SEER 数据库的研究发现，大于 65 岁的治疗或不治疗的临床Ⅰ、Ⅱ期非小细胞肺癌患者的生存期，在除鳞癌之外的各种病理类型对比中，女性均高于男性，这可能反映了生物学行为的性别特异性差异。

6. VDT 评价生长的局限性 首先，体积估算方法会导致测量误差。基于二维测量的亚实性结节 VDT 较基于三维测量获得的 VDT 明显延长。当结节呈圆形，则体积计算接近于结节真实值，但真实世界的肺结节大多为不规则形，边缘也不光整，因此二维测量体积不如三维准确。研究表明，三维测量体积在测量准确性及重复性上明显优于二维。其次，亚实性结节 VDT 测量存在误差，由于亚实性结节的肺瘤界面不清，无论手工测量还是软件识别都无法明确肿瘤边界；部分 NSN 在随访过程中体积缩小、肺泡塌陷、纤维化或严重缩小，因此当 VDT 缩小时，亦不能排除恶性。再次，亚实性结节大小受呼吸状态影响。以磨玻璃密度为主的肺癌，病理上主要表现为肺泡上皮细胞的替代生长，肺泡间隔无明显增厚，肺泡腔无明显缩小，因此肿瘤比较柔软，其大小容易受肺容积的影响。Petkovska等发现吸气和呼气状态下亚实性结节大小发生显著变化。最后，结节生长速率可能不是恒定的，需要多时点测量。

（四）质量倍增时间与肺癌生长评价

1. 质量倍增时间（MDT）评价肺癌生长 亚实性结节的生长最初以内部密度增高及出现实性成分为主要表现，直径及体积均可不变，甚至缩小；某些小而生长缓慢的结节，可能生长 1 年仅表达为几个体素的变化，结节内部的密度变化难以肉眼估测，并且结节内实性成分可能为多灶。上述情况下，直径及体积不再适用于生长定量评价，学者们提出了质量定量评价方法，反映亚实性结节内部变化。这种计算方法以结节中心像素点为主，综合考量了肺结节内部密度变化及浸润范围增减，较 MDT 会更早地监测到结节的生长，使得观察值的测量更敏感真实，且统计数据亦证实结节的质量变化要比体积或密度变化更常见。同一结节的 MDT 通常小于 VDT。NSN、PSN 及 SN 的平均 VDT vs. MDT 分别为 848 天 vs. 655 天，598 天 vs. 462 天及 267 天 vs. 230 天。AIS、MIA 及 IAC 的中位 VDT vs. MDT 分别为 1240.3 天 vs. 1004.6 天，1328.3 天 vs. 848.2 天及 941.5 天 vs. 782.5 天。但是 MDT 的变化规律及不同类型结节的阈值尚未建立，有待进一步研究。

2. MDT 评价生长的局限性 尽管研究显示 MDT 是一种非常有价值的结节生长定量评价方法，但 MDT 仍未被用于临床实践。扫描设备、图像参数、呼吸状态、对比剂的使用等因素均会影响结节内部密度，从而影响 MDT 的评价准确性。此外，人工测量密度及二维测量估算体积也增大了测量结果的变异性，因此 MDT 临床应用的前提为高精度的全自动或半自动质量测量软件的发展及普及。

（五）肺癌生长曲线

肿瘤生长存在两个模型，指数增长（exponential growth）模型和 Gompertzian 增长模型（图 5-3-2、图 5-3-3）。指数增长模型假定所有细胞处于生长阶段并在整个肿瘤的寿命中以恒定的速率分裂。假定最初的肿瘤细胞直径 10μm，经过 30 个倍增达到直径 1cm，35个倍增达到直径 3cm，40 个倍增达到直径 10cm（约 1kg）。直径 10cm 的肺癌可能危及生命，因此通常接受的死亡时间估计为 40～41 个倍增周期。我们通常假设肺癌按指数倍增，以此进行 VDT 计算。Gompertzian 增长模型假定肿瘤初期呈指数快速增长，随着时间的延长，肿瘤体积增大，生长速度减慢呈平台型，这主要是由肿瘤的血供和营养的相对缺乏所致。

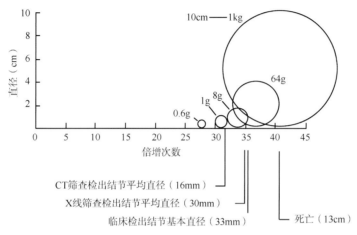

图 5-3-2　肿瘤指数增长图示，横坐标为体积倍增次数

引自：Geddes DM. The natural history of lung cancer：a review based on rates of tumour growth. Br J Dis Chest，1979，73：1-17

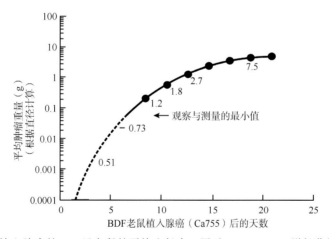

图 5-3-3　通过观察植入腺癌的 100 只老鼠的平均生长率，展示 Gompertzian 增长曲线（实线和虚线代表最适合的 Gompertz 曲线），曲线上的数值为 VDT（天）

引自：Schabel FM. Concepts for systemic treatment of micrometastases. Cancer，1975，35：15-24

　　Lindell 等对存在 4 次以上薄层 CT 检查的 18 例病理确诊的肺癌的结节生长曲线进行研究（图 5-3-4），发现不同肺癌在不同时期表现为各种不同的生长曲线，没有统一地表现为线性、指数或 Gompertzian 增长，同时，作者指出两个时间点的肿瘤大小不能预测未来生长趋势。一项对 52 例长期随访且经手术病理证实的亚实性肺癌生长模式的研究显示，亚实性结节在最初随访 35 个月内生长率呈较为恒定的指数变化，然后生长速度减缓，作

者推测此生长速度的变化主要是由于生长较快的结节被外科切除，从而导致平均生长速度降低，亚实性结节仍整体表现为指数模型生长；同时该研究发现肺癌体积增长率明显大于直径增长率（图 5-3-5）。肺癌生长速率及模式受多种因素影响，目前尚无系统研究对不同类型肺癌的生长方式进行精确描述。

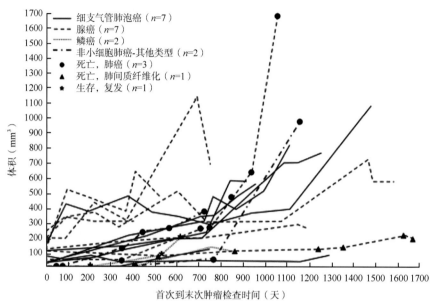

A

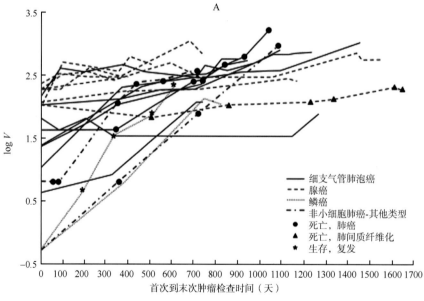

B

图 5-3-4　18 例病理确诊的肺癌结节生长曲线

A. 线性尺度；B 对数尺度。●死于肺癌转移；▲死于特发性肺纤维化；∗肺癌复发的生存者

引自：Lindell RM，Hartman TE，Swensen SJ，et al，2009. 5-year lung cancer screening experience：growth curves of 18 lung cancers compared to histologic type，CT attenuation，stage，survival，and size. Chest，136（6）：1586-1595

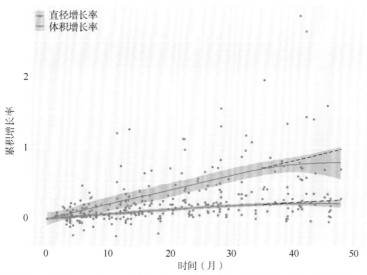

图 5-3-5　亚实性结节在随访 48 个月内的直径和体积累积增长率变化。体积增长率（蓝线）明显大于直径增长率（红线）。亚实性结节在最初随访 35 个月内生长率呈较为恒定的指数变化，然后出现生长减缓，可能是由于生长较快的结节被外科切除，从而导致平均生长速度降低。如果不切除，理论上亚实性结节仍为指数模型生长（黑色虚线）

引自：Qi LL，Wu BT，Tang W，et al，2020. Long-term follow-up of persistent pulmonary pure ground-glass nodules with deep learningassisted nodule segmentation. Eur Radiol，30（2）：744-755

三、亚实性结节的自然病程

2002 年 Henschke 首次提出亚实性结节的概念，开创了肺腺癌研究新纪元；持续存在的亚实性结节可能为病理肺腺癌或癌前病变，且尽管具有恶性肿瘤细胞，但大部分生物学行为上表现为惰性，生长非常缓慢或多年稳定不变，尤其是纯磨玻璃密度结节（NSN 或 pGGN），部分亚实性结节终其一生也不表现出临床症状。

持续的亚实性结节可分为 NSN、实性成分＜6mm 的 PSN 及实性成分≥6mm 的 PSN，这种分类基于亚实性结节的自然病程和浸润性癌发生的差异。NSN 和实性成分＜6mm 的 PSN 呈惰性生长，病理上通常为非浸润性（AAH、AIS）或微浸润性癌，实性成分≥6mm 的 PSN 病理上表现为浸润性癌的比率显著增加。

国内外很多学者探究持续存在的亚实性结节的自然病程，包括发生率、生长模式、生长率，以期确定对亚实性结节的最佳管理方案（表 5-3-3）。但是，仍存在若干关键临床问题：持续存在的稳定的或缓慢增长的亚实性结节应该随访多久？是否需要手术干预？何时是最合适的手术时机？

（一）亚实性结节生长的概率

许多研究报道了亚实性结节生长的发生时间，每项研究的结节纳入标准不同，目标人群不同，随访时长不同，因此观察到的结节生长概率亦不相同。如无特别说明，以下研究中生长的定义为结节或实性成分直径增加≥2mm，或出现新实性成分。

表 5-3-3 亚实性结节的长期随访结果

第一作者/年份	纳入标准	结节类型（数量）	最初直径（mm）	随访时间（年）	结节个数/生长概率 n（%）	生长表现	检出-生长时间间隔（年）	病理（总个数/生长的个数）	病理分期（数量）	备注
Hiramatsu/2008	GGO稳定>3个月	NSN（95）PSN（30）	中位8.3（3～17）	中位2.9（0.5～9）	26/21 NSN 14/15 PSN 12/40	13 D 6 S 7 D+S	NA	IAC（8/8）机化性肺炎（1/1）	I期（8）	生长预测 3年：18% 5年：30%
Chang/2013	随访≥2年	NSN（122）	中位5.5（3～20）	11.7	12/10	10 D 2 D+S	NA	AIS（2/2）MIA（6/6）IAC（3/3）	T1aN0（10）T2aN2（1）	
Lee/2013	随访≥2年	NSN（143）PSN（32）	平均7.8±4.4（2.5～31.0）	中位3.8（2～8.3）	46/26 NSN 28/20 PSN 18/56	NA	NA	AAH+AIS（4/4）MIA（11/11）IAC（11/11）多形性癌（1/1）FF（2/2）	NA	
Matusguma/2013	≤20mm，且 GGO>20% 随访≥3个月	NSN（98）PSN（76）	范围4～20	中位2.4（0.1～11.3）	41/24	16 D 4 S 21 D+S	NA	AAH（3/NA）AIS（36/NA）MIA（11/NA）IAC（6/NA）	NA	生长预测，NSN vs. PSN: 2年13% vs.38% 5年23% vs.55%
Kobayashi/2014	≤30mm，且 GGO≥50% 随访≥3个月	NSN（91）PSN（29）	中位9（4～24）	中位4.2（0.5～12）	34/28	18 D 3 S 16 D+S	3年内（n=34）	AAH+AIS（5/NA）IAC（13/NA）	NA	生长预测，吸烟者 vs.非吸烟 烟者：3年 60% vs.25%
Tamura/2014	无实性成分	NSN（63）	平均11.4±4.2	平均2.2±0.4	29/46	12 D 17 S	3年内（n=29）	AIS（38/NA）MIA（5/NA）IAC（2/NA）	NA	
Eguchi/2014	随访≥2年	SSN（124）	平均7.4±2.8	NA	64/52	NA	中位3.2（0.26～6.7）	AIS（5/3）MIA（15/12）IAC（12/11）良性（1/0）	T1aN0M0（32）	

续表

第一作者/年份	纳入标准	结节类型（数量）	最初直径（mm）	随访时间（年）	结节个数/生长概率 n（%）	生长表现	检出-生长时间间隔（年）	病理（总个数/生长的个数）	病理分期（数量）	备注
Song/2014	≤30mm，且随访≥3个月	A: NSN（63） B: PSN 实性成分 ≤5mm（23） C: PSN 实性成分 >5mm，（11）	中位 9.4（5.5～23.8）	中位 1.7（0.26～7.3）	V 增加 29/30 A: 12/19 B: 9/39 C: 8/73 M 增加 37/38 A: 17/27 B: 11/48 C: 9/82	29 V	NA	AAH（3/0） AIS（16/9） MIA（3/3） IAC（7/3）	NA	
Kakinuma/2015	≤5mm，随访 ≥5 年 或 5 年内增大，或新部发	NSN（439）	中位 3（1～5）	中位 6（2.4～9.1）	45/10	28 D 17 D+S	平均 3.9 中位 5.2（0.8～8.7）	AAH（1/1） IAC（4/4）	T1aN0M0（3） T2aN0M0（1）	
Lee/2016	5～30mm，且实性成分 ≤5mm 随访 ≥3 个月	NSN（136） PSN（77）	NSN 平均 9（5～） PSN 平均 9（5～） 15	中位 2.4（0.25～8.1）	NSN 18/13 PSN 24/31	22 D 8 S 12 D+S	5 年内（n=40） 5 年后（n=2）	AAH（9/2） AIS（30/17） MIA（5/3） IAC（14/5）	NA	生长累积百分率: NSN vs. PSN 3 年: 10.3% vs. 12.5% 5 年: 23.3% vs. 29.9%
Cho/2016	稳定 ≥3 年，随访 ≥2 年	NSN（438） PSN（15）	中位 5（2～31）	中位 6.5（3.2～9.8）	NSN 11/2.5 PSN 4/27	12 D 1 S 2 D+S	NA	MIA（2/2） AIS（5/5）	IA 期（7）	≤5mm（154 个 NSN 和 1 个 PSN）全部稳定 1 个 NSN 出现实性成分但实性成分缩小

续表

第一作者/年份	纳入标准	结节类型（数量）	最初直径（mm）	随访时间（年）	结节个数/生长概率 n（%）	生长表现	检出-生长时间间隔（年）	病理（总个数/生长的个数）	病理分期（数量）	备注
Bak/2016	病理证实稳定者随访>6个月	NSN (54)	平均 11.7±5.4	平均2±1.4(0.2~5.4)	34/63	25 D 9 S	平均1.5(0.2~5)	AIS (6/4) MIA (16/11) IAC (32/19)	N0 (54) 胸膜侵犯(2)	
Tang/2019	5~30mm, 随访≥1年	NSN (93) PSN (35)	平均9.98±7.51	平均3.6±2.9	NSN 37/40 PSN 23/66	NA	A: 生长（n=60），生长中位时间 NSN vs. PSN 为 7 vs. 3 B: 明显生长（n=50），生长中位时间 NSN vs. PSN 为 9 vs. 3 C: 分期改变（n=10），生长中位时间 NSN vs. PSN 为 12 vs. 9	AAH+AIS (5/NA) MIA (9/NA) IAC (48/NA)	I期 (51) II期 (5) III期 (0) IV期 (6)	
Qi/2019	病理证实且随访≥2年或<2年但确定生长	NSN (110)	平均8.7±3.2	平均4.1±2.0	52/47	52 D	≤1年（n=11） >1~≤2(n=16) >2~≤3(n=10) >3~≤4(n=6) >4~≤5(n=3) >5(n=6)	AAH (2/0) AIS (1/0) MIA (3/2) IAC (23/20) FF (1/0) 未知 (1/1)	NA	

续表

第一作者/年份	纳入标准	结节类型（数量）	最初直径（mm）	随访时间*（年）	结节个数/生长概率 n（%）	生长表现	检出-生长时间间隔（年）	病理（总个数/生长的个数）	病理分期（数量）	备注
Qi/2020	病理证实且随访≥2年或<2年但确定生长	NSN (66) PSN (24) 无结节 (5)	平均 9.7 ± 4.2	平均 3.5 ± 1.4	68/72 NSN 47/71 PSN 21/88	NSN 41 V 6 V+S PSN NA	≤1年 (n=11) >1~≤2 (n=11) >2~≤3 (n=17) >3~≤4 (n=9) >4~≤5 (n=6) >5 (n=4)	AAH (1/0) AIS (9/4) MIA (32/24) IAC (47/42) FF/炎症 (6/3)	N0 (72) N1 (0) Nx (12)	76%(159/208)
Lee/2019	稳定5年且≤30mm	NSN (162) PSN (46)	中位 5 (2~10)	中位 11.3 (10~14.9)	27/13 NSN 19/12 PSN 8/17	11 D 16 D+S	中位 8.6 (5~11.8)	AIS (1/1) MIA (1/1) IAC (1/1)	NA	SSN<6mm, 70% (19/27) 生长 SSN <6mm
Lee/2020	稳定5年且≥6mm	NSN (212) PSN (24)	中位 8 (6~17) 平均 8±2	中位 9.3(7~17.3)	5/2 NSN 3/1.4 PSN 2/8.3	2 D 3 S	中位 8.3 (7~12.2)	AAH+AIS (2/0) IAC (5/1)	NA	

注：NSN. 非实性结节；PSN. 部分实性结节；SSN. 亚实性结节；AAH. 不典型腺瘤样增生；AIS. 原位癌；MIA. 微浸润性腺癌；IAC. 浸润性腺癌；FF. 局灶纤维化；D. 直径增大；S. 实性成分增大；NA. 无法获得。

1. 非实性结节 大部分 NSN 长期稳定或缓慢生长。Chang 等纳入 122 个 NSN，在中位随访 5.5 年后，10% 的结节出现生长。Tamura 等对 63 个 NSN 进行长期随访，经过平均（11.4±4.2）年后，46% 的结节出现生长。Kakinuma 在肺癌筛查的 7294 例参与者基线中发现直径 ≤ 5mm 且随访时间 > 5 年的 NSN 439 个（中位随访时间 6 年），10% 的结节出现生长，其中 28 个结节仅表现为磨玻璃成分增加，17 个结节发展了实性成分，接受手术切除的 5 个结节经病理证实为 1 个 AAH、4 个 IAC。在全部经过手术病理证实的 NSN 长期随访队列中，出现生长的比例可高达 63%。

2. 非实性结节 vs. 部分实性结节 PSN 生长的概率高于 NSN。在同时纳入 PSN 和 NSN 的长期随访队列中，NSN 的生长概率为 15%～40%，PSN 为 24%～60%。当限制纳入结节初始实性成分 ≤ 5mm 时，NSN 和 PSN 的生长概率接近且均处于较低水平（18% vs. 24%）。实性成分 5mm 对于亚实性结节是一个分水岭，> 5mm 者生长概率明显高于 ≤ 5mm 者（73% vs. 39%），与其他研究不同的是，该研究中结节生长的标准为体积增加 29.5%。全部经过手术病理证实的亚实性结节的长期随访队列研究显示，无论是 NSN 还是 PSN，生长概率均处于最高水平，分别为 71% 和 88%。

3. 纵隔窗可显示的亚实性结节 NSN 和 PSN 的鉴别点在于磨玻璃密度结节内是否出现实性成分，但实性成分判断的可重复性检验一致性低。NELSON 进行了一项亚实性结节的实性成分存在与否的一致性研究，观察者为两名经过 2～3 年肺癌筛查训练的医生，观察者内及观察者间的一致性分别仅为 0.55 和 0.38。研究者提出通过纵隔窗对亚实性结节进行再分类，以获得较好的一致性。2016 年，Kakinuma 报道了一项前瞻性国际多中心亚实性结节自然病程的研究，共纳入 ≤ 30mm 的亚实性结节 1229 个，纯磨玻璃密度结节（pGGN）1045 个，内部存在实性成分但纵隔窗（窗宽 350HU，窗位 40HU）无法显示的不均匀磨玻璃密度结节（hGGN）81 个，内部实性成分可在纵隔窗显示的 PSN 102 个（图 5-3-6）。pGGN、hGGN 和 PSN 的 2 年生长概率估计分别为 2%、12% 和 17%，5 年生长概率估计分别为 14%、24% 和 48%。hGGN 发展为 PSN 的比例明显高于 pGGN（19.8% vs. 5.4%），且经历时间更短（2.1 年 vs. 3.8 年）。

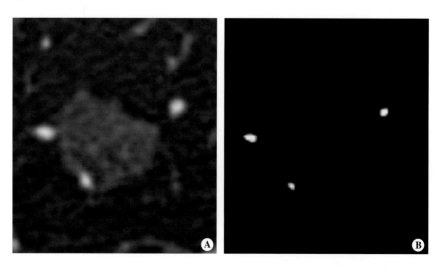

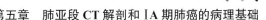
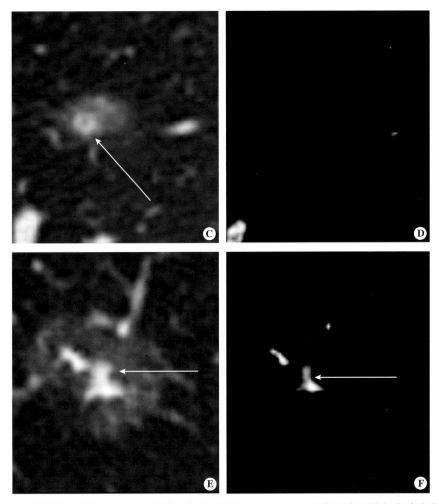

图 5-3-6 亚实性结节的分类。A、B. 纯磨玻璃密度结节（pGGN），肺窗观察由均匀磨玻璃密度构成，纵隔窗未能发现任何实性成分；C、D. 不均匀磨玻璃密度结节（hGGN），或磨玻璃伴实性成分，但仅在肺窗显示，纵隔窗无法显示；E、F. 部分实性结节，由磨玻璃密度和实性密度组成，肺窗和纵隔窗均能显示实性成分（白箭）

引自：Kakinuma R，Noguchi M，Ashizawa K，et al，2016. Natural history of pulmonary subsolid nodules：a prospective multicenter study. Thorac Oncol，11（7）：1012-1028

4. 随访稳定的亚实性结节 长期稳定的亚实性结节是否会再次出现生长？答案是肯定的。Cho 对于稳定 3 年的 453 个亚实性结节进行随访观察，发现生长概率为 3%，NSN 和 PSN 分别为 2.5% 和 26.7%，且生长的均为最大径＞ 5mm 的结节。2019 年，Lee 等报道了稳定 5 年且最大径≤ 30mm 的 208 个结节的观察结果，发现其生长概率为 13%，NSN 和 PSN 分别为 12% 和 17%，该队列以小结节为主，＜ 6mm 者占比 76%（159/208），出现生长的 27 个结节中，19 个（70%）基线小于 6mm。2020 年，Lee 等再次报道了稳定 5 年但最大径≥ 6mm 的 235 个亚实性结节的随访结果，发现仅 5 个

（2%）结节出现生长，其中 3 个 NSN、2 个 PSN，从检出结节到出现生长的时间间隔分别为 84 个月、97 个月、99 个月、107 个月和 146 个月，其中一个基线 8mm 的 NSN 增大后接受了手术切除，病理证实为浸润性腺癌。我们知道，结节生长概率与结节初始大小成正比，为何此两项研究中，生长概率呈现相反的表现呢？对于＜6mm 的结节，需要观察更长的时间才能显示生长（＞2mm），因此轻微增大但增大程度＜2mm 的结节在 5 年随访期中会被判定为稳定，这部分结节在 5 年后更容易达到生长标准而表现为生长；而＞6mm 的 SSN 大多数在随访 5 年内出现生长，如果没有出现，则说明它是极为惰性病灶，即使随访时间延长，也不容易观察到变化，因此≥6mm 的结节生长概率反而降低。

5. 多发亚实性结节　随着人们健康意识的增强，参与肺癌筛查者日益增多，尤其是 2020 年新型冠状病毒肺炎疫情以来，胸部 CT 检查量剧增，亚实性结节检出增多，而多发的比例可达 30%～42%。多发持续存在的 SSN 与单发者有着相同的病理特征。多项研究表明多发 SSN 与单发 SSN 的生长概率相近。Sato 对 78 个多发 SSN 和 109 个单发 SSN 的自然病程进行对比分析，发现大多数多发 SSN 在 36 个月内出现新的 SSN 生长，一个 SSN 进展后经常发生另一个 SSN 进展。

（二）亚实性结节的早期生长模式

亚实性结节的生长包括整体增大和内部密度增加两种形式，可同时发生，也可以仅表现为其中一种形式，只有整体增大时，方可计算 VDT；仅内部密度增加，整体大小可保持不变，无法计算 VDT，但可定量 MDT，MDT 比 VDT 更能反映早期的结节生长；内部密度增大到一定程度时，出现实性成分，成为 PSN。

研究者在亚实性结节的逐年连续观察中发现，部分结节会出现体积缩小而内部密度增加（图 5-3-7）。Kaneda 等对 32 例经手术病理证实的 SSN 进行观察，47%（12 例 NSN 和 3 例 PSN）出现缩小现象，同时或紧接着出现实性成分，Min 等观察到空泡征出现在体积缩小之前。病理上显示体积缩小伴随的密度增高区为肺泡塌陷、纤维化或肺泡严重缩小，这个变化反映了肺腺癌从 Noguchi A 型进展至 B 型（细支气管肺泡癌伴局灶肺泡结构塌陷）。Kaneda 的 15 例体积缩小病例中，11 例（73%）为乳头或腺泡为主的腺癌，仅 4 例（37%）为 AIS 或 MIA 或附壁生长为主的腺癌。因此，肿瘤缩小很可能提示其由非浸润性腺癌发展为浸润性腺癌，可将此时作为临床决策手术切除的时机。

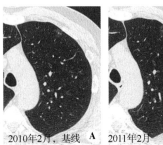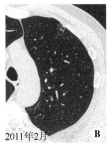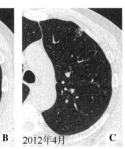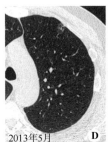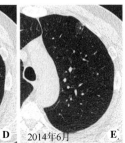

2010年2月，基线　A　　2011年2月　　B　　2012年4月　　C　　2013年5月　　D　　2014年6月　　E

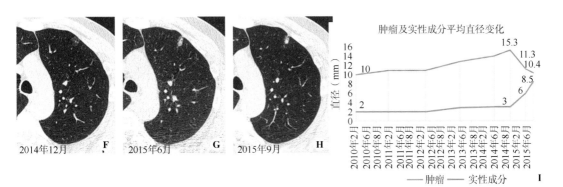

图 5-3-7 亚实性肺结节 5 年间整体直径和实性成分直径动态变化。女，65 岁，2010 年 2 月肺癌筛查发现左肺上叶亚实性结节，平均直径 10mm（实性成分 2mm），2015 年 6 月（随访 65 个月）体积缩小，实性成分增加，2015 年 10 月左肺上叶节段性肺叶切除，病理证实为 AIS，pT1aN0M0。A ～ H. 基线及复查轴位 CT 图像；I.肿瘤及实性成分平均直径变化（I-ELCAP 病理小组复核过病理诊断并提供图片）

（三）亚实性结节生长的风险因素

既往文献报告的亚实性结节生长相关的风险因素包括影像特征、人群特征及近年来发展起来的组学特征等（表 5-3-4）。

1. 影像特征 与 SSN 生长密切相关的定量特征包括直径、体积、质量、密度等，定性特征如实性成分也是 SSN 生长的预测因素。此外，影像特征如空泡征、空气支气管征及分叶征也有报道。多项研究报道直径 ≥ 10mm 是 SSN 生长的风险因素；而 Cho 等报道了直径 ≥ 8mm 为稳定 3 年后的 SSN 生长的风险因素；Lee 等分别探究 NSN 和 PSN 生长的风险因素，发现直径 ≥ 10mm 与 NSN 生长相关，而直径 ≥ 8mm 则与 PSN 生长相关。

许多学者探究了 CT 密度值与 SSN 生长的关系，有研究发现平均 CT 密度值 ≥ –670HU 预测 SSN 生长的 AUC、敏感度及特异度分别为 0.81、0.78 和 0.80。另一项研究发现，预测 NSN 生长时，取平均 CT 密度值 ≥ –677HU 可产生最大的敏感度及特异度。三维最大直径和 CT 密度值标准差亦可预测 NSN 生长，截断值分别为 10.2mm 和 50HU。Borghesi 等发现密度不均匀性可区分生长 NSN 和稳定 NSN，他们使用基于密度和灰度值的彩色三维表面模型，通过直方图展示，密度均匀者表面形态规则、无峰值，密度不均匀者相反。Bak 等随访观察 54 例经手术病理证实为腺癌的 NSN 发现，第 97.5 个百分位数 CT 值峰值越高，以及 CT 值第 2.5 ～ 97.5 个百分位数的斜率越陡峭，NSN 的生长速度越快，需要缩短随访时间间隔，以免延误诊断。Qi 等发现初始体积和质量可以预测 SSN 结节生长。

2. 组学特征 Sun 等探索了基于 CT 的定量组学特征和 SSN 生长的关系，发现均匀性（uniformity）与 NSN 生长有关（P=0.026），均匀性越低的结节生长越快，但未发现与 PSN 生长有关的特征。Borghesi 发现结节形状特征圆形度（circularity）和稳定性（solidity）与 PSN 生长呈强相关（$P < 0.001$）。影像组学特征与 SSN 生长的研究尚处于起步阶段，有待更大量的样本研究。

表 5-3-4　亚实性结节生长的定量评价及预测因素

第一作者/年份	结节类型（数量）	最初直径（mm）	层厚（mm）	X线剂量	结节生长定义	定量CT特征采集方法	预测生长的定量CT特征	预测生长的其他特征
Hiramatsu/2008	NSN（95）PSN（30）	中位 8.3（3～17）	1.25；2	SD	DSE	直接测量	直径＞10mm	肺癌史
Lee/2013	NSN（143）PSN（32）	平均 7.8±4.4（2.5～31.0）	1；3	SD	D	直接测量	直径≥10mm	年龄≥65 岁 实性成分
Matusguma/2013	NSN（98）PSN（76）	范围 4～20	0.5；1	LD/SD	DSE	直接测量	直径＞10mm	肺癌史 *
Kobayashi/2014	NSN（91）PSN（29）	中位 9（4～24）	2；5	NA	D	直接测量	直径＞10mm	吸烟史
Lee/2016	NSN（136）PSN（77）	NSN 平均 9（5～14）PSN 平均 9（5～15）	≤1.25	LD/SD	DSE	直接测量	SSN 直径 NSN 直径≥10mm PSN 直径≥8mm	肺癌史 实性成分
Cho/2016	NSN（438）PSN（15）	中位 5（2～31）	1～3	LD/SD	DSE	直接测量	直径≥8mm	年龄≥65 岁 肺癌史 实性成分 支气管征
Tamura2014	NSN（63）	平均 11.4±4.2	2.0	SD	DE	直接测量	平均 CT 密度	肺癌史
Eguchi/2014	SSN（124）	平均 7.4±2.8	1.25	32LD，92SD	DE	直径直接测量，密度人工 ROI 分割后自动提取	平均 CT 密度	吸烟史
Bak/2016	NSN（54）	平均 11.7±5.4	2.0～2.5	SD	DE	人工 ROI 分割后自动提取	97.5%CT 密度值；CT 密度斜率 2.5%～97.5%	未发现
Sun/2019	NSN（42）PSN（47）	14.3	1.25	LD	体积增加≥20%	人工 ROI 分割最大层面提取纹理特征	均匀性	NA

续表

第一作者/ 年份	结节类型 （数量）	最初直径 （mm）	层厚 （mm）	X 线剂量	结节生长定义	定量 CT 特征采集方法	预测生长的定量 CT 特征	预测生长的其他 特征
Shi/2019	NSN（101）	8.9 ± 2.6（S） 14.3 ± 3.6（G）	1.0	SD	DE，体积或质量增加 ≥ 30%	半自动 ROI 分割后自动 提取	3D 最大径； CT 密度标准差	未发现
Qi/2019	NSN（110）	平均 8.7 ± 3.2	1.0～1.25	LD/SD	E，体积增加≥ 20%	全自动软件 Dr. Wise 系统	直径，体积，质量	分叶征
Qi/2020	NSN（66） PSN（24） 新发（5）	平均 9.7 ± 4.2	1.0～1.25	LD/SD	E，体积增加≥ 20%	全自动软件 Dr. Wise 系统	最初体积	未发现

注：NSN. 非实性结节；PSN. 部分实性结节；NA. 无法获得；S. 稳定；G. 生长；SD. 标准剂量；LD. 低剂量；E. 出现实性成分；DE. 直径增加≥ 2mm 或出现实性成分；DSE. 直径或实性成分增加≥ 2mm，或出现实性成分；VDT. 体积倍增时间；MDT. 质量倍增时间；ROI. 感兴趣区。

* 非实性结节生长的预测因素。

3. 人群特征 年龄≥65 岁、吸烟史、既往肺癌史、随访时长等均曾被报道与 SSN 生长相关。

（四）长期随访的亚实性结节病理及分期

既往文献报道所切除的长期随访结节中，生长 vs. 稳定的比例约为 76% vs. 24%。长期随访增大或稳定的亚实性结节病理上绝大多数为腺癌或癌前病变，仅一项研究报道了 1 例其他病理类型肺癌——多形性腺癌，偶尔为良性病变，如机化性肺炎、局灶纤维化或炎症（发生率小于 2%）。文献报道，约 95% 切除的长期随访的 SSN 为病理 IA 期肺腺癌；个别研究报道了少数 IB 期（胸膜侵犯）、Ⅱ 期、Ⅲ A 期（对侧淋巴结转移）及Ⅳ期的病例。台湾学者 Tang 等的研究中，Ⅱ 期以上患者占 17.8%（Ⅱ 期 5 例，Ⅳ 期 6 例），该研究人群为非筛查者，随访时间长达 14 年，存在非常高的手术切除率（48.4%，62/128），远高于长期随访 SSN 的平均切除率（12.5%，范围 1.1% ～ 48.4%）；这些因素都与该研究队列的分期相对较晚有关。

（五）长期随访的亚实性结节生长的结局

尽管大量肺结节自然病程的研究采用整体病灶或实性成分≥2mm 作为生长的标准，但是轻微的生长并不意味着进展为浸润性病变，也不必采取手术干预，特别是 NSN。生长是否产生了临床分期的改变更值得关注。根据 AJCC 第 8 版肺癌 TNM 分期系统，临床分期的改变定义为临床 T 分期的变化。实性成分决定临床 T 分期，传统上用肺窗观察。Tis（原位癌）的 CT 表现为 6 ～ 30mm 的 NSN；T1mi（微浸润癌）的 CT 表现为实性成分≤5mm 的 PSN；T1a 的 CT 表现为实性成分 6 ～ 10mm 的 PSN。目前绝大部分研究仅关注了是否发生生长，而关注生长是否影响临床分期的研究很少。2019 年，台湾学者 Tang 等从一个崭新的视角报道了 SSN 的长期随访结果，研究者把生长分成 3 个类别。①真性生长（true SSN growth）：整体直径或实性成分增加≥2mm，或新发实性成分；②明显生长（substantial SSN growth）：整体直径或实性成分增加≥5mm；③分期改变（stage shift）：引起 T 或 TNM 分期改变的生长（根据第 7 版肺癌 TNM 分期系统）。3 个类别的结节数量分别为 60 个、50 个和 10 个。3 个类别的 NSN 中位进展时间分别为 7 年、9 年和 12 年，而 PSN 中位进展时间分别为 3 年、3 年和 9 年。研究发现病理浸润程度与明显生长最为相关，基于上述证据，研究者认为 SSN 刚刚达到明显生长时间点，可能是手术切除最佳时机，可避免过度治疗，同时这个时期尚未发展至进展期肺癌，也避免了延误治疗。2020 年，Lee 等也报道了出现生长的 5 个结节的临床分期改变，1 个 NSN 出现实性成分，临床分期从 Tis 变为 T1mi，2 个 PSN 实性成分增大至 6 ～ 10mm，临床分期从 T1mi 变为 T1a，其余两个 NSN 临床分期不变，由于临床分期改变并不显著，仅 1 名患者意愿强烈而接受了手术治疗，其余 4 名仍在继续随访。

（六）亚实性结节的管理

1. 随访间隔 不同研究提出不同的随访建议。I-ELCAP 在前瞻性肺癌筛查队列中检出 2392 个（4.2%）基线 NSN 和 485 个（0.7%）年度 NSN，中位随访 25 个月后 22 个出现实性成分，手术切除 84 个结节（基线 73，年度 11）均为 I 期肺癌，术后中位随访 78 个月，肿瘤特异生存率为 100%；基于上述结果，作者认为对于任意大小的 NSN，每年 1 次随访间隔都是安全的。Tang 等基于其研究结果，提出对 PSN 进行 3 年随访，随访间隔 3 ～ 6 个月；对 NSN 进行 7 ～ 9 年的随访，随访间隔 1 ～ 2 年；当出现生长时进行组织活检或手术切除。Kakinuma 等的研究结果显示，MIA 和 IAC 的纵隔窗实性成分平均最大直径分别为 3.3mm 和 5.5mm，从 pGGN、hGGN 和 PSN 发展至实性成分（3.3mm）的最短时间间隔分别为 1.8 年、2.5 年和 6 个月；因此研究者建议对 PSN 每 6 个月进行 1 次随访，对 pGGN 或 hGGN 每 1 ～ 2 年进行随访，避免过度诊断及过度治疗。

2. 随访年限　对于稳定亚实性结节的随访年限，不同组织给出了不同的建议。一般来说，亚实性结节生长通常发生在随访最初 3 ～ 4 年内。因此，Fleischner 学会建议随访 5 年，英国胸外科协会（BTS）建议随访 4 年，*CHEST* 建议随访 3 年。但是，稳定 5 年的 SSN 也会出现 13% 的生长概率，尤其是 < 6mm 的 SSN。当今社会人类预期寿命显著提高，因此我们有必要对 SSN 进行长期随访，特别是存在既往肺癌史、空泡征、实性成分等高危因素者。基于上述考虑，美国 NCCN 及 ACR 的随访建议不设具体年限，而是直到预期寿命无法从筛查中获益。

（七）关于自然病程与随访的思考

随着胸部 CT 可检出越来越多的肺结节，科学随访策略也越来越迫切。影像科经常遇到因为数毫米的结节而短期（1 ～ 3 个月）复查的患者，研究发现我国胸部 CT 过度使用率约为 37.2%。大量不必要的检查极大地影响了正常医疗秩序，增加了无谓的 X 线辐射，加重了医疗负荷，造成了医疗资源的过度使用及浪费。面对肺结节，我们需要思考：为什么要随访结节？最合适的随访间隔是多久？何时是最合适的手术时机？什么时候终止随访？

随访的目的是观察结节的变化，通过变化去判断良恶性，推测结节的发展，确定下一次安全的随访间隔。一般来说，炎症短期吸收，肿瘤持续存在。因此，首次发现结节后的短期随访（1 ～ 3 个月）有助于诊断良恶性，减少不必要的手术。但是并非所有病灶都需要短期随访，短期随访的目的是通过预期变化来判断良恶性，降低手术良性病灶切除率，如果无法达到这个目的，那么短期随访将失去其作用，甚至引起误判。如小于 6mm 的实性肺癌，短期随访往往不能敏感发现其变化，且容易形成缩小或不变的印象而造成误判。尽管计算机获取的 VDT 或 MDT 可以帮助早期发现结节变化，但是结节越小，测量误差越大，且大多数情况下我们仍需要通过人工判断，随访间隔过短时测量误差的影响将干扰对结节生长的判断，需尽量避免。基于结节大小及成分，考虑测量误差影响，I-ELCAP 基线结节管理指南建议：< 6mm，1 年随访；6 ～ 15mm，3 个月随访；≥ 15mm，1 个月随访。

结节生长到什么程度应该手术切除是一个存在广泛争议的话题。外科医生、内科医生和影像科医生通常持不同的观点。一般来说，影像科医生倾向参照国外的指南；外科及内科医生倾向参照中国行业做法。孰对孰错，没有定论。那么手术切除的时机是很可能恶性？还是很可能有浸润性（实质、脉管浸润）？还是很可能有转移（胸膜侵犯、淋巴结及远处转移）？

我们从腺癌家族说起，该家族成员 AAH、AIS、MIA、附壁生长为主的 IAC 到非附壁生长为主的 IAC，是一个逐步演变的过程，影像上始于单纯磨玻璃密度，之后实性成分的比例逐渐增多，尽管不同病理类型与影像征象之间存在重叠，但我们仍可以根据影像去判断病灶浸润性。研究表明，CT 中实性成分的大小和病理浸润部分的大小是 SSN 的预后因素，而不是整个病灶大小。2015 年，I-ELCAP 对于 NSN 的长期随访分析发现，任意大小 NSN 表现的肺癌的肿瘤特异生存率为 100%，因此每年 1 次的随访间隔对任意大小的 NSN 都是安全的。2019 年，I-ELCAP 的临床ⅠA 期肺癌预后研究进一步表明，CT 病灶大小和成分对预后的影响大于脏胸膜侵犯（PAI）和淋巴管血管侵犯（VPI），亚实性结节的 10 年肺癌特异生存率明显高于实性结节（99.1% vs. 91.3%，P=0.0009），实性结节的死亡风险比亚实性结节高 10 倍（HR=10.06；95% CI：1.35 ～ 75.30）。基于上述研究，我们有理由相信，NSN 表现的肺癌（无论病理类型）均可以安全随访。需要特别说明的是，I-ELCAP 采用 NSN 的传统定义，即肺窗上不掩盖血管成分的局灶密度增高，包括了密度均匀和不均匀的 NSN。

对于 PSN，实性成分直径 5mm 是一个分水岭，＞ 5mm 者生长概率明显高于≤ 5mm 者（73% vs. 39%）。实性成分直径 5mm 可以近似地认为是 MIA 与 IAC 的分界点。

尽管 SSN（尤其是 NSN）存在非常惰性的自然病程，但是肺癌倾向发生于非吸烟、亚裔中年女性的特点仍然让直面患者的临床一线医生决策艰难，因为很难相信所有亚实性结节均一直保持低侵袭性而在漫长的未来岁月中不进展为有临床症状的肺癌。知己知彼，百战不殆。只有充分了解肿瘤的生长特征，结合患者实际情况，才能制订出更有利于患者的临床决策。

（李坤炜　David Yankelevitz）

参 考 文 献

刘树伟，王怀经，柳澄，等，2004. 右肺门支气管和血管在横断面上的配布特点. 中国临床解剖学杂志，22（5）：457-462.

刘树伟，王怀经，柳澄，等，2004.肺段的冠状断层解剖：断层标本与多层螺旋 CT 图像对照研究. 中国临床解剖学杂志，22（5）：463-468.

刘树伟，王怀经，柳澄，等，2006. 左肺门支气管和血管在横断面上的配布特点. 中国临床解剖学杂志，（4）：351-354, 358.

马希涛，马芸，王思勤，1997，肺段支气管变异 270 例分析. 中国实用内科杂志，（10）：22.

王云钊，刘玉清 .1959. 支气管分枝的正常解剖及其变异 左肺上叶的研究. 中华放射学杂志，7（1）：1-9.

王云钊，刘玉清，张益瑛，等，1958. 支气管分枝的正常解剖及其变异 右肺上叶的研究. 中华医学杂志，44（8）：825.

张杰，2016. 早期肺腺癌病理诊断若干问题. 中华病理学杂志，45（9）：593-597.

张杰，2021. 肺肿瘤诊断病理学若干问题的认识和思考. 中华病理学杂志，50（5）：431-436.

张杰，邵晋晨，朱蕾，2015. 2015 版 WHO 肺肿瘤分类解读. 中华病理学杂志，44（9）：619-624.

Aoki T，2018. Predicting factors of ground-glass lung nodule for growth. J Thoracic Dis, 10（Suppl 33）：S3927-S3929.

Bak SH，Lee HY，Kim JH，et al，2016. Quantitative CT scanning analysis of pure ground-glass opacity nodules predicts further CT scanning change. Chest, 149（1）：180-191.

Borghesi A，Farina D，Michelini S，et al，2016. Pulmonary adenocarcinomas presenting as ground-glass opacities on multidetector CT：three-dimensional computer-assisted analysis of growth pattern and doubling time. Diagn Interv Radiol，22（6）：525-533.

Borghesi A，Michelini S，Bertagna F，et al，2018. Hilly or mountainous surface：a new CT feature to predict the behavior of pure ground glass nodules? Eur J Radiol Open，5：177-182.

Borghesi A，Michelini S，Golemi S，et al，2020. What's new on quantitative CT analysis as a tool to predict growth in persistent pulmonary subsolid nodules? a literature review. Diagnostics（Basel），10（2）：55.

Chang B，Hwang JH，Choi YH，et al，2013. Natural history of pure ground-glass opacity lung nodules detected by low-dose CT scan. Chest，143（1）：172-178.

Cho J，Kim ES，Kim SJ，et al，2016. Long-term follow-up of small pulmonary ground-glass nodules stable for 3 years：implications of the proper follow-up period and risk factors for subsequent growth. J Thorac Oncol，11（9）：1453-1459.

de Hoop B，Gietema H，van de Vorst S，et al，2010. Pulmonary ground-glass nodules：increase in mass as an early indicator of growth. Radiology，255（1）：199-206.

Detterbeck FC，Boffa DJ，Kim AW，et al，2017. The eighth edition lung cancer stage classification. Chest，151（1）：193-203.

Detterbeck FC，Gibson CJ，2008. Turning gray：the natural history of lung cancer over time. J Thorac Oncol，3（7）：781-792.

Devaraj A，van Ginneken B，Nair A，et al，2017. Use of volumetry for lung nodule management：theory and practice. Radiology，284（3）：630-644.

Eguchi T，Kondo R，Kawakami S，et al，2014. Computed tomography attenuation predicts the growth of pure ground-glass nodules. Lung Cancer，84（3）：242-247.

Goldstraw P，Chansky K，Crowley J，et al，2016. The IASLC lung cancer staging project：proposals for revision of the TNM stage groupings in the forthcoming（Eighth）edition of the TNM classification for lung cancer. J Thorac Oncol，11（1）：39-51.

Guo R，Zhang Y，Ma ZL，et al，2021. Overuse of follow-up chest computed tomography in patients with incidentally identified nodules suspicious for lung cancer. J Cancer Res Clin Oncol，DOI：10-1007/SOO432-021-03692-6.

Henschke CI，Yankelevitz DF，Mirtcheva R，et al，2002. CT screening for lung cancer：frequency and significance of part-solid and nonsolid nodules.Am J Roentgenol，178（5）：1053-1057.

Henschke CI，Yankelevitz DF，Yip R，et al，2012. Lung cancers diagnosed at annual CT screening：volume doubling times. Radiology，263（2）：578-583.

Heuvelmans MA，Oudkerk M，de Bock GH，et al，2013. Optimisation of volume-doubling time cutoff for fast-growing lung nodules in CT lung cancer screening reduces false-positive referrals. Eur Radiol，23（7）：1836-1845.

Hiramatsu M，Inagaki T，Inagaki T，et al，2008. Pulmonary ground-glass opacity（GGO）lesions-large size and a history of lung cancer are risk factors for growth. J Thorac Oncol，3（11）：1245-1250.

Kadota K，Nitadori JI，Sima CS，et al，2015. Tumor spread through airspaces is an important pattern of invasion and impacts the frequency and lacation of recurrences following limited resection for small stage I lung adenocarcinomas. J Thorac Oncol，10（5）：806-814.

Kakinuma R，Muramatsu Y，Kusumoto M，et al，2015. Solitary pure ground-glass nodules 5mm or smaller：frequency of growth. Radiology，276（3）：873-882.

Kakinuma R，Noguchi M，Ashizawa K，et al，2016. Natural history of pulmonary subsolid nodules：a prospective multicenter study. J Thorac Oncol，11（7）：1012-1028.

Kaneda H，Nakano T，Taniguchi Y，et al. 2014. A decrease in the size of ground glass nodules may indicate the optimal timing for curative surgery. Lung Cancer，85（2）：213-217.

Kim H，Goo JM，Park CM，2018. Evaluation of T categories for pure ground-glass nodules with semi-automatic volumetry：is mass a better predictor of invasive part size than other volumetric parameters? Eur Radiol，28（10）：4288-4295.

Kim H，Park CM，Jeon S，et al. 2018. Validation of prediction models for risk stratification of incidentally detected pulmonary subsolid nodules：a retrospective cohort study in a Korean tertiary medical centre. BMJ Open，8（5）：e019996.

Kim H，Park CM，Song YS，et al，2016. Measurement variability of persistent pulmonary subsolid nodules on same-day repeat CT：what is the threshold to determine true nodule growth during follow-up? PLoS One，11（2）：e0148853.

Kim H，Park CM，Woo S，et al，2013. Pure and part-solid pulmonary ground-glass nodules：measurement variability of volume and mass in nodules with a solid portion less than or equal to 5mm. Radiology，269（2）：585-593.

Kim HS，Lee HJ，Jeon JH，et al，2013. Natural history of ground-glass nodules detected on the chest computed tomography scan after major lung resection. Ann Thorac Surg，96（6）：1952-1957.

Kobayashi Y，Fukui T，Ito S，et al，2013. How long should small lung lesions of ground-glass opacity be followed? J Thorac Oncol，8（3）：309-314.

Kobayashi Y，Mitsudomi T，2019. Ground glass nodules with 5 years' stability can grow after 10-year follow-up：do genetic features determine the fate? Transl Lung Cancer Res，8（Suppl 4）：S425-S427.

Kobayashi Y，Sakao Y，Deshpande GA，et al，2014. The association between baseline clinical-radiological characteristics and growth of pulmonary nodules with ground-glass opacity. Lung Cancer，83（1）：61-66.

Lee HW，Jin KN，Lee JK，et al，2019. Long-term follow-up of ground-glass nodules after 5 years of stability. J Thorac Oncol，14（8）：1370-1377.

Lee JH，Lim WH，Hong JH，et al，2020. Growth and clinical impact of 6-mm or larger subsolid nodules after 5 years of stability at chest CT. Radiology，295（2）：448-455.

Lee JH，Park CM，Kim H，et al，2017. Persistent part-solid nodules with solid part of 5mm or smaller：Can the 'follow-up and surgical resection after interval growth' policy have a negative effect on patient prognosis? Eur Radiol，27（1）：195-202.

Lee JH，Park CM，Lee SM，et al，2016. Persistent pulmonary subsolid nodules with solid portions of 5mm or smaller：their natural course and predictors of interval growth. Eur Radiol，26（6）：1529-1537.

Lee KS，Bae WK，Lee BH，et al，1991. Bronchovascular anatomy of the upper lobes：evaluation with thin-section CT. Radiology，181（3）：765-772.

Lee SW，Leem CS，Kim TJ，et al，2013. The long-term course of ground-glass opacities detected on thin-section computed tomography. Respir Med，107（6）：904-910.

Li JX，Xia TT，Yang XG，et al，2018. Malignant solitary pulmonary nodules：assessment of mass growth rate and doubling time at follow-up CT. J Thorac Dis，10（Suppl 7）：S797-S806.

Lim HJ，Ahn S，Lee KS，et al，2013. Persistent pure ground-glass opacity lung nodules ≥ 10mm in diameter at CT scan：histopathologic comparisons and prognostic implications. Chest，144（4）：1291-1299.

Lindell RM，Hartman TE，Swensen SJ，et al，2007. Five-year lung cancer screening experience：CT appearance，growth rate，location，and histologic features of 61 lung cancers. Radiology，242（2）：555-562.

Lindell RM，Hartman TE，Swensen SJ，et al，2009. 5-year lung cancer screening experience：growth curves of 18 lung cancers compared to histologic type，CT attenuation，stage，survival，and size. Chest，136（6）：1586-1595.

Marten K，Engelke C，2007. Computer-aided detection and automated CT volumetry of pulmonary nodules. Eur Radiol，17（4）：888-901.

Matsuguma H，Mori K，Nakahara R，et al，2013. Characteristics of subsolid pulmonary nodules showing growth during follow-up with CT scanning. Chest，143（2）：436-443.

Min JH，Lee HY，Lee KS，et al，2010. Stepwise evolution from a focal pure pulmonary ground-glass opacity nodule into an invasive lung adenocarcinoma：an observation for more than 10 years. Lung Cancer，69（1）：123-126.

Moreira AL，Ocampo PSS，Xia YH，et al，2020. A grading system for invasive pulmonary adenocarcinoma：a proposal from the International Association for the Study of Lung Cancer Pathology Committee. J Thorac Oncol，15（10）：1599-1610.

Naidich DP，Terry PB，Stitik FP，et al，1980. Computed tomography of the bronchi：normal anatomy. J Comput Assist Tomogr，4（6）：746-753.

Naidich DP，Zinn WL，Ettenger NA，et al，1988. Basilar segmental bronchi：thin-section CT evaluation. Radiology，169（1）：11-16.

Oda S，Awai K，Murao K，et al，2010. Computer-aided volumetry of pulmonary nodules exhibiting ground-glass opacity at MDCT. Am J Roentgenol，194（2）：398-406.

Oda S，Awai K，Murao K，et al，2011. Volume-doubling time of pulmonary nodules with ground glass opacity at multidetector CT：Assessment with computer-aided three-dimensional volumetry. Acad Radiol，18（1）：63-69.

Qi LL，Wang JW，Yang L，et al，2021. Natural history of pathologically confirmed pulmonary subsolid nodules with deep learn-ing-assisted nodule segmentation. Eur Radiol，31（6）：3884-3897.

Qi LL，Wu BT，Tang W，et al，2020. Long-term follow-up of persistent pulmonary pure ground-glass nodules with deep learn-ing-assisted nodule segmentation. Eur Radiol，30（2）：744-755.

Sato Y，Fujimoto D，Morimoto T，et al，2017. Natural history and clinical characteristics of multiple pulmonary nodules with ground glass opacity. Respirology，22（8）：1615-1621.

Shi Z，Deng JJ，She YL，et al，2019. Quantitative features can predict further growth of persistent pure ground-glass nodule. Quant Imaging Med Surg，9（2）：283-291.

Sihoe ADL，Petersen RH，Cardillo G，2018. Multiple pulmonary ground glass opacities：is it time for new guidelines? J Thorac Dis，10（11）：5970-5973.

Song YS，Park CM，Park SJ，et al，2014. Volume and mass doubling times of persistent pulmonary subsolid nodules detected in patients without known malignancy. Radiology，273（1）：276-284.

Sun Q，Huang Y，Wang J，et al，2019. Applying CT texture analysis to determine the prognostic value of subsolid nodules detected during low-dose CT screening. Clin Radiol，74（1）：59-66.

Tamura M，Shimizu Y，Yamamoto T，et al，2014. Predictive value of one-dimensional mean computed tomography value of ground-glass opacity on high-resolution images for the possibility of future change. J Thorac Oncol，9（4）：469-472.

Tang EK，Chen CS，Wu CC，et al，2019. Natural history of persistent pulmonary subsolid nodules：long-term observation of different interval growth. Heart Lung Circ，28（11）：1747-1754.

Travis WD，Brambila E，Muller-HeriticLink HK，et al，2004. World Health Organization Classification of tumours. Pathology and genetics of tumour of the lung，pleura，thymus and heart. Lyon：IARC press，125-144.

Travis WD，Brambila E，Nicholson AG，et al，2015. The 2015 World Health Organization Classification of tumours：impact of genetic，clinical and radiologic advances since the 2004 classification. J Thorac Oncol，10（9）：1243-1260.

Travis WD，Brambila E，Noguchi M，et al，2013. Diagnosis of lung cancer in small biopsies and cytology：implications of the 2011 International Association for the Study of Lung Cancer/American Thoracic Society/European Respiratory Society classififcation. Arch Pathol Lab Med，137（5）：668-684.

Travis WD，Brambilla E，Noguchi M，et al，2011. International Association for the Study of Lung Cancer/American Thoracic Society/European Respiratory Society International Multidisciplinary classification of lung adenocarcinoma. J Thoracic Oncol，6（2）：244-285.

van Riel SJ，Sánchez CI，Bankier AA，et al，2015. Observer variability for classification of pulmonary nodules on low-dose CT images and its effect on nodule management. Radiology，277（3）：863-871.

Westcott PM，Halliwill KD，To MD，et al，2015. The mutational of genetic and chemical models of Kras-driven lung cancer. Nature，517（7535）：489-492.

WHO Classification of Tumours Editorial Board，2021. WHO classification of tumours. Thoracic tumours. 5th ed. Lyon：IARC Press.

Yankelevitz DF，Yip R，Smith JP，et al，2015. CT screening for lung cancer：nonsolid nodules in baseline and annual repeat rounds. Radiology，277（2）：555-564.

Yip R，Ma T，Flores RM，et al，2019. Survival with parenchymal and pleural invasion of non-small cell lung cancers less than 30mm. J Thorac Oncol，14（5）：890-902.

Yoon HY，Bae JY，Kim Y，et al，2019. Risk factors associated with an increase in the size of ground-glass lung nodules on chest computed tomography. Thorac Cancer，10（7）：1544-1551.

Zhang J，Wu J，Tan Q，et al，2013. Why do pathological stage IA lung adenocarcinomas vary from prognosis? J Thorac Oncol，8（9）：1196-1202.

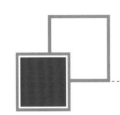

第六章 肺结节及肺癌多学科团队诊疗

第一节 肺结节及肺癌多学科团队诊疗的概念与作用

肺结节及肺癌多学科团队（multiple disciplinary team，MDT）协作诊疗模式，即由两名或两名以上多学科专家以患者为中心，围绕肺结节及肺癌病例定时定期定点召开讨论会议，在综合各学科意见的基础上制订最适宜的诊疗决策，并对患者进行规律的随访和管理的治疗模式。完整规范的MDT小组有支持团队和核心团队，前者包括临床护士、科研人员、心理治疗师、营养师等，后者包含肿瘤科、呼吸科、胸外科、病理科、影像科等相关核心科室专家，部分MDT小组也包括患者、家属及志愿者等。

在MDT诊疗模式下，多名学科专家可以在第一时间综合分析患者病情，确保能综合所有的信息资料，制定最合理的诊疗方案，从而避免误诊，提高医疗效率和医疗质量，尽量减少重复检查、过度治疗、非恰当治疗，或避免错过最佳治疗时机。最关键的是该诊疗模式以患者为中心，考虑到患者整体和长期生存，延长患者生存期并提高生活质量，而不是只为治病；还可减少等待时间，缩短治疗时间，提升医院周转效率。MDT提供的是一个最新的整合诊断治疗方案，让患者和家属对方案比较清楚。传统专家会诊相比MDT，没有标准化的团队结构与科学的医疗指南，具有随机性、临时性的特点（图6-1-1）。

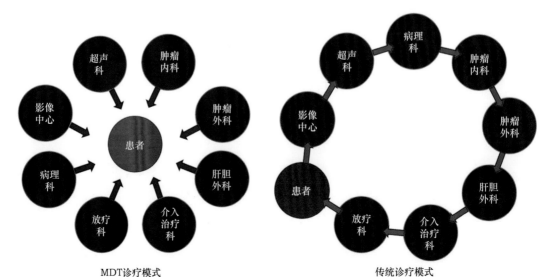

图 6-1-1　MDT 诊疗模式与传统诊疗模式的区别

我国卫生健康委员会决定于 2018 ～ 2020 年在全国范围内开展肿瘤 MDT 试点工作，以期以点带面，逐步在全国推广 MDT 诊疗模式。试点医院重点要将个体化医学、精准医学、快速康复理念融入肺结节及肺癌的诊疗，通过建立 MDT 标准化操作流程，加强对医务人员和患者的宣教。

第二节　美国国家癌症综合网络肺癌最新指南中关于肺癌多学科团队的内容

基于肺癌诊断和治疗的复杂性，美国国家癌症综合网络（National Comprehensive Cancer Network，NCCN）2021 V1 指南给出明确的推荐意见：在肺癌患者从诊断到治疗的全病程管理中，以 MDT 诊疗模式为中心，结合最佳的循证证据和个体数据，能为肺癌患者提供最优的治疗方案，从而提高肺癌患者治疗获益、降低并发症和疾病进展风险。

一、可疑肺癌结节的诊疗与随访方案需由肺癌多学科团队制订

对于任何由 CT 偶然发现或 CT 筛查发现的怀疑癌症的肺结节，建议由 MDT（胸部影像科、胸外科、呼吸科、肿瘤科等专家）进行风险评估，结合患者因素与影像学因素（图 6-2-1）给出最恰当的诊断与治疗或随访方案。特别是现在对于肺结节的诊断、治疗甚至随访存在多种国际和国内指南，有许多不统一甚至矛盾之处。如果同一单位不同的医生意见不一，患者将无所适从。建议各个医疗单位均应成立 MDT 团队，达成本单位统一执行的标准，并定期修改和更新。

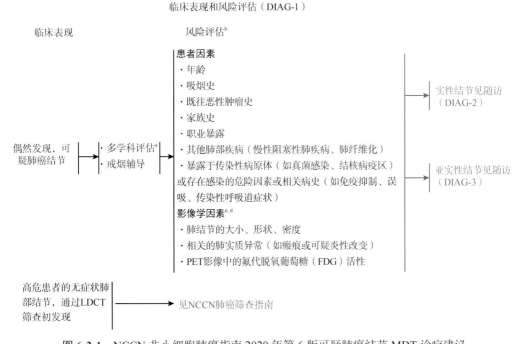

图 6-2-1　NCCN 非小细胞肺癌指南 2020 年第 6 版可疑肺癌结节 MDT 诊疗建议

a. 包括胸外科医生、胸部影像医生和胸科医生在内的多学科评估，以确定癌症诊断的可能性和最佳诊断或随访策略；b. 风险评估可用于对患者个体和影像学风险进行量化，但不能取代在肺癌诊断方面有丰富经验的多学科诊断小组的评估；c，d. 参见诊断评估原则（DIAG-A1，1/3）

二、肺癌患者进行手术治疗前，原则上要求进行肺癌多学科团队讨论

NCCN 肺癌最新指南中肺癌手术治疗原则部分关于 MDT 诊疗的描述如下：胸外科医生应积极参与肺癌患者手术前的 MDT 讨论和会议。其意义在于：帮助进一步明确疾病的性质，讨论手术的适应证与必要性，避免或最大限度地减少因无意义良性病变或生物学行为良性病变行不必要的手术（图 6-2-2）；进一步确定结节的数量，发现可以一次手术处理的其他有手术意义的病变；进一步明确解剖定位，并发现叶裂或肺动静脉等解剖变异，或重要的毗邻关系，以减少手术的风险和并发症（图 6-2-3）；还可以更准确地分期，为已经进入中晚期的肺癌找到更合理的治疗方案。

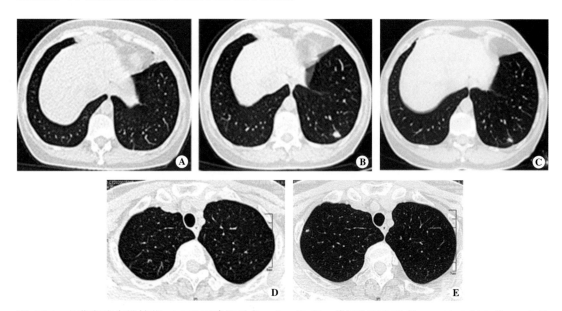

图 6-2-2 短期新发实性结节，MDT 不建议手术。女，53 岁，其母为肺癌患者。A. 2019 年 2 月 CT 未见明显异常；B. 2020 年 5 月 CT 示新发左下肺后基底段实性结节 8mm，准备手术，术前 MDT 讨论认为如此短时间新发实性结节，恶性可能性不大，建议 1 个月后 CT 复查；C. 2020 年 6 月 CT 复查该结节明显缩小；D. 2020 年 5 月 CT 示右上肺未见异常；E. 2020 年 6 月 CT 示新发右上肺实性微小结节。尽管该病例未被最终诊断，但术前 MDT 避免了不必要的手术

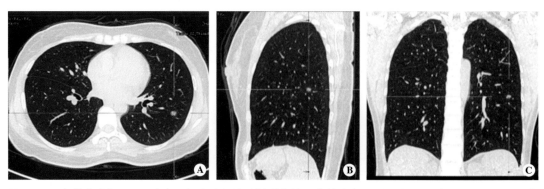

图 6-2-3 术前未进行 MDT 讨论，忽略了左肺无斜裂变异，术前准备不足。女，34 岁。A. CT 示左肺实性结节，高度可疑肺癌；B. CT 矢状位；C. CT 冠状位，影像科报告左侧斜裂发育不良，呈单叶肺。术前未进行 MDT 讨论，外科术中探查未见斜裂，艰难中摸索行节段切除，病理诊断为腺癌

三、可疑肺癌患者是否进行组织学活检及最佳诊断步骤，需进行肺癌多学科团队讨论

（1）原则上患者在进行任何非手术治疗之前，都需要进行肺癌的组织学检查（图6-2-4），同时建议进行多学科评估，至少包括介入放射科、胸外科和介入胸科医生，以确定最安全和最有效的方法，或者提供共识。

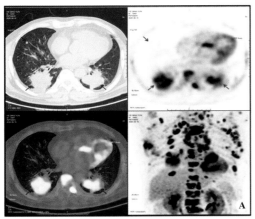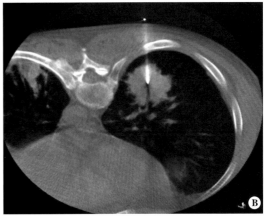

图6-2-4 肺癌晚期，MDT建议肺部穿刺活检。男，49岁。A. PET/CT见双肺肿块并广泛淋巴结转移可能（红箭）；B. MDT讨论建议CT引导下定位穿刺右肺下叶肿物，病理提示肺腺癌，*EGFR*突变。下一步行内科靶向治疗

（2）基于风险因素和影像学表现高度怀疑Ⅰ期或Ⅱ期肺癌者，在手术前不需要活检，主要依据和原则要点如下：①术前穿刺活检增加时间、费用和程序风险，对治疗决策无影响（图6-2-5）；②如果强烈怀疑不是肺癌，术前活检可能是合适的；③如果术中诊断困难大或风险高，术前活检可能是合适的；④如术前无组织诊断，在肺叶切除术、双肺叶切除术或全肺切除术之前，术中诊断（如楔形切除、针吸活检）是必要的。

（3）肺癌的最佳诊断步骤应由MDT诊疗综合评估：关于疑似Ⅰ期至Ⅲ期肺癌的最佳诊断步骤，应由胸部影像科医生、介入放射科和胸外科医生综合评估做出。MDT还应包括具备先进支气管镜诊断技术专业知识的胸科医生（图6-2-6）。胸部病灶的活检，无论是中央还是外周，原则上靠近大小气道时，只要现代纤维支气管镜技术条件能够达到的，应尽量选择

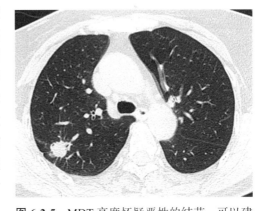

图6-2-5 MDT高度怀疑恶性的结节，可以建议外科切除活检及治疗，而不必行术前穿刺活检。女，62岁，CT见右上肺实性结节，有典型分叶和毛刺征，提示肺癌。MDT讨论直接行电视胸腔镜外科手术。楔形切除肺组织一块，大小9cm×3.6cm×2.8cm，近胸膜肺组织内见一肿物，大小2cm×2cm×1.5cm，呈灰白灰红色，质中。病理：（右上肺结节）肺浸润性腺癌，腺泡为主型，部分为乳头型，部分为微乳头型（约15%），并可见胸膜侵犯

纤维支气管镜或 CT 引导结合超细纤维支气管镜活检。对于外周病变,当纤维支气管镜到达困难且有必要明确病理诊断时,才建议行 CT 引导下穿刺活检。

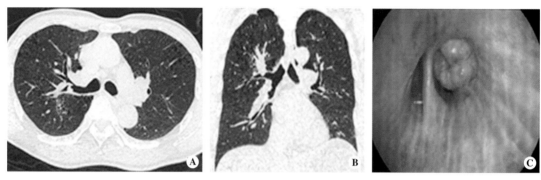

图 6-2-6　MDT 根据病灶部位建议活检的方式。男,66 岁。A、B. 右肺上叶支气管内结节并尖段支气管阻塞及增粗;C. 术前 MDT 建议行支气管镜检查,发现右肺上叶支气管新生物,活检病理提示非小细胞肺癌

四、可能有多种治疗方式时应进行肺癌多学科团队讨论

对于ⅡB 期和Ⅲ期肿瘤患者,通常考虑一种以上治疗方式,如手术、放射治疗或化疗,或先行化疗再行二期切除等(图 6-2-7)。

五、多中心肺癌初始治疗时应进行肺癌多学科团队讨论

出现症状风险较低的病变,如小的且生长缓慢的亚实性结节时可先进行观察。如果病变出现症状或成为产生症状的高风险亚实性结节,生长加速或实性成分增加,或 FDG 摄

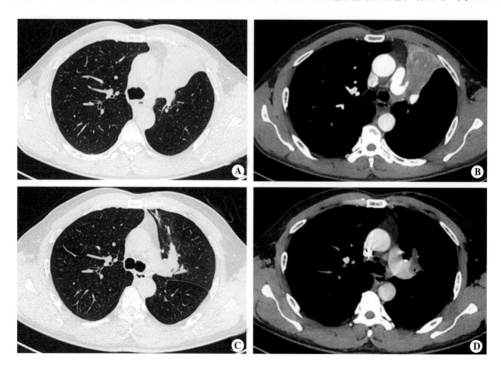

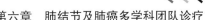
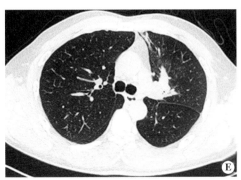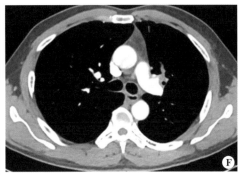

图 6-2-7　根据肺癌分期，MDT 决定是否先化疗再手术。男，52 岁。A、B. 左肺上叶中央型肺癌伴肺不张。纤维支气管镜活检报告鳞癌，MDT 讨论建议先化疗再手术。C、D. 采用卡铂加紫杉醇化疗 2 个疗程（2 个月）后复查，病灶明显缩小，左上肺复张。E、F. 3 个疗程（3 个月）后病灶几乎消失。顺利行左肺上叶切除手术，病理检查几乎没有存活的肿瘤组织

取增加，即使很小，也应该治疗。首选能保留肺实质的切除术，但应根据肿瘤的分布和机构的专业知识指导个体化治疗，并应对患者进行多学科评估（图 6-2-8）。

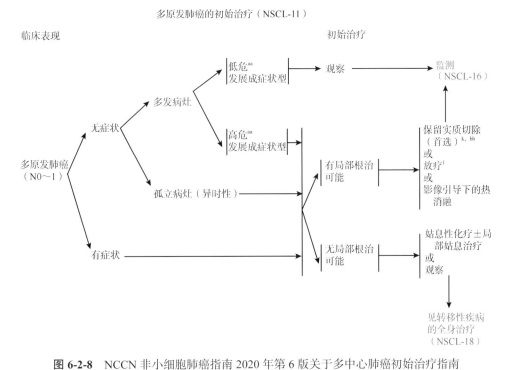

图 6-2-8　NCCN 非小细胞肺癌指南 2020 年第 6 版关于多中心肺癌初始治疗指南

NSCL-16. 原始指南中的根治性治疗完成后的检测表。NSCL-18. 原始指南中的局部晚期或转移性非小细胞肺癌的系统治疗。k. 请参阅外科治疗原则（NSCL-B）。l. 请参阅放射治疗原则（NSCL-C）。aa. 可观察到出现症状风险较低的病变（如小的且生长缓慢的亚实性结节）。然而，如果病变出现症状或成为产生症状的高风险结节（如亚实性结节、生长加速或实性成分增加，或 FDG 摄取增加，即使是很小的），应该考虑治疗。bb. 首选能保留肺实质的切除术，但应根据肿瘤的分布和机构的专业知识指导个体化治疗。应该对患者进行多学科评估（如外科、放射肿瘤科、肿瘤内科）

六、NCCN 肺癌指南放射治疗原则部分关于肺癌多学科团队诊疗的描述

放疗无论是作为根治性治疗还是姑息治疗，在非小细胞肺癌的各个分期都有潜在的治疗作用。放疗医生的意见应作为多学科团队诊疗方案的一部分，对非小细胞肺癌患者进行评估或讨论（图 6-2-9）。

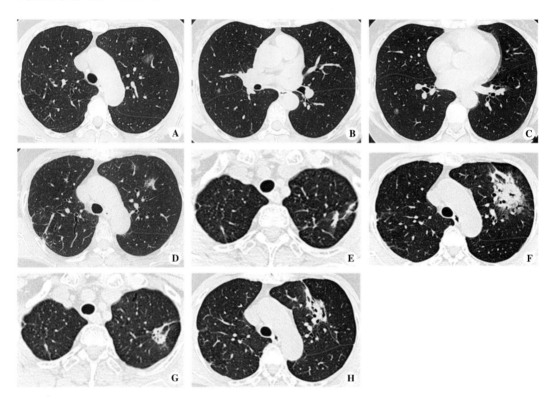

图 6-2-9　多中心肺癌术后，MDT 决定是否加用 SBRT 或内科治疗。女，56 岁。A ～ C. 双肺多发不同密度与大小亚实性结节，半年不吸收。MDT 讨论鉴于右肺上下叶结节密度偏高且有部分实性，建议先行右肺结节楔形切除，病理为多中心腺癌。D. 术后半年 CT 复查左肺上叶两个结节明显增大，密度增高。MDT 再讨论，决定不必再经病理证实，可以行 SBRT。E、F. 放疗后 3 个月可见局部放射性炎症；G. 4 个月后部分增大；H. 部分吸收

第三节　肺癌多学科团队诊疗中国专家共识

一、我国肺癌多学科团队现状

我国肿瘤 MDT 诊疗实践大约经历了 20 年的发展历程，但至今尚未形成 MDT 诊疗共识、MDT 收费模式及医师参与 MDT 治疗模式的激励机制。我国省、市级肿瘤专科医院和省、市级综合性医院的一项调研结果显示，仅有 35% ～ 54% 的医院建立了 MDT，其中省级肿瘤专科医院 MDT 诊疗的开展率较高，地市级肿瘤专科医院 MDT 的开展率不到 13%，三级综合性医院的开展率在 15% ～ 26%，二级综合性医院多数未建立 MDT。2019 年，全国已开展肺癌 MDT 诊疗的 18 家医院中共计 27 位专家进行现场讨论、投票和调研，结果显示，

目前我国肺癌 MDT 在指南遵循度、民主决策、落地执行和反馈、会议记录、患者随访等方面还有很大的提升空间。MDT 成员也强烈呼吁建立更有效的激励机制，体现 MDT 成员价值。同时，期望通过 MDT 多学科合作，提高患者入组临床研究的机会并提升研究质量。

二、《肺癌多学科团队诊疗中国专家共识》的目标与内容

基于肺癌患者 MDT 诊疗需求和我国发展现状，为确保肺癌 MDT 诊疗模式的规范化、可持续性运行，该共识旨在建立、健全和完善我国肺癌 MDT 标准。目标是通过建立多学科团队合作机制，为肺癌患者提供最优化的 MDT 诊疗方案，提高肺癌患者的生存预后及生存质量（QoL）。

该共识为我国首次针对肺癌患者 MDT 诊疗标准建立的共识文件。构建以患者为中心的肺癌 MDT 诊疗模式，包括 MDT 责任义务、组织架构、工作形式、标准流程、评估方法与激励机制等管理体系。通过对 MDT 准备、实施和后期评估 3 个阶段进行管理，提升肺癌 MDT 方案制订的科学性和实用性，强化 MDT 方案实施阶段的可行性和有效性，完善后期评估阶段的可靠性和完整性，逐步建立完善我国肺癌 MDT 诊疗模式的运营闭环。

三、肺癌多学科团队诊疗准备阶段

肺癌 MDT 诊疗准备阶段的工作共包括 6 个方面：组建 MDT 团队，配置必要的基础设施，确立 MDT 诊疗患者的纳入标准，建立 MDT 诊疗准备阶段的标准化流程，明确 MDT 诊疗的实施类型及规定 MDT 的职责要求。

（一）组建肺癌多学科团队

1. 成员组成　包含 MDT 首席专家、MDT 主席、MDT 成员及 MDT 协调员，有条件的单位可增设 1 名相对固定的 MDT 秘书。

（1）MDT 首席专家：由同行认可的肺癌相关临床科室（如肺内科或肺外科）权威专家担任，具有一定的行政组织及协调能力。MDT 首席专家也可能是 MDT 主席，拥有更广泛的职权，而不仅仅局限于 MDT 会议。首席专家职责：①同意出席大多数 MDT 会议；②参与确定 MDT 组织架构和成员；③管理 MDT，为 MDT 设定明确的目标、目的、对成员的期望；④确定 MDT 的作用及其在肿瘤治疗中的重要意义；⑤在当地就实施有效 MDT 所需的资金及资源进行谈判。

（2）MDT 主席：一般由主任医师担任，其应拥有肺癌领域丰富的诊疗经验，具备组织能力、协调沟通能力、争议处理能力，以及对 MDT 组织的把控能力。主席职责：①全权负责组织和主持 MDT 病例讨论会，确保所有需要讨论的病例能及时进行讨论；②确保 MDT 所有成员能围绕主题充分交流，营造专业的讨论气氛；③确保以循证医学为依据和以患者为中心的最优化 MDT 治疗方案的产生；④治疗方案产生后，明确落实执行人员；⑤对 MDT 讨论进行总结。

（3）MDT 成员：一般由副主任医师及以上职称人员担任，二级及以下医院可放宽至青年主治医师，其应当具备团队精神，尊重同行发言，善于合作和学习，能够及时掌握本领域的最新进展和诊疗指南。团队成员可分为核心成员和扩展成员。其中核心成员包括胸外科、呼吸内科、肿瘤内科或胸内科、放疗科、介入科（内镜科）、影像诊断、病理诊断和分子诊断等领域的专家；扩展成员包括针对特殊病例需要邀请的相关科室专家，如临床研究机构、伦理机构等的专家。团队成员职责：①核心成员应相对固定并按时参加 MDT 会议，扩展成员根据需求参加 MDT 会议。如日程冲突，应指定本科室相应专家参与讨论。② MDT 参与成员应全程参加病例讨论，在循证医学证据和临床经验的基础上，给出诊疗意见。

（4）MDT 协调员：一般由来自医院或专科肿瘤中心的具有行政岗位工作经验的人员，或从事肺癌诊治的高年资住院医师或低年资主治医师轮值担任（轮值周期为至少半年至 1 年），具有一定的协调和管理能力，已接受数据系统和 IT、数据保护和共享方面的培训，能够使用 MDT 会议需要的设备和设施。协调员职责：①协调员是 MDT 规范高效运行的必要组成人员，主要负责全程协助安排 MDT 病例讨论会；②负责提交 MDT 会议申请，在会前收集患者资料并提前发送给参加讨论的专家，以及准备必要的会议设备设施；③记录、撰写并存档 MDT 病例讨论会的会议纪要，必要时可增加记录员；④负责随访、追踪 MDT 治疗方案的落实情况和执行效果，并定期向 MDT 专家组反馈，对重点病例进行归纳总结和分享；⑤有条件的医院可以指定人员兼职担任 MDT 秘书，协助协调员完成 MDT 的事务性工作。

2. MDT 团队协作和文化　每位 MDT 成员在 MDT 中均有明确的角色和职责，成员之间相互平等、相互尊重和信任，求同存异。MDT 需设立团队的发言制度，鼓励进行具有建设性的讨论和争议，在交流中互相学习和分享经验。

3. MDT 成员个人发展和培训　MDT 成员应认识到不断学习的必要性，可通过会议或网络分享自己的学习和实践经验，共同学习、进步。此外还可根据需要获得培训机会，以增强个人的专业技能及在 MDT 中的协作能力，如领导技能、主持和沟通技巧、时间管理能力、自信及决断力，以及视频会议等所需 IT 设备的使用方法，此外，还需积累肿瘤学、放射学和病理学（适用于在这些领域不是专家的成员）等领域的知识。MDT 团队成员还应具有教学和培训意识，如将治疗后的病例再提交回顾讨论等。

（二）配置必要的基础设施

1. 会议场地的物理环境　建议设立在相对固定、安静的独立空间，该空间足够宽敞，照明设施完善，桌椅布局适宜，确保所有与会成员都有座位，以便各科医师近距离讨论。

2. 技术和设备　建议举行 MDT 的会议室配置可连接医院内网的电脑和高清投影设备，以便调取和播放患者的影像学、病理学、实验室检查数据等病历资料。有条件的单位还可配备实时录像和视频对话设备，以便进行回放观看或通过视频会议与场外人员进行讨论。

（三）确立 MDT 诊疗患者的纳入标准

MDT 诊疗患者的纳入标准：①尚未确诊，但可能有获益的早期肺癌患者。②治疗过程中疗效不佳，出现严重药物不良反应（如 3 级以上免疫相关不良反应），或手术、放疗并发症需要更改原治疗计划的肺癌患者，治疗存在重大争议的患者，或治疗后疾病出现进展的各类患者（包括手术后复发转移、放化疗结束后出现疾病进展）。③强烈建议但不限于以下类型患者进入 MDT 诊疗：局部晚期或晚期 NSCLC 患者，SCLC 患者，高龄或合并症和（或）并发症多发的患者，病情复杂的疑难患者（多原发肺癌、寡转移、脑膜转移、惰性肺癌、SCLC 转化、罕见病理类型、家属依从性不好、潜在医疗纠纷人群等）。

（四）建立 MDT 诊疗准备阶段的标准化流程

会前主管医师根据纳入标准筛选需要进行 MDT 的住院肺癌患者，上报科室主任进行本科室内讨论，判断是否需要进行 MDT 讨论；征得科室主任同意后，由协调员和主管医师共同准备患者的标准化 MDT 讨论模板，并上报 MDT 主席，在满足 MDT 纳入标准并经评议通过后，进入 MDT 执行阶段。MDT 讨论模板应包括诊断数据（病理和影像等）、临床信息（常规临床检测、合并症、心理状态和姑息治疗情况等）、患者既往病史和患者或家属对目前诊疗的观点等。

（五）明确 MDT 诊疗的实施类型

1. 依据 MDT 模式分类　除了传统的院内 MDT 模式，肺癌 MDT 还可以有门诊 MDT、院际 MDT 诊疗模式。传统院内 MDT 是在具有肺癌诊疗相关临床科室的三级综合医院和肺癌相关专科医院内开展的 MDT，由本院相关专业的专家组成相对稳定的 MDT 团队，定期进行 MDT 会诊。门诊 MDT 可提供一站式诊疗服务，能使患者在最短时间内获得个体化治疗方案；一般通过门诊医师提出申请或由患者自己提出申请，通过门诊办公室登记或网络预约，经确认后，向患者发送就诊通知，患者需携带相关病历资料，按照预约时间到场就诊。院际 MDT 是根据患者的病情需要或患者要求等原因，邀请其他医疗机构的医师会诊，申请科室应向患者说明会诊目的、费用等情况，在患者或患者监护人知情同意情况下邀请院外专家会诊。

2. 依据 MDT 规模分类　分为基本型 MDT 和规模型 MDT。基本型 MDT 指仅有最初核心成员的 MDT，通常由几个肺癌诊疗最相关学科的专家组成，如肿瘤内科、胸外科、放疗科、呼吸科、病理科、影像科医师。基本型 MDT 主要适用于缺少专科医师或专家不足的情况，如二级医院或基层医院、偏远地区医院。规模型 MDT 成员则包括胸外科、呼吸内科、肿瘤内科、介入科、影像科、病理科、护理等科室的专家，以及特殊病例需要的相关专家，包括针对患者对应病情的专科医师，具有丰富的肺癌诊治经验，并接受持续肺癌专业教育，在肺癌基础和临床研究方面拥有高水平的科研产出，每年管理超过 100 例新诊断肺癌病例。

（六）规定 MDT 的职责要求

（1）医院应将 MDT 作为改善医疗服务工作的重点积极推进，为肿瘤 MDT 开展提供必要的资金、人员和硬件设备设施支持，保证 MDT 顺利运行。

（2）确保固定时间召开 MDT 会议，并辐射带动周边地区医院积极开展肿瘤 MDT 工作及 MDT 相关人员的培训。

（3）建立肿瘤 MDT 病例数据库，及时登记 MDT 病例资料，包括基本信息和 MDT 讨论、执行、随访情况等信息，并根据收集的信息，定期开展肿瘤 MDT 诊疗效果评估，不断提高肿瘤 MDT 诊疗质量和水平，及时总结经验，注意科研产出。

四、肺癌多学科团队诊疗执行阶段

肺癌 MDT 诊疗执行阶段主要内容：肺癌 MDT 诊疗执行流程、肺癌 MDT 会议讨论的步骤及需要明确的问题、肺癌 MDT 诊疗临床决策的制订原则、MDT 诊疗记录的标准化等，具体分述如下。

（一）肺癌 MDT 诊疗执行流程

（1）肺癌 MDT 讨论会前，由主管医师将 MDT 病历上报至肺癌 MDT 协调员（协调员一般采用轮值制度），并准备病例汇报的 PPT 资料。MDT 协调员进行 MDT 排期（固定 MDT 时间及频次）、安排具体执行 MDT 的日期和会议地点。通过在线或电子邮件形式邀请并通知 MDT 专家组参与 MDT 会议。

（2）肺癌 MDT 讨论会中，发起 MDT 的主管医师需要系统介绍并准确展示 MDT 病例数据，包括患者的现病史、既往史、实验室检查、影像学诊断、病理学诊断［组织病理、分子病理如基因检测及细胞程序性死亡受体 1（PD-1）/ 程序性死亡配体 1（PD-L1）］检测结果等，介绍之前的诊断信息（含病理、TNM 分期）和既往治疗方案，并明确提出本次 MDT 讨论的问题要点和目的。与会 MDT 专家通过集体讨论，根据患者临床特征、诊疗过程并结合循证医学证据，提出个体化诊疗计划和方案。MDT 讨论内容需详细记录在肺癌 MDT 标准化信息登记表中，合并所在医院的病历格式存档。

（3）肺癌 MDT 讨论会后，需要落实 MDT 拟定的治疗方案，完善 MDT 诊疗患者的病程记录，动态更新 MDT 执行情况，随访治疗效果，根据患者病情变化和诊治需求，必要时进行 2 次 MDT 诊疗，同时开展 MDT 诊疗患者教育活动。对每一例 MDT 诊疗肺癌患者，都需建立完整的、标准化的病历档案，有条件的单位可建立数据库，定期对数据进行分析和总结，逐步提高肺癌 MDT 诊疗水平和科研水平。综合性三级医院开展肺癌 MDT 诊疗的执行流程可以参考图 6-3-1，MDT 诊疗模式流程结束的终点为肺癌患者死亡或失访。

对于二级医院和偏远地区的医院，如受诊疗条件限制，可根据实际情况开展 MDT 诊疗，简化流程（图 6-3-2）。临床科室主管医师根据患者要求，提交患者病历数据、明确 MDT 诊疗的目标，邀请 MDT 专家讨论形成共识意见，付诸实施并给予反馈，这就是简易版的 MDT 诊疗执行流程。

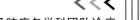
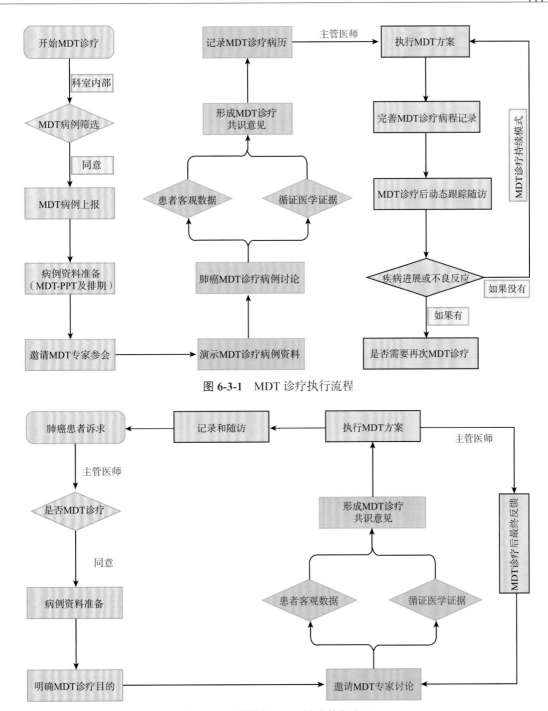

图 6-3-1 MDT 诊疗执行流程

图 6-3-2 简易版 MDT 诊疗执行流程

（二）肺癌 MDT 会议讨论的步骤

首先，对于符合 MDT 纳入标准的病例，在确定治疗方案前须进行科室内部的讨论。对于拟转诊或需其他科室协助的肺癌患者，需基于 MDT 团队讨论意见决定是否转科治疗。

其次，肺癌 MDT 讨论基于患者临床表现、影像诊断依据、病理诊断依据、基因检测与实验室检查、患者的个体情况进行综合评估，并结合循证医学证据进行深入讨论，制订综合 MDT 诊疗方案，以权衡肺癌患者的诊疗获益和风险。每次 MDT 讨论形成的诊疗方案终稿需包含确切的诊断意见和可执行的治疗意见。肺癌 MDT 讨论中出现诊疗意见不一致时，建议以投票制或商议后由主席决策的方式形成 MDT 诊疗意见共识，充分告知患者和（或）家属并结合其治疗意愿进行选择。最后，在综合诊疗方案制订后，负责管理该患者的主管医师须严格执行 MDT 诊疗方案。在 MDT 诊疗方案执行中出现疾病进展或 3 级以上不良反应事件时，须重新评估是否需要再次进行 MDT 讨论，并及时更新 MDT 治疗方案。当患者再次入院时，每次 MDT 讨论的诊疗意见和治疗方案、后续 MDT 方案执行情况、MDT 方案变更情况等，均须记录在 MDT 的病历记录中。

（三）肺癌 MDT 会议需明确的问题

肺癌 MDT 会议讨论的问题需要基于患者的客观数据，结合循证医学证据和 MDT 的目的进行深入分析和讨论。因此，肺癌 MDT 会议需讨论以下 3 个方面的问题。

（1）肺癌患者的精确分期：患者病情的综合评估、准确诊断是制订治疗方案的前提，病情评估需收集患者功能状态评分（performance status，PS）、临床症状与体征、实验室检查结果、影像检查结果、病理结果、基因检测等信息，这对后期治疗策略制订具有重要意义。在肺癌的 TNM 分期方面，MDT 需要评估肿瘤大小与位置、肿瘤局部解剖浸润情况、肿瘤的血液供应情况和淋巴结转移情况、远处器官转移情况。在患者的病理取材及诊断方面，MDT 讨论的内容应包括活检方式（支气管镜检查、经皮肺穿刺活检等）、活检的位置、组织病理、免疫组化、分子分型及基因突变等。MDT 讨论后形成一致的诊断意见，完成精确的肺癌 TNM 分期及病理诊断。

（2）肺癌患者的综合治疗：在确定 TNM 分期后，MDT 需要根据患者个体化情况，结合国内外指南及循证医学证据，提出可实施的最优化治疗方案。对 Ⅰ～Ⅲ 期可手术切除病变或潜在可手术的肺癌患者，均需优先考虑手术治疗，再讨论围术期化疗、放疗、靶向治疗及免疫治疗方案的适应证。对不可手术或无法耐受手术的早期及局部晚期肺癌患者，在确立标准治疗方案前，需要综合评估患者化疗及放疗的时机和方案、靶向治疗的时机、免疫治疗的可行性、患者的治疗意愿和预期等决策问题。Ⅳ 期肺癌患者应先考虑驱动基因突变的靶向治疗和免疫检查点抑制剂治疗，同时需考虑系统性化疗、姑息性放疗甚至姑息性手术等治疗手段的综合应用。理想的肺癌治疗方案的制订需结合患者客观数据和最新的循证医学证据综合考量，并且充分尊重患者的个人意愿和偏好。

（3）肺癌患者治疗的疗效及安全性：临床上，肺癌治疗方案并不是一成不变的，需要根据患者体能状态和疾病情况调整 MDT 诊疗方案。对患者的疗效评估需基于客观、可量化的指标。评估 MDT 方案的疗效，需随访患者的 OS、DFS、无进展生存期（progression-free survival，PFS）和 QoL 等指标。MDT 方案的安全性评估，需密切随访患者治疗过程中的不良反应情况，尤其是 3 级及以上不良反应事件。

（四）肺癌 MDT 诊疗临床决策的制订原则

肺癌 MDT 诊疗临床决策方案的制订基于患者客观数据和循证医学证据。制订科学、精准、个性化、可执行的 MDT 诊疗方案需综合考量如下因素。

（1）患者基线数据：制订 MDT 诊疗决策的前提条件是肺癌 MDT 会议上需提供客观、完整、准确的患者数据，尤其是肺癌患者现病史、既往史、诊断及分期、影像学诊断、病理诊断、基因检测情况等。

（2）患者个体差异：肺癌 MDT 会议形成诊疗决策需考虑患者的 PS 和其他合并症情况等个体差异。MDT 诊疗起始前，需充分评估患者 PS 和主要脏器功能，这对治疗方案的可行性及依从性十分重要。

（3）患者心理状况：肺癌 MDT 诊疗决策的制订需充分了解患者的心理预期，包括但不限于患者的生存预期、QoL 预期及治疗意愿等。患者心理状态的评估须贯穿 MDT 诊疗计划、实施和管理的始终。

（4）肺癌 MDT 临床决策制订需符合如下标准：①具有循证医学依据的诊疗方案需遵循国家卫生健康委员会、中国抗癌协会、中国临床肿瘤学会（Chinese Society of Clinical Oncology，CSCO）、美国临床肿瘤学会（American Society of Clinical Oncology，ASCO）、欧洲肿瘤内科学会（European Society for Medical Oncology，ESMO）和 NCCN 等制定的国内外肺癌诊疗指导原则、指南及专家共识。② MDT 诊疗应以患者为中心，基于患者个体化的临床资料制订 MDT 诊疗方案。如有关键临床资料缺失，应记录在案，于 MDT 诊疗后补充完善相关临床资料；如因资料不完整或结果未归纳而无法得出诊疗建议时，可以择期组织二次 MDT 诊疗，但应尽量避免此类情况。③ MDT 团队应了解所有当前正在进行的临床试验（包括临床试验的入选标准）。评估患者能否参与临床试验，作为临床决策的一部分，必要时可请相关临床试验的协作者或研究者参加 MDT 会议。④通常需选择标准诊治方案。在特殊情况下，因诊疗条件的限制，需有足够理由选择其他非标准治疗方案作为替代，并应将实际情况记录在案。⑤建议为患者推荐不少于 2 种治疗方案作为治疗选择，或者作为替代治疗方案的选择。⑥应明确将 MDT 建议传达给患者或家属和其医疗组的责任人，并记录传达信息的方式和时间。⑦ MDT 成员在决策讨论过程中需形成清晰明确、可执行的诊疗建议和共识。

（五）肺癌 MDT 诊疗记录的标准化

肺癌 MDT 记录文档需规范填写 MDT 的具体时间、地点、组织者和参与者等基本信息，以及 MDT 会议讨论形成的治疗意见和方案，便于 MDT 诊疗后的执行和随访，方便 MDT 病例信息的存储、检索、数据利用。MDT 记录应包括肺癌 MDT 诊疗的时间、地点、首席专家、主席（主持人）、协调员、参加科室及 MDT 专家名单（职称）、发起单位及科室、主管医师等信息。

MDT 病历需采取结构化记录，具体包括患者的基本信息（姓名、性别、年龄、住院号或门诊号等）、患者的美国东部肿瘤协作组（Eastern Cooperative Oncology Group，ECOG）PS 当前评分、MDT 诊疗的次数、主诉、现病史、既往史、个人史、家族史；实验室检查结果、影像诊断、病理诊断、基因检测结果；目前诊断、治疗阶段（初治或经治）及治疗次数、既往治疗史（是否手术）与疗效评估等信息。影像学检查是准确进行 TNM 分期的重要手段。增强 CT 和 MRI 可以充分评估肿瘤大小、位置、浸润范围与毗邻解剖结构的关系、淋巴结转移情况及远处器官转移情况。NSCLC 患者需要常规进行分期检查，如头颅 MRI、颈部淋巴结彩超、全腹部（肝脏和肾上腺）增强 CT、骨扫描等检查。病理是肺癌确诊的金标准。对肺癌 MDT 患者进行病理诊断时，需要完整填写病理取样的方式、取样部位、组织来源、染色方法等信息，并完整保留原始病理检测的数字图像，并按照 MDT 患者的唯一序列号进行存档，便于 MDT 诊疗后期的随访评估和查阅。基因突变、PD-1/PD-L1 等检测可为肺癌患者提供靶向治疗或免疫治疗的依据。肺癌 MDT 诊疗标准化信息登记表如表 6-3-1 所示。

表 6-3-1　肺癌 MDT 诊疗标准化信息登记表

N-1. 肺癌 MDT 日志	
MDT 地点：	MDT 时间：
首席专家：	主持人：
单位科室：	主管医师：
参与科室：	
参与专家：	

N-2. 肺癌 MDT 患者基线特征		
患者姓名：	住院/门诊号：	MDT 次数
年龄：	性别：	ECOG PS 评分：
主诉：		
现病史：		
既往史：		
个人史：		
家族史：		

N-3. 影像学诊断依据

影像学检查时间：（填写检测日期，非报告日期）

N-4. 病理诊断依据

病理检查时间：（填写取活检的日期，非报告日期）

N-5. 基因突变检测

基因检测时间：（填写取活检的日期，非报告日期）

N-6. 目前诊断

诊断：

N-7. 既往治疗 & 疗效评估

既往治疗：填写治疗方案开始日期，初始治疗患者填写"无"

续表

N-8. MDT 目的 / 拟讨论问题

是否可以手术切除：可切除、姑息切除、不可手术（需要预判：切除等级 R0 或非 R0）

N-9. MDT 专家意见

多学科专家意见：

首席专家意见：

MDT 共识及意见：

执行反馈：

N-10. 综合治疗方案

外科	手术方式		切除等级	术后病理分期
内科	治疗方案		治疗周期	≥3 级反应
放疗科	放疗靶区		放疗剂量分割	≥3 级反应

N-11. 循证医学证据

参考指南：

参照临床试验：

参考文献：

N-12. 随访信息

≥3 级不良反应	发生时间
1 级	
2 级	
3 级	
复发位置	复发时间
局部：	
远处：	

N-13. 复发后治疗方式

外科：

内科：

放疗：

N-14. 疗效评价指标

DFS：__ 个月 PFS：__ 个月	OS：__ 个月	QoL：__

N-15. 是否纳入临床试验

患者是否满足入排标准： □否	□是，请填写入组临床试验注册号：

无论是初治肺癌患者，还是经治肺癌患者，只要进行肺癌 MDT 诊疗，每次形成的共识意见都必须反馈给患者或家属，并获得知情同意书签字，之后方可落地执行，并完整保留存档患者或家属签字后的知情同意书作为诊疗依据。具体模板可以参照表 6-3-2。

表 6-3-2　肺癌 MDT 诊疗意见知情同意书

肺癌 MDT 诊疗意见知情同意书		
姓名：	住院 / 门诊号：	联系地址：
年龄：	性别：	联系电话：
MDT 地点：		MDT 时间：
MDT 共识意见		
患者及家属意见	本人及家属对此次 MDT 诊疗形成的共识方案已全面了解，并完全同意 MDT 诊疗方案的执行。 患者及家属确认签字：＿＿＿＿＿ 该患者主管医师签字：＿＿＿＿＿　　　＿＿＿ 年 ＿＿＿ 月 ＿＿＿ 日	

五、肺癌多学科团队诊疗后跟踪与反馈

肺癌 MDT 诊疗是一个动态的全病程管理流程，伴随治疗方案的执行和疾病的转归，临床需要对肺癌 MDT 方案实时跟踪并反馈修订。MDT 诊疗方案的有效性取决于高质量的落地执行，按要求执行方案是肺癌 MDT 诊疗患者持续受益的关键。

（一）肺癌 MDT 诊疗方案落实

（1）方案执行、监测与评估：肺癌 MDT 执行主体由患者的主管医师所在科室负责。在完成 MDT 后，主管医师需负责落地执行，并对 MDT 诊疗方案的疗效进行持续评估。一方面，主管医师需要对 MDT 肺癌患者进行不良反应监测（详见表 6-3-1），当出现严重的 3 级及以上不良反应事件及非预期不良事件时，需要及时反馈，必要情况下调整治疗方案。另一方面，需要通过客观的随访指标，如 DFS、PFS 和 OS 等，对 MDT 患者进行长期随访观察，定期评估患者的 QoL，确保 MDT 治疗方案执行的有效性和患者的依从性（参考表 6-3-1）。医院医务处作为监管方，需要定期组织肺癌领域 MDT 专家，抽查 MDT 病历，了解 MDT 方案执行情况、MDT 病例记录规范、治疗和随访的实施情况等。具体诊断和治疗措施交由相应的 MDT 专科成员或特定的专家组完成。跨科室的专家成员对各自提交的讨论意见或方案具有最终解释权。

（2）肺癌 MDT 诊疗方案修订：临床肺癌患者具有多样性和复杂性。尽管 MDT 团队基于患者客观数据和最新的循证证据形成 MDT 治疗方案，但是并不能确保每例患者的疗效与预期都一致。在实际 MDT 诊疗工作中，动态监测并及时修订 MDT 方案是必要的后续工作。当临床基于客观的评价指标发现患者出现严重不良反应事件、疾病进展或其他未获益的客观证据时，MDT 团队有必要再次发起 MDT 讨论，根据患者的疾病进展情况，结合最新的循证证据调整 MDT 治疗方案并及时登记在 MDT 病历中（参考表 6-3-1），以满足肺癌患者的疾病全程管理需求。MDT 团队需针对有争议的病例详细解释治疗过程，避免医疗纠纷的出现。

（3）肺癌 MDT 诊疗后期随访报告表模板：肺癌管理是动态的过程。MDT 方案执行后的随访阶段，需根据标准化的格式登记肺癌患者的随访指标及信息，标准化模板参考表 6-3-1。建议临床为每例 MDT 肺癌患者构建标准化的病历数据管理系统，便于临床肺癌数据的维护、质量控制和持续性改进，为临床疗效判断和后期真实世界研究提供同质性的数据集。

（二）患者跟踪与反馈

肺癌 MDT 中每位专家所给出的意见和建议均应记录于患者的 MDT 病历中，结合一定的时间顺序，根据患者疾病的进展和转归情况，对治疗方案的效果进行评估和反馈，再通过核对历史的分析和预判记录，进一步积累临床经验并提升诊疗水平。

肺癌 MDT 诊疗后跟踪与反馈，分述如下。

（1）患者标准病历记录的跟踪：临床开展 MDT 诊疗的过程中，建立、健全和完善 MDT 患者档案至关重要。结构化、标准化记录肺癌患者的 MDT 诊疗病历应贯穿肺癌全病程管理的始终。MDT 诊疗病历记录包括但不限于诊断、治疗方案、患者疗效评估、不良反应记录、疾病进展等情况。主管医师执行 MDT 共识意见时，包括但不限于完善 MDT 决策中需要补充的检查项目，并更新记录在 MDT 病历中。

（2）患者的疗效跟踪：肺癌患者的主管医师应及时跟踪和反馈患者治疗的疗效和不良反应情况，出现疾病进展或 3 级及以上不良反应时，应及时判断是否发起第 2 次 MDT 诊疗以调整治疗方案。

（3）患者的随访情况跟踪：肺癌患者的主管医师需跟踪随访 MDT 患者治疗的依从性，包括但不限于定期复查及疗效评估等，定期向 MDT 成员反馈疗效及预后指标情况（参考表 6-3-1）。如果患者治疗后出现突发或特殊情况，需及时上报 MDT。

（4）患者的转诊及病历管理权的跟踪：对需要转诊的肺癌患者，应根据 MDT 达成转诊共识，在征求患者知情同意后，执行 MDT 转诊意见，并及时移交 MDT 病例管理权限至目标科室的主管医师。

（5）真实世界研究问题的跟踪：对临床疑难病例或棘手的疑难问题，通过肺癌 MDT 可快速将临床诊疗实践问题转化为临床科研问题，打通临床问题向科研问题转化的渠道，提高临床研究设计的科学性和实用性，快速推动我国肺癌研究领域的发展。

（三）肺癌 MDT 诊疗的运行、质控评估体系的建立

《肺癌多学科团队诊疗中国专家共识》起草单位需定期对 MDT 管理制度、标准流程、MDT 病历标准进行完善修订，以利于临床更好地实践肺癌 MDT 全程管理方案。

（1）定期对开展肺癌 MDT 诊疗模式的医院进行评价。可采用肺癌患者的满意度、治疗费用、治疗实施时间等作为绩效指标进行考核衡量。

（2）对肺癌患者获益的评价。MDT 诊疗模式对个体预后指标的改善情况需进行疾病分层和混杂因素控制，然后依据患者的 DFS、PFS、OS 和 QoL 等客观指标进行评价。

（3）MDT 对临床科研实力提升的评价。临床可以将 MDT 患者入组临床研究的数量作为量化评价指标来衡量 MDT 的科研价值。同时，需要考虑 MDT 诊断对促进科学问题发现的价值，将综合评价科研立项的课题来源、发表高质量论文与 MDT 的数量作为重要指标。

（4）对肺癌 MDT 运行情况的评价。①MDT 病例年诊疗数量和占比（按年度统计 MDT 病例总数占全院当年肺癌病例总数的比例）：可通过计算新增 MDT 病例与新诊断肺癌病例的占比，反映 MDT 在执行单位乃至全国范围内整体的落地执行情况。②MDT 初诊病例占 MDT 总病例的比例：计算 MDT 新增病例与 MDT 总病例的比例，以评价 MDT

增速情况。③ MDT 病例不同肺癌分期所占比例（早期、局部晚期和晚期）：通过统计分析肺癌各分期 MDT 分布情况，评价在肺癌全病程管理中，哪个阶段需要更多的专家医疗资源分布，为肺癌分级诊疗制度的完善、优化专家资源分配提供决策数据。④ MDT 治疗方案执行情况评估（分为完全执行、部分执行、未执行，并提供部分执行、未执行原因）。临床建立、健全客观可评价的 MDT 质控指标和评价体系，转变传统肺癌分散管理模式，走向全病程、证据驱动和精准个体化的 MDT 诊疗模式，全面提升肺癌综合诊疗水平。⑤ MDT 患者纳入临床试验的情况。

六、小结

伴随肺癌诊疗水平的快速提升和发展，我国的肺癌诊断和治疗已经步入精准、个性化的综合全病程管理时代。肺癌领域的一线医务工作者需要打破学科和专业壁垒，建立以肺癌患者自身特性和肿瘤生物学行为为中心、以循证医学证据和指南为依托、以最优化的诊疗方案为目标的 MDT 全程管理模式，以最大限度地延长肺癌患者生存期、提高 QoL。基于患者的客观数据和循证医学证据，遵循 MDT 管理模式团结协作，为患者确立最优化的诊疗方案，以提高肺癌患者的生存和 QoL 为最终目标。

《肺癌多学科团队诊疗中国专家共识》通过明确责任义务、组织架构、工作形式、标准流程、评估方法及后期跟踪与反馈，促进肺癌 MDT 综合诊疗方案落地执行；通过规范化 MDT 诊疗流程，不断提升肺癌诊疗水平和科研能力，使患者在治疗过程中受益最大化，为肺癌患者全病程管理提供更全面、规范的诊疗依据。

第四节　中山大学附属第五医院肺结节及肺癌多学科团队诊疗实践与评价

一、自发免费多学科团队诊疗阶段

中山大学附属第五医院于 2016 年开始每周三早上 7：00 ～ 8：00 进行胸部 MDT 会诊（提供免费早餐，边吃边议），由放射科、胸外科、呼吸科、肿瘤科、感染科、病理科的专家团队讨论各科室自行提出的胸部相关疑难病例（5 ～ 10 例）的诊断和治疗，并反馈上周部分讨论病例的诊治结果；团队成员利用这个机会就最新指南的更新和进展进行交流，也就团队的科研计划和方案及合作要求加以讨论。

这种方式不影响工作，高效、省时，提高了全院胸部疑难病例的诊治效果，提高了诊断和治疗决策效率，MDT 团队共识不断积累加强，水平不断提高。但存在的问题是单靠团队热情，恐难以长期坚持；完全对患者免费，医生无报酬，既不合理也无必要；没有支持团队的登记和管理，也不记入病程记录，难以规范持久。

二、肺结节多学科团队诊疗门诊

中山大学附属第五医院于 2019 年开设每周一和周三下午的肺结节 MDT 门诊，患者可通过微信预约挂号就诊，参与科室有放射科、胸外科、呼吸科、肿瘤科（各 1 人）。只要患者带有 CT 薄层图像光碟或 U 盘，或患者在本院 PACS 中有原始 CT 图像，基本上可一站式给出书面诊断和处理建议，如是否随访及随访间隔、抗炎处理、外科收治或放化疗建议等，并建档随访。

通过这种诊疗模式，患者的满意度和依从性明显提高。患者通过微信挂号时得到"带齐多次 CT 薄层图像光碟或 U 盘"的指引十分必要，以免此次就诊无效。

三、医院层面的多学科团队会诊平台

医院层面组织的有关肺结节及肺癌 MDT 会诊，按患者或相关科室需要不定期举行，申请科室根据疾病特点组织专家参会，一般有放射科、病理科、介入科、肿瘤科、呼吸科、胸外科等科室的专家。讨论形成诊断治疗决议，记录在病历中，并建档及随访。这种服务方式规范、可持续，但申请的人数有限。肺结节 MDT 门诊采用该方式则既可以提高数量，又能行稳致远。

（柳学国）

参 考 文 献

钟文韶，2020.肺癌多学科团队诊疗中国专家共识.中华肿瘤杂志，42（10）：817-828.

National Health Commission of the People's Republic of China，2019. Chinese guidelines for diagnosis and treatment of primary lung cancer 2018（English version）. Chin J Cancer Res，31（1）：1-28.

National Comprehensive Cancer Network，2021.［2022-5-20］. Non-Small Cell Lung Cancer Early and Locally Advanced. https：//www.nccn.org/patientresources/patient-resources/guidelines-for-patients/guidelines-for-patients-details?patientGuidelineId=11.

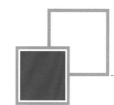

第七章 非钙化实性肺结节CT管理与诊断

第一节 实性肺结节的分类与管理

一、非钙化实性肺结节概述

（一）定义

肺结节是指局灶性、非线性不透明、被肺实质包围的肺内病灶，形态大致呈球形。国际上以径线≤3cm为结节，＞3cm为肿块，无论密度是实性还是亚实性，无论位置在肺内还是在支气管腔内。局灶性胸膜增厚或胸膜斑块不能认为是结节。实性肺结节是指肺内圆形或类圆形密度增高影，病变密度掩盖其内部走行的支气管血管束结构（图7-1-1）。非钙化结节是指结节内部没有任何钙化成分或者内部钙化成分达不到良性标准的结节。良性钙化包括弥漫型或完全钙化、中央型钙化、爆米花样钙化、同心圆或板层状钙化（图7-1-2）。径线＜6mm的非钙化结节在骨窗和肺窗上密度均低于肋骨；径线为6～20mm的非钙化结节为完全无钙化，或钙化不符合典型良性钙化标准。实性结节可以有外部或内部的囊性空腔或内部空洞。

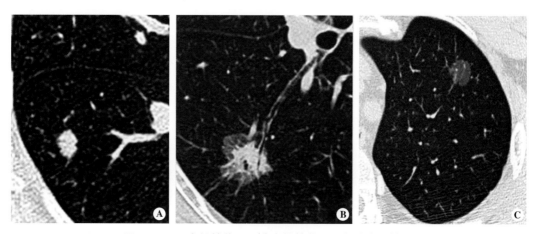

图7-1-1 A.实性结节；B.非实性结节；C.部分实性结节

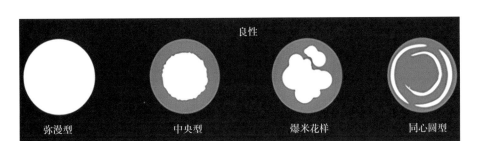

图 7-1-2　良性钙化的形态

（二）检出率及预后

随着 CT 筛查的普及，肺内实性小结节检出率越来越高。在 40 岁以上无症状筛查人群中，肺内非钙化实性结节检出率高达 66.7%。国外报道，50 岁以上肺癌筛查患者中实性结节检出率高达 79%。结节越大，恶性可能性越高。此外，以结节径线评估恶性结节风险在基线筛查和年度复查中的标准是不同的，对于小结节，年度复查中的恶性发生率明显高于基线筛查（图 7-1-3）。原发周围型肺癌中，实性结节的增长速度明显高于部分实性及非实性结节，三者的平均体积倍增时间分别约为 149 天、457 天、813 天。使用低剂量胸部 CT 可以筛查出早期实性肺癌结节，从而延长肺癌患者的生存期，降低肺癌死亡率。但是，频繁复查 CT 会导致辐射剂量增加，同时结节变化对准确诊断的帮助有限，因此合适的实性肺结节复查方案对筛查人群和临床干预具有重要意义。

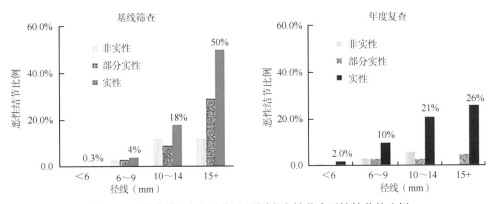

图 7-1-3　基线筛查与年度复查不同密度结节中恶性结节的比例

二、不同指南对实性肺结节的分类与管理

目前有多家研究机构针对肺结节提出处理指南，但各大指南均未达成共识。本节将对荷兰-比利时随机肺癌筛查试验（NELSON 试验）、美国放射学会肺部影像报告和数据系统（American College of Radiology lung report and data system，ACR Lung-RADS）、国际早期肺癌行动计划（I-ELCAP）肺癌筛查指南、Fleischner 学会肺结节管理指南、美国国家综合癌症网络（NCCN）肺癌筛查指南、2016 亚洲共识指南和《肺癌筛查与管理中国专家共识》这七大指南进行阐述，进一步分析肺结节诊断和处理策略的异同。

（一）NELSON 试验的实性肺结节随访原则

NELSON 试验于 2003 年 12 月发起，是欧洲最早的大型随机对照试验之一，该筛查试验主要涉及无症状的肺癌高危人群，年龄 50～75 岁，吸烟 > 15 支/天、> 25 年，或 > 10 支/天、> 30 年，且正在吸烟或戒烟 ≤ 10 年者。该试验用软件计算结节的体积变化，以评价结节是否增长，结果更加精确；同时该试验针对基线筛查、随机筛查、随访复查的结节均有不同的随访建议，并对实性结节、非实性结节给出对应的随访方案。本部分仅列出实性结节的随访方案。表 7-1-1 为 NELSON 试验中非钙化实性结节的分类方法，实性结节主要以体积作为分类依据，紧贴胸膜的结节以结节最大层面的短径进行分类。基线筛查和随机筛查的随访方案有所不同，NODCAT Ⅰ 和 NODCAT Ⅱ 实性结节均行年度筛查；对于基线筛查发现的 NODCAT Ⅲ 实性结节，建议 3 个月后复查；而随机筛查发现的 NODCAT Ⅲ 实性结节，建议 6～8 周后复查。对于 NODCAT Ⅳ 实性结节，需要咨询胸科医生进行相关检查和诊断，主要是通过常规体格检查、实验室检查和支气管镜检查来确认是否存在恶性肿瘤（如支气管冲洗、经支气管活检或必要时灌洗）；GROWCAT C 级实性结节建议活检，包括细针抽吸活检（fine needle aspiration，FNA）、电视胸腔镜外科手术（video-assisted thoracic surgery，VATS）（表 7-1-2）。年度复查的结节则根据体积变化进一步分类，GROWCAT A 级和 B 级结节连续随访 4 年，C 级结节建议穿刺活检（表 7-1-3）。对于多发结节，该试验推荐按分级最高的结节进行随访。

表 7-1-1　NELSON 试验对基线筛查非钙化实性结节的分类

结节分类（NODCAT）	定义
Ⅰ	良性结节（含脂肪或良性钙化者）或其他良性特征
Ⅱ	小于 50mm³ 且无良性特征的任何结节
Ⅲ	实性结节：50～500mm³；贴胸膜的实性结节：d_{min} 为 5～10mm
Ⅳ	实性结节：> 500mm³；贴胸膜的实性结节：d_{min} > 10mm

注：d_{min}，结节最小径。

表 7-1-2　NELSON 试验中基线筛查或随机筛查时对非钙化实性结节的随访方案

	NODCAT Ⅰ	NODCAT Ⅱ	NODCAT Ⅲ	NODCAT Ⅳ	GROWCAT C
基线筛查					
实性结节	阴性	阴性	未定性	阳性	阳性
	年度 CT 复查	年度 CT 复查	3 个月 CT 复查 *	咨询胸科医生进行检查和诊断	需要组织学诊断
贴胸膜的实性结节	阴性	阴性	未定性	阳性	阳性
	年度 CT 复查	年度 CT 复查	3 个月 CT 复查 *	咨询胸科医生进行检查和诊断	需要组织学诊断
随机筛查					
实性结节	阴性	阴性	未定性	阳性	阳性
	4 年内 CT 复查	3 年内 CT 复查	6～8 周后复查	咨询胸科医生进行检查和诊断	组织学诊断
胸膜下实性结节	阴性	阴性	未定性	阳性	阳性
	4 年内 CT 复查	3 年内 CT 复查	6～8 周后复查	咨询胸科医生进行检查和诊断	组织学诊断

注：GROWCAT C. VDT > 400 天，或非实性结节中新发实性成分。

* 无增大者 8～9 个月后复查 CT，增大者归为 GROWCAT C 级。

表 7-1-3　NELSON 试验年度复查非钙化实性结节的随访方案

	第 1 年	第 2 年	第 3 年	第 4 年
体积（PVC，%，用于实性结节）	V_1	V_2	V_3	V_4
		$100\times(V_2-V_1)/V_2$	$100\times(V_3-V_1)/V_1$	$100\times(V_4-V_1)/V_1$
增长		PVC ＜ 25% 无增长	PVC ＜ 25% 无增长	PVC ＜ 25% 无增长
若增长以 VDT 表示		PVC ≥ 25% 增长	PVC ≥ 25% 增长	PVC ≥ 25% 增长
实性：体积 VDT_V（天）		$VDT_V=[\ln2\times\Delta t]/[\ln V_2/V_1]$	$VDT_V=[\ln2\times\Delta t]/[\ln V_3/V_1]$	$VDT_V=[\ln2\times\Delta t]/[\ln V_4/V_1]$
胸膜结节：径线 VDT_D（天）		$VDT_D=[\ln2\times\Delta t]/[3\ln D_2/D_1]$	$VDT_D=[\ln2\times\Delta t]/[3\ln D_3/D_1]$	$VDT_D=[\ln2\times\Delta t]/[3\ln D_4/D_1]$
以较小 VDT（VDT_V 或 VDT_D）分类				
GROWCAT A：VDT ＞ 600 天		连续 4 年每年复查	连续 4 年每年复查	终止复查
GROWCAT B：VDT 为 400～600 天		连续 3 年每年复查	连续 4 年每年复查	终止复查
GROWCAT C：VDT ＜ 400 天或非实性结节新发实性成分		咨询胸科医生	咨询胸科医生	咨询胸科医生

注：PVC，percentage volume change，体积变化百分比；VDT，volume double time，体积倍增时间。

根据 NELSON 试验的结果，欧洲学者将体积 ≥ 200mm³ 的实性结节定义为高风险结节，以此为标准，一半以上新发的中低风险结节会被吸收或消失，一半左右的新发实性结节不会被吸收，其中余下未被吸收的结节中约 7% 确诊为肺癌。

（二）国际早期肺癌行动计划肺癌筛查指南

国际早期肺癌行动计划（I-ELCAP）入组对象是无症状者，并需详细记录其年龄和吸烟状况。如果经筛查或非筛查确诊的肺癌患者（Ⅰ、Ⅱ或ⅢA 期）已治疗，一旦治疗结束，也可对新的原发性肺癌进行筛查。该计划对图像有一定的要求，即 16 排以上 CT、一次屏气、低剂量平扫（无具体定义，建议使用 120kV 及以下、40mAs 及以下），图像重建应使噪声最小化，重建层厚 ≤ 1.25mm，且应包括最大密度投影（maximum intensity projection，MIP）图像。复查的扫描条件应与基线扫描时相同。肺窗的窗宽 1500HU、窗位 –650HU，纵隔窗窗宽 350HU、窗位 25HU。

当鉴别结节是实性或部分实性困难时，将结节定为实性。该计划根据结节的径线记录大小，径线是某层面（轴位、矢状面或冠状面）上其长度和宽度的平均值，且长度和宽度在显示结节最大径的同一层面上测量。

I-ELCAP 对于基线筛查和年度复查的结节分别有具体的筛查方案，筛查结果分为阴性、半阳性、阳性。基线筛查和年度复查中，阴性和半阳性者均建议 12 个月后复查。基线筛查的阳性结果中，若有感染征象，建议抗炎治疗 1 个月后复查，其他则建议活检或 PET/CT 检查。年度复查阳性结果中，新发实性结节 ＜ 3mm 者，建议 12 个月后复查；新发实性结节 ≥ 3mm 且 ＜ 6mm 者，建议 6 个月后 CT 复查，如果以恶性速率生长，直接活检；新发实性结节 ≥ 6mm，建议抗炎治疗后 1 个月复查，若结节部分或完全吸收，停止检查；若结节无变化（尤其是径线≥ 10mm），建议行 PET 检查，如果 PET 检查结果阳性，建议活检，如结果不确定或为阴性，LDCT 检查后 3 个月复查 CT；结节＜ 10mm 者，3 个月后复查（表 7-1-4，表 7-1-5）。

表 7-1-4　基线筛查实性结节随访方案

结果	影像表现	建议
阴性	无结节	首次筛查后 12 个月复查
半阳性	最大实性结节＜ 6mm	首次筛查后 12 个月复查
	＜ 10mm 的叶间裂结节，边缘光滑且为双凸形、卵圆形或不规则形	首次筛查后 12 个月复查
	＜ 10mm 的肋胸膜结节，边缘光滑、除不规则形外的任何形状（双凸形、卵圆形、半圆形、三角形、多边形、圆形）	首次筛查后 12 个月复查
	最大实性结节径线为 6 ～ 14.9mm	基线筛查后 3 个月复查；若结节缩小、无生长或以非恶性速率生长，则 9 个月后复查
阳性	最大实性结节径线为 6 ～ 14.9mm，且 3 个月后复查以恶性速率生长	A. 高度怀疑恶性者直接活检；B. ≥ 10mm 的结节建议 PET 检查，PET 检查结果阳性则建议活检，阴性或不确定则推荐 3 个月后 LDCT 复查，复查 CT 结果为部分或完全消退，则返回 12 个月后复查；C. 多发且有感染征象，抗炎治疗后 1 个月复查 CT，若继续生长则建议活检
	最大实性结节≥ 15mm	A. 高度怀疑恶性者直接活检；B.PET 检查，PET 检查结果阳性则建议活检，阴性或不确定则推荐 3 个月后 LDCT 复查，复查 CT 结果为部分或完全消退，则返回 12 个月后复查；C. 多发且有感染征象一个疗程抗炎治疗后，1 个月复查 CT，若继续生长则建议活检
	实性支气管内结节	要求患者剧烈咳嗽几次后再次扫描病变层面，若为典型的分泌物潴留则无需复查；复查时结节仍存在，咨询胸科医生，必要时行纤支镜检查

表 7-1-5　年度筛查的结节随访方案

结果	影像表现	建议
阴性	无新发结节	继续年度复查
半阳性	既往所见结节生长，但仍＜ 3mm	继续年度复查
	新发结节＜ 3mm	继续年度复查
	最大新发实性结节 3 ～ 5.9mm	6 个月后复查；若结节缩小、无生长或以非恶性速率生长，则 6 个月后复查
	最大新发实性结节 6 ～ 14.9mm	1 个月后复查：若 CT 显示缩小，则 11 个月后复查；若无生长或以非恶性速率生长，则 5 个月后复查，此次复查表现为缩小、无生长或以非恶性速率生长，则继续 6 个月后复查
阳性	a. 新发的或生长中的实性结节 3 ～ 14.9mm	A. 直接活检；B. 结节＞ 10mm 建议 PET 检查；若阳性推荐活检，若不确定或阴性，3 个月后复查，复查时结节生长则活检，否则继续年度复查；C. 有感染征象建议一个疗程抗炎治疗后，1 个月后复查，若继续生长建议活检；若缩小，11 个月后复查；无生长或以非恶性速率生长，5 个月后复查，复查时为缩小、生长或以非恶性速率生长，则继续 5 个月后复查
	b. 新发的或生长中的实性结节≥ 15mm	同 a. 的随访方案
	c. 新发实性支气管内结节	要求患者剧烈咳嗽几次后再次扫描病变层面，若为典型的分泌物潴留则无需复查；咳嗽后结节仍存在，咨询胸科医生，必要时行纤支镜检查

I-ELCAP 要求，医生在阅读筛查者的影像图时，除观察分析肺部结节外，还应记录肺部和胸部的其他发现，包括纵隔、心脏、胸膜、软组织、腹部和骨骼。

（三）2017 年 Fleischner 学会肺结节管理指南

该指南是 Fleischner 学会在既往指南基础上，基于新增数据和积累经验于 2017 年进行修订的。它采纳了国际上多学科专家（包括胸部放射学、肺科、胸外科、病理学和胸部其他领域专家）的意见。现在建议的随访间隔是一个区间范围，而不是一个精确的时间月份，这样患者能根据自身的风险因素做出选择。

该指南适用于年龄＞35 岁、无既往恶性肿瘤病史、偶然发现的肺结节，其对于肺癌发生的风险分级参照美国胸科医师协会（American College of Chest Physicians，ACCP）第 3 版肺癌诊断和管理指南，分为低风险、中风险、高风险三个等级。低风险（＜5%），包括患者年龄小、吸烟少、无癌症史，结节径线小、边缘规则、位于肺上叶以外区域；中风险（5%～65%），同时有低度和高度风险因素；高风险（＞65%），包括患者年龄较大、重度吸烟史，结节径线较大、边缘不规则或有毛刺，以及位于肺上叶。

该指南推荐常规使用连续薄层（1.0mm）的横断位及多平面重建肺结节并存档，结节径线测量选择能显示结节的最大层面，在该平面肺窗图像测量最大长轴和同一层面垂直最大短轴，最后取平均值，如在冠状位上显示结节的最大长轴，则在冠状位测量。结节径线的测量应四舍五入为整数（单位：毫米）。例如测量结节径线为 5.3mm，应记录为 5mm；测量结节径线为 5.6mm，应记录为 6mm。

该指南分别对单发结节、多发结节、实性与亚实性结节的随访分别做了详细建议，且随访时间是一个区间范围，患者可以根据自身危险因素选择合适的随访时间。目前大部分指南都推荐对小结节采取温和处理，Fleischner 学会指南推荐，低风险人群中＜6mm 的实性结节不建议常规复查，高风险人群建议年度复查（表 7-1-6）。

表 7-1-6　Fleischner 学会对于成人偶然发现的实性肺结节的管理指南（2017 年）

结节类型	径线			备注
	＜6mm（＜100mm³）	6～8mm（100～250mm³）	＞8mm（＞250mm³）	
单发				
低风险	无须常规随访	6～12 个月后复查 CT，18～24 个月后再次复查 CT	考虑 3 个月后复查 CT、PET/CT 或活检	低风险患者＜6mm 的结节不需要常规随访
高风险	12 个月复查 CT	6～12 个月后复查 CT，18～24 个月后再次复查 CT	考虑 3 个月后复查 CT、PET/CT 或活检	某些结节有可疑形态、位于上叶或两者同时出现的高危患者可能需要 12 个月的随访
多发				
低风险	无须常规随访	3～6 个月后复查 CT，18～24 个月后再次复查 CT	3～6 个月后复查 CT、18～24 个月后再次复查 CT	将最可疑的结节作为目标管理结节；随访时间间隔可能会根据径线和风险而有所不同
高风险	12 个月复查 CT	3～6 个月后复查 CT，18～24 个月后再次复查 CT	3～6 个月后复查 CT、18～24 个月后再次复查 CT	将最可疑的结节作为目标管理结节；随访时间间隔可能会根据径线和风险而有所不同

（四）ACR Lung-RADS 1.1 版（2019 年）

ACR Lung-RADS 将实性肺结节分为 0 ～ 4 类，并提出不同类别结节的恶性可能性，具体分类及随访建议如表 7-1-7 所示。多发结节的患者，应以最高分类的结节作为筛查结果。1、2 类结节为阴性结果，3、4 类结节为阳性结果，但筛查结果为阴性，并不代表此人未患肺癌。1、2 类结节建议 12 个月后复查；3 类结节建议 6 个月后复查；4 类结节可进一步分为 4A、4B、4X，其中 4A 类结节可疑为恶性，建议 3 个月后进行 LDCT 复查，但当结节实性成分 ≥ 8mm（268mm³）时建议行 PET/CT 检查；4B、4X 类结节高度怀疑恶性，根据具体情况选择胸部 CT 平扫 / 增强、活检或 PET/CT 检查；对于年度随访中新发的较大结节，应 1 个月后复查，排除炎性结节或感染可能。3 类和 4A 类结节若在间隔 6 个月和 3 个月后复查 CT 显示没有变化，应归类为 2 类，且 12 个月后再进行复查。

Lung-RADS 推荐用结节的平均径线衡量结节的径线，且精确到一位小数点，并提供了结节体积测量工具（QIBA，http：//services.accumetra.com/NoduleCalculator.html）。为减少测量误差，结节生长 1.5mm（2.0mm³）以上才定义为增大。

该报告系统单独提出小于 10mm 的叶间裂结节应分为 2 类：典型叶间裂结节和非典型叶间裂结节。典型叶间裂结节是指附着于叶间裂的均匀实性结节，边缘光滑，呈椭圆形、双凸形或三角形；筛查中 20% 的结节属于此类，其为良性结节，无须随访复查。NELSON 试验中，未定性的实性结节中有 83% 为边缘光滑或附着于胸膜的结节，5 ～ 10mm 的结节 1 年后随访均未发现肺癌。Pan-Canada 和 BCCA（British Columbia Cancer Agency）的结果显示，典型叶间裂结节为肺癌的可能性为零。而不具备典型叶间裂特点的称为非典型叶间裂结节，推荐 1 年后 CT 随访复查。

表 7-1-7　2019 年 ACR Lung-RADS 1.1 版中对实性肺结节的具体分类及随访建议

分类描述	Lung-RADS 评分	影像表现	建议	恶性可能性	美国东部发生率
资料不全	0	对既往胸部 CT 检查进行定位比较 对部分或全部肺部不能进行评估	需要额外的肺癌筛查 CT 图像，或比较之前的胸部 CT 检查	0	1%
阴性	1	无结节 有特定钙化（如完全性、中央型、板层状、爆米花样钙化）或含脂肪的结节	12 个月后年度复查	< 1%	90%
良性外观或行为	2	叶间裂结节 < 10mm（524mm³） 实性结节 < 6mm（113mm³），新发 < 4mm（34mm³） 3 类或 4 类结节随访 ≥ 3 个月无变化			
良性可能性大	3	实性结节：基线 ≥ 6mm（113mm³）且 < 8mm（268mm³），或新发 ≥ 4mm（34mm³）且 < 6mm（113mm³）	6 个月后 LDCT 复查	1% ～ 2%	5%

续表

分类描述	Lung-RADS 评分	影像表现	建议	恶性可能性	美国东部发生率
怀疑恶性	4A	实性结节≥8mm（268mm³）且<15mm（1767mm³） 支气管腔内结节	3个月后 LDCT 复查；实性成分≥8mm（268mm³）者建议 PET/CT	5%～15%	2%
高度怀疑恶性	4B	实性结节≥15mm（1767mm³）；新发或增大≥8mm（268mm³）	根据恶性和并发症发生概率选择胸部 CT 平扫/增强、活检或 PET/CT	＞15%	2%
	4X	3类或4类结节有额外的特征或影像征象增加恶性可疑度	实性成分≥8mm（268mm³）时建议 PET/CT；对于在年度复查 CT 中新出现的大结节，建议1个月后行 LDCT 复查排除感染或炎症的可能性		
其他	S	可能被分为0～4类	视具体情况而定	0	10%

（五）2020 年美国 NCCN 肺癌筛查指南

目前相关研究明确支持低剂量 CT 作为肺癌筛查的标准方式，低剂量 CT 可在高危人群中开展筛查并更早发现肺癌的发生。2020 年美国 NCCN 肺癌筛查指南（第1版）根据肺癌的相关危险因素暴露情况，将筛查人群分为低风险、中风险、高风险1组和高风险2组四组。高风险1组的入组标准：55～77岁、600支/年或以上吸烟史、具有吸烟史且戒烟时间＜15年，对于此类人群，指南推荐进行低剂量 CT 筛查，且即使首次检查为阴性或者结节径线未达到进一步检查标准，仍然推荐每年行低剂量 CT 筛查。高风险2组的入组标准：50岁或以上、400支/年或以上吸烟史，有至少一个高危因素（被动吸烟除外）；对于此类人群，指南推荐进行低剂量 CT 筛查。中风险组的入组标准：50岁或以上、400支/年或以上吸烟史（包括被动吸烟）、无其他高危因素。低风险组的入组标准：50岁以下、400支/年以下吸烟史。对于中、低风险组人群，指南不推荐行常规低剂量 CT 筛查。

NCCN 指南对 LDCT 筛查首次发现、随访中及新增或变化的实性结节分别给出了具体的随访建议，详见图 7-1-4 和图 7-1-5。该指南提出用低剂量 CT 进行胸部 CT 筛查和复查，即管电压 100～120kV、管电流≤40～60mAs，与 ACR Lung-RADS 较一致。

目前对于多发结节的随访，主要是根据最可疑病灶（直径最大或者实性成分最多）的情况采取相应的随访策略。

（六）2016 亚洲共识指南：肺结节评估

由于疾病地域特征影响肺结节的诊断评价，ACCP 肺结节评估临床实践指南在亚洲国家的临床医师中采用率可能较低。"2016 亚洲共识指南：肺结节评估"的目的是根据其他指南进行调整，从而为相关亚洲从业者提供以共识为基础的临床建议。该指南是由亚洲的多学科团队（包括肺科医生和胸科医生）经反复讨论达成的共识。该指南的肺结节评估大致遵循 CHEST 发布的指南，但同时也考虑到室内和室外重度空气污染导致肺癌的风险，

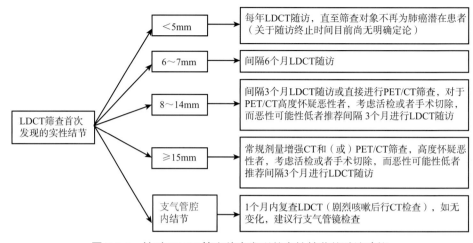

图 7-1-4 针对 LDCT 筛查首次发现的实性结节的随访建议

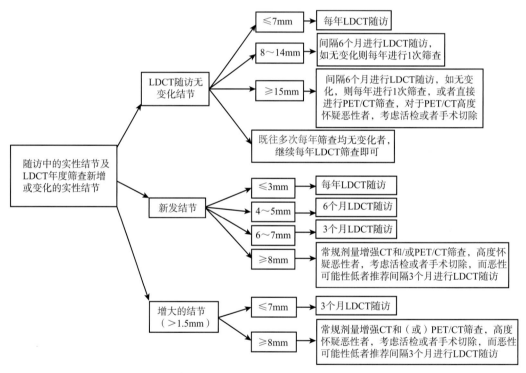

图 7-1-5 针对 LDCT 筛查随访中发现的、新增或变化的实性结节的随访建议

以及女性不吸烟者中腺癌的高发病率。此外，亚洲高发生率的肉芽肿性疾病及其他感染导致的肺结节也是对亚洲人群进行筛查时需要考虑的因素，故基于非亚洲患者的风险诊断计算器可能不适用于亚洲人群。总体来看，亚洲人群肺结节的随访监测时间要比美国人群更长。

　　该指南以 8mm 为临界值，分别列出针对 > 8mm、≤ 8mm 的实性结节的随访建议，具体随访流程如图 7-1-6 ～图 7-1-8 所示。随访建议较注重在影像检查前对患者的肺癌风险进行临床评估，分为低风险（ < 5%）、中风险（5% ～ 60%）、高风险（ > 60%），对不同风险等级的筛查者有不同的随访建议。

> 8mm 的实性结节，分为低风险（< 5%）、中风险（5%～60%）、高风险（> 60%）三组。低风险组建议薄层 CT 平扫随访，间隔为 3～6 个月、9～12 个月、18～24 个月，之后再根据临床评价及患者意愿进行年度复查。中风险组建议 PET/CT 检查或穿刺活检，穿刺活检的适应证如下：检查前临床恶性可能性和影像恶性可能性不一致；可疑需要特殊治疗的良性疾病（如结核）等；知情的患者希望在手术前得到恶性诊断的证据（尤其是手术并发症较高时）。PET/CT 检查高代谢患者选择直接手术活检；阴性或低代谢者，则间隔 3～6 个月、9～12

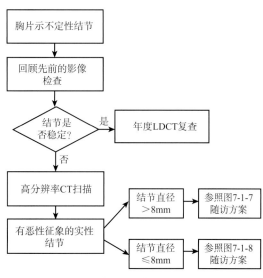

图 7-1-6 首次筛查时单发肺结节随访流程

个月、18～24 个月进行 CT 随访复查。高风险组恶性可能性较大，建议依据功能影像学检查如 PET/CT 进行术前分期，并行外科手术活检。

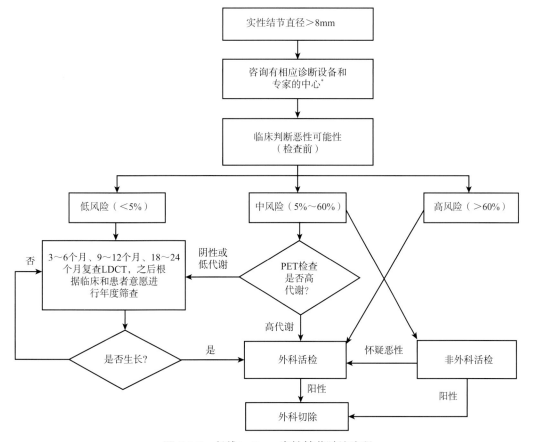

图 7-1-7 径线> 8mm 实性结节随访流程

* 该中心应包含 PET/CT 及能检测良性疾病（如结核）、活检（外科或微创）的设备和专家

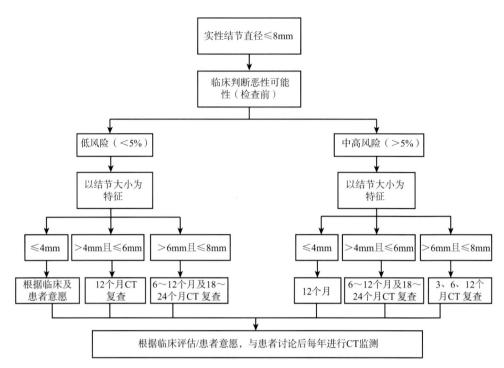

图 7-1-8   径线 ≤ 8mm 实性结节随访流程

≤ 8mm 的实性结节，分为低风险（＜ 5%）、中高风险（＞ 5%）两组。对于结节 ≤ 4mm 的低风险人群，根据临床评估及患者意愿选择是否行年度复查；而对于高风险人群则建议年度复查。对于＞ 4mm 且 ≤ 6mm 的实性结节，低风险者建议年度复查，中高风险者建议 6 ～ 12 个月、18 ～ 24 个月 CT 复查。对于＞ 6mm 且 ≤ 8mm 的实性结节，低风险者建议 6 ～ 12 个月、18 ～ 24 个月 CT 复查，中高风险者建议 3 个月、6 个月、12 个月 CT 复查。以上随访周期结束后，再根据临床及患者意愿讨论之后是否年度复查。

（七）2019 年版《肺癌筛查与管理中国专家共识》

2019 年版《肺癌筛查与管理中国专家共识》是由中国肺癌防治联盟、中华医学会呼吸病学分会肺癌学组携手国内呼吸科、胸外科和影像科等相关领域知名专家，参考国内外最新研究成果和各学科相关指南及共识，根据我国肺癌发病率和诊治情况，在《肺结节诊治中国专家共识（2018 年版）》基础上制定的。该共识除对现有肺癌筛查技术进行详尽介绍，也对肺癌筛查全程管理进行了系统阐述。本节仅列出该共识中针对实性肺结节的随访流程（图 7-1-9）。

与欧美国家相比，我国具有吸烟及被动吸烟人群比例较高、大气污染及肺癌发病年轻化的现状。中国肺癌防治联盟根据《肺部结节诊治中国专家共识》（2015 年）并参考中华医学会放射学分会心胸学组发布的《低剂量螺旋 CT 肺癌筛查专家共识》，建议将我国肺癌高危人群定义为年龄 ≥ 40 岁且具有以下任一危险因素者：①吸烟 ≥ 400 支 / 年（或 20 包 / 年），或曾经吸烟 ≥ 400 支 / 年（或 20 包 / 年），戒烟时间＜ 15 年；②有环境或高危职业暴露史（如石棉、铍、铀、氡等接触）；③合并慢性阻塞性肺疾病、弥漫性肺纤维化或既往有肺结核病史者；④既往罹患恶性肿瘤或有肺癌家族史者，尤其是有一级亲属家族史者。此外，还需考虑被动吸烟、烹饪油烟及空气污染等因素。

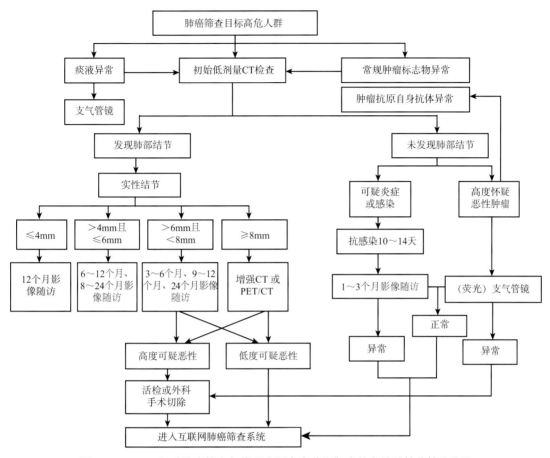

图 7-1-9 2019 年《肺癌筛查与管理中国专家共识》中的实性肺结节筛查流程

该共识推荐使用胸部 LDCT 作为高危人群肺癌筛查的基础手段，PET/CT 检查用于肺癌的诊断、分期、治疗评价。

（八）对实性结节诊断与管理不同指南的综合评价

对于实性肺结节，各大指南的随访原则大体一致，都是根据结节的径线、高危因素等进行不同的时间间隔随访，但在结节的径线临界值上有些差异，不同的随访方案各有优势和适用范围。在临床应用中，可根据具体情况选择随访原则进行肺结节的规范跟踪随访。

随着计算机辅助诊断及 AI 的发展，肺结节的检出、标记、体积测量更加精准化与智能化。近年来发展迅速的影像组学与深度学习在肺结节的早期诊断中亦有大量研究，其中有文献报道，影像组学对实性肺小结节的诊断准确性高达 89.8%。多项研究表明，影像组学与深度学习对于实性结节的定性和生长预测更加准确，可为早期肺癌进行精准诊断（详见第三章）。

微小恶性实性肺结节的精准随访与诊断将改变治疗策略，随着微创技术的不断发展、早期诊断、微创治疗（如局灶性切除与介入消融治疗）可使患者快速康复，将大大地提高肺癌的生存率并改善患者的生活质量，真正做到精准医疗（详见第十一、十二章）。

第二节　实性肺结节 CT 诊断与鉴别

肺癌 CT 筛查过程中会发现大量的非钙化小结节，临床上主要根据高分辨率 CT 上病灶的径线、形态、密度、边缘，以及周围血管、支气管和胸膜的改变来判断良恶性。径线对于鉴别 5mm 以下结节良恶性的价值有限。一般来说，结节越大，恶性的概率越高。结节径线 < 5mm（结节体积 < 100mm³）与无结节患者的肺癌发病率无显著差异（均 < 1%）；结节径线 5 ～ 10mm（结节体积 100 ～ 300mm³），肺癌概率 0.9% ～ 5.8%，需要 CT 随访；结节径线 ≥ 10mm（结节体积 ≥ 300mm³），肺癌概率 11.1% ～ 26.2%，须即刻采取进一步措施，对结节进行定性分析。有研究认为，计算结节的 VDT 较单纯计算结节的体积对于判断结节的性质更具特异性：VDT > 600 天时，肺癌概率为 0 ～ 0.9%；VDT 为 400 ～ 600 天时，肺癌概率为 4.0%；VDT < 400 天时，肺癌概率为 6.7% ～ 25.0%，故监测实性结节的随访变化对于鉴别诊断意义重大。

结节的形态特点对于良恶性的鉴别诊断有一定的价值（图 7-2-1），一般良性病灶的形态及边缘较光滑，可呈圆形、多角形或多边形，位于肺的外围胸膜下者多呈扁长形；而恶性者多边缘粗糙，呈不规则形、有毛刺及分叶等。形态学分析中，圆形 66% 为良性，分叶 82%、毛刺 97%、边缘粗糙 93% 为恶性结节，多结节状 80% 见于炎性病灶，但有 38% 的原发性肺癌边缘锐利，良性结节也有不少因纤维组织增生而出现毛刺。

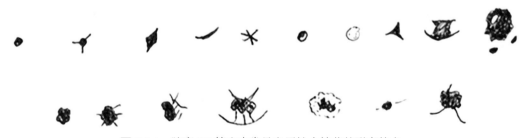

图 7-2-1　肺癌 CT 筛查中常见良恶性小结节的形态特点

上排为良性小病灶，下排为恶性小病灶

一、良性实性肺结节的诊断与鉴别诊断

良性实性肺结节对应的疾病包括肺炎性假瘤、错构瘤、结核性肉芽肿病变、真菌性肉芽肿、肺内淋巴结、结节性纤维化、机化性肺炎、其他良性肿瘤（血管瘤、平滑肌瘤、纤维瘤、脂肪瘤、软骨瘤等）。

（一）肺炎性假瘤

肺炎性假瘤是一种肺实质非特异性炎性增生性肿瘤样病变，是由肺内慢性炎症产生的肉芽肿、机化、纤维结缔组织增生及相关的继发病变形成的肿块，并非真正的肿瘤。肺炎性假瘤在肺部良性肿瘤中居第一位或第二位（图 7-2-2，图 7-2-3）。

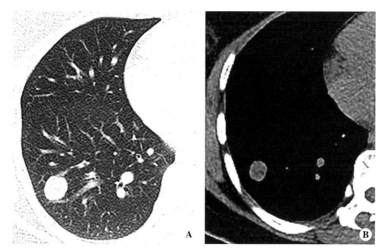

图 7-2-2 右下肺炎性假瘤。女性患者，表现为间歇性右胸痛、气短数月，术前诊断为恶性可能，术后病理证实为炎性假瘤

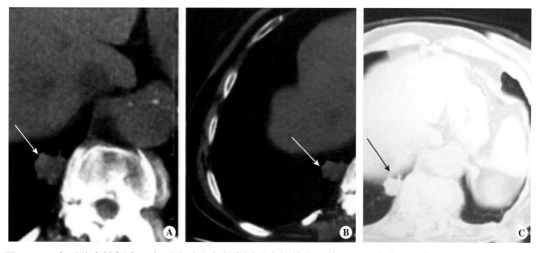

图 7-2-3 右下肺炎性假瘤。右下肺后基底段类圆形实性结节（箭示），浅分叶，宽基底与胸膜相贴，邻近胸膜无增厚，术后病理证实为炎性假瘤

肺炎性假瘤好发于肺下叶，多位于肺外围胸膜下，绝大多数单发，呈圆形或椭圆形结节，一般无完整的包膜，但肿块较局限、边界清楚，有些还有较厚而缺少细胞的胶原纤维结缔组织，且与肺实质分开。少数肺炎性假瘤可以发生癌变。病灶边缘"桃尖征"和"平直征"为其特征性 CT 表现，由于肺炎性假瘤有较丰富的肉芽组织，强化一般较显著，增强扫描后大部分病灶 CT 值在 90HU 以上，小部分在 120HU 以上。

（二）错构瘤

根据发生部位，错构瘤可分为周围型及中央型。位于肺段以下支气管和肺内者为周围型，位于肺段及肺段以上支气管者为中央型，以周围型较多见。周围型错构瘤在肺内形成结节或肿块，主要由软骨组织构成，并混有纤维结缔组织、平滑肌和脂肪等。中央型错构瘤内脂肪组织较多。

周围型错构瘤边缘光滑锐利，约 60% 含脂肪，20% ～ 30% 有爆米花样钙化，边缘可有浅分叶或无分叶。一般缺乏恶性结节征象，如毛刺征、空泡征、胸膜凹陷征等。CT 增强大多数病灶无明显强化（增强幅度一般小于 20HU），也有少数明显强化者。中央型错构瘤可见支气管或叶支气管腔内结节状病灶，边缘光滑；段支气管的错构瘤仅表现为支气管截断（图 7-2-4 ～图 7-2-6）。

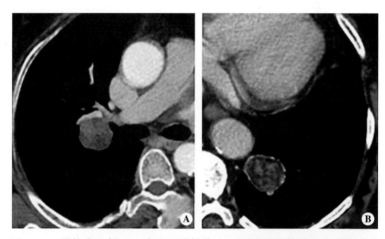

图 7-2-4　错构瘤 2 例。A. 中央型错构瘤；B. 周围型错构瘤，含脂肪成分

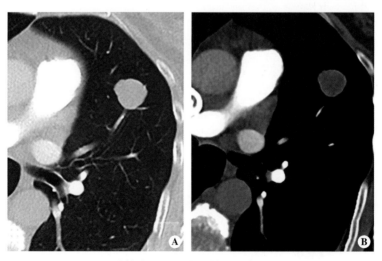

图 7-2-5　左上肺错构瘤。A. 肺窗，结节边缘光整；B. 纵隔窗，
未见明显钙化及脂肪成分。穿刺活检证实为错构瘤

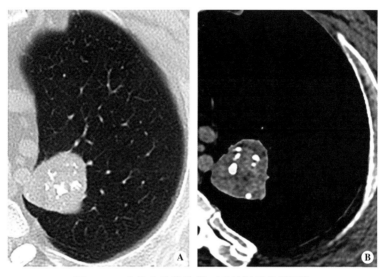

图 7-2-6 左肺上叶错构瘤，可见爆米花样钙化

（三）结核性肉芽肿

结核性肉芽肿病变包括结核瘤和结核肉芽肿两类。结核瘤为一种干酪样病变被纤维组织所包围而成的球形病灶，也可因空洞的引流支气管阻塞，其内为干酪样物质充填而成；直径多为 2 ～ 3cm，大多数有包膜；好发于上叶尖后段与下叶背段，CT 表现为圆形或类圆形，边缘多清晰光整，少数边缘模糊而不规则或呈浅分叶，密度较高且均匀，常伴空洞形成，为边缘性，呈裂隙状或新月形，多数病灶可见环形或斑点状钙化。近胸膜的结核结节，病灶周围常可见条索状粘连带。因结核结节周边包膜的有无及周边肉芽组织的厚薄不同，增强 CT 可表现为无强化型、薄层包膜强化型、厚层包膜强化型（图 7-2-7，图 7-2-8）。结核性肉芽肿则表现为不规则实性结节伴有肉芽组织强化，不像结核瘤以中央大片干酪样坏死与外周纤维包裹为特点（图 7-2-9）。

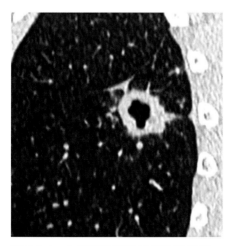

图 7-2-7 左肺下叶背段结核瘤伴空洞。男，64 岁，消瘦、乏力 1 年，抗酸染色阳性，抗结核治疗有效

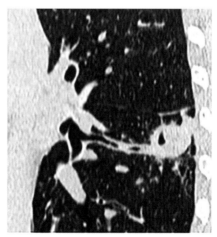

图 7-2-8 左肺下叶背段结核瘤伴空洞。女，38 岁，发热伴咳嗽 3 个月，穿刺活检示干酪样坏死，抗酸染色阳性，结核菌素试验强阳性

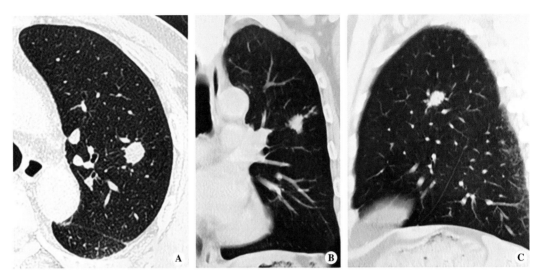

图 7-2-9　左肺上叶结核性肉芽肿。男，55 岁，体检发现左肺上叶实性结节，术后病理证实为结核性肉芽肿

（四）真菌性肉芽肿

新型隐球菌或曲霉菌性肉芽肿常发生于机体免疫功能低下、免疫抑制治疗及抗肿瘤治疗者，偶可发生于健康人。其病理基础是凝固性坏死、炎症细胞浸润和脓肿形成，慢性感染为局部纤维化和肉芽肿形成。CT 常表现为薄壁空洞或空腔内的孤立球形灶，边缘光滑锐利，少见分叶或毛刺，径线数毫米至数厘米不等，可见空气半月征，有时可见钙化。部分单发结节与肺癌较相似。周围出血或水肿则可出现病灶周围晕征（图 7-2-10）。

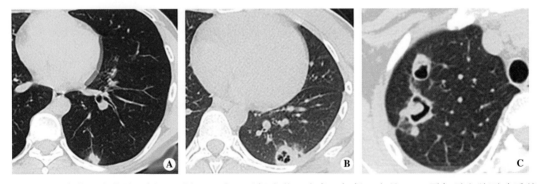

图 7-2-10　真菌性肉芽肿 3 例。A. 男，27 岁，反复咳嗽、咳痰、气促 6 个月，CT 平扫示左肺下叶后基底段胸膜下见结节状阴影，内见细支气管充气征，周围伴晕征；B. 女，76 岁，反复咳嗽、咳痰、发热 2 月余，CT 平扫示左肺下叶结节状阴影，周围见"晕征"，空洞内见分隔带；C. 女，35 岁，体检发现右肺阴影 2 个月，右肺上叶见多发结节影，内见空洞影，壁较薄，见附壁结节、空气新月征

（五）肺内淋巴结

肺内淋巴结为胸膜下直径 10mm 以内的圆形或椭圆形结节，边缘光整锐利，表现为密度均匀的实性结节，无钙化，随访病灶稳定（图 7-2-11、图 7-2-12）。

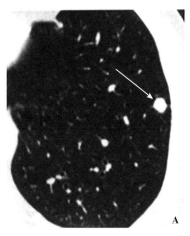
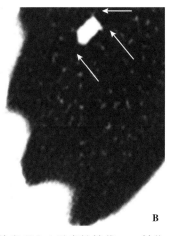

图 7-2-11　肺内淋巴结。女，55 岁，体检发现左上肺实性结节。A. 轴位呈类圆形，周围见线状影与肺静脉相连；B. 矢状面重建呈多边形，周围可见多条线状影（白箭）

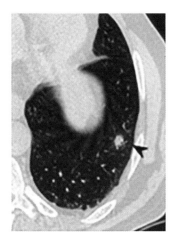

图 7-2-12　肺内淋巴结与腺癌并存。女，62 岁，右肺中叶肺内淋巴结，右肺下叶肺腺癌

（六）结节性纤维化及瘢痕灶

结节性纤维化典型改变为长形（长条形或长梭形），呈星芒状、点状，边缘光滑锐利，僵直或凹陷；一般较小，直径多＜ 5mm；多伴有长的纤维条索影；多无分叶征、毛刺征、空泡征和胸膜凹陷征。多平面观察有助于显示结节形态。增强扫描一般无明显强化。对于不典型形态的非钙化结节瘢痕灶，需谨慎做出瘢痕灶的诊断，通常应该作为待定性结节，其中直径≥ 6mm 者建议 CT 随访，≥ 15mm 者则建议活检定性（图 7-2-13，图 7-2-14）。

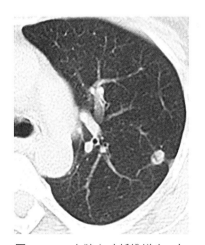

图 7-2-13　左下肺纤维增生。男，48 岁，体检发现左肺下叶实性结节，边界清晰，边缘不规整，无胸膜牵拉、无毛刺（黑箭头），随访 1 年无变化，术后病理证实为纤维增生

图 7-2-14　左肺上叶纤维增生。女，51 岁，胸痛不适，CT 检查发现左肺上叶实性结节，边界清晰，其内有空泡或呈低密度，胸膜牵拉明显，未见毛刺，无明显卫星灶，半年后复查无变化，术后病理证实为纤维增生

（七）隐源性机化性肺炎

隐源性机化性肺炎（cryptogenic organizing pneumonia，COP）病理上表现为肺泡腔、肺泡管、呼吸性细支气管内的炎性渗出物机化，代之以成纤维细胞、肌成纤维细胞增生，形成 Masson 小体（即呈同心圆排列的成纤维细胞和肌成纤维细胞构成的纤维灶），伴有炎症细胞浸润。许多患者有过感染症状或完全无症状。COP 主要 HRCT 表现包括实变、磨玻璃影、小叶周围不透明影、反晕征、结节或肿块、支气管壁增厚、支气管扩张、纵隔淋巴结肿大和胸腔积液（图 7-2-15）。

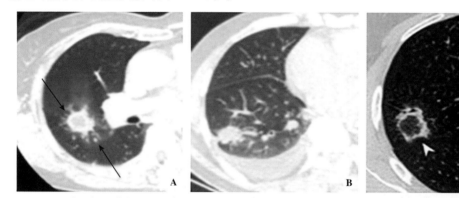

图 7-2-15 隐源性机化性肺炎 3 例。A. 女，66 岁，胸部 CT 平扫示右肺上叶结节伴多发斑点、小斑片状卫星灶影（箭示）、长毛刺及少许晕征；B. 男，69 岁，胸部 CT 平扫示右肺下叶结节影，见邻近胸膜凹陷及血管集束；C. 女，55 岁，环礁征或反晕征，右肺上叶病灶周围见环形或新月形实变（箭头）

二、恶性实性肺结节的诊断与鉴别诊断

（一）原发性肺癌

原发性肺癌（简称肺癌）是指原发于肺支气管上皮、腺上皮或肺泡上皮的恶性肿瘤，是肺内最常见的恶性肿瘤。近年来，肺癌发病率有逐渐增高的趋势，严重危害人们的健康。早期肺癌多无症状，仅在胸部 X 线或 CT 检查时偶然发现（图 7-2-16 ～图 7-2-19）。恶性

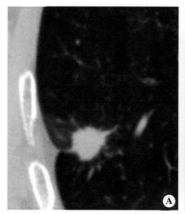
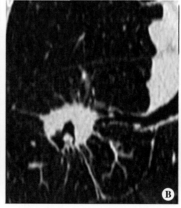
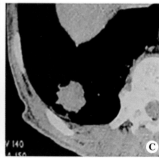

图 7-2-16 肺腺癌 3 例。A. 男，83 岁，反复咳嗽 2 年，右肺上叶后段结节，可见毛刺征、胸膜凹陷征，术后病理证实为腺癌；B. 男，45 岁，反复咳嗽半年余，右肺下叶背段空洞，术后病理证实为腺癌；C. 女，48 岁，咳嗽胸痛半年余，右肺下叶结节，可见棘状突起，术后病理证实为腺癌

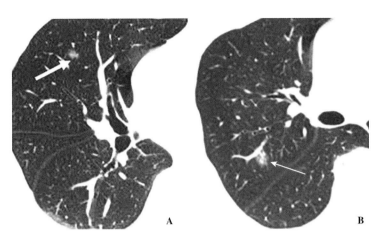

图 7-2-17 多中心腺体前驱病变及腺癌。A. 右肺中叶不规则结节（箭示），6 个月后复查变化不大，穿刺活检证实为原位腺癌（AIS）；B. 右肺上叶后段不规则结节（箭示），3 个月后复查变化不大，穿刺活检证实为分化良好的腺癌

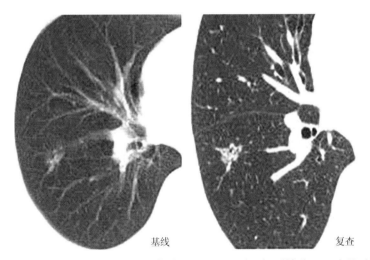

图 7-2-18 右下肺腺癌一年生长。女，45 岁，体检发现右肺下叶不规则结节，12 个月后复查增大，手术证实为中分化腺癌

实性肺结节在 CT 上具有一些较特异的影像征象。①形态欠规则：大部分结节形态欠规则，由于生长时遇到血管或支气管的阻碍可形成切迹，即分叶征。②边缘欠光滑：主要表现为棘状突起和短毛刺，毛刺常较密集，周边均有分布，这是由于侵及肺泡表面或小叶间隔及淋巴管形成的。③空泡征：部分病灶可表现为数个结节堆聚，由于生长不均衡，中间有残余肺泡组织，即形成空泡。④其他：胸膜凹陷征、细支气管充气征；偶有钙化，一般量少，呈点状偏于肿块一侧。⑤增强后大部分明显强化，CT 值增加高于 30HU，常见有数支血管与肿块相连（即血管集束征）。

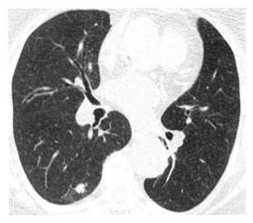

图 7-2-19 右下肺非小细胞肺癌。男，55 岁，右肺下叶结节，穿刺活检证实为非小细胞肺癌

（二）转移瘤

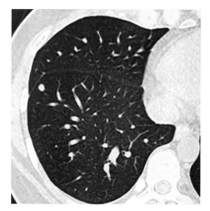

图 7-2-20 乳腺癌肺转移，右肺下叶单发实性结节

转移瘤多数呈类圆形，径线不等，边缘光滑，也可为分叶状、不规则形，无明显晕征，部分可表现为空洞，分布以双中下肺、胸膜下肺外周（外 1/3）为著，患者常有原发恶性肿瘤病史。形态不规则的转移瘤结节表现为多弧度深分叶的脐切迹征象，毛刺细短、锐利，部分同时可见骨质破坏、胸腔积液（图 7-2-20 ～图 7-2-23）。

三、良恶性实性肺结节的鉴别诊断

结节的影像特征包括结节的位置、径线、内部征象、周围征象。良恶性实性肺结节在 CT 上的部分影像征象有重叠，鉴别要点见表 7-2-1。

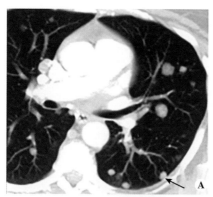
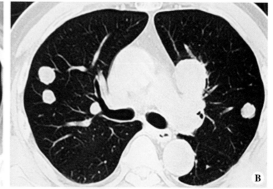

图 7-2-21 肠癌肺转移 2 例。A、B 为不同的肠癌肺转移患者，图像显示双肺多发大小不等实性结节，边界清晰，类似球形，较多随机分布于肺外周（箭示胸膜下结节）

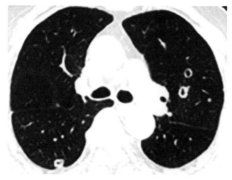
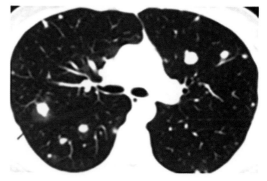

图 7-2-22 直肠腺癌患者两肺多发转移结节，结节内可见空洞影　　**图 7-2-23** 肝癌术后，两肺多发转移瘤，其中一病灶周围可见"晕征"（箭示）

表 7-2-1　良恶性实性肺结节的鉴别诊断要点

鉴别要点	恶性	良性
部位	无特殊	部分结节有好发部位，结核瘤多位于上叶尖、后段和下叶背段；肺隔离症好发于肺下叶脊柱旁
径线	结节越大，恶性概率越高	多较小
周围特征		
形态	不规则形、多角形、深分叶形	圆形或类圆形、椭圆形、梭形
周边	分叶征（放射状、多细短僵直）、毛刺征、棘突征；胸膜凹陷征	少见，部分结核瘤可见毛刺征，多分布在部分边缘上，呈梳齿状向一个方向排列
PET	葡萄糖代谢明显增高，$SUV_{max} \geqslant 2.5$ 为有意义阈值	SUV_{max} 轻度增高
内部特征		
平扫密度	常密度不均匀，可见空泡征、空洞、细支气管充气征、细沙砾样钙化、磨玻璃征等	密度均匀，或有脂肪成分
增强	增强值介于 20 ～ 60HU 的结节高度提示恶性	炎性肉芽肿强化高于肺癌，中心见坏死区；结核瘤、非活动性炎性假瘤，强化不明显
钙化	多呈无定形细沙砾状分布，或偏在一侧，不超过结节 10% 的面积	多呈中央型、片层状、爆米花样及弥漫型
空泡征	有，部分不典型者表现为小空洞、细支气管充气征	无
空洞	多不规则、壁厚薄不均、有壁结节	裂隙样或新月形空洞
随访变化		
随访 /VDT	随访增大，VDT ＜ 400 天，恶性概率为 6.7% ～ 25.0%；VDT 400 ～ 600 天，恶性概率为 4.0%	随访稳定（5 年内保持不变）或消失；VDT ＞ 600 天，恶性概率为 0 ～ 0.9%

（毛礼厅　柳学国）

参 考 文 献

白人驹，张雪林，2010. 医学影像诊断学 . 第 3 版 . 北京：人民卫生出版社，224-231.

陈境弟，柳学国，冯仕庭，等，2000. 肺癌 CT 临床 CT 诊断 . 广州：中山大学出版社，76-107.

陈楠，谢坪，付凯，2003. 空泡征对早期肺癌的诊断价值 . 医学影像学杂志，12（1）：13-15.

陈旭，舒锦尔，李惠民，等，2020. 肺内淋巴结的高分辨率 CT 影像表现 . 实用放射学杂志，36（4）：554-557.

范红燕，侯艳军，赵彦民，2003. 肺内多发小结节的 CT 诊断与鉴别诊断 . 放射学实践，18（10）：718-720.

韩玉成，袁越，初建国，等，2001. 15mm 以下周围型小肺癌的影像检出和诊断 . 中华肿瘤杂志，23（1）：60-63.

黄绥丹，吴喜端，倪志文，等，2018. 肺转移瘤高分辨率 CT 表现 . 实用医学影像杂志，19（6）：37-39.

兰长青，黄进宝，黄梅萍，等，2015. 结节肿块型肺隐球菌病 CT 特征分析 . 中华放射学杂志，49（10）：741-744.

李惠民，李哲，2010. 肺转移瘤非典型 CT 表现 . 中华实用诊断与治疗杂志，24（8）：785-787.

唐威，吴宁，黄遥，等，2014. 4690 例无症状健康体检者低剂量 CT 早期肺癌筛查研究 . 中华肿瘤杂志，36（7）：549-554.

田扬，赵卫，罗罡，等，2014. 结节或肿块型不典型肺结核 25 例 CT 征象分析 . 昆明医科大学学报，（6）：71-75.

王丽丽，李天成，刘博乐，等，2020. 隐源性机化性肺炎的影像学特征 . 中国医学影像学杂志，28（3）：205-209.

薛正和，2018. 肺炎性假瘤的 CT 表现 . 现代医用影像学，27（7）：75-76，90.

张国桢，郑向鹏，李铭，2015. 微小肺癌 - 影像诊断与应对策略 . 北京：人民军医出版社，121-124.

赵桂喜，虞晓明，2013.肺炎性假瘤的 MSCT 影像学表现 19 例分析 . 中外医学研究，11（3）：56-57.

中国肺癌防治联盟，中华医学会呼吸病学分会肺癌学组，中国医师协会呼吸医师分会肺癌工作委员会，2019.肺癌筛查与管理中国专家共识 . 国际呼吸杂志，39（21）：1604-1615.

中华医学会放射学会心胸学组，2015.低剂量螺旋 CT 肺癌筛查专家共识 . 中华放射性杂志，49（5）：328-335.

中华医学会呼吸病学分会肺癌学组，中国肺癌防治联盟专家组，2015.肺部结节诊治中国专家共识 . 中华结核和呼吸杂志，38（4）：249-254.

中华医学会呼吸病学分会肺癌学组，中国肺癌防治联盟专家组，2018.肺结节诊治中国专家共识（2018 年版）. 中华结核和呼吸杂志，41（10）：763-771.

Aberle DR，DeMello S，Berg CD，et al，2013. Results of the two incidence screenings in the national lung screening trial. N Engl J Med，369（10）：920-931.

CX Bai，CM Choi，CM Chu，et al，2016. Evaluation of pulmonary nodules clinical practice consensus guidelines for Asia. Chest，150（4）：877-893.

De Hoop B，Van Ginneken B，Gietema H，et al，2012. Pulmonary perifissural nodules on CT scans：rapid growth is not a predictor of malignancy. Radiology，265（2）：611-616.

Detterbeck FC，Mazzone PJ，Naidich DP，et al，2013. Screening for lung cancer diagnosis and management of lung cancer，3rd：American College of Chest Physicians Evidence-Based Clinical Practice Guidelines. CHEST，143（5 Suppl）：e78S-e92S.

Farooqi AO，Cham M，Zhang LJ，et al，2012. Lung cancerassociated with cystic airspaces. Am J Roentgenol 199（8）：781-786.

Gould MK，Donington J，Lynch WR，et al，2013. Evaluation of individualswith pulmonary nodules：when is it lung cancer? Diagnosis and management of lung cancer，3rd ed：American College of Chest Physicians evidence-based clinical practice guidelines. Chest，143（5 Suppl）：e93S-e120S.

Hasegawa M，Sone S，Takashima S，et al，2000. Growth rate of small lung cancers detected on mass CT screening. Br J Radio，73（876）：1252-1259.

Henschke CI，2021. International Early Lung Cancer Action Program protocol.http：//www.ielcap.org/sites/default/files/I-ELCAP%20protocol%202016.pdf. Accessed December 23，2021.

Henschke CI，2022. International Early Lung Cancer Action Program protocol.http：//www.ielcap.org/sites/default/files/I-ELCAP%20protocol%20220115.pdf.［2022-5-19］.

Kikano GE，Fabien A，Schilz R，2015. Evaluation of the solitary pulmonary nodule. Am Fam Physician，92（12）：1084-1091.

Kim YK，Lee SH，Seo JH，et al，2010. A comprehensive model of factors affecting adoption of clinical practice guidelines in Korea. J Korean Med Sci，25（11）：1568-1573.

Li JX，Xia TT，Yang XG，et al，2018. Malignant solitary pulmonary nodules：assessment of mass growth rate and doubling time at follow-up CT. J Thorac Dis，10（Suppl7）：S797-S806.

Liu X，Liang MZ，Wang Y，et al，2011. The outcome differences of CT screening for lung cancer pre and post following an algorithm in Zhuhai，China. Lung Cancer，73（2）：230-236.

MacMahon H，Naidich DP，Goo JM，et al，2017. Guidelines for Management of incidental pulmonary nodules detected on CT images：from the Fleischner Society 2017. Radiology，284（1）：228-243.

Mao LT，Chen H，Liang MZ，et al，2019. Quantitative radiomic model for predicting malignancy of small solid pulmonary nodules detected by low-dose CT screening. Quant Imaging Med Surg，9（2）：263-272.

McWilliams A，Tammemagi MC，Mayo JR，et al，2013. Probability of Cancer in Pulmonary Nodules Detected on First Screening CT. N Engl J Med. 369（10）：910-919.

National Lung Screening Trial Research Team，Church TR，Black WC，et al，2013. Results of initial low-dose computed tomographic screening for lung cancer. N Engl J Med，368（21）：1980-1991.

Network NCC，2021. Clinical Practice Guidelines in Oncology（NCCN Guidelines）. Version 1.2022 Lung Cancer Screening. https：//www.nccn.org/professionals/physician_gls/pdf/lung_screening.pdf. Accessed December 23，2021.

Ost D，Fein AM，Feinsilver SH，2003. Clinical practice. The solitary pulmonary nodule. N Engl J Med，348（25）：2535-2542.

Oudkerk M，Devaraj A，Vliegenthart R，et al，2017. European position statement on lung cancer screening. Lancet Oncol，18（12）：e754-e766.

Patel VK，Naik SK，Naidich DP，et al，2013. A practical algorithmic approach to the diagnosis and management of solitary pulmonary nodules：part 1：radiologic characteristics and imaging modalities. Chest，143（3）：825-839.

She J，Yang P，Hong QY，et al，2013. Lung cancer in China：challenges and interventions. Chest，143（4）：1117-1126.

Van Iersel CA，de Koning HJ，Draisma G，et al，2007. Risk-based selection from the general population in a screening trial：selection criteria，recruitment and power for the Dutch-Belgian randomized lung cancer multi-slice ct screening trial（NELSON）. Int J Cancer，120（4）：868-874.

Walter JE，Heuvelmans MA，de Jong PA，et al，2016. Occurrence and lung cancer probability of new solid nodules at incidence screening with low-dose ct：analysis of data from the randomised，controlled nelson trial. Lancet Oncol，17（7）：907-916.

Walter JE，Heuvelmans MA，Ten Haaf K，et al，2019. Persisting new nodules in incidence rounds of the NELSON CT lung cancer screening study. Thorax，74（3）：247-253.

Xu DM，Gietema H，de Koning H，et al，2006. Nodule management protocol of the nelson randomised lung cancer screening trial. Lung Cancer，54（2）：177-184.

Xu DM，van der Zaag-Loonen HJ，Oudkerk M，et al，2009. Smooth or attached solid indeterminate nodules detected at baseline CT screening in the NELSON study：cancer risk during 1 year of follow-up. Radiology，250（1）：264-272.

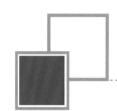

第八章　亚实性肺结节CT管理与诊断

第一节　亚实性肺结节的分类与管理

一、亚实性肺结节概述

（一）定义

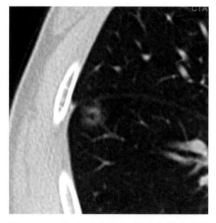

图 8-1-1　右肺下叶混杂磨玻璃结节或部分实性结节

亚实性肺结节（sub-solid nodule，SSN）定义为肺窗上含有不掩盖其内支气管、血管纹理结构的磨玻璃样模糊密度增高影的结节。根据结节内磨玻璃影是否含有任何掩盖血管纹理的成分，亚实性肺结节又可分为两类：纯磨玻璃结节（pure ground-glass nodule，pGGN）或非实性结节（non-solid nodule，NSN），混杂磨玻璃结节（mixed ground-glass nodule，mGGN）或部分实性结节（part solid nodule，PSN）。后者在结节状磨玻璃影中含有不同程度的掩盖血管纹理的实性成分（图8-1-1）。国际上也有专家认为当部分实性结节中实性成分超过80%时，可以归类为实性结节伴少许磨玻璃影。pGGN 和（或）mGGN 可单发或多发或同时存在。

（二）检出率及预后

在基线筛查中，随着结节的增大，亚实性结节的检出率都是减低的，发生率最高的是直径＜6mm 的结节。年度复查过程中新发亚实性结节的发生率仍然与大小成反比，检出率最高的仍是＜6mm 的结节，但与基线相比，均有一定程度的降低（图8-1-2）。

基线筛查中，随着亚实性结节直径的增大，肺癌的发生率逐渐增加，如＞15mm 的 mGGN 中将近 30% 被证实是肺癌。而在年度复查中，新发的＞15mm 的 pGGN 与＞30mm 的 mGGN 均无肺癌发生，而其他亚实性结节的肺癌发生率基本上仍与大小成正比（图8-1-3、图8-1-4）。I-ELCAP 随访中发现，mGGN 早期均表现为 pGGN，随后才逐渐出现实性成分（图8-1-5），且在 107 例表现为 mGGN 的肺腺癌中，只有 1 例出现了单个淋巴结的转移。在手术切除的 pGGN 肺癌中约 70% 为原位腺癌（AIS）或微浸润性腺癌

（MIA）。对于 pGGN，由于其生长缓慢，故无论其大小，年度随访复查对于及时发现实性成分是有意义的，手术切除后长期生存率近乎 100%。

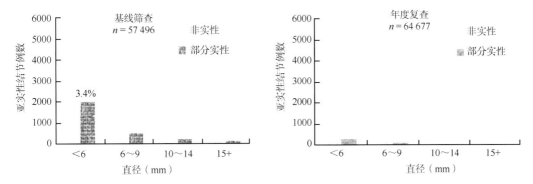

图 8-1-2　基线筛查与年度复查亚实性结节检出情况

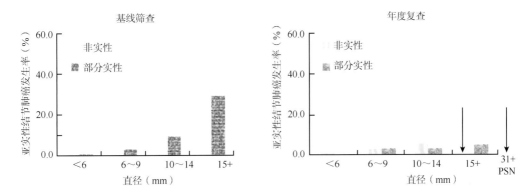

图 8-1-3　基线筛查与年度复查所发现亚实性结节的肺癌发生率
箭头示 15+mm 及 31+mm 非实性结节肺癌发生率为 0

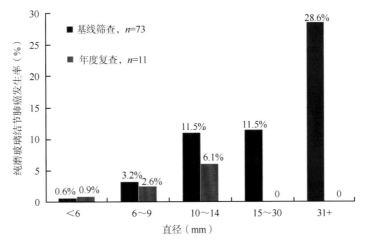

图 8-1-4　在基线筛查（蓝色）和年度复查（红色）中所发现纯磨玻璃结节的肺癌发生率

二、不同指南对亚实性肺结节的分类与管理

本节将对荷兰 - 比利时随机肺癌筛查试验（NELSON）、国际早期肺癌行动计划

（I-ELCAP）、Fleischner 学会肺结节管理指南、美国放射学会（ACR）肺部影像报告和数据系统（Lung-RADS）、美国国家综合癌症网络（NCCN）肺癌筛查指南、2016 亚洲共识指南、《肺癌筛查与管理中国专家共识》等指南对亚实性肺结节的分类与管理进行阐述和对照。

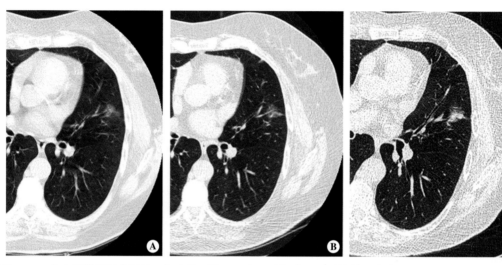

图 8-1-5　非实性腺癌结节随访 9 年变化。男，68 岁，吸烟者。A. 基线筛查发现左肺上叶 pGGN（17mm×13mm）；B. 随访 2 年仍为 pGGN；C. 随访 9 年后出现实性成分，之后手术切除，最终诊断为直径 2.1cm 侵袭性腺癌

（一）NELSON 试验的亚实性肺结节随访原则

NELSON 试验相关介绍同第七章，本节仅列出亚实性结节的随访方案。表 8-1-1 为 NELSON 试验中亚实性结节的分类方法，部分实性结节主要以实性成分体积和非实性成分平均直径作为分类依据，非实性结节则以结节最大层面的平均直径分类。

表 8-1-1　NELSON 试验对基线筛查亚实性结节的分类

结节分类（NODCAT）	定义
I	良性结节（含脂肪或良性钙化者）或其他良性特征
II	小于 III 类标准且无 I 类良性特征的任何结节
III	部分实性结节： 实性成分体积 50 ～ 500mm³； 非实性成分平均直径 ≥ 8mm 非实性结节： 平均直径 ≥ 8mm
IV	部分实性结节，实性成分平均体积 > 500mm³

基线筛查和随机筛查的随访方案有所不同。基线筛查中发现的 NODCAT I 和 NODCAT II 亚实性结节均行年度复查；NODCAT III 亚实性结节，建议 3 个月后 CT 复查；NODCAT IV 亚实性结节需要咨询胸科医生进行相关检查和诊断。随机筛查中发现的 NODCAT I 和 NODCAT II 亚实性结节分别建议 4 年、3 年内 CT 复查；NODCAT III 亚实

性结节建议 6 ～ 8 周后复查；NODCAT Ⅳ 中部分实性结节需要咨询胸科医生进行相关检查和诊断。根据结节分类原则，NODCAT Ⅳ 中不存在非实性结节。而对于 GROWCAT C 级亚实性结节，基线和随机筛查的处理原则相同，均需要活检等组织学诊断（表 8-1-2）。

表 8-1-2　NELSON 试验中基线筛查或随机筛查时对亚实性结节的随访方案

结节类型	NODCAT Ⅰ	NODCAT Ⅱ	NODCAT Ⅲ	NODCAT Ⅳ	GROWCAT C
基线筛查					
部分实性结节	阴性	阴性	未定性	阳性	阳性
	年度 CT 复查	年度 CT 复查	3 个月 CT 复查	咨询胸科医生进行检查和诊断	需要组织学诊断
非实性结节	阴性	阴性	未定性	阳性	阳性
	年度 CT 复查	年度 CT 复查	3 个月 CT 复查	不存在此分类	需要组织学诊断
随机筛查					
部分实性结节	阴性	阴性	未定性	阳性	阳性
	4 年内 CT 复查	3 年内 CT 复查	6 ～ 8 周后复查	咨询胸科医生进行检查和诊断	需要组织学诊断
非实性结节	阴性	阴性	未定性	阳性	阳性
	4 年内 CT 复查	3 年内 CT 复查	6 ～ 8 周后复查	不存在此分类	需要组织学诊断

年度复查的亚实性结节则根据直径变化计算倍增时间，进一步进行分类，GROWCAT A 级和 B 级结节连续随访 4 年，C 级结节建议咨询胸科医生（表 8-1-3）。对于多发结节，该试验推荐按分级最高的结节进行随访。

表 8-1-3　NELSON 试验年度复查亚实性结节的随访方案

信增时间（VDT）	第 2 年	第 3 年	第 4 年
根据直径计算 VDT（天）	$VDT=[\ln2\times\Delta t]/[3\ln D_2/D_1]$	$VDT=[\ln2\times\Delta t]/[3\ln D_3/D_1]$	$VDT=[\ln2\times\Delta t]/[3\ln D_4/D_1]$
选择最小的 VDT			
VDT > 600 天：GROWCAT A	连续 4 年每年复查	连续 4 年每年复查	终止复查
VDT 为 400 ～ 600 天：GROWCAT B	连续 3 年每年复查	连续 4 年每年复查	终止复查
VDT < 400 天或非实性结节新发实性成分：GROWCAT C	咨询胸科医生	咨询胸科医生	咨询胸科医生

注：VDT，体积倍增时间；Δt，随访间隔时间；D，结节平均直径。

（二）2022 年国际早期肺癌行动计划肺癌 CT 筛查指南

国际早期肺癌行动计划（I-ELCAP）对于基线筛查和年度复查的亚实性结节分别有具体的筛查方案，筛查的结果均分为阴性、半阳性（含待定性）和阳性（表 8-1-4、表 8-1-5）。基线筛查和年度复查中阴性和半阳性者均建议 12 个月后复查。基线筛查待定性者，若部分实性结节中实性成分最大直径为 6 ～ 14.9mm，且 3 个月后复查结节缩小、不变以非恶性速率生长，则建议在 9 个月后行首次年度复查。基线筛查的阳性结果中，若部分实性结节中实性成分最大直径为 6 ～ 14.9mm，且 3 个月后复查以恶性速率生长，或部分实性结节中实性成分最大直径≥ 15mm，则建议活检或 PET 检查。

表 8-1-4　I-ELCAP 基线筛查亚实性结节随访方案

结果	影像表现	建议
阴性	无结节	首次筛查后 12 个月复查
半阳性	a. 任何大小的非实性结节；	首次筛查后 12 个月复查
	b. 部分实性结节中实性成分直径＜ 6mm	
	c. 待定性：部分实性结节中实性成分直径 6 ～ 14.9mm，且 3 个月后复查 CT 结节缩小、不变或以非恶性速率生长	9 个月后行首次年度复查
阳性	部分实性结节中实性成分直径 6 ～ 14.9mm，且 3 个月后复查 CT 以恶性速率生长	活检或 PET 检查
	或部分实性结节中实性成分直径≥ 15mm	

表 8-1-5　I-ELCAP 年度复查亚实性结节随访方案

结果	影像表现	建议
阴性	无新发结节	年度复查
半阳性	a. 已有结节增大但直径仍＜ 3mm；	年度复查
	b. 新发非钙化结节直径＜ 3mm；	
	c. 任何大小的非实性结节；	
	d. 待定性：	
	部分实性结节中实性成分直径 3 ～ 5.9mm，且 6 个月后复查 CT 结节缩小、不变或以非恶性速率生长；	6 个月后行下一次年度复查
	或部分实性结节中实性成分直径 6 ～ 14.9mm，且 1 个月后复查 CT 结节缩小	11 个月后行下一次年度复查
	或部分实性结节中实性成分直径 6 ～ 14.9mm，且 1 个月后复查 CT 结节不变或以非恶性速率生长，则 5 个月后复查，若复查结节缩小、不变或以非恶性速率生长	6 个月后行下一次年度复查
阳性	部分实性结节中实性成分直径 3 ～ 14.9mm，且按上述 6 个月后或 1 个月后 CT 复查以恶性速率生长；	活检或 PET 检查
	或部分实性结节中实性成分直径≥ 15mm	

　　年度复查待定性者，若部分实性结节中实性成分最大直径为 3 ～ 5.9mm，且 6 个月后复查结节缩小、不变或以非恶性速率生长，则建议在 6 个月后行下一次年度复查；若部分实性结节中实性成分最大直径为 6 ～ 14.9mm，且 1 个月后复查结节缩小，则建议在 11 个月后行下一次年度复查。若 1 个月后复查结节不变或以非恶性速率生长，则建议在 5 个月后复查，5 个月后复查结节缩小、不变或以非恶性速率生长，则建议在 6 个月后行下一次年度复查。年度复查阳性结果中，若新发或增大的部分实性结节中实性成分直径为 3 ～ 14.9mm，且按照上述 6 个月后或 1 个月后复查 CT 以恶性速率生长，或新发或增大的部分实性结节中实性成分直径≥ 15mm，则建议活检或 PET 检查。

　　I-ELCAP 要求医生在阅读筛查者的图像时，除观察分析肺部结节外，还应记录肺部和胸部的其他发现，包括纵隔、心脏、胸部、软组织、腹部和骨骼。

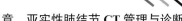

（三）2017 年 Fleischner 学会肺结节管理指南

2017 年 Fleischner 学会肺结节管理指南相关介绍同第七章，该指南对单发结节、多发结节、实性与非实性结节的随访分别做了详细建议，且随访时间是一个区间范围，患者可以相对自由地选择适合自己的随访时间（表 8-1-6）。

表 8-1-6　Fleischner 学会对于成人偶然发现的亚实性肺结节的管理指南（2017 年）

结节类型	直径		备注
	＜ 6mm（＜ 100mm³）	≥ 6mm（≥ 100mm³）	
单发			
磨玻璃结节	无须常规随访	6 ～ 12 个月 CT 复查，如持续存在，5 年内每 2 年 CT 复查	对于某些直径＜ 6mm 的可疑结节，考虑 2 年和 4 年随访。如果实性成分增加或结节增大，考虑切除（推荐 3A 和 4A）
部分实性结节	无须常规随访	3 ～ 6 个月 CT 复查，如持续存在或实性成分直径仍＜ 6mm，5 年内每年 CT 复查	实践中，部分实性结节定义应满足≥ 6mm，而且＜ 6mm 的结节通常不需要随访。持续存在的实性成分≥ 6mm 的部分实性结节应高度怀疑恶性（推荐 4A ～ 4C）
多发	3 ～ 6 个月 CT 复查，如稳定，考虑 2 年和 4 年 CT 复查	3 ～ 6 个月 CT 复查，随后根据最可疑结节进行处理	多发＜ 6mm 的纯磨玻璃密度结节通常为良性，但是高危患者应考虑 2 年和 4 年随访（推荐 5A）

（四）ACR Lung-RADS 1.1 版（2019 年）

ACR Lung-RADS 将肺部实性结节分为 0 ～ 4 类，并提出不同类别结节的恶性可能性，对于多发结节的患者，应以最高分类的结节作为筛查结果。本节仅介绍其中亚实性结节的具体分类及随访建议，如表 8-1-7 所示。亚实性结节主要出现在 2 ～ 4 类结节中，2 类结节一般被认为是良性的，只是恶性概率＜ 1%，建议 12 个月后复查。3、4 类结节为阳性结果，3 类结节建议 6 个月后复查，4 类结节进一步分为 4A、4B、4X 类，其中 4A 类结节为可疑恶性，建议 3 个月后低剂量螺旋 CT（LDCT）复查，但当结节实性成分≥ 8mm（268mm³）时建议 PET/CT 检查；4B、4X 类结节高度怀疑恶性，根据具体情况选择胸部 CT 平扫 / 增强、活检或 PET/CT 检查；对于年度复查中新发的较大结节，应 1 个月后复查排除炎性结节或感染可能。3 类和 4A 类结节若在间隔 6 个月和 3 个月后复查 CT 没有变化，应归为 2 类，且 12 个月后再进行筛查。

表 8-1-7　2019 年 ACR Lung-RADS 1.1 版中对亚实性肺结节的具体分类及随访建议

分类描述	Lung-RADS 评分	影像表现	建议	恶性可能性	美国东部发生率
资料不全	0	对既往胸部 CT 检查进行定位比较 对部分或全部肺部不能进行评估	需要额外的肺癌筛查 CT 图像，或比较之前的胸部 CT 检查	无法评估	1%
阴性	1	无结节 有特定钙化（如完全性、中央型、板层状、爆米花样钙化）或含脂肪的结节	12 个月后 LOCT 复查	＜ 1%	90%

续表

分类描述	Lung-RADS 评分	影像表现	建议	恶性可能性	美国东部发生率
良性外观或行为	2	部分实性结节：基线扫描总直径＜6mm（＜113mm³） 非实性结节：＜30mm（＜14 137mm³）或≥30mm（≥14 137mm³）且无变化或缓慢生长 3类或4类结节随访≥3个月无变化			
良性可能性大	3	部分实性结节：总直径≥6mm（≥113mm³）且实性部分＜6mm（＜113mm³）或新发部分实性结节总直径＜6mm（＜113mm³） 非实性结节：基线扫描总直径≥30mm（≥14 137mm³）或新发	6个月后LDCT复查	1%～2%	5%
怀疑恶性	4A	部分实性结节：≥6mm（≥113mm³）且实性部分≥6且＜8mm（≥113mm³且＜268mm³）或实性部分新发或增大＜4mm（＜34mm³）	3个月后LDCT复查；实性成分≥8mm（268mm³）者建议PET/CT	5%～15%	2%
高度怀疑恶性	4B	部分实性结节：实性部分≥8mm（≥268mm³）或实性部分新发或增大≥4mm（≥34mm³）	根据恶性和并发症发生概率选择胸部CT平扫/增强、活检或PET/CT	＞15%	2%
	4X	3类或4类结节有额外的特征或影像征象增加恶性可疑度	实性成分≥8mm（268mm³）时建议PET/CT；对于在年度复查CT中新出现的大结节，建议1个月后LDCT复查排除感染或炎症的可能性		
其他	S	可能被分为0～4类	视具体情况而定	无法评估	10%

（五）2020 年美国 NCCN 肺癌筛查指南

2020 年美国 NCCN 肺癌筛查指南相关介绍同第七章，其对 LDCT 基线筛查、随访及年度复查中的各种亚实性结节分别给出了具体的随访建议，详见图 8-1-6 ～图 8-1-9。该指南提出用低剂量 CT 进行胸部 CT 筛查和复查，即管电压 100 ～ 120kV、管电流 ≤ 40 ～ 60mAs，与 ACR Lung-RADS 较一致。

目前对于多发结节的随访，主要是根据最可疑病灶（体积最大或者实性成分最多）的情况采取相应的随访策略。

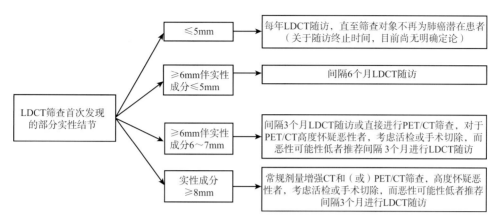

图 8-1-6 2020 年 NCCN 肺癌筛查指南中关于基线筛查首次发现部分实性结节随访建议

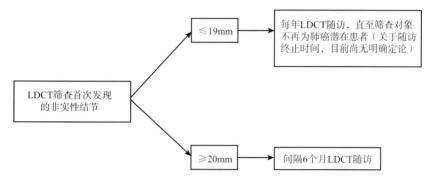

图 8-1-7 2020 年 NCCN 肺癌筛查指南中关于基线筛查首次发现非实性结节随访建议

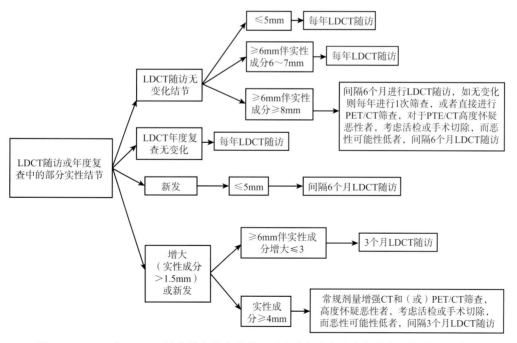

图 8-1-8 2020 年 NCCN 肺癌筛查指南中关于随访或年度复查中部分实性结节随访建议

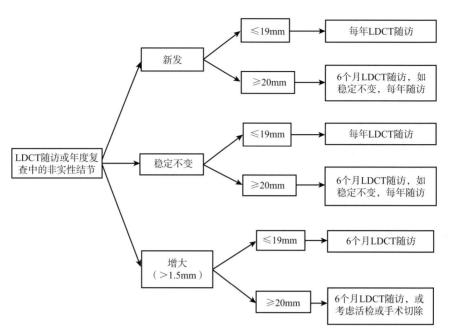

图 8-1-9　2020 年 NCCN 肺癌筛查指南中关于随访或年度复查中非实性结节随访建议

（六）2016 亚洲共识指南：肺结节评估

该指南相关介绍同第七章，总体来看，亚洲人群肺结节的随访监测时间要比美国人群更长，其中亚实性结节评估策略见图 8-1-10。

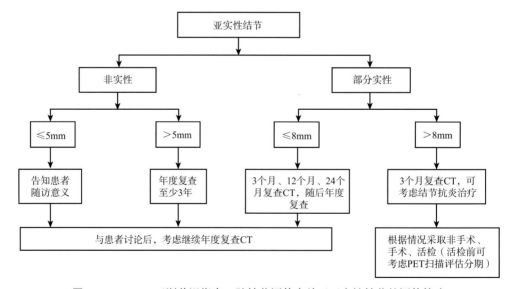

图 8-1-10　2016 亚洲共识指南：肺结节评估中关于亚实性结节的评估策略

（七）2019 年版《肺癌筛查与管理中国专家共识》

该共识相关内容介绍同第七章，本节仅列出该共识中对亚实性肺结节的随访流程（图 8-1-11）。

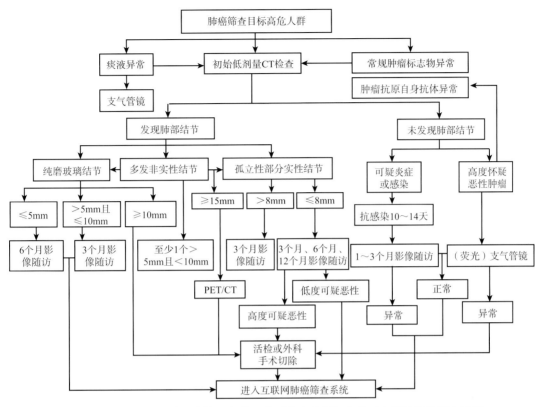

图 8-1-11　2019 年版《肺癌筛查与管理中国专家共识》中的亚实性肺结节筛查流程

（八）对亚实性结节诊断与管理不同指南的综合评价

对于亚实性肺结节，各大指南的随访原则大体一致，都是根据结节的大小、高危因素等方面进行不同的时间间隔随访，但在结节的大小临界值上有些差异，不同的随访方案各有优势和适用范围。在临床应用中，各个医院应该建立自己的肺癌 MDT 团队，充分讨论达成共识，不论是选择某一指南进行肺结节的规范诊疗与跟踪随访，还是形成新的本单位遵照执行的肺结节诊疗与随访共识，都是可取的。如果医院内部没有自己的肺癌 MDT 团队和本单位的肺结节诊治共识，不同科室诊疗意见可能互相矛盾，使患者无所适从。

（王　勇　柳学国　Claudia Henschke）

第二节　亚实性肺结节 CT 诊断与鉴别

亚实性肺结节的诊断与管理应区别于实性肺结节，亚实性肺结节包含非实性结节与部分实性结节两类。肺部薄层 CT 肺窗上表现为结节状淡薄密度增高影，其中血管纹理（有时包括细小支气管）背景依稀可辨的病灶称为非实性结节（NSN）或者纯磨玻璃结节（pGGN）（图 8-2-1）；在纯磨玻璃结节背景上出现任何实性成分而掩盖了部分血管纹理则称为部分实性结节（PSN）或者混杂磨玻璃结节（mGGN）（图 8-2-2）。部分实性结节还有两种特殊类型：结节伴晕征和结节伴反晕征。围绕在中央结节周围的边界模糊磨玻璃影定义为"晕征"（图 8-2-3）；如果结节外围圈样实性成分包围中央的磨玻璃成分，则称为结节伴反晕征（图 8-2-4）。

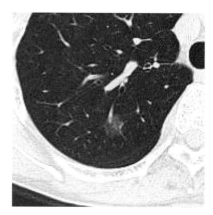

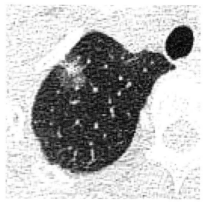

图 8-2-1　非实性结节或纯磨玻璃结节，边缘部分血管纹理可辨

图 8-2-2　部分实性结节或混杂磨玻璃结节，中央可见不规则实性成分

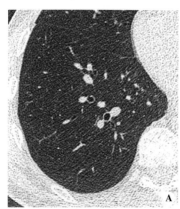

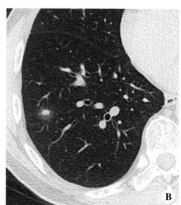

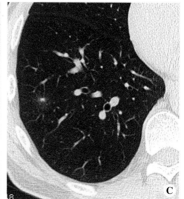

图 8-2-3　新发结节伴晕征。男，63 岁。A. 1 年前右下肺 CT 阴性；B. 右下肺新发结节伴晕征，考虑炎症；C. 1 个月后 CT 复查显示大部分吸收

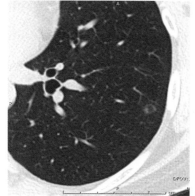

图 8-2-4　左下肺腺癌反晕征。女，50 岁，左下肺结节伴反晕征，3 个月后 CT 复查显示不吸收，手术病理证实为腺癌

亚实性结节可单发或多发，常常无临床症状，胸片检查常为阴性，是一种非特异性征象，疾病谱如下：良性病变（局灶炎症、小片出血、局灶纤维化、淋巴滤泡球形增生）；腺体前驱病变（非典型腺瘤样增生、原位腺癌）；恶性肿瘤（肺腺癌、小细胞肺癌、淋巴瘤、转移瘤等）。CT 鉴别诊断注重两大要点，一是肿瘤病变或腺体前驱病变与非肿瘤病变的鉴别；二是腺体前驱病变与肺癌的鉴别。

HRCT 上形成肺内磨玻璃影的病理基础：肺泡内薄层分泌物，如出血、水肿液或炎性分泌物渗出、肺泡蛋白沉积等；肺泡壁增厚，如非典型腺瘤样增生、肺腺癌沿肺泡壁附壁生长、肺泡炎性肿胀（感染性或过敏性肺

泡炎）；肺间质增粗，如肺间质纤维化、肺间质炎症（结缔组织疾病或病毒性炎症）、肺间质水肿等（图 8-2-5）；局部通气 - 血流障碍，动脉或静脉血流增加而通气减少，如慢性阻塞性肺疾病或肺静脉血栓时。广泛弥漫、多发的磨玻璃影为全身疾病的肺部表现，如肺水肿、肺部感染、肺出血、肺间质纤维化等，不在本章进行讨论。而磨玻璃结节影或亚实性结节在肺癌 CT 筛查及多层螺旋 CT 扫描应用于临床以后，其发现率越来越高，需要引起注意，如果 6 ～ 12 个月后 CT 复查病灶不吸收，则其中相当一部分可能为前驱病变或肺癌（图 8-2-6）。

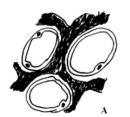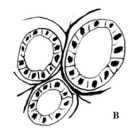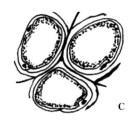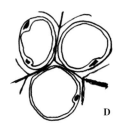

图 8-2-5 肺部磨玻璃影病理基础模式图。A.肺泡间隔增厚；B.肺泡壁增厚；C.肺泡腔内渗出液增多；D.正常肺泡腔、肺泡壁和肺泡间隔。通常以 A、B、C 中的一种改变为主，也可同时存在，导致肺泡含气减少，CT 上则表现为淡薄密度增高

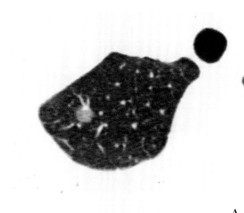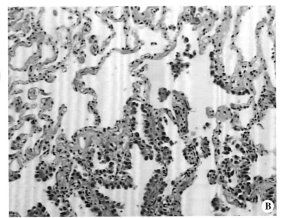

图 8-2-6 右肺尖原位腺癌。女，56 岁。A. 右肺尖非实性结节，边缘清晰，1 年后复查无变化；B.术后病理可见肺泡上皮细胞形态和排列异型性明显

一、良性亚实性肺结节

（一）一过性亚实性肺结节

1. 局部急性炎症　可于基线筛查时偶然发现，也见于年度复查时新发。多无明显症状，也可能近期有感冒病史或咳嗽咳痰等。当 CT 发现类似非实性或部分实性结节时，务必通过多平面重建（MPR）确定其为斑片状、条片状还是结节状，因为密度不等的斑片或条片状影，多直接诊断为炎症（图 8-2-7）。直径＜ 3cm 的类球形影可判断为非实性或部分实性结节。炎性非实性或部分实性结节的主要特点：边缘模糊不清，因为肺泡内的炎性渗出物可以通过肺泡孔向邻近肺泡扩散；周边缺乏典型分叶或突起征象；内部实性成分更均匀规整，鲜有内

部空泡征、血管增粗扭曲、支气管壁增厚或扩张等（图 8-2-8 ～图 8-2-9）。如果与旧片对比，为近几个月新发的非实性或部分实性结节，无论大小，几乎均为炎性结节（图 8-2-3）。

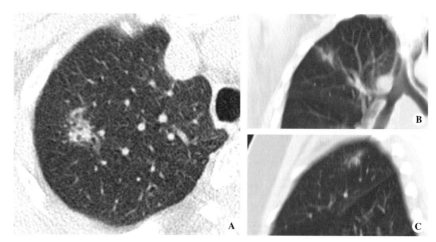

图 8-2-7　右肺尖斑片炎症，横断面 CT 上类似部分实性结节。女，56 岁，无症状。A. 横断面为部分实性结节影；B、C. MPR 冠状面和矢状面呈斑片状阴影，确定为炎症，3 个月后复查吸收

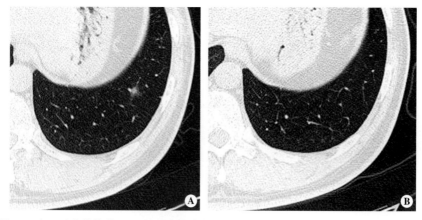

图 8-2-8　男，52 岁，无症状体检。A. 左下肺部分实性结节，边缘模糊，中央实性成分规整，多为炎性，未予以抗生素治疗；B.133 天后 CT 复查，吸收

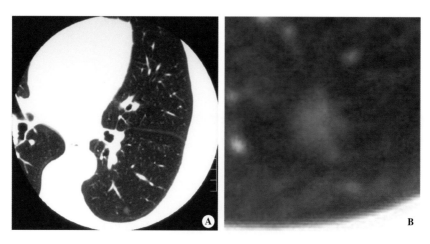

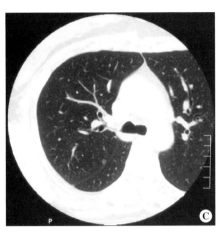

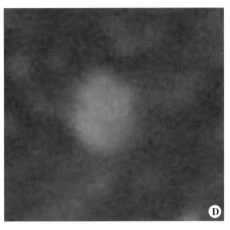

图 8-2-9　炎性与癌性微小部分实性结节的区别。A. 左肺上叶背段炎性部分实性结节；B. 局部放大像结节边缘相对模糊，过渡带较宽；C. 另一例原位腺癌，CT 显示为右肺上叶斜裂前方部分实性结节，边缘相对清晰；D. 放大后结节边缘模糊，过渡带更窄（此 2 例图片由 Azumi General 医院 Takaomi Hanaoka 提供）

　　对于怀疑为炎性结节者是否推荐抗炎治疗这一问题，我们倾向于对没有发热、咳嗽、咳痰等呼吸道症状及白细胞计数不高的患者，不进行抗生素治疗；对有明显上述症状且伴白细胞计数增高的患者，建议经验性口服广谱抗生素治疗 1 周左右；对有明显上述症状，影像学上伴有节段实变者，推荐静脉注射抗生素治疗 10 天左右。CT 复查时间根据结节的密度、诊断的信心和患者焦虑与否来定：任何非实性结节及部分实性结节中实性成分直径＜ 5mm 者，可以 1 年后复查 CT；其他则根据情况可以 1 ～ 3 个月后复查 CT。

　　2. 小片出血　因为感染或自发性的肺部小片出血，CT 上可以表现为一过性非实性或部分实性结节（图 8-2-10）。当育龄妇女有反复周期性一过性肺部磨玻璃影时，要怀疑子宫内膜异位症（图 8-2-11，图 8-2-12），有反复清宫或孕产史或剖宫产史，不一定合并盆腔子宫内膜异位症。临床上可有咯血。结节边缘模糊，多伴有晕征。可自行吸收消散。

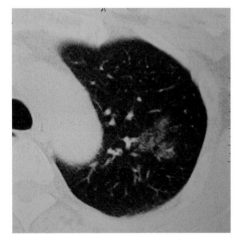

图 8-2-10　左上肺出血。男，49 岁，咯血 1 小时。左上肺不均匀非实性结节，边缘模糊

　　（二）持续存在的亚实性结节

　　慢性炎症　局灶性慢性炎症引起肺泡周围间质内炎症细胞浸润及纤维组织增生，可表现为非实性结节或部分实性结节，并长期稳定不变（图 8-2-13，图 8-2-14）。一部分被过度治疗而切除，病理报告常为"局灶纤维组织增生，伴淋巴细胞浸润"（图 8-2-15，图 8-2-16）。对于不具备典型恶性特点的亚实性肺结节（混杂密度、空泡征、胸膜凹陷、

分叶、毛刺等），均应该按照本单位 MDT 达成的共识随访复查、对比处理。对于以上结节，我们推荐 I-ELCAP 的处理方案：对于基线 CT 中任何大小的非实性结节，部分实性结节＜ 6mm 者，1 年后复查 CT；部分实性结节＞ 6mm，其中实性成分＜ 6mm 者，3 个月后 CT 复查；实性成分＞ 6mm 的 1 个月后复查 CT（图 8-2-17）。

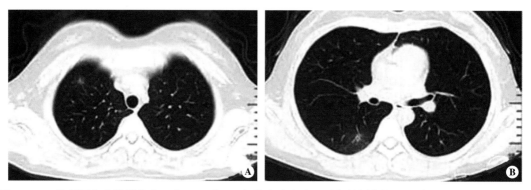

图 8-2-11　肺部子宫内膜异位症。女，29 岁，3 年前有清宫史，反复性周期性少量咯血。右肺上叶（A）及右肺下叶（B）背段模糊部分实性结节，右侧背段结节周围伴晕征

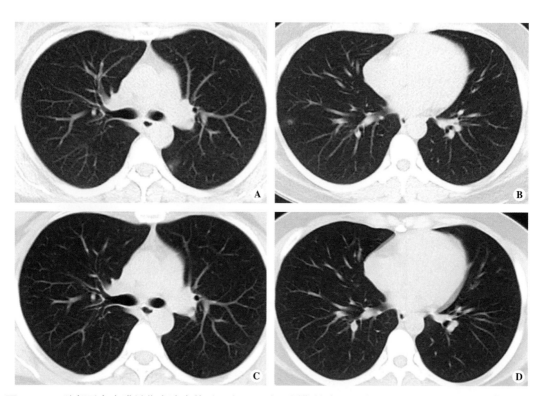

图 8-2-12　肺部子宫内膜异位症治疗前后。女，35 岁，周期性咯血 3 个月。A. CT 可见左下肺模糊部分实性结节伴晕征；B. 同时见右下肺非实性结节伴晕征；C、D. 促性腺激素释放激素类似物——曲普瑞林治疗 4 个月后结节吸收

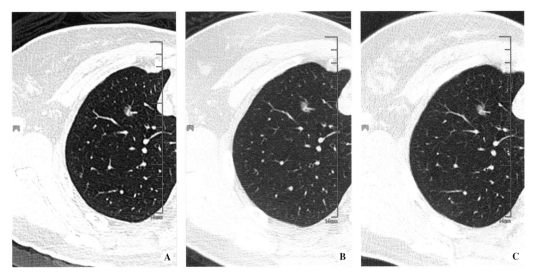

图 8-2-13 右上肺部分实性结节随访 6 年稳定。女，54 岁，CT 示右上肺部分实性结节 2020 年（A）、2016 年（B）、2014 年（C）基本不变。尽管 2014 年首诊 CT 定性困难，但每年 CT 随访不变，符合良性，避免了手术过度治疗

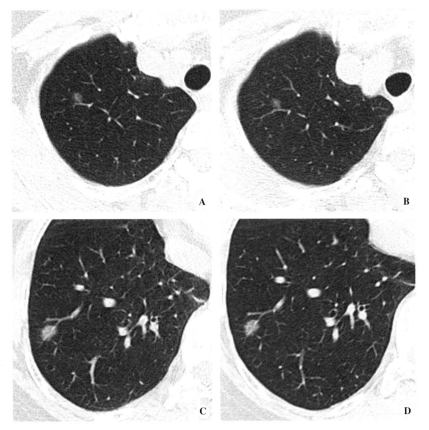

图 8-2-14 右肺多发部分实性结节，随访 7 年稳定。女，70 岁。A、C. 2010 年 CT 发现右肺上叶、下叶亚实性结节；B、D. 每年 CT 随访复查，2017 年未见明显变化

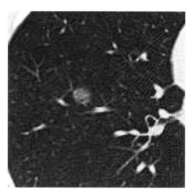

图 8-2-15 非实性结节 - 纤维增生。男，71 岁，右上肺非实性结节，2 年 CT 随访未变，仍然被手术切除，病理报告为纤维增生结节

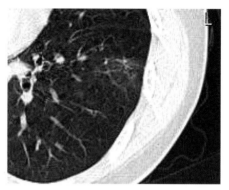

图 8-2-16 局灶网织模糊影。女，46 岁，CT 发现左下肺模糊斑片状伴网织影，考虑炎症。3 个月后复查未变，仍然被手术切除。病理报告为左下肺局灶纤维组织增生、出血、淋巴细胞浸润

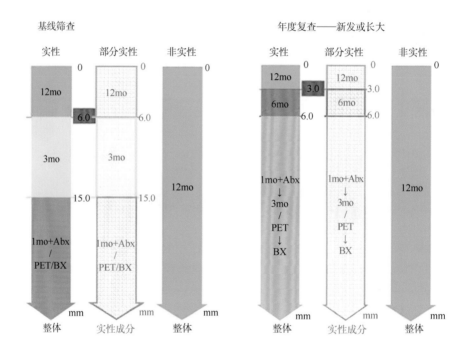

图 8-2-17　I-ELCAP 基线筛查和年度复查时根据结节不同大小、密度的随访和处理方案（2021）mo. 月份；Abx. 抗生素治疗；Bx. 穿刺活检；mm. 毫米

（三）随访增大的亚实性结节

随访增大的亚实性结节不一定都是恶性的，其中增大或增浓的良性亚实性结节的疾病谱如下：慢性间质性炎症、肺泡蛋白沉积症（图 8-2-18）、淋巴组织增生（图 8-2-19）、炎性假瘤（图 8-2-20）等。这类结节往往被手术治疗，但是仔细分辨可发现，许多增大的亚实性结节若不具备典型恶性征象，或者短期超快速增大，需要重视与炎性疾病的鉴别。

因为这类良性病变即使在一段时间内增大或增浓，多可以一段时间后自行停止增长或缩小。有些倍增时间和形态特点与肺癌高度重叠的炎性假瘤病例可能被误诊（图 8-2-21）。

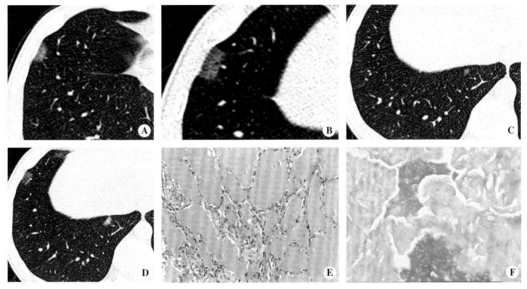

图 8-2-18　右肺多发肺泡蛋白沉积症。女，40 岁。A、C. 2008 年右肺多发非实性结节；B、D. 2010 年复查见部分结节增大、增浓，部分新发非实性结节；E、F. 手术病理证实为肺泡蛋白沉积症

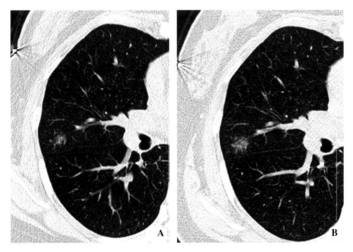

图 8-2-19　随访增大的亚实性结节——淋巴组织增生。女，56 岁，有吸烟史。A. 2011 年 4 月筛查发现右肺中叶部分实性结节；B. 2012 年 11 月复查示增大。手术病理证实为淋巴组织增生

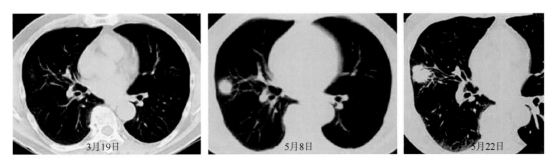

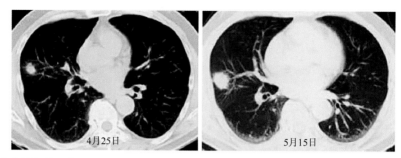

图 8-2-20 非实性结节短期迅速增大增浓的炎性假瘤。男，58 岁，体检 CT 示右肺中叶非实性结节，2 个月内多次复查示结节迅速增大为实性结节。手术病理证实为炎性假瘤

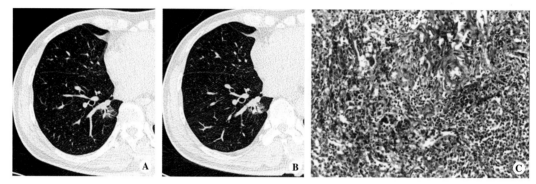

图 8-2-21 右肺下叶部分实性结节增大——炎性假瘤。男，58 岁。A. 右肺下叶部分实性结节；B. 11 个月后 CT 复查示实性及磨玻璃成分均增加；C. 手术病理证实为炎性假瘤，显微镜下可见大量淋巴细胞及浆细胞浸润

二、腺体前驱病变

（一）非典型腺瘤样增生

非典型腺瘤样增生（AAH）的检出率随着 CT 的层厚越来越薄和普查人群范围的扩大而越来越高，CT 表现为仅肺窗上可见的直径 5mm 左右淡薄均匀、边界清晰、长期存在的非实性结节影。病理改变为肺泡上皮轻中度异型增生（图 8-2-22、图 8-2-23）。据已有临床病理文献报道，AAH 全年龄组发生率为 2.8%，老年人群高达 6.6%，肺癌患者中 AAH 的发生率高达 10% ～ 23.2%。

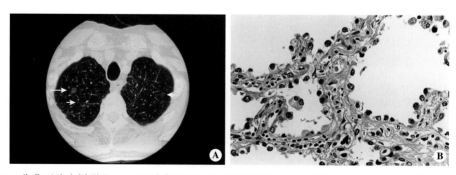

图 8-2-22 非典型腺瘤样增生。A. CT 肺窗示双上肺多发淡薄均匀、边界清晰的非实性结节影（白色箭头），常持续存在；B. 病理上可见肺泡上皮轻度异型增生，仍然连续，形态扁平

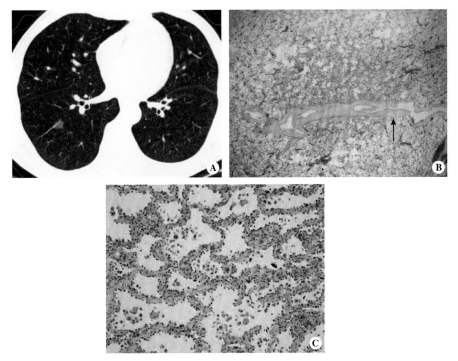

图 8-2-23　非典型腺瘤样增生。A. 右下肺血管旁非实性结节 6mm；B. 病理切片低倍镜下肺泡上皮增生与周围正常肺泡分界清楚，黑色箭头示穿行血管管壁如常；C. 高倍镜下肺泡上皮中度异型性增生，呈单层立方形排列

AAH 与 AIS 的鉴别要点如下。①大小：AAH 直径多小于 5mm（3～10mm），CT 密度更低（多小于 –600HU）；而 AIS 直径多大于 10mm，CT 密度稍高（多大于 –500HU）。②形态：AAH 多为圆形或卵圆形，边界清晰、淡薄而均匀；AIS 往往周边形态不规则，甚至呈条片状影，可见内部密度不均，如出现实性成分、空气支气管征、空泡征、靠近胸膜时常见胸膜凹陷或胸膜牵拉。③变化趋势：AAH 大多长期稳定不变或小部分可能缓慢消退；而 AIS 会不断增大和（或）变实。④病理学：AAH 表现为肺泡细胞轻至中度异型性增生，但仍呈单层立方上皮排列；而 AIS 可见细胞显著异型性、细胞间隔增厚和间质增生、细胞核不均匀深染、细胞排列异型。⑤重度 AAH 即使在病理学上也经常不能与 AIS 区分，WHO 没有明确的区分标准，免疫组化和分子生物学鉴别是未来的研究方向。

（二）原位癌

2021 年 WHO 将 AIS 归类为腺体前驱病变，以区别于肺腺癌。AIS 病理学上定义严格，为肿瘤细胞单纯沿支气管肺泡壁附壁生长，无明显间质纤维增生反应或间质瘤形成，无血管及胸膜侵犯。如果出现明显间质纤维增生反应或间质瘤形成，或任何血管及胸膜侵犯，则应诊断为腺癌。2021 年第 5 版 WHO 胸部肿瘤分类强调在原位腺癌中出现肺实质塌陷和肺泡结构改变时，要注意与腺泡型或乳头型腺癌区别，除了提出寻找肿瘤细胞浸润间质（常伴有肌成纤维细胞反应）有助于判定是否有浸润性腺癌成分外（乳头型除外），还提出在非黏液性原位腺癌中可以有细胞重叠或轻度分层，瘤细胞核不典型性通常很小或是低级别的。对于一些"似是而非"的病灶（通常是增生的肿瘤性肺泡），不要轻易诊断为浸润性腺癌成分。AIS 发病率和检出率正在增高，更经常发生于年龄偏小的女性患者，与吸烟相关性较低。HRCT 绝大多数表现为非实性结节，也可能由于肺泡塌陷或异型细胞含有不同程度的黏液成分而表现为部分实性结节（图 8-2-24 ～图 8-2-27）。结节可能长期不变，或缓慢生长（图 8-2-28、图 8-2-29），也可能进展为微浸润性腺癌或浸润性腺癌，在此基础上出现间质浸润、肿瘤细胞腺样或乳头状排列，并进展为混合型腺癌，表现为部分实性结节。最终完全进展为肿瘤细胞和肿瘤间质呈膨胀性生长，则形成实性腺癌结节（图 8-2-30）。

三、恶性亚实性结节

肺部多种肿瘤，如肺腺癌、小细胞癌、淋巴瘤和转移瘤（治疗吸收过程中）均可因肿瘤细胞沿肺泡壁附壁生长，即以肺泡间隔为基质，沿肺泡壁扩散而未完全充填肺泡腔，继而形成非实性结节或部分实性结节。

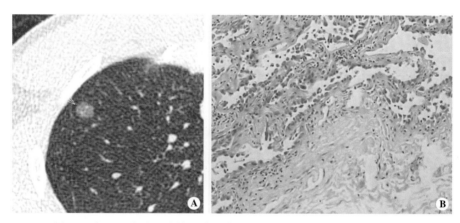

图 8-2-24 AIS。男，49 岁。A. 右肺上叶前段单纯磨玻璃影；B. 病理可见肺泡上皮高度异型性，伴部分间质增生，但无间质瘤形成，符合 AIS

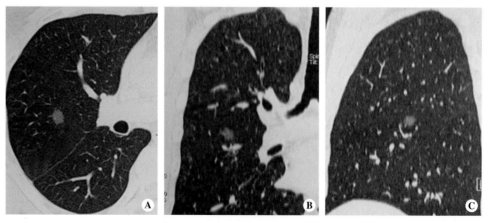

图 8-2-25 AIS。男，42 岁。A. CT 横断位见非实性结节；B、C. MPR 冠状位及矢状位呈非实性结节。病理诊断为 AIS

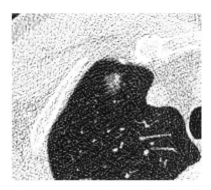

图 8-2-26 AIS。男，50 岁，非实性为主结节

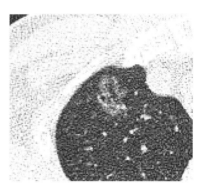

图 8-2-27 AIS。男，56 岁，不均匀非实性结节

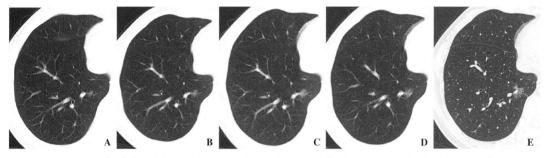

图 8-2-28 AIS 不断增大。男，56 岁，2014 年（A）、2015 年（B）、2016 年（C）、2017 年（D）、2018 年（E）右肺下叶非实性结节不断增大。2019 年病理诊断为 AIS

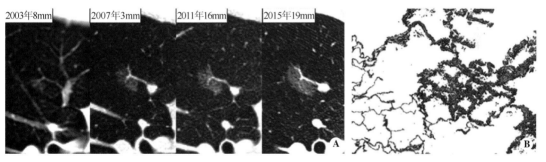

图 8-2-29 AIS 不断增大。A. 2003～2015 年不断增大的非实性结节；B. 2015 年行节段切除，病理示肺泡上皮癌变，诊断为 AIS

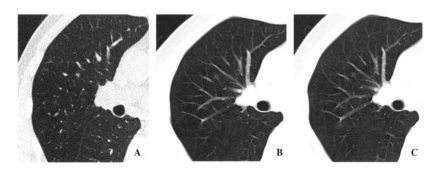

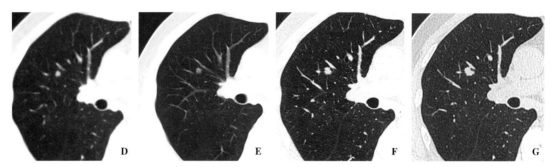

图 8-2-30　非实性结节逐渐增大、变实。男，55 岁。A. 2011 年基线扫描，回顾性发现微小非实性结节；B、C. 2013 年、2014 年稍大；D. 2015 年变为实性结节；E. 2016 年实性结节增大；F. 2017 年进一步增大；G. 2018 年实性结节明显增大。2019 年手术后病理诊断为浸润性腺癌

（一）肺腺癌

1. 微浸润性腺癌　与浸润性腺癌进行鉴别是早期肺腺癌诊断的核心问题。正确理解和把握 WHO 提出的微浸润性腺癌（MIA）的概念和组织学标准是鉴别两者的基础。MIA 概念的核心是以附壁生长为主的腺癌（肿瘤最大径 ≤ 30mm）中存在真正的浸润性腺癌成分，而且浸润性腺癌成分 ≤ 5mm。这里有两点要着重强调：其一，肿瘤一定是以附壁生长为主，如果是以浸润性腺癌为主，不论肿瘤多大，均应该考虑诊断浸润性腺癌。其二，浸润性腺癌成分是指组织形态明确的浸润性腺癌，如腺泡型、乳头型、微乳头型、实体型、肠型、胎儿型和浸润性黏液腺癌（包括胶样腺癌）。目前最为常见的浸润成分类型是腺泡型，少数是乳头型，其他类型少见或罕见。

CT 上 MIA 表现为部分实性结节，其中实性成分常常 < 5mm（图 8-2-31 ～图 8-2-33）。边缘不整，常可见分叶征、毛刺征等；内部密度不均，常伴有空泡征、血管支气管穿行，且穿行血管常部分被实性成分所掩盖（以致局部 MIP 重建观察时误认为是"供血血管增粗"）；如果靠近胸膜常伴胸膜牵拉或凹陷；有时圈样结节伴反晕征是肺癌的典型表现（图 8-2-34）。MIA 的 CT 诊断不难，部分实性结节伴典型恶性征象的可直接诊断，表现不典型但 3 个月后 CT 复查仍不吸收的也要怀疑。最好经院内 MDT 讨论并征求患者意见，决定下一步处理方案是继续随访，还是行 PET 检查，或手术活检？尤其部分实性结节靠近胸膜时，更应当积极处理（图 8-2-35）。

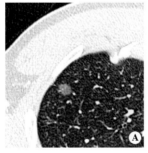
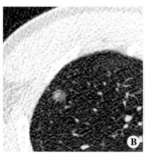
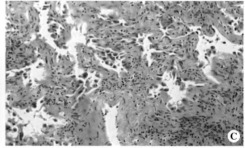

图 8-2-31　MIA。男，50 岁。A. 2006 年发现右肺上叶非实性结节；B. 2008 年 CT 随访结节增浓，并出现少许实性成分；C. 手术病理可见 MIA 成分

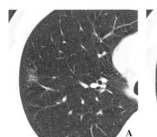
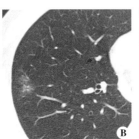
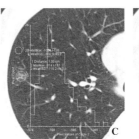
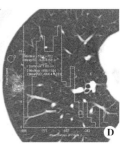

图 8-2-32　MIA。男，54 岁。A. 2006 年 CT 发现右肺上叶部分实性结节；B. 2008 年 CT 随访病变磨玻璃成分增大增浓；C. 2006 年结节 CT 测量值平均为 –710HU；D. 2008 年结节 CT 测量值平均为 –664HU，CT 值直方图对比显示病变于 –600 ～ –500HU 密度成分明显增加；E. 术后病理可见大量附壁生长癌细胞中少许间质浸润改变

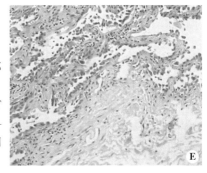

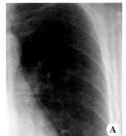
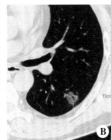
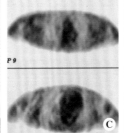
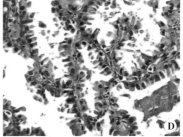

图 8-2-33　MIA。男，48 岁，吸烟指数平均 600 支·年。A. 平片示左肺淡薄结节；B. CT 可见非实性成分为主结节，其中可见血管、支气管影，少许空泡征；C. PET 阴性，表现典型，无须复查及活检，直接行 VATS；D. 术后病理显示高度异型、附壁生长腺癌中部分微乳突结构

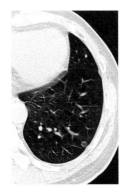
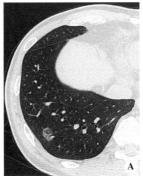
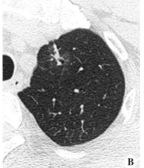
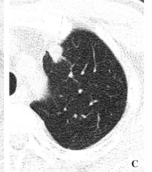

图 8-2-34　MIA。男，34 岁，偶然发现的圈样结节伴反晕征

图 8-2-35　多发 MIA，胸膜下病变进展迅速。男，71 岁。A、B. 2017 年右下肺非实性为主结节及左上肺胸膜下部分实性结节。MDT 讨论行右下肺节段切除，病理证实为 MIA。C. 2019 年 CT 复查，左上肺结节增大明显，为实性结节，再次手术切除，病理证实为 MIA。靠近胸膜的部分实性结节或不规则索条状伴边缘清晰磨玻璃成分时，胸膜浸润和胸膜转移的风险更高，应考虑优先处理

　　张国桢教授强调，微小肺癌的诊治端口要前移，重点必须在 0 期，并主要针对 MIA 提出"四增、四抓、四要素、四重点"。

　　（1）四增：即体检发现的 GGN 在长期随访过程中增大、增浓、增强且血管增粗。①GGN 有增大，直径比原来增大 2mm 以上；②GGN 有增密 / 实，即 CT 值增加至 –300HU，而且病灶内有高密度的白色小点出现；③GGN 有增强，指结节内密度强化；④血管有增粗，指肿瘤血管的增粗。"四增"意味着 GGN 从原位癌逐渐向微浸润腺癌进展，是微小肺癌早期的影像特征。上文提及的分叶征、毛刺征、空泡征还是有用的，但这是相对稍晚期的征象。

　　（2）四抓："抓早"（0 期 Tis）、"抓小"（ⅠA1 期 MIA），就是指 10mm 左右小肺癌；"抓准"即术前正确定性、定位；"抓好"，就是指胸外科、放射科和病理科这三个科室一定要联合协作，提高 5mm 微小病灶病理取材的准确性。

　　（3）四要素：CT 图像要进行薄层重建，层厚至少 1mm；要做增强扫描；要测数据，即测量平均 CT 值；还要用图像后处理软件，包括 MPR、MIP、CPR、VR 等。

　　（4）四重点：①测量结节的平均 CT 值；②找出肿瘤微血管；③运用 3D 成像技术；④观察影像和血管的关联。通常可以对微小肺癌做出正确的影像判断。

　　2. 浸润性腺癌及其变异型　病理分型上，浸润性腺癌包括：①附壁生长为主（浸润灶 > 5mm）；②腺泡状为主（腺泡型）；③乳头状为主（乳头型）；④微乳头状为主（微乳头型）；⑤实性为主并产生黏液（实体型）。浸润性腺癌变异型包括浸润性黏液腺癌、胶样腺癌、胚胎性腺癌（低级别和高级别）及肠源性腺癌。通常直径 1cm 以上的肺腺癌就可能存在组织类型的异质性，如腺泡型中可能会出现乳头型的组织形态，反之亦然。乳头型与微乳头型亦可相互混合，实体型与腺泡型或乳头型也可以相互混合交叉。加上观察者主观判读差异等因素，诊断医师之间的诊断一致率低是不难理解的。一般综合性医院和基层医院病理报告中应写明肺腺癌的主要组织类型并提示是否存在预后最差的组织学类型即可。

　　2020 年国际肺癌研究协会（IASLC）病理委员会评估了一系列肺腺癌组织学亚型的标准并将之与患者预后进行关联研究后，提出了一个浸润性肺腺癌的分级系统，第 5 版 WHO 肺部肿瘤分类也采纳了这一分级系统。新的肺腺癌分级系统基于"优势亚型 + 高级别亚型"对浸润性肺腺癌做出分级：1 级，高分化腺癌，附壁为主型腺癌，伴或不伴 < 20% 高级别腺癌［实体、微乳头和（或）复杂腺体结构］；2 级，中分化腺癌，腺泡或乳头为主型腺癌，伴或不伴 < 20% 高级别腺癌；3 级，低分化腺癌，腺癌伴 ≥ 20% 高级别腺癌。这一分级系统的优点是识别性和操作性强，病理医师之间的诊断一致率较高。因此，其对临床医师的指导意义优于肺腺癌组织类型百分比的评估。

　　浸润性腺癌在 CT 上主要表现为实性成分 > 5mm 的部分实性结节。因为非实性成分的存在，加上混杂密度、周边分叶及毛刺或胸膜凹陷、内部血管包绕、支气管阻塞等特征，其诊断并不难（图 8-2-36 ～图 8-2-39）。需要注意的是，应仔细认证、及早诊断，因为腺癌经过微浸润阶段后转移和复发的可能性明显增加。治疗往往需要肺叶切除加淋巴结清扫。CT 增强可发现实性成分不同程度强化，但要注意当其中存在黏液腺癌成分时，强化可能不明显或较轻微。PET/CT 主要用于分期，诊断和鉴别诊断则主要根据对 CT 征象的仔细观察和分析。

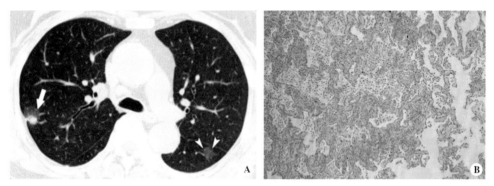

图 8-2-36 浸润性腺癌。A. 右肺上叶胸膜下实性为主结节（长箭），左肺下叶背段淡薄非实性结节（箭头）；B. 右肺结节病理可见浸润性腺癌为主，周边部分可见附壁生长的腺癌。左肺结节应为 AAH 或 AIS，可以年度 CT 随访观察

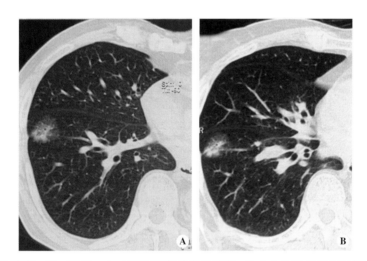

图 8-2-37 浸润性腺癌。男，71 岁。A. 右肺下叶部分实性结节；B. 2 个月后 CT 可见结节似乎整体收缩，但实性成分增加，胸膜牵拉明显

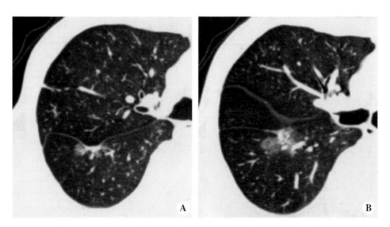

图 8-2-38 浸润性腺癌。女，62 岁。A. 右肺下叶斜裂后方部分实性结节，伴胸膜凹陷；B. 实性成分较多

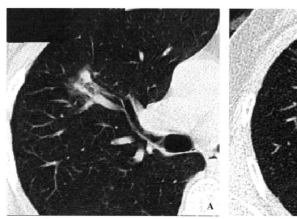
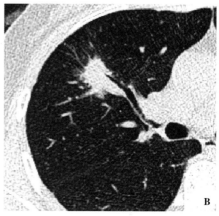

图 8-2-39 浸润性腺癌。女，52 岁。A. 右肺上叶部分实性结节，包绕血管及支气管；B. 间隔 633 天后 CT 可见结节明显增大。对于浸润性腺癌，应抓住典型征象，及早诊断并切除，以免贻误根治机会

（二）其他恶性亚实性结节

淋巴瘤的"磨玻璃征"则代表稀疏排列的肿瘤细胞对周围间质的浸润，常常并存其他实性或非实性结节、肿块、实变、磨玻璃斑片（图 8-2-40）。我们发现小细胞肺癌因为肿瘤内部分布异质性，部分肿瘤细胞向周围肺泡壁浸润，也可以表现为部分实性结节（图 8-2-41）。转移性肿瘤一开始表现为非实性或部分实性的不多，但化疗吸收过程中可能表现为非实性结节或部分实性结节（图 8-2-42）。

四、良恶性亚实性肺结节及多发亚实性结节的鉴别要点

Nambu 等对 CT 表现以局灶磨玻璃影和磨玻璃影为主的病变随访和手术证实的 38 例（AAH 4 例，高分化腺癌 34 例）肿瘤性病变及 42 例非肿瘤性病变进行总结，认为支持病变为肿瘤性非实性或非实性为主结节的有价值的 CT 鉴别主要征象如下：边缘更清晰（图 8-2-43、图 8-2-44），50% 以上边缘清晰者占 89%（34/38），常伴有毛刺、胸膜牵拉、空气支气管征和空泡征等，而出现实性成分、线条样边缘、血管集束征及病灶的形状（圆形或卵圆形、多角形、不规则形）对良恶性鉴别的意义不大。

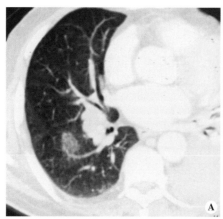
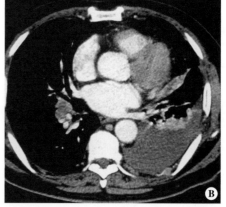

图 8-2-40 肺部淋巴瘤。男，75 岁，A. 右下肺非实性结节；B. 伴有右肺门淋巴结肿大、左肺不张及左侧胸腔积液

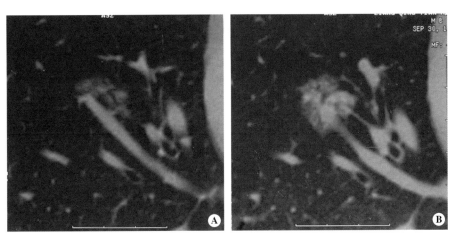

图 8-2-41　小细胞肺癌。女，58 岁。A、B. 右肺下叶部分实性结节，相邻层面，病理诊断为小细胞肺癌

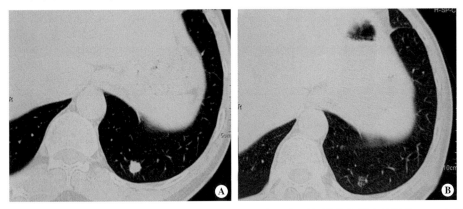

图 8-2-42　鳞癌化疗后实性结节变为非实性结节。男，48 岁，鼻咽部低分化鳞癌肺转移。A. 左下肺实性结节；B. 化疗 2 个月后变为非实性结节

　　肺癌是一种慢性病，肺癌 CT 筛查是一个需要重复的过程，在高危因素不十分确定的情况下，应对 40 岁或 45 岁以上人群中的有条件者进行年度 CT 筛查，以期发现并治疗生长迅速的肺癌（图 8-2-45）。对于征象不典型的微小结节，年度 CT 随访复查也十分重要（图 8-2-46）。

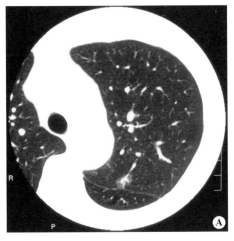
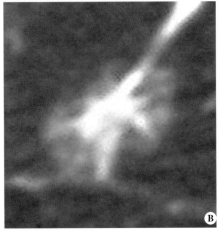

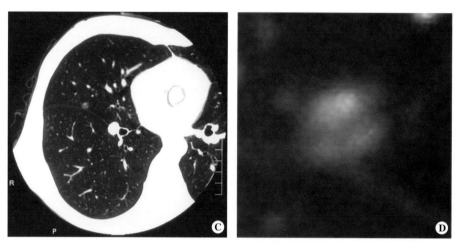

图 8-2-43　癌性与炎性部分实性结节对比。癌性结节，位于左肺上叶斜裂旁（A），放大像边缘清晰（B）；炎性结节（C），放大像边缘模糊不清（D）（Azumi General 医院提供）

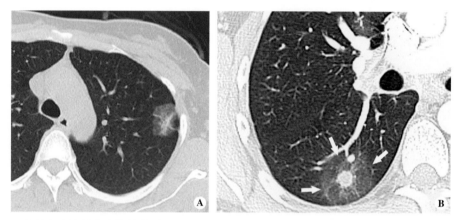

图 8-2-44　炎性与癌性部分实性结节对比。A. 以附壁生长为主的浸润性腺癌，边缘清晰，伴分叶征，不规则实性成分，胸膜牵拉；B. 隐球菌肉芽肿，圆形结节伴晕征（箭示），边缘模糊不清

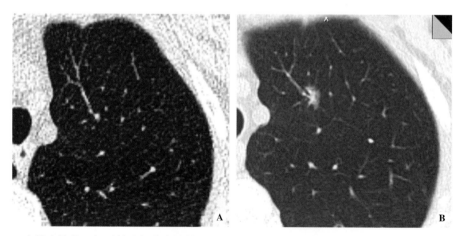

图 8-2-45　实性小结节 1 年后转为部分实性结节。女，48 岁。A. 回顾 1 年前 CT，发现左上肺 2mm 实性微小结节；B. CT 发现左上肺部分实性结节，实性结节增大并周围出现非实性成分。术后诊断为浸润性腺癌

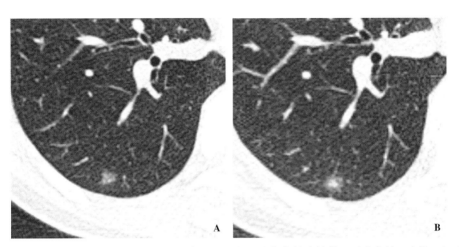

图 8-2-46 右下肺 MIA。女，40 岁。A. 2007 年 CT 示右下肺非实性小结节，无法定性，建议 1 年后复查；B. 2008 年 CT 示该结节增大、密度增浓，出现局部胸膜牵拉征。术后诊断为 MIA

对于多发非实性结节或非实性结节与实性结节并存的 CT 诊断和处理是另一个挑战，其中可能有几种情况：①多个 AAH；② AAH 与 AIS 及肺癌并存；③同时性多原发性肺癌。Park 报道的 8 例 AAH 中有 3 例为多发 AAH，甚至表现为数不清的 AAH 病灶。笔者团队进行的肺癌 CT 筛查实践中发现，约 20% 的 GGO 病例为多发 GGO。AAH 常常与腺癌并存，在肺腺癌切除标本中发现 AAH 的比例高达 12% ～ 35%，而在大细胞癌和鳞癌切除标本中这一比例则较低；非肺癌死亡者的尸检中，AAH 检出率极低，因此有人提出肺腺癌的发病假说"AAH → AIS →浸润性腺癌渐进学说"（图 8-2-30）。I-ELCAP 2005 年报道在 28 000 例肺癌 CT 筛查者中发现肺癌 413 人，其中多发肺癌占 11%（图 8-2-47）。

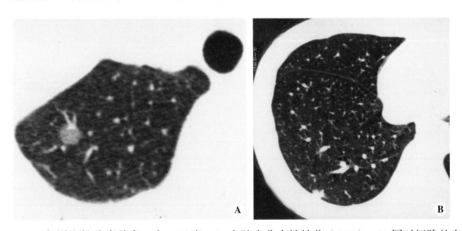

图 8-2-47 AIS 与浸润性腺癌并存。女，56 岁。A. 右肺尖非实性结节（AIS）；B. 同时切除的右肺下叶胸膜下实性结节（浸润性腺癌）

同时性多原发性肺癌定义为同一时间出现的各自分开的组织病理学和分子病理学互不相同的肺癌。近年来由于 CT 层厚越来越薄，筛查和随访复查越来越细致，越来越多的细小肺癌得到诊断（图 8-2-48）；暴露于相同致癌物质致使器官系统癌变的概率增加；肿瘤放疗和化疗也增加了重复癌的数量。患者寿命延长使得再发肿瘤的机会增高，主要影响异时性多原发性肺癌。CT 主要根据各个结节大小、形态、密度等提示多原发性肺癌的诊断。同时存在多个亚实性结节时，主要依靠 CT 随访观察，仔细比较病灶的变化来准确预判哪个结节生长更迅速及危害更大，然而这一点并不容易获得答案（图 8-2-49）。

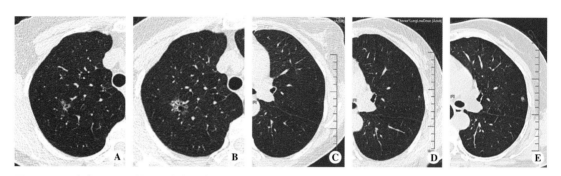

图 8-2-48　多中心 MIA 的 CT 随访。女，58 岁。A、C. 2014 年 CT 显示右肺上叶少许不规则病灶及左肺上叶 1mm 微小非实性结节；B. 2016 年增大为部分实性结节伴空泡；D. 2016 年 CT 显示左肺上叶结节增浓、增大为 2mm 实性结节；E. 2018 年 CT 显示结节进一步增大为 4mm，手术病理诊断为双原发性 MIA

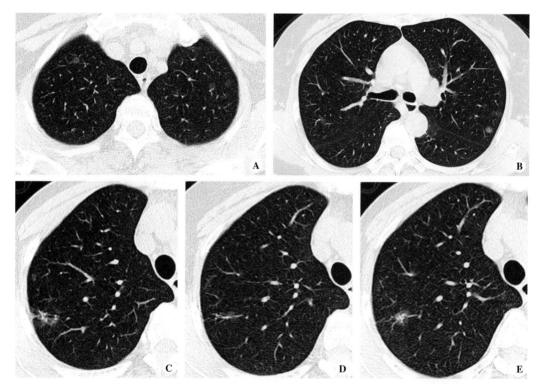

图 8-2-49　双肺多个亚实性结节的随访。女，54 岁。A ～ D. 2010 年双肺多个非实性结节和部分实性结节，一般认为图 C 中部分实性结节伴胸膜牵拉可能生长更快；E.1 年后复查 CT，发现图 D 中非实性结节增大、增浓显著，成为实性成分最多的部分实性结节。右肺上叶切除术后诊断多个 AAH+MIA 并存

多原发性早期肺癌相对常见，及时诊断与切除预后良好（图 8-2-47、图 8-2-48）。

Nakata 报道 369 例肺腺癌中 31 例（8.4%）为多原发性肺癌，其中同时性 26 例，异时性 5 例，72%（49/68）在 HRCT 上表现为 GGN；17 例为双侧同时性肺癌，其中 14 例同时双侧手术切除（11 例行 VATS）。VATS 切除双侧 I 期多原发性早期肺癌安全有效。放射学评估、比较及预测十分重要，也极其富有挑战性。

（柳学国）

参 考 文 献

陈欢，梁明柱，雷益，等，2020.含瘤周移行带影像组学模型预测肺腺癌病理分级.放射学实践，（4）：478-483.

陈境弟，柳学国，冯仕庭，等，2008.肺癌临床 CT 诊断.广州：中山大学出版社.

陈凯，包仕亮，秦培鑫，等，2007.国际早期肺癌行动计划珠海合作站 QA、QC.影像诊断与介入放射学，16（1）：37-39.

陈凯，赵虹，李占军，等，2009.CT 肺癌筛查与辐射.中国辐射卫生，18（3）：323-324.

丁香莲，关文华，刘小彬，等，2008.受检者对肺癌低剂量多排螺旋 CT 普查及肺癌认知度的调查.家庭护士，6（2A）：299-301.

丁香莲，关文华，秦培鑫，等，2007.肺癌 CT 普查中阳性结节受检者焦虑情绪的护理.中华现代护理杂志，（33）：3250-3251.

姜格宁，陈昶，朱余明，等，2018.上海市肺科医院磨玻璃结节早期肺腺癌的诊疗共识（第一版）.中国肺癌杂志，21（3）：147-159.

梁明柱，柳学国，2007.肺结节 CT 体积测量技术的现状.国外医学•临床放射学分册，30（3）：205-208.

刘士远，2015.重视国内外专家共识，提高早期肺癌诊治水平.中华放射学杂志，49（4）：241-243.

柳学国，1998.肺癌 CT 普查的价值及有关问题.国外医学•临床放射学分册，（2）：71-74.

柳学国，2001.第四届国际肺癌普查大会简介.放射学实践，（5）：358.

柳学国，2006.肺癌 CT 普查国家级继续教育项目学习班暨专题研讨会通知.放射学实践，（7）：715.

柳学国，2019.人工智能在肺癌低剂量 CT 筛查中的应用与思考.影像诊断与介入放射学杂志，28（5）：387-390.

柳学国，洪国斌，王坚，等，1998.螺旋 CT 对塑料球及突起模型的成像观察.中华放射学杂志，32（1）：36-40.

柳学国，李坤炜，陈欢，等，2017.肺癌低剂量 CT 筛查中结节的分类及处理.放射学实践，32（1）：21-27.

柳学国，梁明柱，王勇，等，2008.最大密度投影对 CT 肺癌普查小结节检出的影响.放射学实践，23（10）：1096.

柳学国，谈高，王颖，等，2002.肺癌 CT 普查：基础扫描与 7 年随访.中国医学影像技术，18（1）：12-14.

柳学国，唐秉航，周义成，等，2004.肺部非实性结节及部分实性结节的 CT 普查与随访.实用放射学杂志，19（6）：496-499.

柳学国，王颖，谢少波，等，2004.肺癌 CT 普查发现非钙化结节病例 8 年随访.放射学实践，19（5）：330-334.

柳学国，王勇，梁明柱，等，2008.周围型肺癌与肺动静脉和支气管关系的螺旋 CT 表现.中华放射学杂志，42（6）：592-596.

柳学国，易先平，梁明柱，等，2008.关于《肺不典型腺瘤样增生的影像与病理对照分析》一文中部分病例诊断结果的商榷.中华放射学杂志，42（5）：557-558.

柳学国，章作铨，王颖，等，2005.三种测量方法对肺部不同密度小结节 CT 体积测量的观察.中华放射学杂志，39（1）：21-28.

苏青青，郭晶晶，顾洁，等，1999.肺子宫内膜异位症二例.中华医学杂志，99（18）：1429-1430.

谈高，洪国斌，张庆文，等，2003.常规胸部 CT 扫描中冠状动脉钙化的检出率.临床放射学杂志，22（8）：677-679.

谈高，李占军，柳学国，等，2007.小肺癌螺旋 CT 普查漏/误诊——附 10 例 CT 征象分析.中国现代临床医学，3（6）：22-24.

王颖，梁明柱，赵虹，等，2010.低剂量螺旋 CT 胸部健康体检价值的探讨.中国中西医结合影像学杂志，8（5）：411-414.

王颖，柳学国，张秀兰，2003.肺隐球菌病的影像学表现：附 32 例分析.放射学实践，18（8）：579-581.

王颖，柳学国，张秀兰，等，2006.低剂量多层螺旋 CT 普查早期肺癌的探讨.影像诊断与介入放射学，15（5）：238-240.

王勇，柳学国，2006.MSCT 动态增强对孤立性肺结节血流模式的评价.放射学实践，21（12）：1276-1278.

王勇，柳学国，梁明柱，等，2008. 肺腺癌实性结节肿瘤内间质与 MDCT 早期增强间的相关性. 癌症，27（11）：1190-1196.

张国桢，郑向鹏，李铭. 2015. 微小肺癌——影像诊断与应对策略. 北京：人民军医出版社.

张杰，2021. 肺肿瘤诊断病理学若干问题的认识和思考. 中华病理学杂志，50（5）：431-436.

中国肺癌防治联盟，中华医学会呼吸病学分会肺癌学组，中国医师协会呼吸医师分会肺癌工作委员会，2019. 肺癌筛查与管理中国专家共识. 国际呼吸杂志，39（21）：1604-1615.

中国物联网辅助肺结节诊治专家组，2017. 物联网辅助肺结节诊治中国专家共识. 国际呼吸杂志，37（8）：561-568.

中华医学会放射学分会心胸学组，2015. 肺亚实性结节影像处理专家共识. 中华放射学杂志，49（4）：254-258.

中华医学会放射学会心胸学组，2015. 低剂量螺旋 CT 肺癌筛查专家共识. 中华放射学杂志，（5）：328-335.

中华医学会呼吸病学分会肺癌学组 中国肺癌防治联盟专家组，2018. 肺结节诊治中国专家共识（2018 年版）. 中华结核和呼吸杂志，41（10）：763-771.

周清华，范亚光，王颖，等，2018. 中国肺癌低剂量螺旋 CT 筛查指南（2018 年版）. 中国肺癌杂志，21（2）：67-75.

Bai CX，Choi CM，Chu CM，et al，2016. Evaluation of pulmonary nodules：clinical practice consensus guidelines for Asia. Chest，150（4）：877-893.

Claudia IH，David FY，Olli SM，2006. 肺癌 CT 普查——疾病分期与肿瘤大小的关系. 放射学实践，（6）：648.

Hayama S，Morikawa T，Kondoh S，et al，2003. Multiple early bronchioloaveolar carcinomas in both lungs. Interact CardioVasc Thorac Surg，2（4）：506-508.

Henschke CI，Yip R，Smith JP，et al，2016. CT screening for lung cancer：part-solid nodules in baseline and annual repeat rounds. Am J Roentgenol，207（6）：1176-1184.

Lantuejoul S，Rouquette I，Brambilla E，et al，2016. New WHO classification of lung adenocarcinoma and preneoplasia. Ann Pathol，36（1）：5-14.

Lung CT Screening Reporting Data System，2019. Lung-RADS Version 1.1. Assessment categories Release data：2019.［2022-3-28］. https：//www.acr.org/-/media/ACR/Files/RADS/Lung-RADS/LungRADSAssessmentCategoriesv1-1.pdf.

Mulshine JL，Avila RS，Conley E，et al，2020. The International Association for the Study of Lung Cancer Early Lung Imaging Confederation. JCO Clin Cancer Inform，4：89-99.

Nakata M，Sawada S，Yamashita M，et al，2004. Surgical treatments of multiple primary adenocarcinoma of the lung. Ann Thorac Surg，78（4）：1194-1199.

Nambu A，Araki T，Taguchi Y，et al，2005. Focal area of ground-glass opacity and ground-glass opacity predominance on thin-section CT：discrimination between neoplastic and non-neoplastic lesions. Clin Radiol，60（9）：1006-1017.

Park CM，Goo JM，Lee HJ，et al，2006. CT findings of atypical adenomatous hyperplasia in the lung. Korean J Radiol，7（2）：80-86.

Travis WD，Brambilla E，Noguchi M，et al，2011. International association for the study of lung cancer/american thoracic society/european respiratory society international multidisciplinary classification of lung adenocarcinoma. J Thorac Oncol，6（2）：244-285.

WHO Classification of Tumours Editorial Board，2021. WHO classification of tumours. Thoracic tumours. 5th ed. Lyon：IARC Press.

Xu DM，Gietemab H，de Koning H，et al，2006. Nodule management protocol of the NELSON randomised lung cancer screening trial. Lung Cancer，54（2）：177-184.

Yankelevitz DF，Yip R，Smith JP，et al，2015. CT screening for lung cancer：nonsolid nodules in baseline and annual repeat rounds. Radiology，277（2）：555-564.

Yano Y，Mori M，Kagami S，et al，2009. Inflammatory pseudotumor of the lung with rapid growth. Inter Med，48（15）：1279-1282.

Yip R，Wolf A，Tam K，et al，2016. Outcomes of lung cancers manifesting as nonsolid nodules. Lung cancer，97：35-42.

Zhao YR，Xie XQ，Koning HJ，et al，2011. NELSON lung cancer screening study. Cancer Imaging，11：S79-S84.

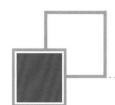

第九章 CT引导肺结节活检与术前定位

第一节 CT引导肺结节活检

一、CT引导肺结节活检的适应证

肺结节何时需要进行CT引导下肺活检？是否不用CT引导下活检而直接行电视胸腔镜下手术活检并治疗？该决策需要经过多学科团队（MDT）讨论，并参考患者及家属的意见，充分考虑必要性、技术可行性和患者意愿等因素。美国国家综合癌症网络（NCCN）2021年V1版非小细胞肺癌临床诊治指南中关于怀疑肺癌结节活检或手术治疗的推荐指出：

（1）对于8～14mm的实性结节，推荐间隔3个月进行低剂量CT随访，或者直接进行PET/CT筛查，对于PET/CT高度怀疑恶性者，考虑活检或手术。

（2）对于实性成分为6～7mm的部分实性结节，推荐间隔3个月进行低剂量CT随访或者PET/CT筛查，对于PET/CT高度怀疑恶性者，考虑活检或手术。对于实性成分≥8mm，无论结节大小，推荐常规剂量增强CT和（或）PET/CT筛查，对于高度怀疑恶性者，考虑活检或手术。

（3）对于非实性结节，指南没有明确推荐行穿刺活检，且明确指出，对于≥20mm的非实性结节，即使因高度怀疑恶性行活检或手术切除明确为良性，仍需每年行低剂量CT筛查，直至筛查对象不再为肺癌潜在患者（关于随访终止时间目前尚无明确定论）。

另外，2021年V1版NCCN非小细胞肺癌指南中的肺结节诊断评估原则（DIAG-A）指出：临床上高度怀疑Ⅰ期或Ⅱ期肺癌的患者（基于风险因素和影像学表现）在手术前不推荐CT引导下肺活检，而推荐直接进行VATS，因为：

（1）CT引导穿刺活检增加了时间、费用和程序风险，并可能对治疗决策没有影响。

（2）相反，如果强烈怀疑不是肺癌，则可以通过针穿活检或细针穿刺活检（FNA）进行诊断，术前活检可能是合适的。

（3）如果术中诊断看起来困难或风险高，那么术前活检可能是合适的。

（4）如果术前没有得到组织诊断，那么在肺叶切除术、双肺叶切除术或全肺切除术之前，术中诊断（如楔形切除、针吸活检）是必要的。

因此，对于肺小结节，若 MDT 讨论高度怀疑恶性，可建议直接行外科手术，术中先楔形切除获得病理诊断，再决定是否行肺叶切除或淋巴结清扫。CT 导引下肺活检常用于强烈怀疑炎性结节病变或手术活检困难的患者。对于＞ 1cm 的具有实性成分的结节，若不考虑手术，需行射频消融或立体定向放疗等治疗，可考虑穿刺活检。

二、CT 引导肺结节活检的禁忌证

（1）有明显出血倾向者。

（2）严重心脏病者。

（3）恶病质及不合作者。

（4）高度怀疑血管病变者。

（5）有慢性支气管炎合并肺气肿、肺大疱者。

（6）合并肺包虫病者。

三、穿刺活检的方法

穿刺活检前应仔细阅读 CT 片，设计好体位，选择好体表定位点，规划好进针路线，进针路线需避开胸壁骨性结构、大血管及肺部血管。患者摆好体位后，于大致体表位置贴自制栅栏定位器，然后行 CT 扫描，选好位置，确定第几根栅栏，用 CT 红外线标记，与栅栏钢丝的交汇点即为穿刺点。然后进行常规消毒，铺无菌洞巾，以 2% 利多卡因逐层浸润麻醉（一定要注意麻醉的深度，到达壁胸膜即可，否则麻醉时引起气胸将导致穿刺困难或失败）。沿预定穿刺点及穿刺路径，用穿刺针穿刺至病灶内（通常建议穿刺针到壁胸膜处停留以便调整进针角度及方向），CT 确认穿刺针路线、角度无误后，用活检枪以不同角度共穿刺出软组织条 1 ～ 4 条（图 9-1-1 ～图 9-1-3），穿刺活检结束后复查胸部平扫CT，明确是否出现气胸、出血等并发症，如有则需观察 5 分钟后再次复查胸部 CT，了解气胸有无增加，并判断是否需要处理，少量者无须处理，量多者需置管引流或行胸腔闭式引流。

要获得准确的病理结果，须注意：①选择最佳的穿刺点及层面，并做多点多向取样；②避免穿刺肿瘤的坏死区、出血区，要穿刺肿瘤实质部位（穿刺前若已行 PET/CT，可参考其影像结果）；③抽吸细胞要即刻涂片，穿刺标本要及时固定，切忌污染、浸水；④抽吸细胞学检查与组织学检查相结合。

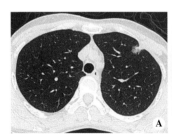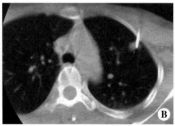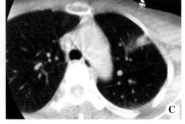

图 9-1-1　女，58 岁，左上肺结节（A），经仰卧位穿刺活检、术中 CT（B）、术后及时复查 CT（C）、
病理证实为腺癌（18G 切割式活检针）

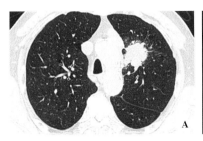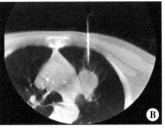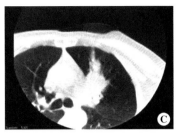

图 9-1-2　男，73 岁，左上肺肿物（A），经仰卧位穿刺活检、术中 CT（B）、术后及时复查 CT（C）、病理证实为腺癌（18G 切割式活检针）

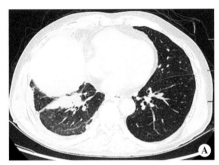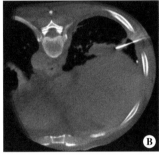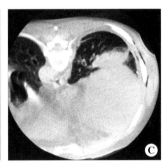

图 9-1-3　男，67 岁，右下肺肿物（A），经俯卧位穿刺活检、术中 CT（B）、术后及时复查 CT（C）、病理证实为炎性病变（18G 切割式活检针）

第二节　CT 引导术前定位

由于胸腔镜手术是借助器械操作，部分结节术中难以用手指触及，而磨玻璃结节由于病变较软，即使能用手指或器械触及，也很难感受此类病变与正常组织的差别。还有些结节位置较深，术中更是难以寻找。因此对于小结节，术前定位就显得特别重要。日本学者 Suzuki 发现直径＜ 1cm 的肺部结节，当距离胸膜＞ 0.5cm 时，术中不被发现的概率＞ 50%，当距离胸膜＞ 1cm 时，几乎无法在术中直接被发现。

我国《肺小结节术前辅助定位技术专家共识（2019 版）》建议术前辅助定位的适应证如下：

（1）直径＜ 1cm 的肺内孤立性周围型结节，且肿瘤距肺边缘＞ 1.5cm。

（2）影像学表现为纯磨玻璃样结节或亚实性结节。

（3）手术者在术前判断术中结节定位困难者。

目前临床术前结节定位方法繁多，主要可分为三类：

（1）CT 引导下经皮穿刺辅助定位，主要以 Hookwire 定位法为代表，还包括经皮穿刺弹簧圈定位法和经皮穿刺液体材料注射定位法。

（2）支气管镜下穿刺辅助定位，包括电磁导航支气管镜下穿刺定位技术和虚拟支气管镜导航定位技术。

（3）CT 虚拟 3D 辅助定位，包括 3D 打印辅助定位技术和虚拟现实辅助定位技术。

一、Hookwire 定位法

Hookwire 是一种穿刺定位针，肺小结节定位多用 21G 穿刺针，该项技术由国内复旦大学附属肿瘤医院陈海泉教授团队较早开展，应用最为广泛且技术成熟，这里作为重点介绍。

具体操作过程：

（1）定位前仔细阅读 CT 片，选择最佳的定位路线（包括体位和体表定位点）并将定位路线熟记于心。

（2）自制栅栏定位器贴于体表定位点，CT 扫描后再次确定定位路线，某根栅栏与 CT 红外线交叉点为定位点。做好标记，嘱患者保持身体静止状态，以免体位变化导致定位路线改变。

定位过程扫描二维码即可观看。

定位过程需要注意以下几点：

定位过程

（1）麻醉时一定要注意麻醉的深度，到达壁胸膜即可，否则引起气胸将导致穿刺困难或失败。

（2）进针路线尽可能选择与地面而非体表垂直（初学者可用一根细线，一端系一个小物体，使穿刺针与垂直于地面的细线平行）。

（3）尽可能一次穿刺成功，多次穿刺容易引起气胸或出血等并发症，导致穿刺定位失败。

（4）多个结节需定位的，建议尽可能在一个体位完成，同时穿刺成功后再逐一释放，否则若发生气胸，将对其他结节的定位造成困难。笔者曾同时定位同侧肺叶 3 枚结节（图 9-2-1、图 9-2-2）。

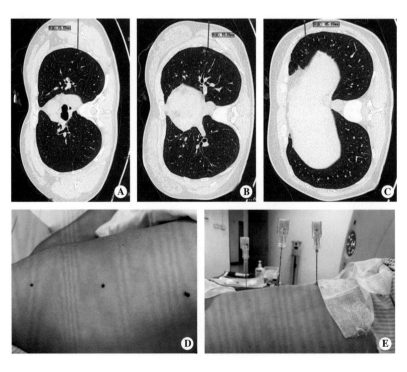

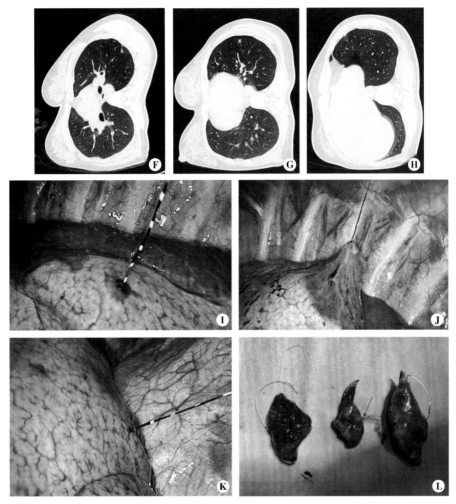

图 9-2-1　女，32 岁。术前定位前规划：结节 1（A），结节 2（B），结节 3（C）；体表定位后（D）；穿刺针释放前（E）；定位成功后 CT：结节 1（F），结节 2（G），结节 3（H）；术中所见：结节 1（I），结节 2（J），结节 3（K）；根据定位三个结节楔形切除术后标本（L）。术后病理：结节 1，原位腺癌；结节 2，微浸润性腺癌；结节 3，微浸润性腺癌

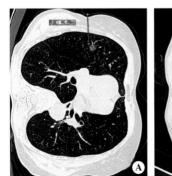
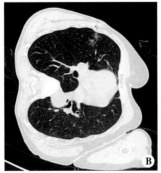
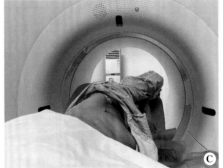

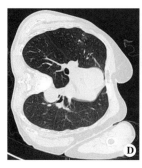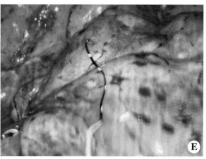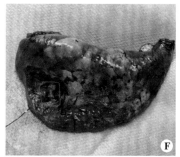

图 9-2-2　女，72 岁。A. 术前定位前规划；B. 定位中；C. 定位成功后释放前实景；D. 定位成功后 CT 复查；E. 术中所见定位线；F. 术后离体标本，其中圈内为肿瘤。冰冻病理证实为腺癌

需要指出，经皮肺穿刺辅助定位存在一定的局限性：

（1）肿瘤距脏胸膜较远，距离 > 4cm 时，穿刺相关并发症发生率明显增高，肺叶切除常为最佳选择。

（2）肿瘤靠近心脏大血管时，尽管技术上是可行的，但穿刺可能导致致死性大出血，不建议穿刺定位。

（3）少数病例穿刺路径因肩胛骨、肋骨等阻挡可能导致失败。部分病例 CT 提示肩胛骨或肋骨阻挡时，可通过调整患者体位从而避开肩胛骨。

另外，定位前一定要充分评估手术麻醉风险，若定位后因心脏等问题无法行麻醉手术，而定位钩又无法通过非手术方法取出，将会非常被动。

二、支气管镜下穿刺辅助定位

（一）电磁导航支气管镜下穿刺定位技术

电磁导航支气管镜（electromagnetic navigation bronchoscopy，ENB）是在薄层 CT 重建图像的基础上，利用体外电磁定位板来引导支气管内带微传感器的探头进行病灶定位，从而使得 ENB 系统突破超细支气管镜（ultrathin bronchoscope，UB；外径 2.8 ~ 3.5mm）的限制，进入更细的支气管分支以到达病灶周围，并通过穿刺进行定位，注射染料（如吲哚菁绿）、硬化剂等标记病灶位置（图 9-2-3）。ENB 对肺外周病变（7 级以上支气管内）的定位，特别是对于 1cm 左右肺结节的定位具有独特优势。

（二）虚拟支气管镜导航定位技术

虚拟支气管镜导航（virtual bronchoscopy navigation，VBN）定位技术，又称为虚拟肺图定位（virtual assisted lung mapping，VAL-MAP），是指利用支气管镜向小病灶周围注射荧光染料，再通过计算机 3D 构图进行同时标记，即绘制肺图（lung mapping）。目前可用的虚拟支气管镜导航包括 LungPoint 系统和 Directpath 系统，对于不存在引导通道的病灶，可以经肺实质建立隧道抵达病灶（bronchoscopic transparenchymal nodule access，BTNA）。

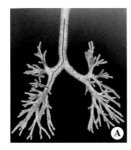
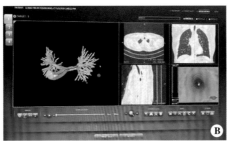
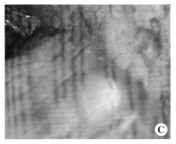

图 9-2-3 定位前虚拟规划路径（A）、软件模拟定位（B）和定位成功后荧光腔镜下所示（C）

三、定位失败的补救措施

定位失败时，术者可于塌肺状态时，根据 CT 影像采用注射针头在结节的体表投影位置刺入胸腔 0.2～0.5cm（腔镜下观察），膨肺后针尖则指向结节于脏胸膜的投影点。

四、定位相关并发症及处理方法

（1）气胸：发生率较高，但大部分不需要特殊处理，少数严重者需行胸腔闭式引流。

（2）出血：出血量少时可观察，出血量多者应及时送手术室行手术止血。

（3）定位针脱落：术中发现脱落，可参考定位失败的补救措施，或仔细寻找肺表面的针眼。

（钟宏城 柳学国）

参 考 文 献

陈境弟，柳学国，冯仕庭，等，2008.肺癌临床 CT 诊断.广州：中山大学出版社.

肺小结节术前辅助定位技术专家共识（2019 版）专家组，2019.肺小结节术前辅助定位技术专家共识（2019 版）.中国胸心血管外科临床杂志，26（2）：109-113.

Ciriaco P，Negri G，Puglisi A，et al，2004. Video-assisted thoracoscopic surgery for pulmonary nodules：rationale for preoperative computed tomography-guided Hookwire localization. Eur J Cardio thoracic Surg，25（3）：429-433.

Suzuki K，Nagai K，Yoshida J，et al，1999. Video-assisted thoracoscopic surgery for small indeterminate pulmonary nodules：indications for preoperative marking. Chest，115（2）：563-568.

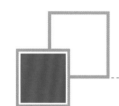

第十章　CT 筛查发现的待定性结节的随访

世界范围内，肺癌的发病率和死亡率在所有恶性肿瘤中均居于首位。CT 在临床实践中的广泛应用使大量偶发肺结节被检出。如何对偶发肺结节进行评估和定性，一方面实现对恶性结节的早期诊断和治疗，另一方面避免对良性结节进行不必要的临床干预，目前仍是临床面临的难题。结节的生长特性反映了结节内部细胞数量或体积增加与时间变化的关系。恶性结节肿瘤细胞持续活跃的有丝分裂决定其常表现为持续快速增长，而良性结节的生长速度则一般相对缓慢。不同类型、不同性质的肺结节生长速度和生长模式存在差异，随访评估是针对不能定性肺结节的常用策略。肺内亚实性结节体积增长常较缓慢，但恶性概率比实性结节高，随访间隔可以延长，而对于生长迅速的实性结节随访间隔需要缩短。精准量化评估肺结节的生长速度不仅对鉴别良恶性结节具有重要的临床价值，还可以用来进一步规范肺结节随访 CT 的频率及间隔时间。

第一节　肺结节 CT 随访变化测量方法与技术

一、肺结节的测量方法

（一）径线法：双径线平均法

对于实性结节，选择横断位最大截面积层面，测量结节最大长径及与其垂直的短径，取平均值，用 mm 作单位，可以四舍五入取整数（因为多数指南的阈值取整数），也可以四舍五入保留到小数点后 1 位（I-ELCAP 采用保留到小数点后 1 位）。对于部分实性结节，需要分别测量结节整体和内部实性成分的径线。Wahidi 研究显示结节直径 5mm 以下、6～10mm、10～20mm 和≥20mm 的恶性比例分别为 1%、6%～28%、33%～64% 和 64%～82%。对于直径＜5mm 的结节，平均径线变化应≥50%；直径为 5～9mm 的结节，平均径线变化应≥30%；直径≥10mm 的结节，平均径线变化应≥20%，才认为结节有生长。但是，手动测量结节径线存在误差，特别是对于亚实性肺结节、边界模糊的结节和形状不规则的结节。Hyungjin Kim 对比了观察者之间和观察者内部对亚实性肺结节的测量结果，结节整体径线、内部实性成分径线的测量偏倚度分别为 21.3% 和 27.1%，平均测量误差为 2.2mm（图 10-1-1～图 10-1-4）。

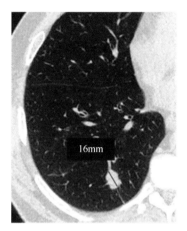

图 10-1-1 单径法测量实性肺结节

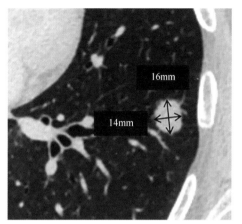

图 10-1-2 双径法测量实性肺结节

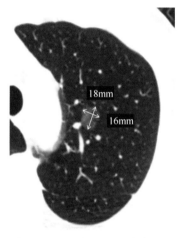

图 10-1-3 双径法测量非实性肺结节

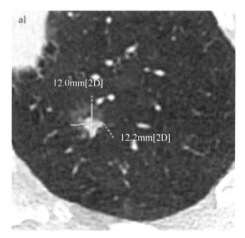

图 10-1-4 部分实性肺结节分别测量结节整体和实性成分

（二）体积和体积倍增时间

传统方法采用二维方法测量径线，应用球体或椭球体的计算公式换算成近似体积。三维容积分析技术能够更客观地反映结节整体的容积及其形态特征。Yankelevitz 等对比了三维与二维方法测量肿瘤体积的精确度，发现对于球形结节，三维测量与二维测量精确度基本一致；但是对于形状不规则的结节，三维方法在评估肿瘤生长速度方面较二维径线法更具优势（图 10-1-5）。计算机软件根据结节与周围肺组织的 CT 值分布，采用阈值分割及形态分析方法将结节完整分割，进而对其内的像素进行统计，将肺结节相关的像素转换成体积。

结节容积＞ 666mm³ 可以作为高危肺结节的诊断阈值。NELSON 试验从 7155 例受试者中共发现 9681 例非钙化结节，体积＜ 100mm³ 的结节恶性概率为 0.6%，体积为 100 ～ 300mm³ 的则为 2.4%，体积＞ 300mm³ 的则为 16.9%。通过测量直径来确定生长速度是非常困难的，而三维容积法具有在短时间内发现肿瘤大小细微变化的能力。例如，当一个直径 3mm 的球形肿瘤体积倍增时，直径的增长百分比只有 26.7%（3.8mm），但体积却增加了 100%，检测起来就比较容易。同时，三维容积图像相对于二维图像更能精确反映结节整体的边缘形态。在二维轴位图像上结节可能是光滑的，但在冠状位或矢状位图像上可表现为分叶或毛刺。在临床实践中，推荐基于三维容积分析的结节边缘特征评估。

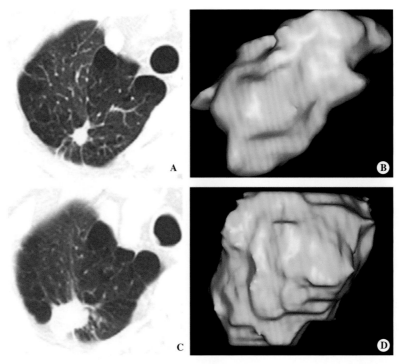

图 10-1-5 男，59 岁，右肺上叶实性肺结节（A）；横断位测量径线为 10mm，体积为 1.14cm³（B）；4 个月后复查，横断位测量径线为 22mm（C），体积为 7.06cm³（D）。体积倍增时间为 49 天。术后病理证实为浸润性腺癌

体积倍增时间（VDT）可以定义为肿瘤体积增加 1 倍所需要的时间，以天为单位计算，代表着肿瘤细胞的活跃程度和侵袭力，由细胞增殖周期、细胞增殖与丢失数目比例共同决定。假设肿瘤的体积（V）与肿瘤细胞数量的增长成正比，t 是生长时间，当呈指数增长时，肿瘤体积和时间的关系可以表述为 $VDT = t \times \log 2 / \log(V/V_0)$。结节的体积如果根据结节的直径（$D$）计算，假定肿瘤是一个球体，VDT 可用以下公式来计算：$VDT = (\ln 2 \times t) / [3\ln(D_2/D_1)]$。

基于指数生长模型的 VDT 常被用于量化肺结节生长速度。Hasegawa 等报道了恶性非实性结节、部分实性结节和实性结节的平均 VDT 分别是 813 天、457 天和 149 天。通过绘制体积生长曲线，可以了解不同类型肺结节的生长趋势，有助于判断肺结节性质，制订不定性肺结节的随访方案，减少肺结节过度诊断和治疗。良性 / 低危肺癌结节生长曲线可表现为斜率较低的上升型曲线，与部分恶性结节的生长曲线具有一定的重叠。

实性恶性结节中快速生长的比例高于亚实性恶性结节，亚实性结节生长曲线比较平缓。单纯依靠第一次随访的结果做出诊断，会造成假阴性。肺癌结节在一定时间内平缓生长可能和结节的侵袭性较小或处于相对生长静止期有关。认为稳定时间超过 2 年的肺结节是良性的观点仅适用于实性结节，不适用于亚实性结节，因为大部分非实性结节在出现浸润性成分之前会有一个很长的惰性生长期。

（三）密度和质量

目前对于定性困难的亚实性结节，临床常通过随访测量其体积变化来确定其生长特性，并以此作为鉴别诊断的主要依据。但是，绝大部分亚实性肺结节是惰性肿瘤，肿瘤的生长非常缓慢，VDT > 400 天的亚实性肺结节占 50% ～ 90%。随访过程中，亚实性结节的生长不仅表现为体积增长，还表现为密度的变化。Kodama 等经过对亚实性肺结节的长期随访研究发现，亚实性肺结节演变主要表现为四种状态：①病灶的增大；②病灶的密度增高；③病灶的实性成分增加；④病灶未见显著变化。在亚实性肺结节的随访复查过程中，10% ～ 20% 的病灶可以表现为病灶的增大、密度的增高或者病灶内出现实性成分等。

为此，最近国外研究者提出质量（mass）的概念，认为质量测量（质量 = 体积 × 密度）能够综合反映体积和密度两者的变化，可以更准确监测其生长趋势，是更敏感、可重复性更好的指标（图 10-1-6 ～图 10-1-9）。

（四）纹理特征

肿瘤细胞生长取决于其所处环境，包括血供、营养及周围的空间限制。肿瘤组织并不完全由肿瘤细胞组成，还包括肿瘤基质、血液和其他非肿瘤成分。同一肿瘤病灶内的肿瘤细胞存在异质性，活跃程度不同，导致生长速率出现变化。肿瘤结节的出血可能造成肿瘤突然变大，供血血管形成血栓可能导致肿瘤坏死和自然缩小。

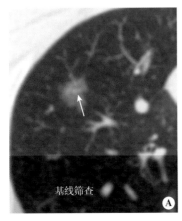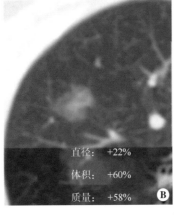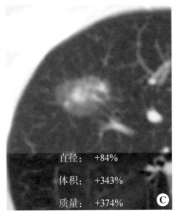

图 10-1-6　横断位 CT 图像：非实性肺结节（箭示）基线筛查（A）、第一年复查（B）、第二年复查（C）随访变化，对比径线、体积和质量的变化程度

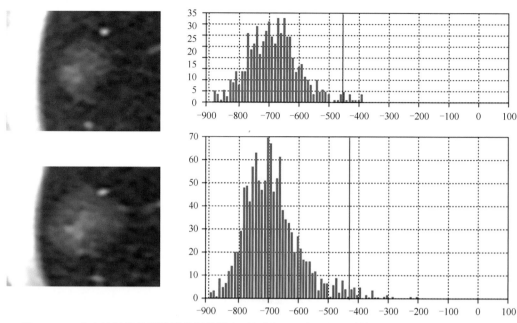

图 10-1-7 非实性肺结节随访结节径线增大（间隔 29.7 个月），计算机定量分析密度分布变化

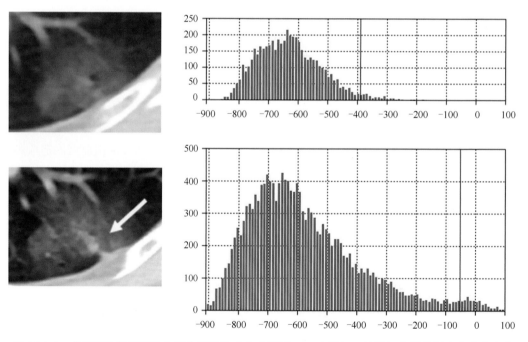

图 10-1-8 非实性肺结节随访内部出现实性成分（间隔 28.8 个月），计算机定量分析密度分布变化

　　计算机纹理特征分析可以获得医学图像中承载的更多信息，识别肉眼不能发现的图像特征。通过纹理特征分析技术可以将医学图像转化为纹理信息，更早发现肺结节的微观变化。灰度共生矩阵是较为经典的纹理特征，表达灰度值关于方向、间隔、幅度等灰度空间的特征分布情况。随访过程中结节出现增大、缩小或者密度的差异，纹理特征也会出现相应改变。恶性肺结节随访过程中趋向于纹理分布杂乱、复杂程度增高，图像纹理信息增大

的过程中，熵值增大（参见第三章第五节）。

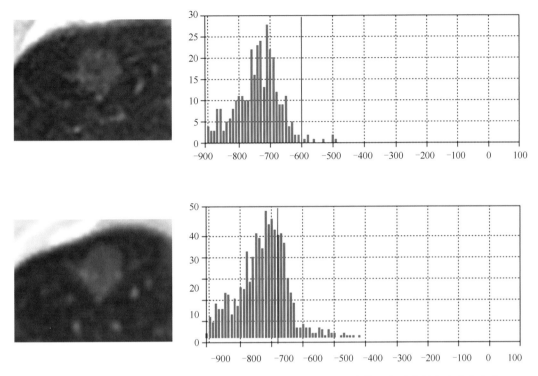

图 10-1-9　非实性肺结节随访无明显改变（间隔 19 个月），计算机定量分析密度分布变化

二、肺结节测量的影响因素

（一）层厚

随着层厚的减小，肺结节的显示及体积测量会更加准确（图 10-1-10 ～图 10-1-11）。但是重建层厚减小的同时，图像噪声会随之增加，在一定程度上影响测量结果。部分容积

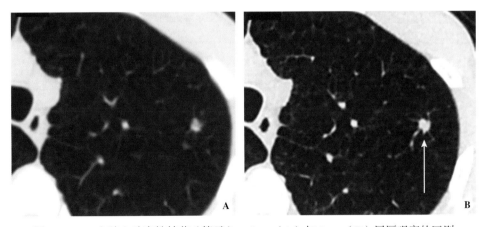

图 10-1-10　左肺上叶实性结节（箭示），5mm（A）与 1mm（B）层厚观察的区别

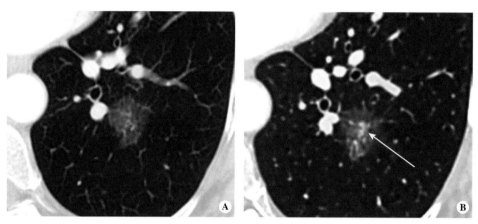

图 10-1-11　左肺下叶亚实性结节，1mm（B）较 5mm（A）层厚更能清晰显示内部实性成分（箭示）

效应是结节体积测量的重要影响因素。基于阈值的方法常被用于将肿瘤从周围的肺实质中分离或者分割出来。Yankelevitz 等的研究表明，与 1.0mm 层厚相比，0.5mm 层厚的误差更小。NELSON 研究应用的是三维体积测量，11% 实性结节的三维测量重复性不佳，尤其是那些与支气管、胸膜相邻的结节，建议行人工校准。结节体积测量的变异系数与结节直径呈负相关，即随着结节直径的减小，由层厚及重建算法不同所致的体积测量差异增大。Kostis 等的研究结果显示，随着结节直径的增加（2 ～ 5mm、5 ～ 8mm、8 ～ 10mm），体积测量误差的变异度逐渐减小（分别是 18.5%、10.6%、7.47%）。

（二）扫描剂量与迭代重建技术的影响

根据 Fleischner 学会指南相关建议，当无法确定孤立性肺结节良恶性时，需要进行低剂量 CT 随访，而扫描剂量的设定需要遵循 Alara 原则。Linning 等研究了扫描剂量对肺结节体积测量的影响，结果显示，在管电流分别为 30mA、60mA 和 90mA 的情况下，体积测量值比实际值小，且管电流为 30mA 条件下结节体积测量误差比 210mA 时增大 1.3%。但 Das 等研究得出了不同的结果：在其他扫描参数不变的情况下，低剂量（20mA）扫描和标准剂量（100mA）扫描相比，肺结节的体积测量结果没有显著性差异。这种结论的差异可能与研究者选用的扫描设备、扫描参数、重建方法及研究对象等有关，还需要更加详细的分组研究加以明确。

迭代重建较连续重建在 CT 值测量、结节特征显示、体积测量等方面都更加准确，误差更小。有研究指出，迭代重建为 60% 时，测量结节最准确。目前迭代重建技术主要有 GE 公司的 ASIR 和 MBIR、Philips 公司的 iDose 系列、西门子公司的 SAFIRE 系列及东芝公司的 AIDR。既往有研究结果显示迭代重建技术在降低扫描剂量的同时，也提高了图像重量。在低剂量扫描条件下对体模内的肺结节进行扫描，运用 3 种迭代重建算法（ASIR、MBIR 和 iDose）和标准的滤波反投影（FBP）算法对图像进行重建，使用软件测量结节体积，其研究结果表明不同的重建算法在肺结节体积测量方面无显著性差异。

（三）随访复查对比肺结节注意要点

肺结节随访复查时不仅要与前一次 CT 进行比较，还要与初次扫描的 CT 对比，观察病灶的细微变化。在肺结节随访复查过程中，胸部 CT 检查报告均要记录病灶的位置、大小、数目及边缘形态等变化，扫描条件要尽可能相同，在相同的层面进行比较、评估（图 10-1-12 ～图 10-1-15）。I-ELCAP 随访应用要点如下：

（1）基线、年度复查及所有随访检查均采用低剂量非增强 CT 扫描，重建图像的层厚。

（2）推荐图像的肺窗窗宽 / 窗位为 1500/–650HU，纵隔窗为 350/25HU。

（3）结节测量以结节最大长径与垂直短径的平均值作为结节直径，要求在同一层面（横断面、矢状面或冠状面）进行测量。

（4）部分实性结节的随访应根据其实性成分大小，而不是整体结节大小，存在多灶实性成分者，测量其最大的实性成分。血管不被认为是实性成分，即使异常增多、增粗、扭曲。

（5）存在以下任何一种情况，均需考虑结节生长，即结节整体增大，部分实性结节的实性成分增加，非实性结节内出现实性成分和非实性结节的密度增加，但尚未达到实性结节的密度。

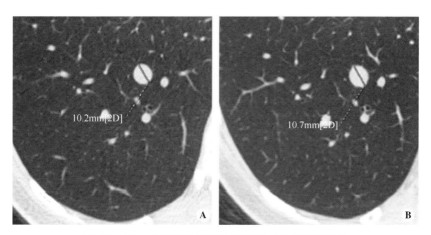

图 10-1-12　单径法测量实性肺结节，存在测量误差

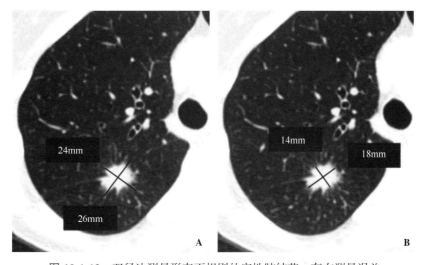

图 10-1-13　双径法测量形态不规则的实性肺结节，存在测量误差

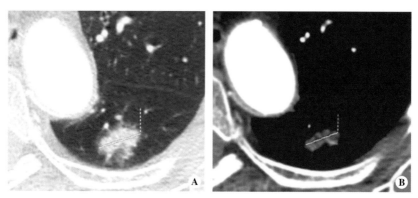

图 10-1-14　肺窗（A）和纵隔窗（B）测量，部分实性肺结节，存在测量误差（A. 26mm，B. 18mm）

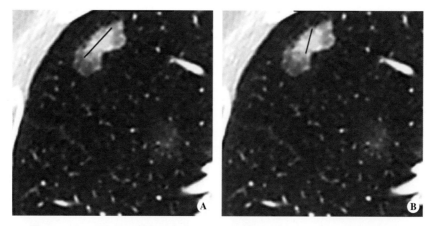

图 10-1-15　亚实性肺结节内部的实性成分测量误差（A. 15mm，B. 8mm）

第二节　肺结节随访过程各种变化的临床意义

　　早期发现、诊断和治疗是延长肺癌患者生存期最为有效的方法。LDCT 筛查能够检出 Ⅰ期肺癌，发现的早期肺癌患者预期 10 年生存率高达 92%，可明显降低高危筛查者的肺癌死亡率，已经成为世界公认的高危人群肺癌筛查的可靠手段，但大量孤立性肺结节的检出也意味着假阳性率的增加。绝大多数肺结节稳定或缩小甚至消失，假阳性结果会导致患者产生紧张情绪，同时需要复查 CT，导致辐射剂量增加，如果行有创检查（如穿刺活检等），可能引起并发症，同时增加诊疗费用。因此，筛查肺结节并准确地鉴别诊断其良恶性是肺癌防治亟待解决的重大问题。制订科学规范的肺结节评估随访策略，有助于提高肺结节精准诊断水平，提高诊治效果，使患者更好地获益。在 LDCT 筛查工作中，严格按照随访方案给予患者随访建议，认真分析孤立性肺结节的随访变化，评估肺结节的生长特性和生长趋势，同时结合患者的肺癌危险因素（包括性别、年龄、恶性肿瘤病史等），可以尽量减少额外的射线暴露和医疗成本，并使早期肺癌患者得到及时有效的临床干预。

一、随访生长的肺结节

I-ELCAP 认为，结节的生长与径线（结节的最大长径和与其垂直的最大短径的平均值）的变化有关：对于直径＜ 5mm 的结节，平均径线变化应≥ 50%；对于直径 5 ～ 9mm 的结节，平均径线变化应≥ 30%；对于直径≥ 10mm 的结节，平均径线变化应≥ 20%，才认为结节有生长。NLST 定义的结节生长为超过 10%。NELSON 研究中，结节的生长定义为，重复扫描时间应至少 3 个月，结节的体积增长≥ 25%。NCCN 指南指出，与基线 CT 对比，出现下列情况可以确定为结节生长：①结节径线＜ 15mm，结节生长或结节内实性成分增大≥ 2mm；②结节径线≥ 15mm，结节径线增大率≥ 15%。快速生长则提示为炎性病变，或者转移性病变。急性炎性病变在短时间内往往生长迅速。大部分肺癌结节的生长特征曲线为上升型，但是上升的速率不同，部分为缓慢生长，部分可以在一段时间内保持平直状态，说明肺结节肿瘤细胞内部存在异质性，活跃程度不同，导致生长速率出现不同变化。

Min 等研究显示，肺腺癌、鳞癌、小细胞癌、大细胞癌的体积倍增时间分别约为 161 天、88 天、86 天、29 天。在发病率最高的肺腺癌中，实性恶性肺结节快速生长的比例高于亚实性恶性肺结节，随着实性成分的增加，腺癌浸润性成分和浸润程度增加，原位腺癌、微浸润性腺癌、浸润性腺癌的体积倍增时间分别为 1240 天、1328 天、941 天。生长速度越快，预后越差，如快速生长肺癌患者无瘤生存期更短。随访复查中，如果发现亚实性肺结节径线增大，密度增高，实性成分增多，应该积极处理（如穿刺活检或者手术治疗）（图 10-2-1 ～图 10-2-4）。

二、随访不变的肺结节

1958 年 Good 和 Wilson 提出，如结节的稳定时间超过 2 年，可以认为病灶是良性的（图 10-2-5）。稳定时间超过 2 年的肺结节被认为是良性结节的观点适用于实性结节，不适用于亚实性结节，因为肺癌的自然生长过程多经历从不典型腺瘤样增生、原位腺癌、微浸润性腺癌到浸润性腺癌的一系列演变过程，早期生长较为缓慢，待肿瘤细胞增殖到一定阶

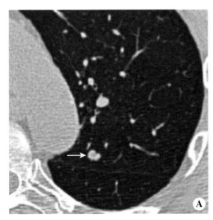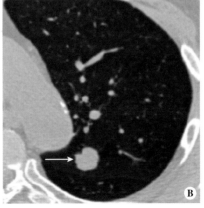

图 10-2-1 实性小结节生长（肺癌）。左肺上叶尖后段实性结节（箭示），基线 CT 筛查径线为 5mm（A），12 个月后复查径线增大为 13mm（B），手术切除病理证实为浸润性腺癌

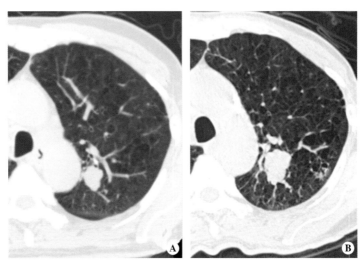

图 10-2-2　肺气肿患者实性结节增大（肺癌）。男，72 岁，肺气肿基础，2018 年 3 月 8 日发现左肺上叶尖后段实性肺结节，径线为 15mm（A），未按时随访，2019 年 3 月 24 日复查明显增大（B）

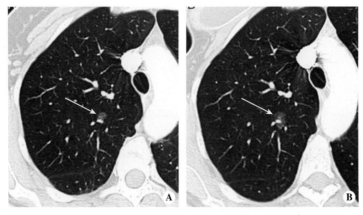

图 10-2-3　非实性结节增大。女，57 岁，右肺上叶后段非实性结节（箭示），径线为 7mm（A）；随访 18 个月后复查，径线增长为 15mm（B）

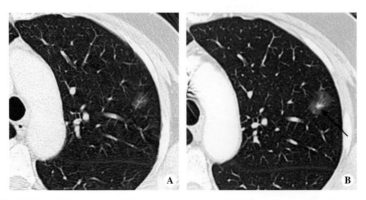

图 10-2-4　非实性结节增大增浓。女，60 岁，左肺上叶非实性结节（A）；4 年后复查，增长为部分实性结节（B，箭示）

段后将进入快速生长期；但是目前尚无确切证据显示肺结节生长增速的阈值范围。因此，对于亚实性肺结节的随访间隔和随访年限，应与实性结节相区别。即使结节在超过2 年的随访过程中没有明显变化，也不能排除其恶性风险。非实性结节大多惰性生长，9.8%～25.6% 的非实性结节在随访过程中生长，2.1%～16.7% 的非实性结节在随访过程中进展为部分实性结节，中位体积倍增时间为 625～1832 天，故认为对于非实性结节应该长期随访观察，随访过程中出现变化再考虑手术切除。Yankelevitz 等研究表明，对于任何大小的非实性肺结节，年度随访均是安全的。

　　长期存在的亚实性结节多为肺部局灶纤维化或腺癌。纤维化所致局限性密度增高的病理基础多为肺泡萎陷和纤维增生，同时可见肺泡间隔纤维性增厚；而腺癌的病理基础为肿瘤细胞沿肺泡壁附壁生长，肺泡无或部分塌陷，肿瘤内部有轻至中度增生的弹性纤维。同时，亚实性肺结节的随访间隔需根据结节的大小和密度共同决定，对于径线较大及实性成分较多的亚实性肺结节，随访时间应当缩短。对于随访过程中径线没有明显变化的孤立性肺结节，影像医生需注意 HRCT 特征的演变，包括结节形态、边缘、瘤肺交界面、内部结构及邻近结构改变，如分叶征、毛刺征、空泡征、空气支气管征、胸膜凹陷征等，这对指导临床医生制订随访方案（包括随访间隔及随访时长）和选择手术时机至关重要。

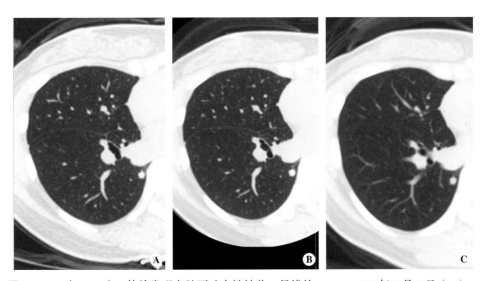

图 10-2-5　女，43 岁，体检发现右肺下叶实性结节，径线约 8mm，2018 年 2 月 8 日（A）、2018 年 8 月 9 日（B）、2020 年 4 月 1 日无变化（C），考虑良性结节，肉芽肿结节

三、随访缩小或消失的肺结节

　　孤立性良性实性肺结节缩小和（或）体积缩小的原因可能为结节内发生纤维化收缩或炎症细胞消失，当实性结节呈膨胀性改变、周围伴有晕征、没有明显恶性征象时，3 个月的随访复查是必要的，从而避免侵入性检查（图 10-2-6 ～图 10-2-8）。文献报道约 47%的非实性肺结节可能会缩小或消失，Mrio 长期随访了 48 例非实性肺结节的自然进程，其中 8 例（16.7%）出现生长，21 例（43.8%）保持稳定，4 例（8.3%）出现缩小，15 例（31.3%）

消失。非实性肺结节可能由病原体感染、肺泡出血、间质性炎症等引起，待炎症吸收好转或出血消失，肺部结节随之消失（图 10-2-9、图 10-2-10）。研究发现 50% 的非实性肺结节在随访 3 个月后消失，其病理组织学机制可能为非特异性炎性病变。肺癌结节缩小的病理基础则与正常肺泡壁塌陷、癌灶内部纤维组织牵拉、周围炎症消退有关；瘤内纤维化程度加重代表肿瘤侵袭性增加、分化程度变差。因此，当结节缩小时，应重点观察有无其他伴随恶性征象出现，同时 2 年及以上的随访观察期是必要的（图 10-2-11）。对于多发非实性结节，如果结节减少、变淡或吸收，则延长随访周期或终止随访。

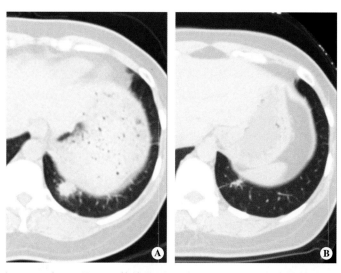

图 10-2-6　女，43 岁，2017 年 10 月 18 日体检发现左肺下叶后基底段实性结节（A），2018 年 1 月 1 日抗炎治疗后结节明显吸收变小（B）

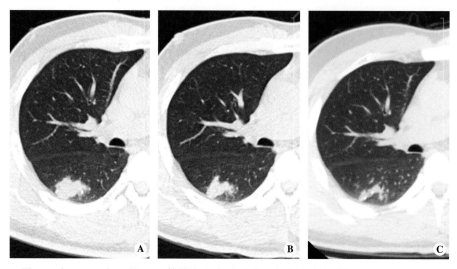

图 10-2-7　男，44 岁，2018 年 7 月 20 日体检发现右肺下叶上段实性肿块（A）；2018 年 9 月 11 日（B）、2018 年 12 月 11 日（C）复查结节渐进性缩小

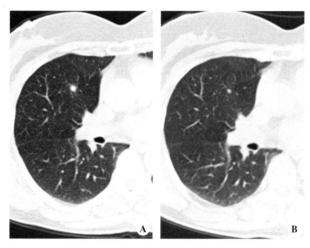

图 10-2-8　女，63 岁，2019 年 12 月 12 日检查发现右肺中叶实性结节（A）；2019 年 12 月 26 日复查结节明显缩小（B）

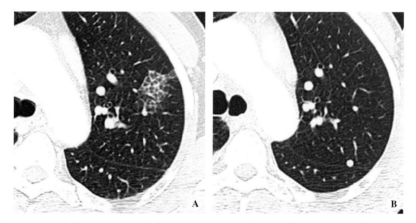

图 10-2-9　男，65 岁，左肺上叶非实性结节（A）；3 个月后复查结节完全消失，符合炎症吸收过程（B）

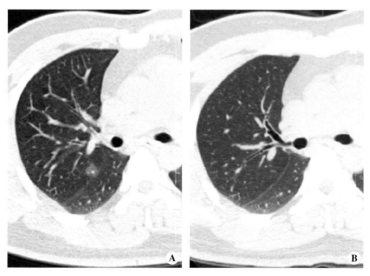

图 10-2-10　男，32 岁，2018 年 7 月 31 日体检发现右肺上叶后段部分实性结节（A），2018 年 9 月 20 日复查结节吸收、消失（B）

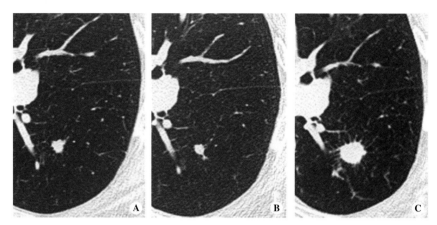

图 10-2-11 基线 CT 筛查发现左肺下叶实性肺结节（A），5 个月后复查病灶缩小（B），考虑为良性病变，继续间隔 1 年后复查结节增大（C），手术切除病理证实为肺癌

四、随访过程中新发肺结节

通常认为，对于年度复查时新发的非实性或部分实性肺结节，无论大小，首先均应考虑感染的可能（图 10-2-12、图 10-2-13）。尽管经验性抗菌治疗有潜在的危险，但当新发结节患者同时有感染症状或者细菌感染征象时，可以考虑使用经验性抗菌治疗，并建议 1 个月后 CT 随访，如果没有变化，也应长期随访，但间隔期可以适当放宽。对于多发微小的非实性结节病变，如果患者吸烟则需要考虑呼吸性细支气管炎可能。

若新发实性结节＜ 3mm，建议 1 年后 CT 复查；若新发实性结节＞ 3mm 但＜ 6mm，应 3 个月后再行 CT 复查（图 10-2-14）；若新发实性结节＞ 6mm，患者同时有感染症状或者细菌感染征象，则可以考虑使用经验性抗菌治疗，治疗结束后 1 个月 CT 复查。怀疑恶性结节时推荐 PET，当然有少许高度恶性肺癌可以表现为较大的新发实性结节，结合增强 CT 及 PET，高度怀疑其为恶性时，建议手术切除（图 10-2-15）。

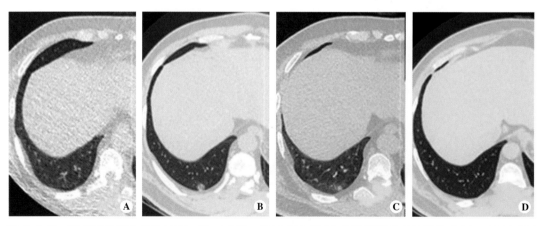

图 10-2-12 新发部分实性炎性结节。男，56 岁，2018 年 2 月 28 日基线筛查未见异常（A）；2020 年 4 月 10 日右肺下叶后基底段新出现部分实性肺结节，径线 10mm，平均 CT 值约 –200HU（B）；2020 年 5 月 7 日复查结节明显缩小（C）；2021 年 4 月 9 日年度复查结节完全消失（D）

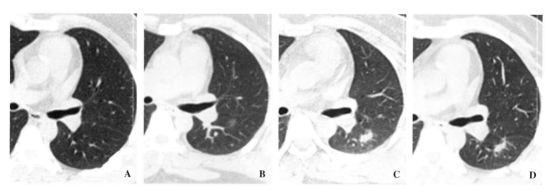

图 10-2-13 新发非实性炎性结节。女，34 岁，2019 年 10 月 9 日基线筛查未见异常（A）；2020 年 6 月 8 日左肺下叶背段见非实性结节（B）；2020 年 8 月 26 日结节突然增大并变为实性结节（C）；2020 年 9 月 7 日结节轻度缩小（D），术后证实为肺部隐球菌感染

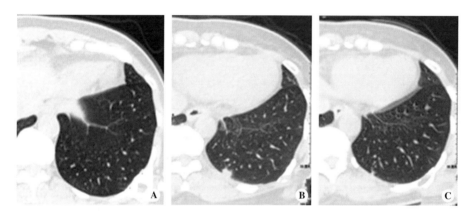

图 10-2-14 新发实性炎性结节。女，51 岁，2020 年 3 月 25 日基线筛查未见异常（A）；2021 年 3 月 26 日左肺下叶后基底段新出现实性结节（B）；2021 年 6 月 2 日复查结节明显缩小（C）

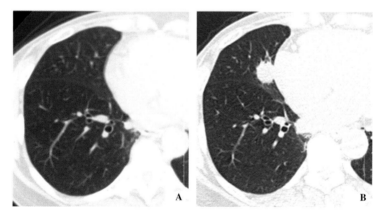

图 10-2-15 新发实性肺癌结节。女，65 岁，2018 年 1 月 7 日基线筛查未见明显异常（A）；2019 年 3 月 5 日右肺中叶新出现实性结节（B），径线为 20mm，术后证实为鳞癌

（陈相猛 柳学国）

第三节　肺炎性结节的抗炎治疗

一、肺炎性结节的常见病理类型

肺炎性结节一般是肺部感染性炎症导致的局部结节性表现，属于良性结节，病理类型主要包括局灶性机化性肺炎、肉芽肿性炎。

机化性肺炎（organizing pneumonia，OP）最早于 1983 年由 Davison 等提出，是一种非特异性的病理状态而非一种独立的疾病，是由致病因素（如微生物感染、药物、风湿免疫疾病等）导致肺泡及终末细支气管损伤，从而产生结缔组织或纤维化组织等延迟吸收或持续存在，主要病理表现为成纤维细胞和疏松结缔组织呈息肉状在肺泡腔内及细支气管管腔内延伸，主要影像学表现为两肺不对称的块状影或斑片状影等，无明显特异性。其中，局灶性机化性肺炎（focal organizing pneumonia，FOP）是机化性肺炎的一种亚型，在影像学上常表现为孤立性肺结节，易被误诊为周围型肺癌。由于 FOP 的临床症状、实验室检查无特异性，难以与肺部感染、肺癌等鉴别，故确诊 FOP 仍需病理支持。

肉芽肿性炎是一种特殊类型的慢性炎症，以肉芽肿的形成为特征。肉芽肿是由单核巨噬细胞及其衍生细胞局部增生、聚集形成的境界清楚的结节状病灶，可分为感染性和非感染性，前者包括特异性感染及非特异性感染，后者主要包括异物肉芽肿、结节病、类风湿疾病等。其中，感染性肉芽肿常见于结核分枝杆菌和真菌感染，如肺隐球菌感染引起的肺结节主要病理表现为慢性肉芽肿性炎伴坏死、纤维组织增生。

这里要注意的是，临床工作中常遇到的"炎性假瘤"并不等于"炎性结节"，2002 年 WHO 相应专业组专家经过慎重讨论，把此种病变重新定义为"由分化的肌成纤维母细胞性梭形细胞组成的、常伴大量浆细胞和（或）淋巴细胞的肿瘤"，即"炎性肌纤维母细胞瘤"，同时明确将其归类为"真性肿瘤"，并且根据病理表现不同将炎性肌纤维母细胞瘤分为三型，分别为黏液样血管型、致密梭形细胞型、少细胞纤维型。

肺结节可按照影像学特征分出一类，称为磨玻璃样结节（ground-glass nodule，GGN），其 CT 表现为密度轻度增加、呈局灶性云雾状密度阴影，其内的肺组织、气道及脉管仍清晰可见。GGN 是一组非特异性肺实质病变，可以是肺部感染、肺挫伤、肺间质性病变等，也可以是恶性病变，如肺内不典型腺瘤样增生和早期肺癌（特别是 AIS）。根据其内是否含有实性成分，在影像学上 GGN 可分为纯磨玻璃结节（pGGN）和混杂磨玻璃结节（mGGN）两种。GGN 的实变被认为是恶变及侵袭性的提示信号。

二、肺炎性结节的病原学诊断流程

近年来，随着各项检查技术的更新和发展，尤其是 LDCT 技术在肺部体检筛查中的运用，使得更多的肺部小结节被发现。而在多项大型肺癌筛查试验中，虽然肺结节的检出率已经升至 8%～51%，但其中恶性肺结节占比仅为 1.1%～12%，这意味着如何明确结节性质，从而早期治疗及避免对良性结节的过度处理已成为一个极有意义和迫切的挑战，而为肺结节患者量身制定相应的治疗措施在很大程度上也将会影响患者的远期预后及生活质量。作为一类肺良性结节，肺炎性结节的治疗方法与其他良性结节差异较大，尽可能了解其性质及病原学有很重要的临床意义。肺是与外界沟通最多的器官之一，成人在静息状态下，每天约有 10 000L 的气体进入呼吸道，除了吸进氧气外，还有大量的病原微生物会突破支气管、肺的机械及免疫屏障进入肺泡，引起感染，因此笔者认为，所有肺部影像学异常均应考虑是否为感染性疾病，进行相应的评估。

1. 临床特征　如前所述，肺炎性结节可由多种病原体引起，常表现为非特异性肺部或全身临床表现，如咳嗽、咳痰、胸闷或胸痛、发热等，甚至很多患者无明显症状，一般因体检发现而就诊。有些特定的病原体有较为特异的临床表现。例如，隐球菌感染累及中枢神经系统可表现为发热（低热和中等度发热）、渐进性头痛、精神和神经症状（精神错乱、易激动、定向力障碍、行为改变、嗜睡等）。另外，患者的基础疾病与免疫状态也有一定的临床指导价值，绝大多数肺真菌病好发于免疫缺陷人群，如 HIV 感染者，实体器官移植术后、骨髓移植术后患者，糖尿病患者，正接受皮质类固醇或免疫抑制剂治疗的患者及恶性肿瘤患者都是罹患肺隐球菌病的高危人群。需要注意的是，虽然隐球菌是免疫功能低下者一种重要的机会性侵袭性致病菌，但其在免疫功能正常的人群中也越来越多地被检出。

2. 痰涂片及痰培养　痰液采集方便，是最常用的下呼吸道病原学标本，但痰涂片受患者口咽部正常菌群的干扰，诊断的灵敏度不高，阳性率较低；而痰培养是对痰液进行定量培养和半定量培养，对不明原因的下呼吸道感染性疾病的病原学诊断具有很大意义。痰培养较痰涂片特异性更高，结果更为准确，但受抗生素的影响较大，故临床建议在用抗生素之前留取痰液标本，以提高检出率。经支气管镜留取支气管肺泡灌洗液行涂片和培养可消除口腔菌群的干扰，具有更高的特异性。

3. 血液检查　血常规中中性粒细胞增加提示细菌感染可能性大，嗜酸性粒细胞增加提示过敏反应、曲霉菌或寄生虫感染。血培养对病原体血流感染有较高的特异性，但同痰培养相似，建议在使用抗生素前采血以提高阳性率。另外，血清学抗原或抗体检测，如血清隐球菌荚膜多糖抗原，对特定病原体的快速诊断有较高的价值。另有研究指出，降钙素原（PCT）、C 反应蛋白（CRP）可以作为鉴别细菌、真菌性炎症的辅助指标。

4. 组织活检　通过各种手段行组织活检以取得病理诊断是肺炎性结节定性的金标准。临床通常可通过经支气管镜肺活检、经皮穿刺肺活检、外科胸腔镜、开胸肺切除术等方式获取病理组织。除常规 HE 染色外，还可通过六胺银、过碘酸希夫染色等特殊染色提高病原学诊断的检出率。

真菌感染引起的肺炎性结节的确诊仍需依靠侵袭性操作获得组织，行病理学检查或组织培养，由于其有创，可优先进行留取痰液、血清标本行病原学相关检查，如血清乳胶凝集试验。

三、肺炎性结节抗炎治疗方案

目前，临床上对于未行诊断性活检的肺部结节是否应给予经验性抗感染治疗尚无共识。

笔者认为，对于呼吸道感染症状、体征明显，实验室检查提示炎症指标升高的患者，可试予以广谱抗菌药物治疗 1 ~ 2 周，停药 1 ~ 3 个月后复查胸部 CT 等影像学检查，结节增大或无明显变化者再考虑行诊断性穿刺等进一步诊治。抗菌药物可选择青霉素类、大环内酯类、多西环素、第一代或第二代头孢菌素或呼吸喹诺酮类药物，推荐生物利用度好的口服抗菌药物，如阿莫西林、阿莫西林克拉维酸、左氧氟沙星、莫西沙星等。需要注意的是，若怀疑病变为肺结核，应避免使用左氧氟沙星、莫西沙星等喹诺酮类药物，以避免诱导肺结核分枝杆菌耐药。

对于呼吸道感染症状、体征不明显，实验室检查提示炎症指标不升高，但影像学检查怀疑炎性结节的患者，可不给予抗生素治疗，推荐 1 ~ 3 个月后复查胸 CT 观察病灶是否吸收或缩小（图 10-3-1）。

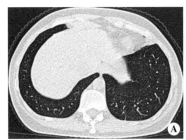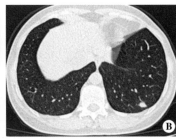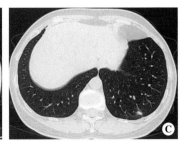

图 10-3-1 新发实性结节，不治疗也缩小。女，55 岁，其母患肺癌，2019 年 2 月 27 日 CT 示左下肺未见明显异常（A）；2020 年 5 月 8 日 CT 示左肺下叶后基底段新发实性结节，怀疑炎性结节（B），患者无症状及白细胞增多，不建议抗炎；2020 年 6 月 14 日复查 CT 示结节明显缩小（C）

对于已行活检明确病理类型及致病菌的患者，可针对性地行抗感染或手术治疗。

1. 肺隐球菌病 肺隐球菌病患者的临床表现差别大，可为无症状性，也可为致死性感染，或合并脑膜炎。有回顾性研究表明，大部分肺隐球菌病会累及中枢神经系统，从而导致隐球菌性脑膜炎，故建议无症状患者也应积极治疗。对于轻、中度症状患者，可口服氟康唑 400mg/d，疗程 6 ~ 12 个月（图 10-3-2）。对于重症患者，应先选择两性霉素 B 或氟康唑联合氟胞嘧啶诱导治疗，继而以氟康唑或伊曲康唑续贯治疗，疗程可长达 24 个月。对于合并隐球菌性脑膜炎患者，建议加大抗真菌药物的剂量，并延长疗程。

2. 肺念珠菌病 念珠菌属于隐球酵母科念珠菌属，可形成假菌丝，又称为假丝酵母菌（光滑念珠菌除外）。对于确诊肺念珠菌病的患者，应尽早进行抗真菌治疗，推荐药物有氟康唑、伊曲康唑、两性霉素 B、卡泊芬净等。对于病情不稳定或病情重的患者，可联合用药。抗真菌治疗疗程尚不确定，一般以症状消失，或支气管分泌物培养连续两次阴性，或病灶基本吸收为停药标准。

3. 肺曲霉菌病 可分为寄生型、过敏型及侵袭型。寄生型以手术切除为主，抗真菌药物治疗为辅。过敏型以糖皮质激素治疗为主，同时联用抗真菌药物。侵袭型以抗真菌药物治疗为主，目前常用伏立康唑、伊曲康唑、卡泊芬净等，病情较重时可联合用药。

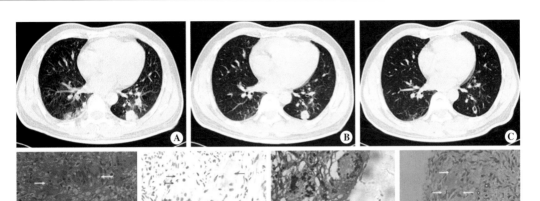

图 10-3-2　肺隐球菌性肉芽肿。男，54 岁，咳嗽、咳痰 20 余天，2011 年 8 月 5 日胸部 CT 提示右肺下叶后基底段胸膜下渗出影，左肺下叶后基底段结节（A）。一般抗菌治疗无效，遂行 CT 引导下经皮肺穿刺活检术，病理提示肉芽肿性改变，血清新型隐球菌荚膜抗原阳性，给予氟康唑 400mg/d 治疗，48 天后复查病变有所吸收（B）。继续原方案治疗至满 6 个月疗程，复查胸部 CT 提示病变基本吸收（C）。镜下可见大量大小不等、圆形 / 椭圆形酵母菌（D，箭示），PAS 染色（E）、六胺银染色（F）、Masson 染色（G）均为阳性（箭示）

　　4. **肺毛霉菌病**　是一种起病急、进展快、病死率高的条件致病性肺部真菌感染，容易出现远处播散，易发生于糖尿病酮症酸中毒及其他免疫功能缺陷患者。治疗的关键在于早诊断、去除危险因素（特别是积极控制基础疾病）、清除坏死组织和早期应用抗真菌药。目前常用的药物有两性霉素 B、两性霉素 B 脂质体、氟胞嘧啶等。

（郑晓滨　周舒婷）

参 考 文 献

常艳宇，胡学强，2014. 新型隐球菌性脑膜炎和（或）脑炎 102 例诊断与治疗经验. 中国现代神经疾病杂志，14（8）：687-692.

陈英杰，2016. 肺感染患者 PCT 与 CRP 联合检测的临床意义. 临床医学，36（3）：112-113.

王大伟，甘新莲，2011. 机化性肺炎的 MSCT 征象分析. 临床肺科杂志，16（9）：1361-1363.

Brú A，Albertos S，Luis SJ，et al，2003. The universal dynamics of tumor growth. Biophys J，85（5）：2948-2961.

Castro MAA，Klamt F，Grieneisen VA，et al，2003. Gompertzian growth pattern correlated with phenotypic organization of colon carcinoma，malignant glioma and non-small cell lung carcinoma cell lines. Cell Prolif，36（2）：65-73.

Chang CC，Sorrell TC，Chen SC，2015. Pulmonary cryptococcosis. Semin Respir Crit Care Med，36（5）：681-691.

Das M，Ley-Zaporozhan J，Gietema HA，et al，2007. Accuracy of automated volumetry of pulmonary nodules across different multi-slice CT scanners. Eur Radiol，17（8）：1979-1984.

de Hoop B，Gietema H，van de Vorst S，et al，2010. Pulmonary ground-glass nodules：increase in mass as an early indicator of growth. Radiology，255（1）：199-206.

Friese SA，Rieber A，Fleiter T，et al，1994. Pulmonary nodules in spiral volumetric and single slice computed tomography. Eur J Radiol，18（1）：48-51.

Gavrielides MA，2009. Noncalcified lung nodules：volumetric assessment with thoracic CT. Radiology，251（1）：26-37.

Gietema HA, Wang Y, Xu D, et al, 2006. Pulmonary nodules detected at lung cancer screening: interobserver variability of semiautomated volume measurements. Radiology, 241 (1): 251-257.

Godoy MCB, Kim TJ, White CS, et al, 2013. Benefit of computer-aided detection analysis for the detection of subsolid and solid lung nodules on thin- and thick-section CT. Am J Roentgenol, 200 (1): 74-83.

Good CA, Wilson TW, 1958. The solitary circumscribed pulmonary nodule: study of seven hundred five cases encountered roentgenologically in a period of three and one-half years. J Am Med Assoc, 166 (3): 210-215.

Hasegawa M, Sone S, Takashima S, et al, 2000. Growth rate of small lung cancers detected on mass CT screening. Br J Radiol, 73 (876): 1252-1259.

Haus BM, Stark P, Shofer SL, et al. 2003. Massive pulmonary pseudotumor. Chest, 124 (2): 758-760.

Henschke CI, McCauley DI, Yankelevitz DF, et al, 1999. Early lung cancer action project: overall design and findings from baseline screening. Lancet, 354 (9173): 99-105.

Horeweg N, van Rosmalen J, Heuvelmans MA, et al, 2014. Lung cancer probability in patients with CT-detected pulmonary nodules: a prespecified analysis of data from the NELSON trial of low-dose CT screening. Lancet Oncol, 15 (12): 1332-1341.

Kaneda H, Nakano T, Taniguchi Y, et al, 2014. A decrease in the size of ground glass nodules may indicate the optimal timing for curative surgery. Lung Cancer, 85 (2): 213-217.

Kim H, Park CM, Song YS, et al, 2016. Measurement variability of persistent pulmonary subsolid nodules on same-day repeat CT: what is the threshold to determine true nodule growth during follow-up? PLOS ONE, 11 (2): e0148853.

Kodama K, Higashiyama M, Yokouchi H, et al, 2002. Natural history of pure ground-glass opacity after long-term follow up of more than 2 years. Ann Thorac Surg, 73 (2): 386-392.

Korst RJ, 2013. Systematic approach to the management of the newly found nodule on screening computed tomography. Thorac Surg Clin, 23 (2): 141-152.

Kostis WJ, Yankelevitz DF, Reeves AB, et al, 2004. Small pulmonary nodules: reproducibility of three dimensional volumetric measurement and estimation of time to follow-up CT. Radiology, 231 (2): 446-452.

Lee HY, Choi YL, Lee KS, et al, 2014. Pure ground-glass opacity neoplastic lung nodules: histopathology, imaging, and management. Am J Roentgenol, 202 (3): W224-W233.

Linning E, Daqing M, 2009. Volumetric measurement pulmonary ground-glass opacity nodules with multi-detector CT: effect of various tube current on measurement accuracy at chest CT phantom study. Acad Radiol, 16 (8): 934-939.

MacMahon H, Naidich DP, Coo JM, et al, 2017. Guidelines for management of incidental pulmonary nodules detected on CT images: from the Fleischner Society. Radiology, 284 (1): 228-243.

Mathieu K B, Ai H, Fox PS, et al, 2014. Radiation dose reduction for CT lung cancer screening using ASIR and MBIR: a phantom study. J Appl Clin Med Phys, 15 (2): 4515.

Matsuguma H, Mori K, Nakahara R, et al, 2013. Characteristics of subsolid pulmonary nodules showing growth during follow up with CT scan-ning. Chest, 143 (2): 436-443.

Min JH, Lee HY, Lee KS, et al, 2010. Stepwise evolution from a focal pure pulmonary ground glass opacity nodule into an invasive lung adenocarcinoma: an observation for more than 10 years. Lung Cancer, 69 (1): 123-126.

Patel VK, Naik SK, Naidich DP, et al, 2013. A practical algorithmic approach to the diagnosis and management of solitary pulmonary nodules: part 1: radiologic characteristics and imaging modalities. Chest, 143 (3): 825-839.

Sato J, Akahane M, Inano S, et al, 2012. Effect of radiation dose and adaptive statistical iterative reconstruction on image quality of pulmonary computed tomography. Jpn J Radiol, 30 (2): 146-153.

Song YS, Park CM, Park SJ, et al, 2014. Volume and mass doubling times of persistent pulmonary subsolid nodules detected in patients without known malignancy. Radiology, 273 (1): 276-284.

Suwatanapongched T, Sangsatra W, Boonsarngsuk V, et al, 2013. Clinical and radiologic manifestations of pulmonary cryptococcosis in immunocompetent patients and their outcomes after treatment. Diagn Interv Radiol, 19 (6): 438-446.

Wahidi MM, Govert JA, Goudar RK, et al, 2007. Evidence for the treatment of patients with pulmonary nodules: when is it lung cancer? Chest, 132 (3): 94-107.

Wood DE, Kazerooni E, Baum SL, et al, 2015. Lung cancer screening, version 1.2015: featured updates to the NCC guidelines.

J Natl Compr Canc Netw，13（1）：23-34.

Yankelevitz DF，Reeves AP，Kostis WJ，et al，2000. Small pulmonary nodules：volumetrically determined growth rates based on CT evaluation. Radiology，217（1）：251-256.

Yankelevitz DF，Yip R，Smith JP，et al，2015. CT screening for lung cancer：nonsolid nodules in baseline and annual repeat rounds. Radiology，277（2）：555-564.

Yip R，Yankelevitz DF，Hu MX，et al，2016. Lung cancer deaths in the national lung screening trial attributed to nonsolid nodules. Radiology，281（2）：589-596.

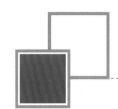

第十一章 CT 筛查发现的肺结节的外科切除

第一节 肺结节外科切除的时机、范围、方法、预后及随访

一、肺结节外科切除的时机

外科切除是鉴别肺部结节良恶性的终极手段，也是治疗肺部恶性结节的有效方法。对于具有恶性生物学行为特征的结节及内科规范治疗无效并持续进展的良性结节（如错构瘤、硬化性血管瘤等），应该考虑外科切除；对于部分性质不明的肺部结节，也通常需要外科切除来达到诊治目的。因此，外科切除在肺结节诊治方面具有重要地位。但目前面临的问题是，随着筛查发现的肺结节越来越多、越来越小，如何做到既能准确切除恶性结节，又能避免过度手术？

针对这一问题，呼吸内科、肿瘤学者及影像学专家等制定了肺结节处理相关指南，给出了部分答案。美国国家综合癌症网络（NCCN）指南与美国胸科医师协会（ACCP）指南均认为直径 > 15mm 或者 8 ~ 15mm，但持续存在 3 个月以上的部分实性结节可以考虑手术切除；Fleischner 学会指南认为 > 6mm 的纯磨玻璃结节（pGGN）或混杂磨玻璃结节（mGGN）需要密切观察，而只对 > 8mm 的实性结节考虑活检；2016 年亚洲临床实践共识指南：肺结节的评估建议在随访过程中增大的、≥ 8mm 的肺结节高危患者进行外科切除；英国胸外科协会（BTS）认为 8mm 以上的实性结节和具有高危因素（吸烟、高龄、肿瘤史等）、5mm 以上的部分实性结节经过慎重评估可以考虑外科切除。《肺结节诊治中国专家共识（2018 年版）》不建议对 8mm 以下的实性结节进行手术，对于 > 5mm 以上的 pGGN 随访过程中有增大（尤其是直径 > 10mm）、实性成分增加，可考虑非手术活检和（或）手术切除；mGGN 若在随访过程中增大或实性成分增加，则可以考虑手术切除。

由此可见，虽然各专业（呼吸、肿瘤、放射）指南对于肺结节外科切除时机的建议有所不同，但基本上都按照肺结节的大小来进行管理：直径 8mm 以下的肺结节多建议随访，未推荐手术干预；8mm 以上、在随访过程中出现恶性生物学特征的肺结节才考虑手术切除。

按照肺结节的大小进行管理是一种可行方法，既能较大程度地保证恶性结节及时手术，又能降低误切率。但目前的肺结节管理指南内容烦琐、观点各异，不利于临床应用推广；且随访时间较长，管理策略复杂，患者难以依从。更加重要的是，目前的各个指南缺乏对现代微创胸外科精准切除、快速康复的深刻认识，使得外科切除在肺结节诊治中的地位模糊。例如，在各大指南中，外科切除在微小结节（直径＜5mm）、小结节（直径为5～10mm）中的作用缺失，但实际上，直径5～8mm的肺结节手术切除后被诊断为恶性肿瘤的也为数不少。

笔者认为，如何选择手术时机，关键在于对肺结节病理学性质的准确判断。简单来说，术前考虑为浸润性腺癌（IAC）或微浸润性腺癌（MIA）的肺结节，应该积极切除；术前考虑为原位癌（AIS）的，应该视具体情况（位置、患者心理负担等）慎重切除；术前考虑为不典型腺瘤样增生（AAH）的，不建议外科切除。因此，肺结节的准确诊断尤其重要。可喜的是，现有的检验学、影像学技术手段对肺结节的诊断准确度已达相当程度。广州医科大学附属第一医院胸外科应用ctDNA甲基化高通量测序技术对早期肺癌进行筛查，取得了较好结果。该研究从230例肺结节患者手术切除组织样本测序数据中筛选特异性生物标志物并构建诊断模型，该模型获得92.7%（88.3%～97.1%）的敏感度和92.8%（89.3%～96.3%）的特异度。随后用132例血液样本对生物标志物做进一步筛选和血液诊断模型构建，从训练组中筛选出9个DNA甲基化位点，并在66例肺结节患者血液样本中进行验证，诊断敏感度和特异度分别达到79.5%（63.5%～90.7%）和85.2%（66.3%～95.8%），同时，该模型在性别和年龄匹配的正常人群中获得93.2%（89.0%～98.3%）的特异度，提示液体活检结合DNA甲基化，有望提升早期肺癌诊断准确率（图11-1-1）。

高分辨率螺旋CT可通过肺结节的大小、形状（是否分叶）、稳定性（体积是否增大、密度是否增高）等特征，判断肺结节的良恶性质。具体而言，最大径2～5mm、稳定的pGGN，97%的概率为AAH；直径＞5mm的pGGN，为AIS的可能性较大；持续存在、直径≥10mm的pGGN，伴有分叶征、胸膜牵拉、支气管充气征，或实性成分最大径＜5mm、肿瘤实性成分比值（consolidation to tumor ratio，CTR）＜0.25的mGGN，通常为MIA；直径＞15mm、伴支气管充气征及CT值＞－472HU的pGGN通常为IAC；实性部分直径＞5mm，或CTR＞0.25，或肿瘤纵隔窗消失率＜50%的mGGN。

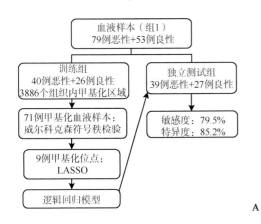

A

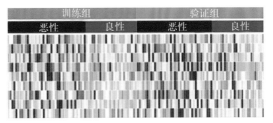

B

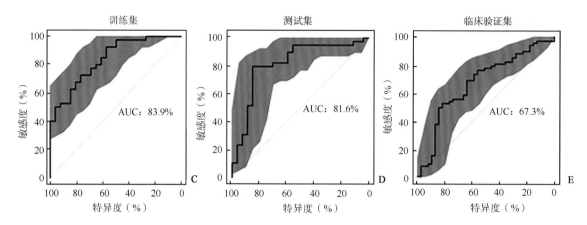

图 11-1-1 广州医科大学附属第一医院胸外科应用 ctDNA 甲基化高通量测序技术对早期肺癌进行筛查，该模型在性别和年龄匹配的正常人群中获得 93.2%（89.0%～98.3%）的特异度

由此可见，影像学上直径 < 5mm 的肺结节，无论是实性结节（图 11-1-2），还是 pGGN（图 11-1-3）、mGGN，恶性可能性很低，因此不建议立即外科切除。

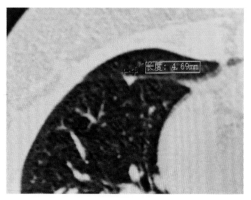

图 11-1-2 胸膜下 5mm 以下三角形实性结节，为肺内淋巴结

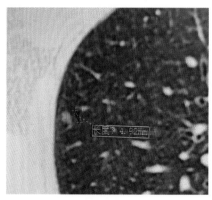

图 11-1-3 5mm 以下非实性结节，病理证实为 AAH

对于直径≥ 5mm 的肺结节，是否只要高度可疑恶性结节，均应手术切除？从理论上而言，若高度怀疑恶性肿瘤，则应及早干预以防贻误病情；但从临床实践上来说，还需要避免过度手术。过早的手术介入容易导致漏切、误切；亚厘米级肺结节的外观形态（颜色、硬度等）均与正常肺组织区别不大，切除下来后，有可能不能准确辨认病灶，陷入被动；另外，过早手术可能还伴随长期疼痛，影响生活质量；更重要的是，肺结节多数呈惰性生长，患者整个生命周期可能都不需要手术。而且，近年来立体定向放射治疗（SBRT）、电磁导航支气管镜（ENB）消融等创伤更小的技术手段越来越受到重视，今后外科切除很有可能不再是肺结节治疗的唯一手段。

因此，对于直径 5mm 以上的结节，应该开展多学科团队（MDT）讨论，若考虑为 AIS 或良性病变，则不建议积极手术。但某些情况下，可以慎重切除（同时满足以下条件）：①长期随访，结节持续存在或增大、密度增加（图 11-1-4）；②结节位于外周或优势肺段，

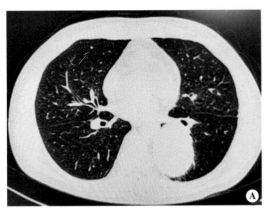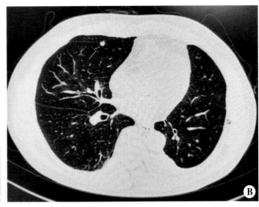

图 11-1-4　微小实性结节增大。2mm 右中肺结节（A，红色箭头）随访 1 年，增大至 7mm（B，红色箭头）。病理证实为 IAC

亚肺叶切除可完成手术（图 11-1-5）；③患者心理压力大，难以依从医生完成随访；④患者一般情况好，预期寿命＞ 5 年；⑤患者充分知晓 AIS 为非浸润性病变，并呈慢性发展的生物学行为，手术意愿强烈。

对于直径 5mm 以上的结节，MDT 讨论高度怀疑 MIA 及 IAC 的，建议积极手术。

总之，经过 MDT 讨论、影像学上高度怀疑 MIA 或 IAC 者，需要考虑外科切除；对于影像学上高度怀疑 AIS 者，通常不建议积极手术，患者心理压力大且结节在优势位置时可慎重

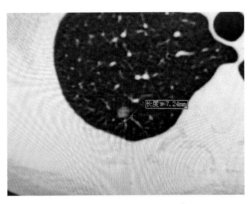

图 11-1-5　右上肺尖非实性结节，pGGN，7mm。病理证实为 AIS

手术；对于影像学上高度怀疑 AAH 者，原则上不考虑外科切除（图 11-1-6）。

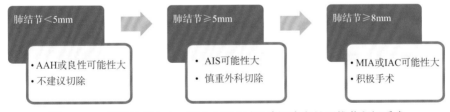

图 11-1-6　依据结节大小，结合 MDT 讨论建议决定是否推荐积极手术

此外，还要考虑肺部多发结节手术切除的时机。研究显示，20% ～ 30% 的肺结节患者存在肺内多发结节。对于肺部多发结节外科切除的时机、范围及淋巴结清扫的作用目前尚无定论。有研究表明，主病灶对患者的治疗效果有决定性的意义，次病灶与预后无关。因此，对于肺部多发结节，外科切除方案应该优先考虑主病灶。有证据表明：结节大小是多原发 / 同时性肺结节恶变的独立危险因素，其阳性界限值为 9.4mm，此时积极的早期外科干预是有必要的。目前学术界普遍认为：主病灶直径＞ 8mm、高度怀疑原发性恶

性结节、排除肺内转移，则可以考虑手术切除（图 11-1-7）。

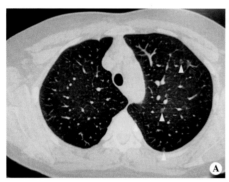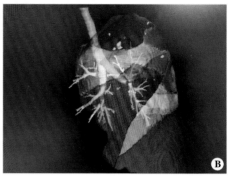

图 11-1-7 双肺多发结节。主病灶位于左上肺前段（红色箭头），直径约 13mm。鉴于多数病灶位于左上肺固有段，故行左上肺固有段切除术。主病灶病理证实为 MIA。其余结节（三角）病理证实分别为 AIS 或 AAH

由此可见，MDT 讨论、影像学特征、随访情况、患者状态决定了外科介入的时机，尤其是肺结节的性质判断，对外科介入时机有决定性的意义。随着影像学对肺结节研究的深入，特别是 AI 技术的出现，肺结节良恶性诊断的准确率已经达到 94%，我们相信今后肺结节外科介入的时机会越来越准确。

二、肺结节外科切除的范围

（一）亚肺叶切除还是肺叶切除

按照切除肺组织的范围，肺结节手术切除的方式可以分为肺叶切除及亚肺叶切除（楔形切除、肺段切除）。肺结节的外科切除需要考虑如何在彻底切除病灶的基础上，同时最大限度地保护正常肺功能。

总体而言，肺结节的性质及位置决定了切除的范围。术中冰冻病理结果提示为良性病变的，局部切除即可；可根据病灶的位置选择楔形切除或肺段切除。通常不建议对良性肺结节行肺叶切除，除非病情需要。例如，耐药性的真菌球、位置刁钻的支气管源性肺囊肿等可能需行肺叶切除才能达到治疗要求。

术前检查及术中冰冻病理结果考虑为早期肺癌的，现有的标准是行肺叶切除加纵隔淋巴结清扫。但随着亚厘米级早期肺癌越来越普遍及其生物学研究的深入，学术界开始思考：亚厘米级的肺癌行肺叶切除是否过度。已有研究发现，亚厘米级早期肺癌多数呈惰性生长，转移、复发率极低，在高选择性早期肺癌人群中，亚肺叶切除的长期疗效与肺叶切除无异。

此外，肺叶切除加纵隔淋巴结清扫作为早期肺癌的标准手术方式的循证医学证据来源于 1995 年的美国肺癌研究组（Lung Cancer Study Group，LCSG）821 临床试验。从现在的眼光来看，该研究存在诸多不足，如入组时间逾 6 年、诊断手段为胸部 X 线片而非 CT、研究因经费而中断导致数据不完整等。因此，用几十年前的证据来指导现在的治疗，必然存在一定的历史局限性。肺叶切除加纵隔淋巴结清扫仍然作为金标准，并非由于其科学合理性，而是苦于其他早期肺癌的类似临床研究数据尚未成熟。

因此，对所有早期肺癌不加选择地进行肺叶切除的治疗方式逐渐受到质疑，学术界开始探讨，早期肺癌是否可以通过亚肺叶切除获得与肺叶切除相同的远期生存，同时又能最大限度地保护肺功能。

针对亚肺叶切除与肺叶切除的效果比较，最有代表性的前瞻性研究是来自日本临床肿瘤研究组织（Japan Clinical Oncology Group，JCOG）0802 和来自美国的癌症和白血病 B 工作组（Cancer and Leukemia Group B，CALGB）140503 两项研究。两项研究均是针对直径≤ 2cm 的非小细胞肺癌（NSCLC）患者进行的前瞻性多中心研究。JCOG0802 研究中亚肺叶切除组仅纳入了肺段切除；CALGB140503 研究对亚肺叶切除与肺叶切除的预后进行比较。两项研究均已完成入组，目前正在等待长期随访结果。但从 JCOG0802 围术期结果来看，未发现两种切除范围之间手术并发症或死亡率差异有统计学意义。

另外一些观察性研究发现：在高选择性人群（肿瘤直径≤ 2cm；磨玻璃成分≥ 50%）中，VATS 亚肺叶切除的长期疗效不亚于肺叶切除术。JCOG0804 研究是一项针对影像学表现为非浸润性腺癌患者（磨玻璃成分＞ 50%）进行亚肺叶切除的预后观察性研究。2018年 ASCO poster 展示了该研究结果，显示总的 5 年无病生存率为 99.7%，提示影像学表现为非浸润性腺癌的患者行亚肺叶切除是安全有效的。陈海泉等通过研究 803 例临床 I 期周围型肺腺癌患者，发现基于术中冰冻病理结果，AIS 及 MIS 患者行亚肺叶切除术能达到与常规肺叶切除相同的治疗效果。Cao 等的 Meta 分析证实，与肺叶切除术相比，"有意选择"亚肺叶切除术组的总生存率无显著性差异，但"妥协组"中肺段切除术的结果却明显更差；同时推荐直径≤ 2cm、外周型、CT 表现为 GGO 的患者作为"有意选择"接受亚肺叶切除术的合适对象。其他研究也认为：磨玻璃成分占优的 I A 期肺腺癌，由于其较低的恶性程度，通过楔形切除 T1a 期肺腺癌和肺段切除 T1b 期肿瘤（均为第 7 版 TNM 分期）可取得良好预后。此外，多发结节的患者也可能需要接受 VATS 亚肺叶切除术，因为可能需要多次手术。

由以上可见，对于技术手段（影像学、术中冰冻病理等）提示为浸润性前病变（AIS、MIA）的患者，目前的国际共识是局部切除即能达到痊愈。具体而言，若病灶位于周边"优势部位"（肺外周 1/3），可行楔形切除；位置较深（肺中间 1/3），但明确位于某一肺段，可考虑肺段切除；病灶位置较深（肺内侧 1/3），处于肺段之间或支气管起始部位，则需行肺叶切除或者联合肺段切除。

那么，病理亚型（原位腺癌、微浸润性腺癌、浸润性腺癌）未明确的、直径≤ 2cm 的 NSCLC 是否适合亚肺叶切除？广州医科大学附属第一医院的何建行教授和上海市肺科医院的陈昶教授等比较了 NSCLC ≤ 1cm 或 1 ～ 2cm 时，选择肺叶切除、肺段切除或楔形切除对患者预后的影响。研究发现：①NSCLC 无论≤ 1cm 还是 1 ～ 2cm，肺叶切除总生存期均明显优于肺段切除和楔形切除。②对于不适合接受肺叶切除，且肿瘤直径为 1 ～ 2cm 的 NSCLC 患者，应建议行肺段切除。③对于不适合接受肺叶切除，且肿瘤≤ 1cm 的 NSCLC 患者，临床医生可以根据自身的手术技术和患者情况决定行肺段切除还是楔形切除。

在现有的证据下，肺叶切除加纵隔淋巴结清扫仍然是绝大多数早期 NSCLC 标准的治疗方案，但是亚肺叶切除在适用人群（外周、浸润前、低转移风险）中的优势已经逐步明朗。因此，2020 年 NCCN 指南指出，亚肺叶切除需保证切除肺组织切缘距离病变边缘 ≥ 2cm 或切缘距离 ≥ 病变最大径，并推荐用于：①低肺功能或具有肺叶切除禁忌证。②最大径 ≤ 2cm 的外周型结节且至少具备以下特征之一，病理类型为原位癌；CT 显示磨玻璃样成分 ≥ 50%；影像学随访证实肿瘤体积倍增时间 > 400 天。ACCP 指南认为，最大径 < 2cm 的 pGGN 在保证切缘的情况下，也可以行亚肺叶切除。欧洲肿瘤内科学会（ESMO）则指出，PET/CT 呈低摄取的肺结节可以考虑行亚肺叶切除。另外，对于老年、心肺功能差的患者，亚肺叶切除也是一个选择。

随着三维重建、ENB、虚拟现实（virtual reality，VR）技术、增强现实（augmented reality，AR）技术等多种先进技术的发展，切缘阳性率极大降低，亚肺叶切除效果提升。相信在不远的将来，亚肺叶切除能够成为更多患者的优选术式。

（二）多发性肺结节的外科切除范围

多发性肺结节的外科切除范围应该在保证主病灶切除符合肿瘤学原则的基础上，最大可能保留患者肺功能，具体手术方式需要根据病灶的大小、数量、位置而定。

若多个病灶处于同一肺叶内，行多处楔形 / 肺段切除或者肺叶切除；若多发结节位于同侧不同肺叶内，则可能行多处楔形切除（主、次病灶均楔形切除）、多处肺段切除（主、次病灶均肺段切除）、肺叶切除（主病灶）联合亚肺叶切除（次病灶）。有研究表明，全肺切除的预后较差，因此不建议行全肺切除。若肺结节分散在双肺，则要重点考虑患者的心肺功能，可以选择同期或分期切除，尽量做到根治性切除。同期手术可通过一次性手术将病灶全部切除，减少再次手术创伤的应激；但双侧同期手术会增加围术期手术风险，对患者心肺功能要求很高。因此，要慎重选择同期手术。若同期手术安全，则先行切除范围小、术式简单、把握性高的一侧，以确保对侧手术的安全；若同期手术存在风险，则建议先切除主病灶，条件允许后，再行对侧手术。

总体来说，对于肺部多发结节考虑为多原发肺癌时，应该评估分期。已经证实 N2 淋巴结转移时，不建议手术；若 N2 淋巴结阴性，则根据患者心肺功能及结节大小、数量、位置来决定是切除主病灶，还是切除全部病灶；可以考虑同期或分期手术，但不推荐全肺切除，慎重选择同期双侧肺叶切除。若无法切除全部病灶，则应该对残留病灶进行随访，若随访过程中出现进展，则可根据具体情况，考虑再次手术、靶向治疗、立体定向治疗或者消融等多学科综合治疗。

（三）淋巴结清扫与采样

虽然纵隔淋巴结的清扫被全球范围内各大指南推荐为早期肺癌的标准手术方案，但仍有不少争议之处。

（1）首先表现在纵隔淋巴结清扫的具体标准不清晰。国际肺癌研究协会在修订第 8 版肺癌 TNM 分期中声明：淋巴结有无转移是肺癌患者分期和预后最可靠的指标。然而，如何评价淋巴结清扫是否有遗漏或不彻底，还没有一个详细的标准。NCCN 推荐肺癌手术患者清扫 / 采样 N1 淋巴结和至少 3 组 N2 淋巴结；AJCC 指南推荐至少采样 6 组淋巴结，其中需有 3 组 N2 淋巴结（包括第 7 组）、3 组 N1 淋巴结（肺内淋巴结）；《中华医学会肿瘤学分会肺癌临床诊疗指南（2021 版）》中淋巴结清扫标准（2A 类推荐证据）为常规至少应整块清除或系统采样 3 组纵隔淋巴结（左侧第 4L、5、6、7、8、9 组，右侧第 2R、4R、7、8、9 组）。对于淋巴结清扫或采样个数，至少清扫或采样纵隔 + 肺内共 12 个淋巴结。

尽管各大指南尽量通过量化指标来对淋巴结清扫 / 采样进行质量控制，但在实际评价中是难以统一的。例如，手术技巧高的医生能够做到整块清除，但这对于经验不足的医生则可能存在困难；淋巴结个数也常常由于"淋巴结碎片"而出现偏差。广州医科大学附属第一医院开展了一项研究，从预后的角度出发为标准化淋巴结清扫提供了一种方法。该研究分析了美国 SEER（Surveillance，Epidemiology，and End Results）数据库及国内胸外科联盟的数据，发现淋巴结采样数目低于 16 个时，很可能会遗漏阳性淋巴结，而这部分患者可能由于淋巴结清扫的不彻底而分期偏低，并导致预后差。由此可见，淋巴结清扫 / 采样质量影响深远。如何评价纵隔淋巴结清扫质量、明确纵隔淋巴结清扫的具体方案是今后研究的重点。

（2）淋巴结处理方式有系统性淋巴结清扫、系统性淋巴结采样、肺叶特异性淋巴结清扫及淋巴结采样等，在临床上都有应用，如何个性化地处理淋巴结目前还不清楚。基于随机对照试验（ACOSOG Z0030）研究结果，系统性淋巴结采样可获得与系统性淋巴结清扫相同的肿瘤治疗效果。一项大样本回顾性研究结果显示，肺叶特异性淋巴结清扫可以获得与系统性淋巴结清扫类似的 5 年生存率（81.5% vs. 75.9%）。

另外，大部分学者认为磨玻璃为主的 NSCLC 是一类特殊类型的肺癌，不具有远处转移及侵袭的特性，很少会发生远处转移，系统性淋巴结清扫可能是不必要的。Ye 等在 329 例部分实性肺腺癌患者中，仅发现 7 例（2.1%）有淋巴结转移。Zhang 等的研究结果显示，151 例浸润性部分实性肺腺癌（CTR ≤ 0.5）无淋巴结转移，与肿瘤大小无关。Tsutani 等通过调查 618 例临床 Ⅰ A 期肺腺癌术后患者，发现在 HRCT 上显示病灶直径 < 0.8cm 的病例中，均未出现淋巴结转移，因此认为高选择性的 Ⅰ A 期肺腺癌患者无须行淋巴结清扫。基于现有证据，北京医学会胸外科学分会专家共识推荐：术中冰冻病理如证实为 AIS，可考虑不进行淋巴结清扫或采样；如术中冰冻病理回报为其他类型非小细胞肺癌，推荐进行系统性淋巴结采样，以保证术后 TNM 分期完整性（推荐级别 Ⅱ B 级）。

因此，虽然目前早期肺癌患者淋巴结处理策略尚未统一，但可以利用影像学、术中冰冻切片等技术来指导淋巴结处理。普遍的看法是，对于孤立性肺结节，淋巴结的处理只有在术中冰冻病理提示为浸润性癌时才会考虑，微浸润性腺癌及更早期的病变无须处理淋巴结。淋巴结处理方式有清扫和采样，孰优孰劣目前尚无定论。

淋巴结清扫 / 采样在多发性肺结节外科治疗中的意义尚不明确，但仍建议根据主病灶性质而定。若主病灶考虑为浸润性癌，则建议行淋巴结清扫 / 采样；若双侧肺病灶均考虑为浸润性癌，在对纵隔淋巴结进行处理时，需要注意保护对侧胸膜的完整性及重要神经的功能，尤其避免双侧膈神经损伤。

三、肺结节外科切除的方法

肺结节外科切除的手术方式包括传统开胸（前外侧切口、后外侧切口、正中切口、小切口）、胸腔镜手术（多孔、单操作孔、单孔）和机器人手术。

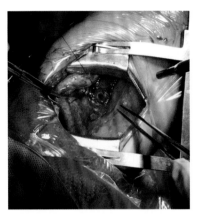

图 11-1-8 经过改良的后外侧切口长达 30cm

传统开胸手术中的后外侧切口是指切口在第 6 肋间，从胸背部，沿肩胛骨边缘直至前胸乳头处，长达 30cm 左右。该手术最早是由 Overholt 和 Langer 于 1951 年报道，用于治疗肺结核和支气管扩张症。该切口的优势在于胸腔结构显露清晰，术者有足够的操作空间，遇到出血等意外情况，也能从容处理。缺点也是显而易见的：创伤巨大，甚至会导致患者一侧上肢的活动障碍。可以说，传统开胸手术在治疗患者疾病的同时，也给患者带来了巨大的创伤，留下的手术瘢痕可能给患者带来极大的身心负担。现在即便采用开胸手术切除肺结节，也是经过改良的后外侧切口（图 11-1-8），极少采用传统后外侧切口。

目前广泛应用于肺结节外科切除的是胸腔镜手术。胸腔镜手术是 1992 年 Lewis 团队在全球、1994 年何建行团队在国内最早报道的，至今已经发展成为成熟规范的技术体系。胸腔镜手术通常只需采用 1 ~ 3 个 3cm 左右的切口就能完成各种胸外科术式，极大减少了患者的创伤（图 11-1-9）。

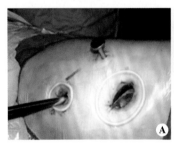
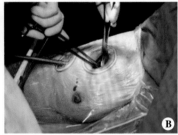
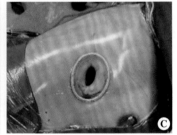

图 11-1-9 传统胸腔镜切口（3 孔）（A）、单操作孔切口（2 孔）（B）及单孔切口（C）

近年来，3D 技术（甚至裸眼 3D 技术）、高清摄像系统、高清显示屏等技术、设备的成功开发应用，使得胸腔镜手术创伤更小，患者恢复更快，在肺癌外科治疗方面疗效甚至优于传统开胸手术，已被医患普遍接受（图 11-1-10）。

目前机器人辅助胸腔镜手术被引入胸外科，而胸腔的解剖特点非常适合植入器械进行手术操作，因此机器人在胸外科领域的临床应用领先于其他专业。目前国外已推出宙斯（Zeus）和达·芬奇（Da Vinci）两套手术机器人系统，国内亦有相应的系统正在推出。相关研究发现，机器人手术安全性基本与胸腔镜手术一致，且在远程操控方面有优势，估计今后将会更多地应用于远程遥控手术（图 11-1-11）。

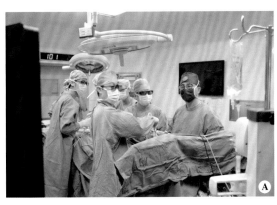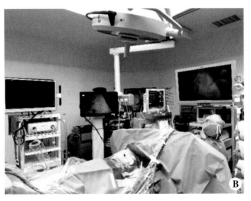

图 11-1-10　A. 术者采用裸眼 3D 腔镜系统进行操作；B. 现代化的腔镜系统，包括荧光胸腔镜、裸眼 3D 系统、高清摄像系统及高清显示屏，可进一步优化胸腔镜手术

四、肺结节外科切除后的辅助治疗

若肺结节为良性疾病，切除后应根据疾病性质进行规范治疗。例如，证实为结核的，应进行规范抗结核治疗；证实为恶性疾病的，通常根据病理情况、基因检测结果分别进行处理。国内外指南均推荐 Ⅱ ~ Ⅲ 期 NSCLC 患者术后接受标准的辅助化疗。但辅助化疗在 Ⅰ 期 NSCLC 中的作用还是模糊的。广州医科大学附属第一医院利用美国 SEER 数据库的肺癌患者资料，构建了 TNM 第 8 版 Ⅰ

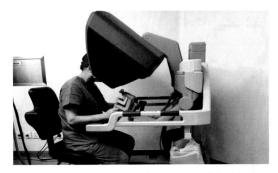

图 11-1-11　Ⅳ代达·芬奇机器人手术系统

期 NSCLC 生存预测模型。通过该模型，可较精准地辨别出可能从辅助化疗中获益的人群。另外，该团队还通过定量 PCR 方法寻找并建立了一个包括 14 个基因的分子标志物群，能够较准确地找到预后差的早期肺癌患者并予以干预治疗，同时避免对预后好患者的过度治疗，该研究进一步为早期肺癌患者术后个体化治疗的选择提供了科学依据。

另外，靶向治疗在肺癌辅助治疗中的作用也逐渐被认识。第三代表皮生长因子受体酪氨酸激酶抑制剂（EGFR-TKI）——奥希替尼用于肺癌术后辅助治疗的Ⅲ期临床试验（ADAURA 研究）结果显示，在Ⅱ ~ Ⅲ A 期患者中，与安慰剂相比，奥希替尼组显著延长了中位无病生存期（disease free survival，DFS）（未达到 vs. 20.4 个月，HR=0.17，$P < 0.0001$），奥希替尼组 2 年无病生存率显著高于安慰剂组（90% vs.44%）；在总人群中（Ⅰ B ~ Ⅲ A 期），奥希替尼组的中位 DFS 与安慰剂组相比优势显著（未达到 vs. 28.1 个月，HR=0.20，$P < 0.0001$）。因此，对于Ⅰ B ~ Ⅲ A 期完全肿瘤切除后 EGFR 敏感突变的 NSCLC 患者，奥希替尼是一种高效且能改变临床实践的辅助治疗药物。

多原发肺癌预后公认的危险因素包括纵隔淋巴结侵犯和最高肿瘤 T 分期。而多发结节的个数、是否同侧、病理学类型是否相同对预后的影响尚不明确，辅助化疗的作用也尚无研究证实，因此建议按照主病灶的情况，根据 NCCN 指南执行。

五、肺结节不同外科切除范围的预后

目前肺癌总体 5 年生存率达到 19%，而决定预后的最主要因素是肺癌的分期，不同的分期预后不同。根据国际肺癌研究协会（IASLC）第八版肺癌分期数据库的资料，ⅠA1 期术后 5 年生存率 92%，ⅠA2 期术后 5 年生存率 83%，ⅠA3 期术后 5 年生存率 77%，ⅠB 期术后 5 年生存率 68%，ⅡA 期术后 5 年生存率 60%，ⅡB 期术后 5 年生存率 53%，ⅢA 期术后 5 年生存率 36%，ⅢB 期术后 5 年生存率 26%，ⅢC 期术后 5 年生存率 13%，ⅣA 期术后 5 年生存率 10%，ⅣB 期术后 5 年生存率 0（图 11-1-12）。近十年，由于靶向治疗与免疫治疗的发展，晚期肺癌患者的生存期显著延长。对于 *EGFR* 敏感突变Ⅳ期肺癌患者，序贯阿法替尼 - 奥希替尼疗法的 GioTag 真实世界研究显示，中位生存期 41 个月；19Del 患者，中位生存期 45 个月。对于驱动基因阴性的Ⅳ期肺癌，初治患者接受帕博利珠单抗治疗的 5 年生存率可以达到 23%；PD-L1 表达超过 50% 的初治患者，5 年生存率为 29%；以往接受过其他治疗的患者 5 年生存率达到 15.5%。对于早中期肺癌，针对靶向治疗和免疫辅助治疗的研究正在进行，预期这些治疗可以显著减少复发，延长生存期。

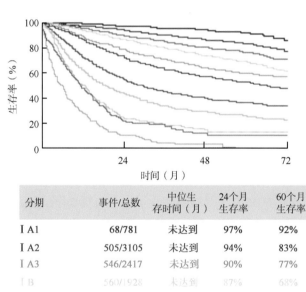

分期	事件/总数	中位生存时间（月）	24个月生存率	60个月生存率
ⅠA1	68/781	未达到	97%	92%
ⅠA2	505/3105	未达到	94%	83%
ⅠA3	546/2417	未达到	90%	77%
ⅠB	560/1928	未达到	87%	68%
ⅡA	215/585	未达到	79%	60%
ⅡB	605/1453	66.0	72%	53%
ⅢA	2052/3200	29.3	55%	36%
ⅢB	1551/2140	19.0	44%	26%
ⅢC	831/986	12.6	24%	13%
ⅣA	336/484	11.5	23%	10%
ⅣB	328/398	6.0	10%	0

图 11-1-12　第八版 IASLC 肺癌分期数据库资料，各个分期肺癌患者生存率数据

根据切除范围，肺癌外科手术主要包括单侧全肺切除、袖式肺叶切除、肺叶切除、亚肺叶切除（包括肺段切除和楔形切除）、系统淋巴结采样或者系统淋巴结清扫。

（一）单侧全肺切除

单侧全肺切除是指切除左侧全肺或者右侧全肺，加上系统淋巴结清扫。全肺切除适用于局部晚期肺癌，肿瘤位于肺部中央，侵犯肺动脉主干或者一侧主支气管，难以行肺叶切除或者袖式肺叶切除。医学史上第一例全肺切除术在 1933 年实施，华盛顿大学 Barnes 医院的 Evarts Graham 医生给一名肺癌患者做了单侧全肺切除，患者得到治愈，术后生存了30 年。但是，1957 年 Evarts Graham 医生自己却死于肺癌。切除单侧全肺，患者肺功能损失大，一般认为，右侧全肺功能占全身肺功能的 55%，左侧全肺占 45%。

单侧全肺切除围术期并发症和死亡率高。根据美国国家癌症数据库（NCDB）的登记资料显示，2004 ~ 2009 年美国登记了 119 146 例肺癌手术，手术范围不同，围术期死亡率不同，总体术后 30 天死亡率 3.4%。各种手术范围术后 30 天死亡率：肺叶 / 双肺叶 2.6%，楔形切除 4%，扩大肺叶 / 双肺叶切除 4%，全肺切除 8.5%。近 20 年来，肺癌全肺切除的手术量逐年下降。一项来自美国胸外科医师学会（STS）的数据显示，1999 ~ 2006 年225 位外科医生报告了 9033 例肺癌手术，其中楔形切除 1649 例（18.2%），肺段切除 394例（4.4%），肺叶切除 6042 例（66.7%），双肺叶切除 357 例（4.0%），全肺切除 591例（6.5%）；116 例患者术后死亡（1.3%），肺叶切除术死亡率 1.4%，全肺切除术后死亡率 4.3%。一项Ⅲ期临床随机对照研究 Intergroup 0139 的结果显示，Ⅲ a-N2 期非小细胞肺癌新辅助放化疗后，全肺切除术后 30 天死亡率为 26%。新辅助放化疗后全肺切除需非常谨慎。

全肺切除术后远期生存率与术后分期有关，术后 5 年生存率Ⅰ期 44%，Ⅱ期 37.5%，Ⅲ期 29%。来自上海市胸科医院的大宗病例报告结果显示，406 例接受全肺切除的肺癌患者中，术后 30 天、90 天死亡率分别为 3.2%、6.2%，术后 1 年、3 年和 5 年生存率分别为84.1%、52.1% 和 32.5%。

（二）袖式肺叶切除

袖式肺叶切除包括支气管袖式切除、肺血管袖式切除或者支气管肺动脉双袖式切除。支气管袖式切除术是指当肿瘤累及肺叶支气管并侵犯相邻主支气管时，将累及的肺叶、叶支气管及一段主支气管一并切除，相邻的肺叶尚可以保留，然后进行支气管的吻合重建。肺血管袖式切除是指当肿瘤直接侵犯肺动脉主干，或者转移淋巴结侵犯包绕肺动脉主干，无法直接切断肺段动脉时，需要切除一部分或者一段肺动脉主干，连同受侵犯的肺叶一并切除，然后吻合或者直接缝合肺动脉主干。这种手术可以保留其他未被肿瘤侵犯的肺组织，避免行全肺切除，同时达到肿瘤的根治性切除。由于全肺切除术后的高并发症发生率和死亡率，对于能够行袖式肺叶切除的患者，应该尽量避免行全肺切除。

目前尚无直接比较肺癌袖式肺叶切除与全肺切除术预后的前瞻性随机对照研究。单组的回顾性研究干扰因素大，偏倚明显。能够行袖式切除的患者，分期一般相对早一些，如果肿瘤比较大，侵犯主支气管及肺血管范围广，仍需要全肺切除才能完全切除肿瘤。一项比较袖式肺叶切除与全肺切除的 Meta 分析，汇合了 19 项配比分析研究，总共 3878 例患者，其中 1316 例患者行袖式肺叶切除，2562 例患者行全肺切除，袖式肺叶切除组Ⅰ期患者多，其中分期为Ⅰ期、Ⅱ期和Ⅲ期的患者占分别 35.00%、38.32% 和 26.68%；全肺切除组Ⅲ期患者多，其中Ⅰ期、Ⅱ期和Ⅲ期占比分别为 19.72%、32.32% 和 47.96%（$P < 0.001$）；结果：术后死亡率袖式肺叶切除组 2.91%（38/1306），全肺切除组 5.86%（149/2542）（OR=0.50，95%CI：0.34 ~ 0.72），袖式肺叶切除组优于全肺切除组。术后并发症发生率两组一致，袖式肺叶切除组为 32.88%（217/660），全肺切除组为 27.06%（240/887）（OR=1.17，95%CI：0.82 ~ 1.67）。长期生存：袖式肺叶切除组优于全肺切除组，HR 为 0.63（95%CI：0.56 ~ 0.71），但是两组患者的分期不同，袖式肺叶切除组早期肺癌多，导致结论不一定可靠。NCCN 指南推荐，对于能够通过袖式肺叶切除术达到根治性切除患者，优选袖式肺叶切除，全肺切除为次选。

（三）肺叶切除

随着放疗、化疗、靶向治疗及免疫治疗的发展，肺癌患者的生存率得到了较大的提高，肺癌可能出现变成慢性病的趋势。但是，对于早中期肺癌，手术切除仍然是疗效最好的治疗手段，肺叶切除一直是金标准。Ginsberg 医生领导的肺癌研究组 1995 年发表的肺叶切除与亚肺叶切除临床随机对照研究，也是至今为止这一领域唯一正式发表的前瞻性随机对照研究，其中 276 例周围型 T1N0M0 肺癌患者，被随机分为肺叶切除组和亚肺叶切除组，一组接受肺叶切除，另外一组接受亚肺叶切除，随访结果显示，局限性切除与肺叶切除相比，复发率增加了 75%，死亡风险增加了 30%（图 11-1-13、图 11-1-14）。从此，肺叶切除加淋巴结清扫成为早中期肺癌的标准手术方式。但是，这项研究从 1982 年开始、1988 年入组结束，当时 CT 影像检查尚未普及，大部分患者依据胸部 X 线片来分期，可能不准确。当时的外科技术与现在比较，也有明显的差距。现在随着 HRCT 的应用、肺癌的筛查，越来越多 1cm 以下的结节被发现，以及磨玻璃成分为主的结节、惰性肺癌的确认，80 岁以上高龄患者越来越多，常规肺叶切除是否依然合适有待商榷。

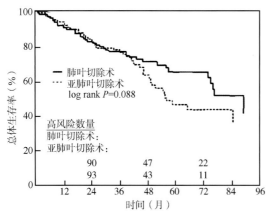
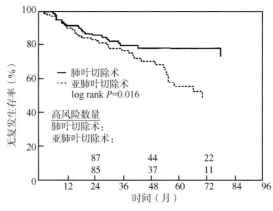
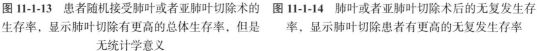

图 11-1-13 患者随机接受肺叶或者亚肺叶切除术的生存率，显示肺叶切除有更高的总体生存率，但是无统计学意义

图 11-1-14 肺叶或者亚肺叶切除术后的无复发生存率，显示肺叶切除患者有更高的无复发生存率

（四）亚肺叶切除

亚肺叶切除包括肺段切除和楔形切除。对于小结节肺癌是进行肺叶切除还是亚肺叶切除争议大，是胸外科高度关注的问题之一。近十余年针对这一问题报道了一系列非随机对照研究，但这些非随机对照研究得出的结论并不一致，甚至互相矛盾。

日本东北大学的 Motoyasu Sagawa 开展了一项前瞻性单组亚肺叶切除研究，该研究 2006 ～ 2012 年入组 53 例以磨玻璃成分为主的肺结节患者，结节平均直径 14mm，GGO 成分平均占比 95.9%，53 例中 39 例患者行楔形切除，14 例患者行肺段切除。术后随访 5 年以上，没有 1 例患者术后出现复发或转移。

日本顺天堂大学的 Aritoshi Hattori 回顾性分析了 2008 ～ 2014 年 353 例临床分期 T1aN0M0、CT 影像表现为侵袭性、CTR 为 50% 以上的肺癌患者，行肺叶或者肺段切除。再根据 CT 影像表现将患者分为部分实性组（0.5 ＜ CTR ＜ 1）和完全实性组（CTR=1）。270 例（76.5%）患者行肺叶切除，83 例（23.5%）患者行肺段切除。研究发现肺叶切除组与肺段切除组总体 3 年无复发生存率一致，3 年局部无复发生存率分别为 93.0% 和 90.1%（P=0.2725）。然而，对于 212 例纯实性肺结节（CTR=1），肺段切除术后 3 年局部复发率 20.7%，肺叶切除术后局部复发率为 8.2%。

然而，来自日本新潟大学的研究显示，251 例临床分期 cT1aN0M0、影像学表现为纯实性的非小细胞肺癌患者行肺叶或者肺段切除，两组术后 5 年、10 年总体生存率和无复发生存率一致。

何建行教授团队分析美国 SEER 数据，发现对于直径 ＜ 2cm 的 cT1aN0M0 肺癌，肺叶切除术后患者生存率优于肺段和楔形切除；对于 1 ～ 2cm 的肺癌，肺段切除术后患者生存率优于楔形切除；对于 ＜ 1cm 的肺癌，肺段与楔形切除术后患者生存率一致。来自美国国家癌症数据库（NCDB）的资料显示，与肺叶切除术相比，无论是 ＜ 1cm 的肺癌还是 1 ～ 2cm 的肺癌，肺段、楔形切除均降低了患者术后总体生存率和肺癌特异生存率。但是，浙江大学附属第一医院胡坚教授团队分析美国更新版本的 SEER 数据库，发现对于 1cm 或以下的肺癌，肺叶切除、肺段切除、楔形切除患者术后生存率一致；1 ～ 2cm 的肺癌，肺叶切除与肺段切除患者术后生存率一致，优于楔形切除；对于 2 ～ 3cm 的肺癌，肺叶切除术后患者生存率优于肺段和楔形切除。

I-ELCAP 汇集 7 个国家 50 多所研究机构 5 万多例 LDCT 筛查发现的 500 多例肺癌患者，肺叶切除组与亚肺叶切除组对比显示，无论是全肺癌还是直径 ＜ 2cm 的癌灶，患者术后 15 年以上长期生存率无显著性差异（图 11-1-15、图 11-1-16），说明 CT 筛查发现的肺癌较临床发现的肺癌更需要考虑和研究行亚肺叶切除的问题。

目前正在进行两项大型的临床随机对照研究，比较早期肺癌肺叶切除与亚肺叶切除的效果。一项为来自美国的 CALGB140503 研究，是大型多中心Ⅲ期临床随机对照研究，该研究比较Ⅰ A 期（≤2cm）非小细胞肺癌肺叶切除与肺段和楔形切除的疗效。另一项是来自日本的 JCOG0802 研究，也是Ⅲ期多中心临床随机对照研究，该研究比较周围型Ⅰ A 期（≤2cm）非小细胞肺癌肺叶切除与肺段切除的疗效。这两项研究均已经结束入组，正在随访远期疗效，初步的结果显示，亚肺叶切除与肺叶切除相比，围术期的并发症发生率和死亡率没有区别。北京大学的杨帆教授也在开展高龄肺癌患者的肺叶与亚肺叶切除术的随机对照研究，这些随机对照研究应该可以最终解答肺叶切除与亚肺叶切除疗效比较的问题。

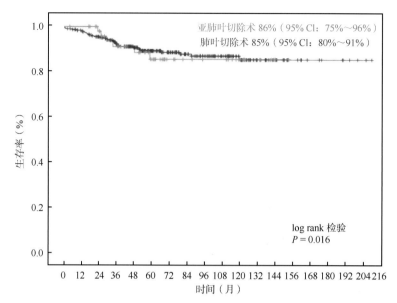

图 11-1-15 I-ELCAP 对 CT 筛查诊断并手术的 500 多例肺癌患者 15 年以上的随访发现，直径 2cm 以下肺癌患者肺叶切除与亚肺叶切除长期生存率无显著性差异

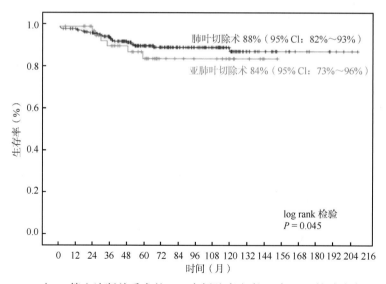

图 11-1-16 I-ELCAP 对 CT 筛查诊断并手术的 500 多例肺癌患者 15 年以上的随访发现，所有直径肺癌患者肺叶切除与亚肺叶切除长期生存率无显著性差异

2021 年第 101 届美国胸外科协会（AATS）年会公布了日本 JCOG0802 研究的长期随访结果。患者入组标准为ⅠA 期的周围型肺癌或者高度怀疑肺癌的肺结节，结节最大径≤ 2cm，并且 CTR ＞ 0.5。患者随机入组为肺叶切除组或者肺段切除组。主要研究终点为总生存，次要终点包括术后呼吸功能（时间点 6 个月、1 年）、无复发生存期（RFS）和

局部复发率。2009 年 8 月至 2014 年 10 月，该研究共纳入 1106 例患者（肺叶切除组，*n*=554；肺段切除组，*n*=552），其中男性 583 例（53%），≥ 70 岁患者 422 例（38%），腺癌 968 例（88%），病理 Ⅰ A 期 923 例（83%）（第 7 版 TNM 分期）。肿瘤平均直径 1.6（0.6 ～ 2.0）cm，CTR=1.0 的全实性者 553 例（50%）。入组患者的基线临床病理因素均衡。中位随访时间 7.3 年，其中肺段切除组 5 年总生存率为 94.3%，肺叶切除组为 91.1%（HR=0.663，95%CI：0.474 ～ 0.927），死亡风险下降 34%，非劣性检验 $P < 0.0001$，优效性检验 $P < 0.0082$。将性别、吸烟史、结节位置等和 CTR 等因素纳入考虑的亚组分析均表明，肺段切除组总生存率几乎均优于肺叶切除组。肺段切除组和肺叶切除组的 5 年无复发生存率分别为 88.0% 和 87.9%（HR=0.998，95% CI：0.753 ～ 1.323），两组没有差异。术后肺功能分析显示，肺段切除术后 6 个月和 1 年的 FEV_1 中位数下降率分别为 10.4% 和 8.5%，明显优于肺叶切除术的 13.1% 和 12.0%（$P < 0.0001$ 和 $P < 0.0001$），同时也意味着肺段切除保留更多的肺实质在术后远期肺功能恢复上有优势。

JCOG0802/WJOG4607L 是第一项证实肺段切除在总生存和肺功能方面显著优于肺叶切除的 Ⅲ 期研究。这一结果提示对于直径≤ 2cm、CTR > 0.5 的周围型非小细胞肺癌，肺段切除应成为标准治疗方式。

此研究另外一个关注点是将小肺癌的 CTR 从研究开始的 > 0.25 调整至 0.5（JCOG0201 结果发表，定义 CTR=0.5 为影像学浸润和非浸润的界值），也就意味着研究者认为继续纳入 CTR=0.25 的患者入组进行肺叶切除是不符合伦理的，最终 0.25 < CTR < 0.5 的患者占 11.2% ～ 13.2%。如果不进行该调整，JCOG0802 两组总生存的差异会更大（CTR 越小，肺段切除的优势越大；肿瘤或者 CTR 越大，肺叶切除的优势越大）。

此项研究的结果显示了肺段切除术的优势，使手术方式选择产生了根本性改变，小肺癌不再需要常规行肺叶切除术。

（黄　俊　何建行　程　华）

第二节　微创电视胸腔镜外科手术

一、微创电视胸腔镜外科手术的定义、适应证及实施方法

微创电视胸腔镜外科手术（micro-invasive video assisted thoracic surgery，MI-VATS）属于现代胸外科范畴，指充分利用现代先进的技术手段（诊断技术、外科技术、麻醉技术、康复技术），对胸外科手术患者进行精细化全程管理后，能够实现整体极致微创、患者快速康复的胸外科手术。

相对于常规胸腔镜手术而言，MI-VATS 更加强调全程、整体、精准管理，不仅可保证患者疾病诊治效果不低于标准，还可期望整体减轻手术对人体各个系统的损害，能够快速恢复患者身体机能，甚至提升身体机能。例如，肺气肿患者经过肺减容手术、肥胖患者经过减轻体重，术后身体机能都能够优于术前。

MI-VATS 并不强调适应证的优选，更强调医护人员对围术期全程的优化，以期比常规微创手术损伤更小。

　　具体到肺结节，常规微创手术可能是某个胸外科小组主导围术期管理，但 MI-VATS 则会组建影像科、呼吸内科、心血管内科、麻醉科、康复科等多个学科在内的 MDT，主导该患者的围术期各个环节，制定个性化的围术期管理策略（图 11-2-1）。

　　以亚厘米级肺结节手术方案为例，需要考虑肺结节定位及手术方式。肺结节的定位是胸外科手术中的难题，常规做法是借助一些显而易见的技术来辅助手术，如术者手指触摸、术前 CT 导引下定位（硬化剂、染料）、超声定位、ENB 技术。而广州医科大学附属第一医院胸外科的 MI-VATS 则是尽量选用无创的定位方法，避免给患者带来不适；同时为了确保切除准确，常常多种无创方法并用。通常的做法是根据患者的影像学数据，结合三维重建软件，对患者肺结节、气管、支气管、动脉、静脉进行三维重构、定位，勾画手术计划；患者麻醉后，在手术室再行 ENB 定位。这样既能做到精准实施手术，又不会额外增加患者痛苦（图 11-2-2、图 11-2-3）。

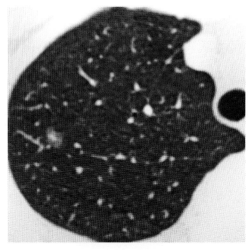

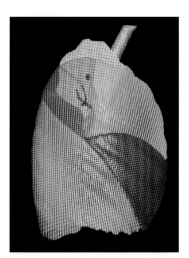

图 11-2-1　女，35 岁，体检发现右上肺结节 1 周，薄层螺旋 CT 提示右上肺尖段 8mm 混杂密度磨玻璃结节，初步考虑 MIA 可能性大。MDT 结论：MIA 可能性大，CTR > 0.25，手术方案建议：裸眼 3D 单孔 VATS 右上肺楔形切除

图 11-2-2　对肺结节进行三维重建，判断分析肺结节的位置及其与支气管、动脉、静脉的毗邻关系

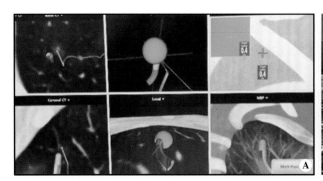

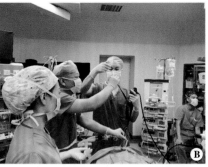

图 11-2-3　A. ENB 定位系统实时显示距离结节 4mm 处注入的荧光染料（注入吲哚菁绿等荧光染料）及操作过程；B. 患者麻醉后采用 ENB 对肺部结节进行定位

另外，在术中麻醉方面，根据患者具体情况（体重、身高、身体素质等）选用低副作用的麻醉方式，如不进行气管插管以减少气管插管对气道的损伤，少用甚至不用肌松药以减少肌松药对患者的影响。为了减少患者术后疼痛，术中予以肋间神经阻滞（图 11-2-4）。

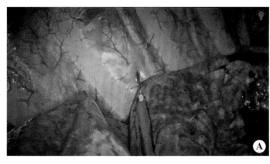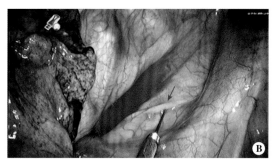

图 11-2-4　采用利多卡因、罗哌卡因对肋间神经、迷走神经（红色箭头）进行局部封闭，可减少术中咳嗽和疼痛。A. 右侧胸壁肋间神经（红色箭头）阻滞；B. 右侧迷走神经（红色箭头）阻滞

采用自主呼吸麻醉可减少气管插管对气道的损伤，减少肌松药的使用，增加肋间神经的阻滞，从而可达到减少术后咳嗽，减轻术后疼痛，促进患者康复的目的。

采用高清胸腔镜系统（裸眼 3D 或 3D 系统、机器人手术系统、高清 2D 摄像头和屏幕等），按照肿瘤学原则和指南，精细施行楔形切除 / 肺段切除 / 肺叶切除（图 11-2-5、图 11-2-6）。

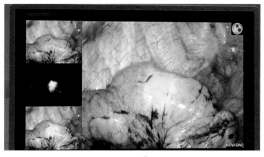

图 11-2-5　借助荧光镜可清晰显示标记吲哚菁绿的区域，引导术者精准切除病灶，并最大范围保留正常肺组织

术后不留置胸管，有利于伤口愈合及美观（图 11-2-7）；术后采用胸部 X 线片、床旁 B 超、血常规检测等现代医学检测手段监测胸腔积气、积液、积血的变化情况。

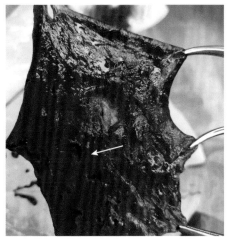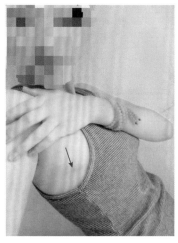

图 11-2-6　精准切除病灶（白色箭头示病灶居切除肺组织中央区域）

图 11-2-7　术后不留置胸管，有利于术后伤口愈合（红色箭头）；同时还减轻了伤口疼痛

营养、康复专家根据患者术后情况，及时跟进，并对患者进行呼吸、运动指导，促进患者活动、睡眠等方面的恢复。通常患者术后 4 小时即可下床活动、自行进流质食物，最终使患者能够在术后 24 小时内出院。

以上（图 11-2-1 ～图 11-2-5）即为 MI-VATS 治疗肺结节的经典流程。具体环节上，首先，MI-VATS 前的诊断要力求精确，可结合 AI 技术提升术前诊断准确率，降低误切率；其次，手术方案（切口、切除范围、淋巴结处理）要精准，不能过度切除肺组织、淋巴结等，也不能切除不彻底；在麻醉方法上，根据患者情况选择气管插管或者自主呼吸麻醉，并恰当把控药物的使用，使麻醉过程微创化，从而协助整个胸外科手术实现整体微创。如此，肺结节患者行这类手术不仅可以实现微创，还具有麻醉时间短、术后恢复快、术后并发症少等优势。另外，营养、康复专家要全程介入以减轻疼痛、促进康复。广州医科大学附属第一医院胸外科常规让康复专家指导患者术后 4 小时的咳嗽、活动等，并利用推拿等技术减轻患者疼痛。为了方便患者理疗不受时空限制，其团队研发了随身携带的理疗仪，以期促进患者康复，提升患者术后舒适度。

由此可见，MI-VATS 与其说是一种技术，不如说是术者追求效果最好、损伤最小、疼痛最轻、康复最快的理念，符合现代医学发展潮流，在肺结节外科切除领域具有相当的优势，有望进一步在胸外科其他方面得到应用，并推动外科治疗各方面的发展和改变。

二、微创电视胸腔镜肺结节切除手术

根据目前的专家共识及临床指南，肺结节切除方法包括楔形切除、肺段切除及肺叶切除。MI-VATS 肺结节切除手术的技术特点：诊断要准、切口要小（单孔胸腔镜）、切除范围恰到好处、康复要快。

（一）楔形切除

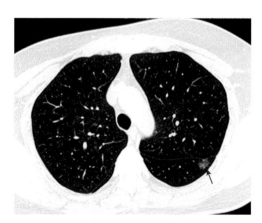

图 11-2-8 术前 CT 显示，左下肺背段斜裂胸膜下可见一 9mm 磨玻璃结节（红色箭头），考虑为 MIA。鉴于该患者有多个肺结节（图中未显示），拟定手术计划为左下肺楔形切除

楔形切除适用于靠近肺边缘的肺结节切除，目前认为 MIA 及更早期的患者行楔形切除即可；另外，对于恶性多发结节，出于对肺功能方面的考虑，即使是 IAC，也可考虑楔形切除。具体步骤见图 11-2-8 ～图 11-2-12。

（二）肺段切除

早期肺段切除术主要适用于肺功能不能满足肺叶切除或合并严重疾病而不能耐受手术的患者，但随着研究的深入这一共识已不再适用。目前，肺段切除术主要应用于肺功能较差不能耐受肺叶切除术、多发 GGO、转移性、直径＜ 2cm 的Ⅰa 期和多发性微小结节有可能二次手术的患者。

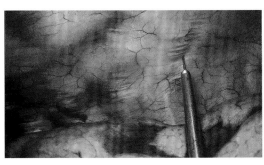

图 11-2-9 用 2% 利多卡因对左侧肋间神经进行阻滞，减轻患者术中、术后疼痛

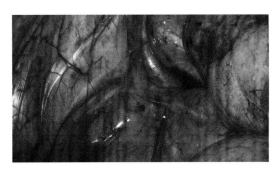

图 11-2-10 用 2% 利多卡因对左侧迷走神经进行阻滞，减少患者术中咳嗽

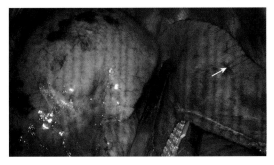

图 11-2-11 明确肺部结节位置（白色箭头），切除部结节

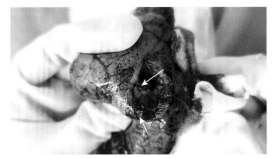

图 11-2-12 肺结节大体观（白色箭头）。术中冰冻病理证实为 MIA

　　肺段切除的目的在于确保切缘阳性，明确肺段淋巴结的情况，同时最大可能保护肺功能，因此肺段内淋巴结的采样及段间平面的区分尤其重要。由于肺段与肺段之间没有明显的界限，学者为了明确肺段的边界研究出多种方法，目前应用较广泛的有膨胀萎陷法、染色法、三维计算机断层扫描支气管血管成像等方法。

　　以左上肺固有段切除为例，肺段切除的基本步骤见图 11-2-13～图 11-2-19。

（三）肺叶切除

　　肺叶切除是目前早期肺癌的标准术式，基本手术步骤为静脉处理、动脉处理、支气管处理和纵隔淋巴结清扫。在单孔胸腔镜的视野下，有时常先处理动脉，再处理支气管，最后处理静脉。目前电视胸腔镜肺叶切除已经成为一种普遍术式，这里不再赘述，仅简要介绍一下各个肺叶单孔胸腔镜切除的技术要点。单孔右上肺叶切除术较容易暴露右上肺尖前段动脉，离断右上肺尖前段动脉后，清除右上肺支气管周围的淋巴结，此时很容易分离出右上肺支气管，离断右上肺支气管之后，可一并处理肺上静脉及肺裂。

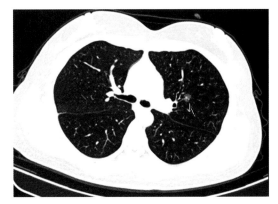

图 11-2-13 左上肺部分实性结节（红色箭头），明确结节性质，制订手术计划

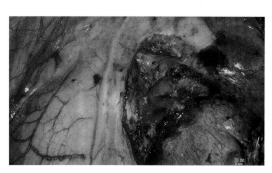

图 11-2-14 暴露目标肺静脉。图示左上肺固有段静脉

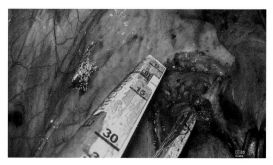

图 11-2-15 离断目标肺静脉。图示离断左上肺固有段静脉

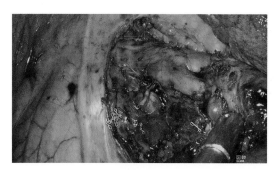

图 11-2-16 暴露目标肺动脉。图示暴露左上肺固有段动脉

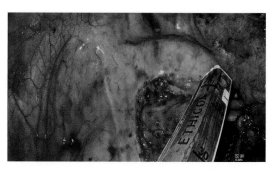

图 11-2-17 离断目标肺动脉。图示离断左上肺固有段动脉

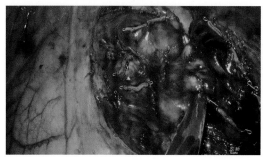

图 11-2-18 暴露并离断目标支气管。图示离断左上肺固有段支气管

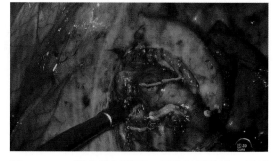

图 11-2-19 明确段间平面,切除目标肺段。图示切除左上肺固有段

单孔右中肺叶切除往往从离断静脉开始,寻斜裂下部暴露并离断右中肺外侧段动脉,然后离断右中肺支气管,最后切除水平裂。

对右下肺而言,单孔胸腔镜操作从斜裂开始,暴露并离断背段动脉及基底段动脉,然后离断右肺下静脉,最后离断右下肺支气管。

由于左上肺尖段动脉在肺上静脉及支气管深面,单孔左上肺叶切除术是最容易出现出血意外的。因此,行单孔胸腔镜左上肺叶切除时,一定要充分暴露肺门结构,尽量充分暴露左上肺各动脉分支,然后再逐一处理。左下肺叶切除相对简单,通常是先处理动脉,再离断左肺下静脉,最后离断左下肺支气管。值得注意的是,左肺上静脉、下静脉有时距离很近,此时要认真解剖,避免误伤。

以单孔胸腔镜右上肺叶切除术为例，基本步骤见图 11-2-20～图 11-2-26。

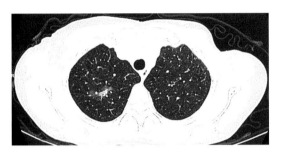

图 11-2-20　明确结节性质，制订手术计划

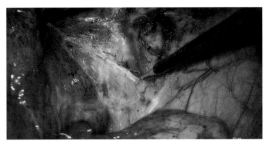

图 11-2-21　暴露目标肺静脉。图示右肺上静脉

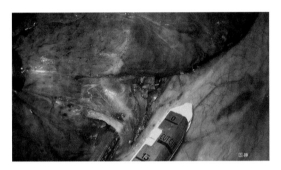

图 11-2-22　离断目标肺静脉。图示离断右肺上
静脉

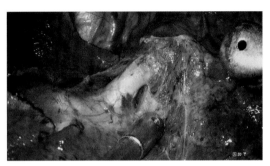

图 11-2-23　暴露右上肺动脉。图示暴露右上肺后
段动脉

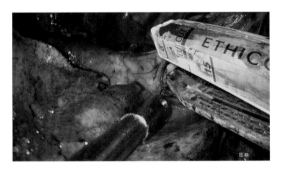

图 11-2-24　离断右上肺动脉。图示离断右上肺后
段动脉

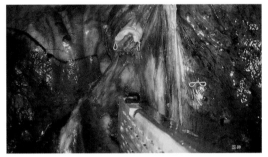

图 11-2-25　暴露并离断右上肺支气管。图示离断
右上肺支气管

（四）特殊情况

临床上常碰到一些特殊情况，如肺裂发育不良、胸腔粘连等。在 2000 年左右，这些情况一度被认为是胸腔镜手术的禁忌证。但随着胸腔镜技术的发展及普及，目前在肺裂发育不良、胸腔粘连的情况下，也能顺利、安全地施行胸腔镜手术。

在肺裂发育不良的情况下，常用的方法有人工隧道法，即利用肺静脉、动脉走行，

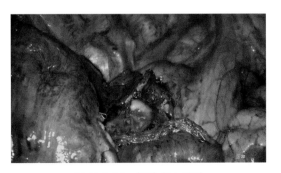

图 11-2-26　切除右上肺叶

人为分离出肺叶之间的间隙,常用于水平裂的分离。该方法的优点在于能较充分地解剖出肺血管、支气管及叶间淋巴结,安全性、彻底性均较高。另一种方法就是逆向切除法,即先离断肺血管(动脉或静脉)及支气管,最后再切除肺裂。该方法简便易学,但有时会误伤动脉,同时叶间淋巴结的清扫欠充分。

胸腔粘连在临床难以避免,但目前已不是胸腔镜手术的禁忌证,甚至有学者认为胸腔镜视野广,放大效果好,便于寻找粘连间隙,在处理胸腔粘连时有优势。笔者的经验是,只要耐心操作,胸腔镜下是能够很好地处理胸腔粘连的。

出血,尤其是胸外科的出血是困扰外科医生的难题。避免出血的唯一方法是预估出血风险,小心操作,但即便如此,也难以完全避免出血的发生。一旦出现意外情况,首先应该冷静,利用压迫或夹闭的方法终止出血;其次要充分暴露出血点,再进行缝扎或下一步操作。总之,谨慎、冷静才有利于出血的处理。

第三节 肺结节外科切除的"无管"技术与快速康复

一、"无管"技术与快速康复的定义、历史

近年来,胸外科医患双方对疾病诊治提出了更高的要求,不仅希望能够得到好的治疗效果,还希望就医过程中痛苦更少、康复更快,因此提出了加速康复外科(enhanced recovery after surgery,ERAS)概念。

ERAS指在多学科协作基础上,通过对一系列具有循证医学证据的围术期处理措施进行优化,达到减少创伤应激反应、促进患者快速康复的目的,显著缩短住院时间、减少医疗费用,减少围术期并发症的发生,其最终目标是使患者达到无风险、无痛苦(no risk and no pain)就医。

ERAS起源于欧洲和北美洲,起初主要体现为术前和术后的管理流程优化,强调缩短住院日和减少费用。随后人们对ERAS理念的认识逐渐转变为需要多学科协作与医护一体化管理。2001年欧洲率先成立了ERAS合作组后,欧美国家开展了大量ERAS相关临床研究,经过近20年的不断发展与实践,取得了令人瞩目的成绩,目前已成为英国、加拿大两国政府主导的临床路径。

在我国,2006年四川大学华西医院胃肠外科首次将ERAS理念应用于结直肠手术患者的围术期,提出早期撤离胃肠减压和进食可以加快患者术后康复,使ERAS理念在普外科领域率先得到实施,也是国内最早实践ERAS理念的医院。黎介寿教授为ERAS理念在我国的临床引入和推广做了大量工作,随后胸外科、泌尿外科等各学科的ERAS也逐渐发展起来。

具体到胸外科,胸腔镜技术的出现与广泛应用极大地促进了患者的术后康复,但要达到ERAS还有许多细节要完善,其中气管插管、胸管及尿管的管理有待提升。

气管插管、胸管及导尿管在胸外科的作用非常重要,被默认是胸外科手术的必备组成。气管插管既能有效保证术中肺通气,又能为手术医师提供充足、稳定的术野,极大地保证了术中安全,是胸外科发展史中里程碑式的技术,应用于胸外科手术已逾半个世纪。胸管

能够直观、实时地反映患者胸膜腔内是否存在积气、积液或者积血。在医疗监测条件有限的历史时期及医疗机构，胸管就是"监护仪"，医生需要根据胸管引流的性质与量，及时对患者病情变化做出判断，挽救患者的生命。术前留置导尿管的主要目的是持续性排空膀胱，防止影响手术或者损伤膀胱，可以说是胸外科手术必备操作。对于术后前列腺肥大患者或者不方便如厕的患者，导尿管可有效减少患者不适。

由此可见，气管插管、胸管及导尿管均是胸外科医疗过程中不可或缺的技术，但它们的弊端也是显而易见的。气管插管麻醉必然会损伤气道上皮，甚至导致患者术后顽固性干咳；气管插管麻醉必然会使用肌松药，容易引起各系统并发症，阻碍患者术后快速恢复。胸管可能导致感染，加重患者疼痛，不利于患者活动，从而影响患者的康复。留置导尿管容易引起尿路感染、疼痛，对于部分患者，还有损尊严，造成心理负担。

因此，气管插管、胸管、导尿管所存在的弊端仍然对 ERAS 有影响。有没有一种技术既能保证手术安全，又能进一步减少患者损伤？学者们开始探索术中不行气管插管、术后不留置胸管、术前不留置导尿管的"无管"微创胸外科技术。

无管胸腔镜手术（tubeless VATS）是一项契合 ERAS 理念的新技术，是指应用自主呼吸非气管插管麻醉技术（nonintubated spontaneous respiration anesthesia，NSRA）进行的胸腔镜手术，且不留置导尿管及胸腔引流管，甚至有学者认为这一概念还应包含不使用喉罩，不进行中心静脉置管及硬膜外置管。

提出这一技术的依据在于：经肋间切开胸壁后，胸腔内负压消失形成医源性气胸，从而导致术侧肺组织塌陷，可以为手术创造空间。医源性气胸所形成的肺塌陷质量与传统单肺通气相差无几，同样能满足手术空间的需要，并能在手术期间维持术侧缺氧肺脏的血管收缩。通过肋间切口形成肺塌陷的机制较单肺通气更接近生理状态，从而可降低术中肺换气的压力，并能降低肺部炎症的发生率。更重要的是，由于未进行全身麻醉，有效保留了膈肌的收缩功能，对非术侧肺的呼吸代偿要求更低，且对术后肺功能的影响更小。因此，NSRA 具有可行性。

相对传统开胸手术而言，现代胸外科手术术中渗血、肺漏气较前明显减少，因此胸管作为排气、排液的工具应该视情况而用，至少在一部分高选择性患者中，胸管的作用可以弱化，能够做到术后早拔管、放小管甚至不放管。有研究表明，以往胸管拔除指征为没有漏气且每天引流量少于 200ml，但是每天引流量为 500ml 拔除胸管也并不增加胸腔积液的风险；留置超细引流管，管身柔软，在重力作用及肺挤压下其又位于胸膜腔最低点，实时引流更充分，还能缓解疼痛；对于早期肺癌楔形切除患者选择性地术后不放置胸管，未发现明显的需处理的并发症发生率有升高趋势。

另外，便携式的胸部 X 线片机、B 超机、生化分析仪可以替代胸管发挥监测作用。医生可以有规律地行胸部 X 线、B 超、血常规检查等，动态监测患者术后气胸、血胸的情况，及时处理。这些现代化的设备较胸管更为准确、客观。

最后，现代胸外科技术及麻醉技术较前已有了长足的进步，手术时间及液体控制已经精准化，是否留置导尿管也应该个体化。至少，术中留置导尿管、术后苏醒前拔除导尿管是完全可行的。在手术时间较短的胸外科手术中，可以考虑不留置导尿管。

由上可见，在医学技术、设备较以往有明显进步的前提下，开展"无管"微创胸外科技术是可行的。2004 年 Pompeo 教授首次发表了 NSRA 胸腔镜楔形切除手术研究；同年，日本的 Watanabe 教授探讨了胸腔镜楔形切除术后不留置胸管的可行性、安全性；2011年，台湾 Chen 教授发表了 NSRA 胸腔镜肺癌根治术的研究，认为在高选择性人群中施行NSRA 是安全的；同年，广州医科大学附属第一医院胸外科在国内率先开展自主呼吸麻醉胸腔镜手术，并进一步提出无管胸腔镜手术，涵盖了肺大疱、肺活检、肺癌等多种疾病的外科治疗，推动了该技术在国内的应用。

但毕竟"无管"微创胸外科技术是一种高选择性的技术，为保证患者生命安全与手术顺利进行，该技术的应用须有较为严苛的限制。Gonzalez-Rivas 等认为存在肥胖、凝血功能障碍、持续咳嗽咳痰、胃食管反流、神经系统疾病、广泛胸膜粘连、低氧血症［动脉血氧分压（PaO_2）< 60mmHg］及高碳酸血症［二氧化碳分压（PCO_2）> 50mmHg］的患者，均不能实施自主呼吸麻醉。Watanabe 等指出，不放置胸腔引流管只应用于美国麻醉师协会（ASA）评分为Ⅰ～Ⅱ级且心肺功能正常、无术后需要胸腔引流等因素的患者。Petersen等指出一旦手术时间延长或患者存在血流动力学不稳定的情况，就必须放置导尿管，以避免膀胱过度充盈，并监测肾脏功能。同时，作为一项全新技术，无管单孔胸腔镜手术对手术团队、麻醉团队及护理团队的知识、技能与经验提出了更高要求。术前需要对患者进行系统的评估与筛选；术中一旦出现大出血、纵隔摆动、广泛胸膜粘连、低氧血症及高碳酸血症等严重并发症，应立即转变为气管插管全身麻醉；手术操作需要更为轻柔、准确，术后需要更为细致的护理，并制定出相应出院条件与随访制度。

二、"无管"技术与快速康复的优势

"无管"胸外科技术无须气管插管来维持单肺通气，能最大限度地减少气管插管和全身麻醉引起的诸如气管插管相关气道损伤、通气性肺损伤、残余神经肌肉阻滞，以及术后恶心、呕吐等不良影响，在肺结节、肺大疱、气管肿瘤等疾病的外科治疗中具有优势。

"无管"胸外科技术可进一步减轻麻醉对人体的不利影响，其机制在于：①降低肺部感染风险。由于 NSRA 避免了机械通气肺损伤、肌松药残留影响及插管对咽部和气管的损伤，术后应激激素及促炎介质的释放明显减少，肺部感染的发生率也明显降低。Liu 等对354 例患者进行的随机对照研究显示，与气管插管全身麻醉组比较，硬膜外麻醉组术后抗生素使用时间明显缩短；NSRA 术后血清炎症因子［肿瘤坏死因子 α（TNF-α）和 C 反应蛋白（CRP）］水平明显降低。②提前术后活动及进食时间。由于避免了全身麻醉，患者术后即为清醒状态，且无胸管、导尿管束缚，患者可尽早活动，术后 3～5 小时即可恢复正常活动能力。同样，由于避免了全身麻醉对胃肠功能的抑制，反流及误吸的风险明显降低，术后禁食时间也明显缩短。③缩短术后住院时间。Deng 等通过 Meta 分析发现，与传统手术方式相比，自主呼吸非气管插管手术患者住院天数明显减少，提示其术后康复更快、并发症更少。由于麻醉中可避免使用双腔气管插管及静脉麻醉药物、术后无须行重症监护或重症监护时间缩短、术后静脉营养及抗生素的使用减少，因此住院费用也明显降低。

以"无管"技术为代表的微创胸外科手术契合精准外科理念，结合裸眼 3D 腔镜系统、机器人系统，有望使早期肺癌的外科治疗达到前所未有的 ERAS 水平。广州医科大学附属第一医院胸外科 2017 年的研究结果显示，未行气管插管，术后未留置胸管及导尿管的 34 例肺结节手术患者，均在术后 48 小时内出院，其中 26 例在术后 24 小时内出院，说明无管胸腔镜手术安全、有效，促进了患者快速康复。

三、"无管"技术与快速康复的实施方法

总结广州医科大学附属第一医院的经验，关键环节的具体做法如下（以一名患者为例，图 11-3-1）：

（1）切口做到最小、最少。单孔 VATS（SP-VATS）可谓是一种"极致"切口，具有手术切口小、术后疼痛轻、住院时间短等优势，对于早期肺癌患者行 SP-VATS 是安全可行的。另外，机器人系统由于全孔道操作，也具有创伤小的优势。

（2）根据患者情况选择合适的、创伤小的麻醉方式。保留自主呼吸非气管插管麻醉方式，减少了气管插管对气道的损伤，减少了肌松药的使用，利用肋间神经的阻滞，可以减少术后咳嗽和疼痛，促进患者康复。

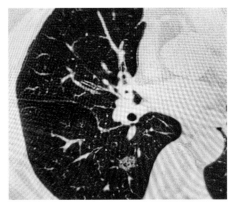

图 11-3-1　右下肺背段 10mm 混杂密度磨玻璃结节。MDT 结论：MIA 可能，建议行右下肺背段切除

具体方法：麻醉前 30 分钟给予患者肌内注射咪达唑仑（0.06mg/kg）及阿托品（0.01mg/kg）。所有患者均留置中心静脉管及动脉置管，以防其肺结节冰冻检查提示浸润性癌后需要接受进一步根治手术。胸椎硬膜外麻醉的穿刺点为 $T_{7,8}$ 或 $T_{8,9}$。当完成硬膜外穿刺后，留置管置入 3cm。将患者改为平卧位后给予 2ml 2% 利多卡因并观察 5 分钟。若未发现异常或麻醉并发症，则继续在硬膜外置管中注入 3ml 0.5% 罗哌卡因，并于 5 分钟后再次给予 3ml 0.5%

微创 VATS
操作视频

罗哌卡因，从而使患者达到自 T_2 至 T_{10} 平面理想的麻醉状态。除此以外，静脉泵注瑞芬太尼及丙泊酚。全部患者均给予喉罩或氧气面罩通气，氧流量为每分钟 3～5L。患者自主呼吸频率为 12～20 次 / 分。血氧饱和度维持在 90% 以上。手术过程中若血氧饱和度低于 90%，则给予辅助通气，使血氧饱和度恢复。若术中患者血气分析二氧化碳分压 ≥ 80mmHg，则暂时停止手术操作并给予患者辅助通气以加强气体交换。若经过上述处理措施后患者情况并未改善，则给予患者中转气管插管。术后未给予可控镇痛装置。

（3）严格控制手术质量。严格按照指南对早期肺癌进行手术，并力求保证手术顺利施行，减少术中并发症的发生。广州医科大学附属第一医院还研发了裸眼 3D 腔镜系统协助手术，较传统 3D 其显示系统亮度、清晰度提高 50% 以上，获得信息更多，使得手术更加精准，更重要的是医生不易产生头晕、疲惫感。

（4）根据患者情况，术后尽可能不留置胸管、导尿管，以减少患者不适。

不留置胸管操作如下：完成手术后，将 1 根 22 号胸管通过手术切口置入胸腔并连接吸引器。于胸管两旁缝合肌肉，同时嘱麻醉师进行通气使患者肺部充分复张。在确认肺部充分复张后，维持吸引器负压（图 11-3-2），拔除排气的胸管并同时打紧胸管两旁的缝线，避免漏气。随后皮下组织及皮肤使用 3-0 单乔缝线进行缝合（图 11-3-3）。

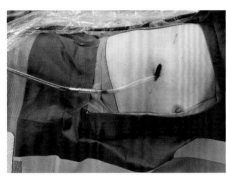

图 11-3-2　关胸，负压接引流管辅助肺复张

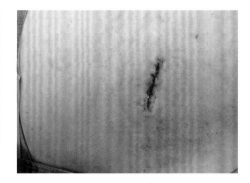

图 11-3-3　缝合切口

（5）患者早进食、下床活动，复查胸部 X 线片、B 超、血常规等，无异常术后 24 小时内可出院。

（黄　俊　何建行）

第四节　肺结节及肺癌围术期并发症

一、肺癌术后常见并发症

各项研究报道的肺癌术后并发症有较大的不同，部分与研究对并发症的定义不同有关。美国胸外科医师学会联合欧洲胸外科医师学会，对肺癌术后并发症及相关变量的定义进行了标准化，详见表 11-4-1 及表 11-4-2。

表 11-4-1　肺癌术后并发症及相关变量的定义

序号	变量	定义
1	出生日期	患者出生日期，采用四位数的年份格式（dd/mm/yyyy）
2	年龄	手术时患者的年龄，应以其出生日期和手术日期来计算
3	性别	出生时患者的性别（男 / 女）
4	身高	手术时患者的身高（以 m 为单位）
5	体重	手术时患者的体重（以 kg 为单位）
6	目前高血压治疗情况	患者被诊断为高血压，记录药物治疗、饮食或运动控制血压的情况
7	目前心力衰竭治疗情况	患者目前正在使用药物治疗充血性心力衰竭；内科医生在病历记录或报告中有描述以下任意一种心力衰竭的临床症状都可以诊断为心力衰竭：轻度活动后异常呼吸困难、端坐呼吸、体液潴留；或湿啰音、颈静脉怒张、查体发现肺水肿或胸部 X 线片提示肺水肿。射血分数低但无心力衰竭临床证据不能诊断为心力衰竭
8	冠心病	患者既往有冠心病史，满足以下任意一项标准即可： （1）正在接受冠心病药物治疗 （2）心肌梗死病史 （3）既往接受过血管介入治疗包括但不限于：冠状动脉旁路移植术、经皮冠脉介入治疗或二者都有

序号	变量	定义
9	既往任何的心脏手术	患者之前接受过任何需要全身麻醉并且切开纵隔或胸腔的心脏外科手术
10	新辅助化疗	患者接受术前化疗（或放化疗）治疗当前的胸部恶性肿瘤；不报告以前癌症治疗
11	新辅助放疗	患者接受术前放疗（或放化疗）治疗当前的胸部恶性肿瘤；不报告以前癌症治疗
12	其他合并症：脑血管病史	患者满足以下任意一项即有脑血管病史： （1）脑血管意外：患者有卒中病史（即发病后至少 24 小时仍遗留神经功能丧失症状），推测为血管原因引起 （2）短暂性脑缺血发作：患者有神经功能突然丧失的病史，但在 24 小时内可完全恢复功能，推测为血管原因引起
13	其他合并症：糖尿病	患者有内科医生诊断和（或）治疗的糖尿病病史；不包括妊娠糖尿病
14	FEV_1%	术后 6 个月内获得患者未校正的 FEV_1，并且根据预测方程表示为年龄、性别和身高预测值的百分比（如果使用了支气管扩张剂，则在使用支气管扩张剂之后）
15	肺一氧化碳弥散量（DLCO）%	术后 6 个月内获得患者未校正的 DLCO，并且根据预测方程表示为年龄、性别和身高预测值的百分比
16	东部肿瘤协作组（ECOG）	应在手术时填写 ECOG 功能量表以评估患者当前的功能水平，这可以最准确地描述患者的当前状态
17	诊断：非小细胞肺癌（NSCLC）	指出是否对肺癌进行了肺切除术（如楔形切除术、肺段切除术、肺叶切除术、全肺切除术）、开放手术或胸腔镜手术
18	临床 T 分期（cT）	根据第 7 版 AJCC 肺癌分期系统对原发肿瘤进行适当描述。临床分期是基于治疗前（在任何诱导治疗之前）进行的检查，如 CT、PET、超声内镜检查
19	临床 N 分期（cN）	根据第 7 版 AJCC 肺癌分期系统对肺癌淋巴结转移进行适当描述。CT 或 PET/CT 上所有 > 1cm 的淋巴结均被认为是阳性的；所有 PET 上阳性的淋巴结都被认为是阳性的；此处也包括以前进行的侵袭性检查（支气管超声内镜、纵隔镜）的结果。临床分期是基于治疗前（在任何诱导治疗之前）进行的检查，如 CT、PET、超声内镜检查
20	临床 M 分期（cM）	根据第 7 版 AJCC 肺癌分期系统对肺癌远处转移进行适当描述。临床分期是基于治疗前（在任何诱导治疗之前）进行的检查，如 CT、PET、超声内镜检查
21	胸外科手术的日期	手术日期，即患者进入手术室的日期
22	状态	最能描述患者在初次手术时的临床状态： （1）紧急：必须立即进行外科手术；如果患者不想冒终身残疾或死亡的风险，除了立即手术，别无选择 （2）急诊：手术可以等到患者病情稳定后再进行，但一般应在 48 小时内完成 （3）择期：因为不涉及紧急医疗情况，可在充分术前准备后选择合适时机进行手术
23	ASA	本次手术前对患者进行术前 ASA 分级
24	pT	根据第 7 版 AJCC 肺癌分期系统，在最终的病理结果的基础上对肺癌原发肿瘤进行适当描述
25	pN	根据第 7 版 AJCC 肺癌分期系统，在最终的病理结果的基础上对肺癌区域淋巴结进行适当描述
26	pM	根据第 7 版 AJCC 肺癌分期系统，在最终的病理结果的基础上对肺癌远处转移进行适当描述

序号	变量	定义
27	pR	病理报告提示手术切缘呈阳性
28	并发症：漏气 > 5 天	患者术后漏气超过 5 天
29	并发症：需行支气管镜检查的肺不张	临床或影像学提示术后肺不张且需进行支气管镜检查
30	并发症：肺炎	美国疾病预防控制中心（CDC）术后肺炎最新诊断标准：至少行两次胸部 X 线片检查，并至少符合以下任意一项： （1）新出现或进行性发展且持续存在的肺部浸润阴影 （2）实变 （3）空洞形成 并且至少符合以下任意一项： （1）如发热（体温 > 38℃或 > 100.4 ℉）且无其他明确原因 （2）外周血白细胞 < 4×10⁹/L 或 > 12×10⁹/L （3）年龄≥ 70 岁无其他明确原因而出现神志改变 并且至少符合以下两项： （1）新出现的脓痰或痰的性状发生变化，或呼吸道分泌物增多，或需要吸痰次数增多 （2）新出现的咳嗽、呼吸困难或呼吸频率加快 （3）肺部啰音或支气管呼吸音 （4）气体交换情况恶化［如氧合指数降低（$PaO_2/FiO_2 \leqslant 240$）、氧需求量增加或需要机械通气支持］
31	并发症：急性呼吸窘迫综合征（ARDS）	根据欧美共识成人呼吸窘迫综合征诊断应满足以下五项： （1）急性发作 （2）动脉低氧血症伴 $PaO_2/FiO_2 < 200$［不考虑呼气末正压（PEEP）水平］ （3）胸部 X 线片或胸部 CT 提示双肺浸润影 （4）无左心房高压临床证据或肺动脉闭塞压 < 180mmHg （5）兼容的风险因素
32	并发症：支气管胸膜瘘	患者术后（如支气管镜检查或其他手术）发现支气管残端完全或部分裂开
33	并发症：肺栓塞	肺通气/灌注显像、血管造影或 CT 发现术后肺栓塞
34	并发症：初始呼吸机支持 > 48 小时	患者术后初始通气时间 > 48 小时。呼吸机支持结束于拔除气管插管，或气管切开患者不再依赖呼吸机
35	并发症：再次插管	患者在首次住院期间首次拔管后再次插管；可能包括已经在手术室拔管、术后需要再次插管的患者
36	并发症：气管切开	无论是在 ICU 还是在手术室进行的术后气管切开，手术当天预防性的微小气管切开不应被认为是并发症
37	并发症：房性心律失常	需要药物治疗或电复律的新发心房颤动/扑动；不包括术前反复出现的心房颤动/扑动
38	并发症：室性心律失常	经临床诊断的持续性室性心动过速或心室颤动，并且需采用射频消融术、植入型心律转复除颤器、永久性起搏器、药物治疗或心脏电复律法等治疗方法或器械
39	并发症：心肌梗死	需符合以下标准之一： （1）心电图上两个或两个以上相邻导联出现新的 Q 波所诊断的透壁性心肌梗死 （2）临床症状、血管造影、心电图诊断的心内膜下梗死（非 Q 波） （3）实验室同工酶示心肌坏死

续表

序号	变量	定义
40	并发症：脓胸	患者术后出现脓胸需治疗。脓胸的诊断应通过胸腔穿刺来确定；脓液或浑浊的液体可从胸腔抽出；典型的脓液有白细胞增多、低 pH（＜7.20）、低糖（＜60mg/dl）、高乳酸脱氢酶和高蛋白等特点，并且可能含有感染性微生物
41	并发症：伤口感染	伤口感染应至少符合以下两项标准： （1）切除组织处伤口裂开 （2）细菌培养阳性 （3）抗生素治疗
42	并发症：心脑血管并发症	发生下列中枢神经系统术后事件之一且术前均未出现： （1）术后持续 72 小时以上的中枢神经功能缺损 （2）72 小时内恢复的短暂性神经功能缺损（短暂性脑缺血发作或可逆性缺血性神经功能缺失） （3）由缺氧/缺血性和（或）代谢性脑病、血栓栓塞事件或脑出血引起的新发术后昏迷且至少持续 24 小时
43	并发症：喉返神经麻痹	患者在术后出现喉返神经麻痹或瘫痪，但在术前评估中未发现该症状
44	并发症：谵妄	患者在术后出现了新发症状，如幻觉、神志不清、大脑兴奋等
45	并发症；肾衰竭	术后肾衰竭应符合以下标准之一： （1）血肌酐升高＞2.0mg/dl （2）是术前肌酐水平的 2 倍 （3）术后需行透析
46	并发症：乳糜胸	患者术后出现乳糜胸，需要持续引流、采取医疗干预（如禁食禁水、全静脉营养）或再次手术 乳糜胸的定义是有胸腔积液的临床表现或胸腔积液三酰甘油＞110mg/dl，胆固醇＜200mg/dl
47	并发症：意外转入 ICU	由于患者病情恶化需要积极生命支持治疗而意外转至 ICU
48	出院日期	患者出院时间；如果患者在医院内死亡，出院日期为死亡日期
49	出院结局	说明患者初次手术后出院时是存活还是死亡
50	术后 30 天结局	说明手术后 30 天患者是存活还是死亡（无论是否住院）

表 11-4-2　表 11-4-1 中几个变量的定义

变量	定义
外周血管疾病	说明患者是否患有外周动脉疾病，如： （1）劳累或休息时出现间歇性跛行 （2）因动脉供血障碍而截肢 （3）曾行主髂动脉闭塞性疾病重建术 （4）曾行外周血管旁路手术、血管成形术或支架植入术 （5）曾行腹主动脉瘤、腹主动脉瘤修复术或支架植入术 （6）非侵入性/侵入性颈动脉测试闭塞程度＞79% （7）既往曾行颈动脉狭窄手术或介入治疗
肺动脉高压	静息状态下右心导管测得的肺动脉平均压＞25mmHg 或超声心动图诊断：三尖瓣反流速度 3.4m/s，肺动脉收缩压＞50mmHg

变量	定义
COPD	GOLD 分级美国胸科学会定义： 无：$FEV_1/FVC \geq 0.7$ 轻度：$FEV_1/FVC < 0.7$ 和 $FEV_1 \geq 80\%$ 中度：$FEV_1/FVC < 0.7$ 和 $50\% < FEV_1 < 80\%$ 重度：$FEV_1/FVC < 0.7$ 和 $FEV_1 < 50\%$
肺纤维化	根据临床、放射学或病理学证据说明患者是否被诊断为间质性肺纤维化
再次入院	指出患者是否在出院后 30 天内因任何与先前手术相关的原因而再次入院
用力肺活量（FVC）	尽力最大吸气后，尽力尽快呼气所能呼出的最大气量（以 L 为单位）
第 1 秒用力呼气容积（FEV_1）	在用力呼气的第 1 秒内从肺中用力呼出的空气量（以 L 为单位）
FEV_1/FVC	表示第 1 秒用力呼气容积（FEV_1）与用力肺活量（FVC）之比
术后预计 $FEV_1\%$	根据欧洲呼吸学会（ERS）/ 欧洲胸外科医师学会（ESTS）和美国胸科医师协会（ACCP）指南，计算术后预计 $FEV_1\%$ 时要考虑术中需切除的功能性肺段的数量 [$ppoFEV_1 = $ 术前 $FEV_1 \times (1 - a/b)$]，其中 a 为需切除的功能性肺段数量；b 为功能性肺段总数
术后预计 DLCO%	根据 ERS/ESTS 和 ACCP 指南，计算术后预计 DLCO% 时要考虑术中需切除的功能性肺段的数量 [$ppoFEV_1 = $ 术前 $FEV_1 \times (1 - a/b)$]，其中 a 为需切除的功能性肺段数量；b 为功能性肺段总数
最大摄氧量（VO_{2max}）	机体进行最大强度的运动，当机体出现无力继续支撑接下来的运动时，1 分钟内最大摄氧量或最大耗氧量；它以每千克体重在 1 分钟内消耗的氧气量（ml）来衡量

二、肺部并发症

（一）肺水肿

肺癌切除术后肺水肿（postpneumonectomy pulmonary edema，PPE）是一种少见的与肺切除密切相关的严重并发症。肺切除术后发生肺水肿的总概率为 2% ~ 5%，右肺切除发生肺水肿的概率比左肺切除高 3 倍。无其他并发症的肺切除术患者，PPE 多发生于术后6 小时至 6 天内，发生于 72 小时以内者占 76%，其中 45.5% 发生于术后 24 小时内。常见症状：①呼吸困难是 PPE 最主要的临床特点，伴有低氧血症，单纯氧疗改善不明显。②咳大量白色泡沫稀薄痰，痰液涂片检查和培养均为阴性。③余肺布满湿性啰音，以中下野为重，胸部 X 线片示余肺呈弥漫性间质性浸润性肺水肿表现，并呈进行性发展。④血压多在正常范围或稍高，心电图表现除窦性心动过速外，无心律失常、心肌梗死等表现。⑤漂浮导管测得肺动脉压升高，平均为 15 ~ 17mmHg；肺动脉楔压多正常。心排血量和心指数多正常。其术中预防应根据失血量、手术蒸发量和生理需要量来补充液体，并恰当选择胶体、晶体的比例；同时注意保持机械通气时的气道压，以选择 20 ~ 30cm H_2O 为宜（1cm $H_2O=0.1kPa$）。

术后预防：①体位，术后在病情允许的情况下，尽可能早地保持头部于 35° ~ 40° 抬高位，可使重力对毛细血管的影响降至最低。②限制液体输入，以"量出为入"的标准在术后 24 小时内平衡输液，若在短时间内输注液体速度过快，也会造成心排血量增加。③恰当的镇静和镇痛，以减少儿茶酚胺释放形成钠潴留。④加强监护。治疗主要包括限制液体入量、利尿、营养支持和氧疗。由于高渗状态的存在，一般不推荐应用胶体液，以合适的心排血量来维持最低灌注压是最理想的。有报道，对于重症患者 PPE 呼气末正压通气治疗效果较好。连续血氧饱和度监测、漂浮导管心排血量及肺动脉压测定、床边胸部 X 线片，对治疗具有较大的指导意义。

（二）肺切除术后综合征

肺切除术后综合征（postpneumonectomy syndrome，PPS）可在手术后数月至数年发生。肺切除术后综合征反映了由纵隔移位和剩余肺过度充气导致的远端气管和主干支气管的外在压迫。它发生于手术 6 个月后，甚至在手术后 35 年发病亦有报道；在儿童期接受手术的患者中更为常见，并且几乎仅发生于右肺切除术后。PPS 的特征是在手术后至少 6 个月内出现进行性呼吸困难、咳嗽、吸气性喘鸣和复发性肺炎，如不及时治疗可能会致命。治疗包括通过外科手术重新定位纵隔，并用不可吸收的材料如盐水乳房植入体，填充肺切除术后空间。从肺切除术后空间吸收的液体会伴随纵轴的旋转而导致纵隔移位进入该空间。胸部 X 线片可以显示纵隔结构向肺切除术空间的转移，而 CT 更适合评估气道与周围结构之间的关系及气道阻塞的严重程度。全肺切除术后（特别是在右侧）的 PPS 患者，随着时间的推移，可能会发生渐进性纵隔移位，这可能会导致支气管或血管阻塞。左主支气管通常在椎体、主动脉弓和（或）左肺动脉之间受压，患者在全肺切除术后数月或数年内会出现呼吸困难、喘鸣和反复肺炎。PPS 是一种罕见的并发症，但由于纵隔的较大松弛，在年轻患者中发病率较高，其诊断需要纤支镜检查［会发现严重的近端支气管梗阻和（或）软化］和 CT（纵隔偏移和旋转），鉴别诊断包括术后呼吸困难的其他原因，如肿瘤复发、肺动脉高压、肺血栓栓塞、充血性心力衰竭和肺部疾病进展。

（三）持续性肺漏气

持续性肺漏气（prolonged air leak，PAL）是肺切除术后常见的并发症，现临床上较为统一地将其定义为肺实质切除术后肺持续性漏气超过 5 天，临床发生率为 8% ～ 26%。据 Sakamoto 等的数据统计，即便是手术损伤相对较小的胸腔镜下机械钉闭合的肺大疱切除术，其 PAL 的发生率也可达 9.5%，故对于解剖分离更为复杂的肺段切除术、选择性肺叶切除术、肺癌根治术等肺实质切除术，或术前评估围术期肺部并发症危险因素较多的患者，PAL 的预防和治疗已成为围术期肺保护及肺切术预后的重要议题。肺切除术后，通常使用布莱克引流管来引流胸腔内空气和胸腔积液，而不是使用两个引流管。虽然术后过程对大多数患者来说都很顺利，但可能是布莱克引流管位置的原因，少数患者的引流不够充分。肺切除术后肺漏气可能会导致空气空间不足和胸腔积液，从而阻碍肺扩张和伤口愈合。因此，这些因素可能与间歇性分型患者迟发性漏气有关。

肺漏气的治疗：①手术治疗。随着 VATS 的普及与发展，越来越多的开胸手术被替代，虽然总体费用偏高，但 VATS 在缩短手术和住院时间、控制术中出血、缩短术后胸管留置时间、减少 PAL 及肺部感染并发症等多方面具有优势，其中很重要的是对直线切割吻合器的应用，针对发育不全或手术切除需要的大面积叶间裂的游离解剖，数据显示吻合器应用能有效降低术后创面漏气的发生率。Refai 等的研究表明，机械钉闭合组术后创面 PAL 的发生率明显降低，其胸管的留置时间和住院时间都较传统肺切术缩短。Ng 等的报告中也得出类似的结论，较传统缝合方式，吻合器术后 PAL 的发生率明显下降。当然对于小范围的肺组织损伤，以经济成本和实际疗效为考量，精细的分离操作和细致的缝合结扎仍是最主要的处理方式。②胸膜固定术和胸膜粘连术。胸膜固定术是目前气胸或肺囊肿、肺大疱切除手术预防 PAL 普遍采用的方法，即卵圆钳夹持无菌纱球反复摩擦壁胸膜致渗血，利用血液中丰富的纤维蛋白原、凝血酶等凝血、促纤维化成分造成脏壁胸膜间产生无菌性的炎症，以达到粘连脏壁胸膜并消除残余胸膜腔的目的。临床数据显示机械性摩擦胸膜后 PAL 的发生率可控制在 3.6% ～ 8.6%，但出血和术后疼痛是其主要的并发症。胸膜粘连术与胸膜固定术的本质相同，其大多利用化学性或生物性的材料加固闭合肺实质术后的残端和创面，或促进脏壁胸膜间的粘连。③胸腔闭式引流的管理。数字式胸腔引流系统的应用发展，使得临床操作数字化管理和学术交流的标准化成为可能，其回溯漏气曲线的趋势预测提供了更客观的临床依据（图 11-4-1），另其选择性的负压引流和便捷的移动性能也给临床提供了更好的引流管理，这使早期发现并降低 PAL 的发生率成为可能。④组织工程学干细胞治疗 PAL 逐渐发展。随着对 PAL 病理生理学机制的研究深入，我们发现目前大多数的临床治疗仍处在利用物理或化学原理对受损组织进行机械式修补的阶段，对于粘连强度的追求往往会增加患者的不适感和造成周边正常肺组织功能的破坏，因此具备一定粘连强度，并能最大限度保留甚至恢复间皮细胞 / 肺泡细胞功能的组织工程学干细胞治疗技术或将成为 PAL 治疗的重要研究方向。其中②、③结合对于治疗大多数漏气效果确切。

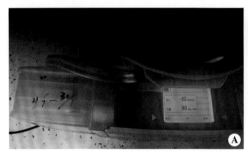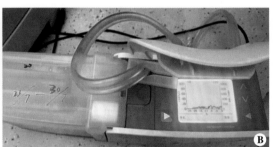

图 11-4-1 数字式引流系统。A. 显示压力及漏气流量；B. 显示漏气流量随时间变化曲线

（四）大叶扭转

大叶扭转是一种不常见的早期肺叶切除术并发症。为避免这种并发症，通常采用缝合线将肺固定在胸膜上（气胸）以防止旋转。胸膜间隙中存在空气或液体及完整的叶间裂，可使扭转程度加重。扭曲的叶片围绕其椎弓根旋转，损害了气道和肺血管。影像学表现包括术后出现异常位置的塌陷或合并的肺叶。其他影像学表现包括大叶气道和血管的方向异常、逐渐变细或闭塞，静脉充血和中隔增厚。

三、呼吸道并发症

（一）肺不张

肺不张最简单的定义是可逆的肺泡塌陷，典型原因是影响肺泡功能的气道阻塞。因此，肺不张患者二氧化碳和氧气的呼吸交换受到损害。几十年来，外科医生已经认识到，当暴露于全身麻醉时，之前肺部健康的患者会经历可测量的呼吸损伤。常规观察到的呼吸损伤包括呼吸系统顺应性降低和氧合受损。1963 年，Bendixen 等首次怀疑进行性肺泡塌陷或是肺不张的主要病因。研究人员发现，在麻醉患者中，肺顺应性和动脉血氧分压都连续下降，但可以通过肺扩张手术迅速恢复。然而，在改进的成像技术出现之前，由于传统放射学的局限性，很难证实这一概念。随着 CT、MRI、电阻抗断层扫描、超声检查及最近的静脉显微镜检查的发展，有研究表明，90% 的全身麻醉患者术后存在肺不张。已有研究进一步表明，麻醉诱导的肺不张可触发一系列病理生理事件，最终可能导致弥漫性肺泡损伤、呼吸衰竭，在极端情况下，甚至可能导致死亡。虽然围术期肺不张的病因尚未得到充分解释，但已发现引起或促成其发展的三个重要的"生理"机制，包括压缩、肺泡气体吸收和表面活性剂损伤。

临床症状的数量和强度取决于肺不张的严重程度，患者可表现为呼吸困难、咳嗽、肋间缩回、鼻胀、呼吸急促和出汗。如果情况严重，对胸部的体格检查可能会显示触诊语颤减弱，呼吸音减弱，或者在深呼吸或咳嗽后出现细微的爆裂声。严重的单侧肺不张患者会出现气管和心脏最大脉冲点移位，此时牵引力强到足以引起相邻胸内结构的同侧偏移。同样，风险评估必须考虑某些外科手术的部位和持续时间，这些手术会增加肺不张和其他术后肺部并发症（PPC）的风险。麻醉的类型和预期持续时间也必须考虑在内。由于临床医生对导致围术期肺不张和随后 PPC 的许多危险因素难以控制，他们面临着如何选择有效策略以减少肺不张的挑战，包括肺扩张操作和气道廓清技术。术中管理包括注意麻醉技术、呼吸机管理、液体监测、手术技术和手术时间是降低肺不张风险的基础。麻醉在肺不张和随后 PPC 发展中的作用已被公认，已有大量文献报道了关于患者术后的监测和管理程序。针对肺不张，可采取以下措施：①体位护理，术后应使患者保持平卧体位，并将患者的头部偏向一侧，待患者彻底清醒后，提醒患者将体位变换为 30° 的低卧位，待患者各项生命体征恢复至正常状态后，将体位变换为 45° 的半卧位；②气道护理，给予患者盐酸氨溴索雾化剂，以防发生气道感染。指导患者进行腹式呼吸训练，或给予患者排痰机，以便改善患者的肺部功能。提醒患者咳嗽时应用手轻微压住口部。

（二）肺梗死

肺梗死是由静脉结扎导致无静脉引流余下的肺叶。它主要累及中叶，其静脉流入右上静脉，此结构在术中容易解剖不清，因此特别容易发生不必要的结扎，导致间质水肿、肺泡渗出和后来的出血性坏死。左叶切除术后也可能发生肺梗死，尤其是上、下静脉融合时。这是一个具有早期放射学特征的严重事件。在影像上表现为楔形或类圆形影，典型者呈驼背征的实变影，基底在胸膜，其尖端指向肺门。CT 上也可表现为节段性磨玻璃影，伴其内增粗的网状影。增强 CT 显示引流静脉狭窄或闭塞。肺梗死通常需要翻修手术切除肺梗死。造成此类并发症往往是由于术者术前阅片不仔细，术者对解剖不熟悉，术中对血管解剖不充分。

（三）术后肺炎

术后肺炎（postoperative pneumonia）是肺癌手术常见的并发症之一，研究报道肺癌手术后肺炎发生率差异较大，为 1.32% ～ 25%。目前，对于 70 岁以上的老年非小细胞肺癌患者术后肺炎发生情况国内外报道较少。老年肺癌患者由于呼吸道纤毛动力下降，胸廓弹性下降，清除呼吸道病原体能力下降，并且常合并糖尿病、冠心病、慢性阻塞性肺疾病（COPD）等基础疾病，易发生术后肺炎。术后肺炎可在慢性阻塞性肺疾病患者中自动发展，或继发、并发于未经治疗或难治性肺不张（肺萎陷）。6.4% ～ 25% 的病例出现术后肺炎，并受术前、术中及术后因素（持续吸烟、喉返神经损伤、支气管淤滞或肺部缺损、术后机械通气延长）的影响。肺泡实变或多或少，可伴有细支气管炎或相关胸膜积液的征象，可能进展为坏死和空调。支气管瘘应该作为一个潜在的病因。肺纤维镜检查可确诊。化学性肺炎的危险来自围术期吸入酸性胃内容物。

术后肺炎的临床特征包括突发性呼吸困难和心动过速。患者还可能表现为发热、支气管痉挛、低氧血症、发绀和（或）粉红色泡沫痰。胃分泌物吸出的处理方法是立即将患者头部转向侧位（即侧头位），然后将患者口咽部分泌物吸出。如果气道反射缺失或受损，应考虑气管插管。当怀疑有吸入性肺炎时，应在接下来的 24 ～ 48 小时密切监测患者以明确是否发展为吸入性肺炎。这种情况的支持性治疗包括补充氧气、无创机械通气或常规机械通气。不建议预防性使用皮质类固醇或抗生素。然而，如果临床情况在 48 小时后没有解决，应考虑抗生素治疗。呼吸功能不全多见于全肺切除术患者，且患者术前的肺功能有明显损害。该并发症的治疗较困难，死亡率较高。

（四）急性呼吸衰竭

急性呼吸衰竭是肺癌根治术后的常见并发症，出现该并发症的患者病情凶险，病死率较高。相关研究结果显示，肺癌术后急性呼吸衰竭的发生率约为 10%，推测其作用机制是患者气管分泌物排出障碍，引起肺部感染。肺功能指标集中体现为通气/血流值低，同时弥散功能丧失，形成肺间质水肿，严重情况下甚至会出现低氧血症。急性呼吸衰竭患者的临床死亡率约为 50%，是影响肺癌患者手术预后质量的重要因素。总结分析肺癌术后呼吸衰竭发生的常见影响因素对于其预防具有重要价值。呼吸道感染、哮喘发作、手术创伤、肺组织减少、切口疼痛刺激、心功能不全、气胸或胸腔积液、短时间内输液过快或多等，均可为影响因素。术前合并慢性肺部疾病是肺癌根治术后呼吸衰竭发生的另一个重要影响因素。肺癌根治术后发生急性呼吸衰竭受多方面因素的影响：一方面，患者因疼痛影响而咳嗽无力，使得呼吸道生成的分泌物无法顺利排出，容易出现肺内感染而影响机体通气量，最终诱发呼吸衰竭；另一方面，在手术过程中处理肺血管时容易损伤患者肺组织，肺组织易在术后 2 天内出现急性水肿，降低通气量及氧交换面积，诱发呼吸衰竭。全肺切除术对肺功能的影响明显高于肺叶切除术，特别是右全肺切除，这与肺容积的减少、氧交换面积明显下降致肺功能不全有直接关系，因此拟行全肺切除者应慎重选择手术方法，严格掌握适应证。

呼吸衰竭极易合并心力衰竭，心肌对缺氧非常敏感。呼吸衰竭早期患者的心率和心排血量可代偿性增加，但随着缺氧和二氧化碳潴留的加重，肺小动脉收缩致肺循环阻力增大，会进一步加重右心负荷，导致心力衰竭。因此，呼吸衰竭患者需同时应用正性肌力药物治疗，严格限制输液量及速度，对于全肺切除且心功能较差者更应给予高度重视。

呼气末正压通气是目前公认的呼吸衰竭最有效的治疗方法，但在应用时要注意：①彻底清除呼吸道内分泌物，防止分泌物被吸入肺内细支气管而引起感染；②压力调整应逐渐增大，最大不能超过 1.96kPa，防止气压伤；③使用时间不能过长，缺氧和二氧化碳潴留症状改善后应逐渐减量停用，并逐步过渡到同步间隙指令通气。

四、胸膜腔并发症

（一）术后脓胸

脓胸是手术时支气管或肺内分泌物污染胸腔所致，可在手术后数月至数年发生，并且通常与血源播散性感染有关。由于现代手术技术及术后护理技术的进步，胸膜腔感染是胸腔切除术的罕见并发症，发生于 1%～5% 的外科手术患者中，并可能产生严重后果。危险因素包括术前放疗、全肺切除术、纵隔淋巴结清扫和机械通气。在影像学上，脓胸表现为胸腔积液且边缘增厚并增强，通常脓腔内可有空气。脓胸对纵隔结构可能有一定影响，可能还存在支气管胸膜瘘或食管胸膜瘘。处理时除应选择有效的抗生素治疗外，还应进行及时彻底的胸腔穿刺抽脓，如效果欠佳可考虑行胸腔闭式引流（图 11-4-2）。

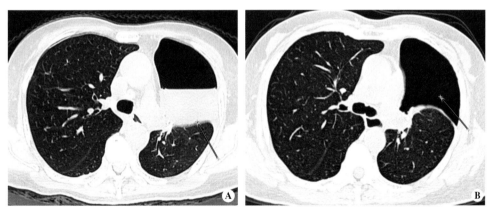

图 11-4-2　左上肺术后积液积气。女，64 岁，左上肺腺癌术后 3 个月复查胸部 CT 提示左侧胸腔积液，左残肺复张不良（A）；经胸腔穿刺置管引流后左残肺仍复张不良（B）

（二）支气管胸膜瘘

支气管胸膜瘘（bronchopleural fistula，BPF）是肺切除术后严重并发症之一，临床治疗困难，有较高的致残率及死亡率。肺癌肺切除术后一旦发生 BPF，患者典型临床表现为发热、持续性咳嗽，可咳出脓液样痰，尤其是在健侧卧位情况下。

临床诊断 BPF 并不困难，确诊方式主要包括支气管镜检查、胸部 X 线检查、支气管造影等，还可向胸腔内注入亚甲蓝进行诊断。近年来有研究表明，可通过吸入高浓度氧气及一氧化氮对胸腔内氧气及一氧化氮含量进行测量的方式诊断 BPF；对于细小、诊断难度高的 BPF，可通过核素气雾剂扫描的方式确诊。纤支镜及胸部 X 线检查主要特点为操作简便，而诊断准确度最高的是气管支气管造影，确诊 BPF 是早期对患者进行治疗的重要基础与前提。

1. BPF 的预防

（1）术前准备工作：主要包括纠正贫血及低蛋白血症、改善全身营养状况、预防肺部感染及控制血糖等。

（2）控制术中危险因素：积极控制术中危险因素是预防术后 BPF 的关键，支气管残端血供、支气管残端长度、残端闭合技术、感染等因素均与 BPF 的发生具有高度相关性。因此，术中应对支气管进行仔细解剖，防止支气管周围组织发生过度游离现象，确保残端支气管血运正常。根据患者实际情况选择合适的缝合方式，包括机械缝合及手工缝合，无论选择何种方式闭合，均应严格遵循避免组织损伤、防止损害支气管残端血运的原则。

（3）加强术后管理：防止残腔的形成，做到早发现、早诊断、早治疗。手术作为应激源的一种，可对气管、胸壁、肺组织、支气管及膈肌造成不同程度损伤，患者呼吸运动功能减弱导致咳嗽无力，进而导致痰液淤积于呼吸道，极易引发肺部感染、肺不张等严重并发症。因此，术后应鼓励患者主动咳嗽、排痰，指导患者正确咳嗽、排痰，同时给予雾化吸入、吸痰等一系列对症处理，加强术后抗感染治疗，积极预防术后感染。

2. BPF 的治疗

（1）对于满足手术条件，且自愿接受手术的患者，提倡进行手术治疗，当前临床主要采用带蒂肌瓣填塞残腔。带蒂肌瓣可直接植于感染病灶，对 BPF 患者而言是一种理想材料，可对处理后支气管胸膜瘘口进行包盖，同时有效填塞残腔，防止术后再瘘的发生。对于术前进行放疗的患者，最好的包盖组织是膈肌，但在残腔太大、无法采用转移肌瓣进行填塞的情况下，应考虑对患者行胸廓成形术。有学者认为，对肺切除术后 BPF 合并脓胸的患者而言，胸膜腔移植大网膜术是一种理想的治疗方法，具有创伤小、安全性高、疗效确切等优势。

（2）微创封堵：由于条件限制，加上一些患者不愿意接受开胸手术，对于这类患者临床提倡通过微创封堵瘘口的方式进行治疗，主要包括纤维支气管镜下治疗及气管支架植入。其中内置覆膜气管支架是一种安全性及可行性均较高的治疗方法，其优势主要体现在创伤小、高效、并发症少等方面，可快速对支气管残端瘘口进行封堵，尤其适于肺癌术后患者，可为术后放化疗争取更多的时间。

（三）食管胸膜瘘

在切除局部浸润性肿瘤或清扫隆突淋巴结过程中，可能会损伤食管，并可能出现食管胸膜瘘、食管 - 气管瘘、纵隔炎等并发症，死亡率很高。食管胸膜瘘是一种罕见的并发症（＜1%），通常发生在右侧，靠近隆突。如果术中没有发现食管破损并缝合，诊断可能会被推迟，直到观察到胸腔引流液中的食物，并通过气压食管造影、食管镜或胸部 CT 确认。

根据临床情况和发生瘘的时间长短选择治疗方案，多数情况下需进行瘘口修补，以加强胸膜或肌浆膜。在更复杂的情况下，可能需要进行食管切除术。此并发症往往是术者术中解剖不清所致。

（四）乳糜胸

乳糜胸作为胸外科一种相对少见的术后并发症，是术中胸导管或其属支损伤致乳糜液在胸膜腔内积聚所致，严重时可出现代谢紊乱、营养及免疫功能障碍而危及患者生命。随着近年来肺癌手术中系统性纵隔淋巴结清扫的广泛开展，肺癌术后乳糜胸的发生率逐渐上升。文献报道，国内外肺癌术后乳糜胸的发生率差异较大，为 0.17% ～ 3.10%，一般右侧肺癌根治术后乳糜胸发生率更高。肺切除术后，乳糜胸发生在 1% 的患者中。手术过程中受伤的部位包括右下椎旁胸膜外间隙、肺下韧带或主动脉下淋巴结清扫部位。CT 上胸腔积液的密度高低取决于乳糜液中脂肪与蛋白质的不同含量与比例。胸腔积液中三酰甘油水平高于 110mg/dl 可以诊断。乳糜胸的主要治疗方法包括胸腔闭式引流、低脂饮食、肠外营养支持治疗和手术结扎胸导管治疗。然而，由于缺少大样本、多中心的肺癌术后乳糜胸研究，目前在肺癌术后乳糜胸的诊治方面尚未达成共识。

（五）急性血胸

1.3% 的患者由于术中或术后支气管或全身脉管系统的意外损伤而继发胸腔内血肿，可能需要及早进行再次手术以彻底止血并清除血块。胸部 X 线片上胸腔积液迅速增加，可能提示有出血或血肿，应做进一步检查。出血性液体在胸部 CT 上具有更高的密度（40 ～ 90HU），并且在相应位置可能存在分层的液体 - 液体平面。

（六）支气管扭转

支气管扭转是一种罕见但严重的并发症，主要发生在右上叶肺叶切除术后的中叶。肺叶旋转可导致支气管扭转，也可导致静脉闭塞，这种早期和明显的并发症非常严重。因为静脉被扭转，导致肺叶梗死。通常采取急诊翻修手术进行治疗。

五、心血管并发症

（一）术中大出血

术中大出血（图 11-4-3）肺动脉干损伤的发生与肺癌 TNM 分期、病理分型、患者年龄相关。术中突发性大出血的原因：①部分患者肺部病变严重，肺血管壁脆弱，在解剖游离血管时遇见硬淋巴结，致使肺血管受损。②医务人员解剖血管失误引发肺部血管受损。③术中肺静脉游离长度不足，结扎线滑脱，肺血管因此受损。鉴于以上原因，术中护理人员和手术人员要严密配合，防止物品、器材拿错，并及时检查仪器是否正常运行，确保整个过程是无菌的。术中，护理人员应轻轻操作，防止严重震颤给患者带来伤害。护理的有效性可延长患者的生命。因肺癌组织可直接侵犯肺血管，转移到淋巴结会挤压肺血管，感染导致并发症出现，故术中护理人员应密切关注手术进度，对其生命体征进行严密监测，并加强对引流管和呼吸道的护理,降低并发症的发生率。因肺癌患者病情不同,术中突发出血情况也不同,护理人员根据患者的病情采取不同的护理措施是必要的。患者进入手术室后,护理人员应安慰患者,使手术顺利进行。患者麻醉后,护理人员不要离开手术室,应严密监测患者生命体征,并将需用的手术工具、物品准备好,要提前了解手术顺序,从而准确配合医生,严格遵守无菌操作,术中发生大出血,护理人员应冷静,首先确保吸引装置正常,吸净周围积血,确保光源充足,使医生视野良好;若患者出血过多,需要根据心率、血压、出血量进行适当输血,防止休克。有效的快速响应机制,可以最大限度确保手术的顺利性。术中针对医生的需要,护理人员应及时递拿物品,减少错误,从而缩短手术时间。因有些材料特殊,医护人员要重点关注,切勿让导丝、导管等落到无菌平面下而受到污染。即将结束手术时,护理人员要清点和检查敷料、器械等,避免异物留置在患者体内。

也有患者表现为术后出血(图 11-4-4),其主要原因:①血管结扎线脱落,往往导致急性失血而来不及抢救,目前临床广泛使用切割吻合器后此类情况已很罕见;②肺切缘钉合不严密导致肺血管出血;③肋间血管出血,切口止血不彻底或缝合时伤及肋动静脉。后两种情况通常可以选择积极保守治疗。

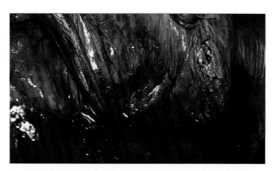

图 11-4-3　术中伤及右上肺静脉导致大出血

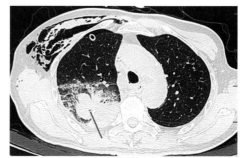

图 11-4-4　术后肺内血肿。男,80 岁,右上肺楔形切除术后第一天胸部 CT 显示右上肺模糊团块(线条所指),提示肺内血肿

(二)心律失常

心律失常是肺癌术后较常见且后果较为严重的并发症之一。有研究表明,肺癌术后并发心律失常直接影响患者预后,也是造成患者死亡的重要因素之一。肺癌术后并发心律失常的原因较为复杂,各个因素相互影响。有研究表明,术后心律失常与心包及心脏转移有关。某研究的 219 例肺癌患者中,出现心律失常者占 36.1%,说明肺癌并发心律失常的发病率高,值得医务人员重视。FEV_1/FVC 异常及术前心电图异常患者并发心律失常的概率高,原因是患者术后肺毛细血管减少导致肺功能不足,再加上术前患者已出现心肺功能障碍,故易并发心律失常。术中对心脏的刺激及损伤极易引起神经的兴奋,从而导致患者术后并发心律失常。故术中心包损伤患者术后并发心律失常的概率明显高于术中心包无损伤者,因细胞内低钾与心律失常存在密切关系,故电解质紊乱与患者术后并发心律失常存在一定关系。因此,肺癌患者术中心包损伤、肺损伤及术后电解质紊乱是肺癌患者术后并发心律失常的独立危险因素。医务人员在治疗过程中可针对以上因素加强监护并进行干预。

（三）心肌梗死

随着肺癌发病率的逐年上升，手术指征不断扩大，术后并发心肌梗死也越来越引起胸外科医生的重视。其常见原因包括：①肺癌患者以中老年人居多，合并基础疾病较多，常合并多个重要脏器疾病，常见的有冠心病、高血压、糖尿病、慢性阻塞性肺疾病等。这些基础疾病使患者的心力储备能力和应激能力明显下降，对手术和麻醉的耐受性降低，术后易加重或引起心肌缺血而诱发心肌梗死。②肺癌患者本身存在凝血机制异常，原发性肺癌特别是腺癌还可能破坏血管系统纤维蛋白沉积与降解之间的平衡，肿瘤本身分泌组织因子，使血液处于高凝状态，有利于血栓形成。③术者操作时对肺组织及肿瘤的挤压，术后为减少胸腔创面渗出而应用促凝药物，可增加血栓形成及栓塞的可能性。④术后各种常见并发症如低血容量及缺氧、术后疼痛刺激、肺部感染、肺不张等均可引起呼吸、循环功能的异常而诱发心肌梗死。

肺癌术后并发心肌梗死原因复杂，各因素之间相互影响，其中创伤和应激是主要因素。减小创伤和增强患者应激能力是预防心肌梗死的有效措施，早发现、早治疗是降低死亡率的关键。对于肺癌患者，术前应详细询问病史并进行全面查体，掌握好适应证，重点分析和处理基础疾病，针对性用药。对于冠心病患者，应用心肌保护药物 1～2 周后手术；对于高血压患者则术前应将血压控制在正常范围内；对于慢性阻塞性肺疾病患者术前应用抗生素、支气管扩张剂、雾化吸入等措施，尽可能去除感染因素，加强心肺功能锻炼，间断吸氧，指导正确的咳痰方法。对于贫血及低蛋白血症患者术前应予以纠正。给予患者心理治疗，消除精神紧张因素，增加患者战胜病痛的信心和决心。术中应注意麻醉适度，供氧充分，适时吸痰。术中操作轻柔，动作精确迅速，从而尽量缩短手术时间，尽可能减少术中失血。关胸时即可让患者逐渐复苏，注意吸痰、供氧、肺复张。清醒后鼓励患者咳嗽。术后认真监护，镇静止痛，积极预防肺内感染等并发症。一旦发现心肌梗死患者，应同心内科医生积极配合，使用抗凝药物，尽可能降低死亡率。

（四）肺栓塞

肺栓塞（pulmonary embolism，PE）是指肺动脉或其分支被血栓、羊水、空气、脂肪等堵塞，进而造成患者肺部血液循环发生障碍的临床病理综合征，临床上以肺血栓栓塞最常见，患者多表现为面色苍白、胸痛、呼吸困难、咳嗽、焦躁不安等，甚至猝死，严重影响了术后康复。据报道，开胸术后 5% 的患者因静脉血栓栓塞而形成局灶性或多灶性阻塞。A Ziomek 等的一项研究发现，原发性肺癌的术后血栓栓塞性疾病发病率比转移性癌更高，肿瘤＞3cm 及肺叶切除术后更常见（图 11-4-5）。

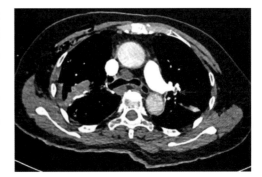

图 11-4-5 女，65 岁，右上肺腺癌术后第一天，肺动脉 CTA 提示左上肺动脉分支栓塞（红色箭头）

1. 病因分析

（1）血液处于高凝状态是肺栓塞形成的重要因素。下肢静脉栓塞的原因为静脉血流缓慢、血液高凝状态及静脉内膜的损伤，前两者为主要原因。肺动脉或肺动脉某一分支被栓子堵塞而引起肺栓塞。对于开胸手术后的患者，其栓子主要是血栓，最多见的为下肢静脉血栓，由于卧床时间长，患者下肢静脉血液回流缓慢、血液淤滞、禁食补液造成一些静脉血管的损伤，加之术后止血药物的应用及机体对创伤的应激性修复会导致凝血功能增强，使机体处于一种高凝状态，因此较容易形成下肢静脉血栓，栓子脱落后导致肺栓塞。

（2）据文献报道，40% 的肺栓塞患者有心肺病史，国外报道 38% ～ 41.1% 的肺栓塞见于心肺和血管疾病，如心房颤动合并心力衰竭、风湿性心脏病及慢性阻塞性肺疾病引起的肺心病等。

（3）长时间下肢静脉输液：开胸手术患者开胸后需要半坐卧位，术后补液量大，如在下肢长期补液极易造成下肢活动受限，影响下肢血液循环，使得静脉回流受阻、血流淤滞，从而活化凝血因子，凝血因子在局部不能被循环血流稀释，网状内皮系统对凝血因子的清除作用受到限制，从而易发生血栓。

（4）并发症：术前患者有高血压或手术后由疼痛应激性引起血压升高，血液黏稠度增加；或患者患有高血脂、糖尿病等均易引起血管壁退行性改变，血液黏稠，血小板与白细胞黏附性增高，血流缓慢，从而诱发下肢静脉栓塞。

（5）肥胖及输血：肥胖患者由于血脂水平高，血液黏稠度高，再加上术后活动减少，极易发生下肢静脉栓塞。另外，输血者由于库存血时间较长，血液中颗粒、细胞碎片较多，促进了血栓形成。

（6）静脉留置针：可对周围组织造成损伤，内膜炎症会使血栓与血管壁的粘连更加紧密，血栓不易脱落和被冲散而机化。炎症越严重，这种连接越紧密，一旦脱落可形成栓塞。

（7）血栓性静脉炎和深静脉栓塞 70% ～ 95% 的肺血栓来源于深静脉血栓，当静脉内压力急剧升高或静脉血流突然增多时（如长期卧床后突然活动、用力过度等），血栓极易脱落。

2. 治疗　鼓励患者进食低脂、含丰富纤维素的食物。肺栓塞患者应严密监测心电图、血压和血氧饱和度的变化，备齐抢救药品和器材。对于有呼吸困难的患者，应立即给予吸氧，保持呼吸道通畅，确保氧疗，提高血氧含量，改善缺血心肌的氧供，及时止痛、降血压、镇静、抗凝。

（五）心脏疝

心脏疝虽然很少见，但往往在术后立即发生，且常发生在右侧。由于低血压和循环系统损害，心脏疝死亡率很高（高达 40%）。其病因被认为与咳嗽、患者复位、正压通气或剩余肺快速再扩张相关的胸膜腔内压急剧升高有关。心脏疝是由心包内全肺切除术后心轴旋转引起的，可能是因为心包缺损未完全闭合，也可能是因为心包网片植入失败。在影像学上，心尖可指向肋膈沟外侧或后肋膈沟。部分心脏突出可引起心脏边缘的凸起轮廓，空气可以存在于与胸膜腔相连的心包囊中，需要紧急手术复位。

心脏疝的临床表现为低血压、心动过速和紫癜，即使在早期发现的病例中也有大约50% 的死亡率。临床表现可因心包缺损的部位不同而不同，右疝可引起双腔静脉扭转闭塞，左疝可引起左心室收缩，导致缺血、水肿、心肌功能障碍甚至心外膜血管撕裂等症状。心脏疝的诊断基于临床怀疑和简单的胸部 X 线检查，右疝有非常明显的影像学改变，左疝有更轻微的突出，在心缘的下部观察到密度增加。左疝的心电图改变通常更为明显。为了防止这种情况的发生，全肺切除后应该确认心脏的正确位置，任何大于 2～3cm 的心包缺损都必须修复。一旦怀疑心脏突出，立即将患者置于全肺切除对侧的侧卧位，紧急进行干预，直接或通过合成胸膜或膈肌补片重新定位心脏并修复心包缺损。

六、其他并发症

急性肾衰竭（acute renal failure。ARF）是较为少见的肺癌术后并发症，其发病率为 1.4%～4%，但对 ARF 的认识不足使得实际 ARF 发病率被显著低估。早年，ARF 的定义通常为血肌酐加倍或需要肾脏替代治疗。2005 年，急性肾损伤网络（acute kidney injury network，AKIN）于荷兰阿姆斯特丹制定了新的急性肾损伤（acute kidney iniury，AKI）共识，期望在肾损害早期加以识别，以便及早干预。

长期低氧可以诱发肾脏病理性改变。低氧血症可以持续激活肾素 - 血管紧张素 - 醛固酮系统，引起内皮素和儿茶酚胺释放增加，导致外周血管收缩，引起高血压。低氧高血压引起肾脏入球小动脉和小叶间动脉硬化，造成肾实质缺血，肾小球、肾小管损伤。而肾小管对缺氧更为敏感，损伤先于肾小球，表现为夜尿增多、尿渗透压降低及肾小管排酸功能障碍。因此，对于低 FEV 肺癌患者，其肾脏更为脆弱，手术的影响更大。Kim 等的研究结果表明，年龄是肺移植手术后继发 AKI 的独立危险因素。李瑾娜对不同年龄段 AKI 患者进行了分析，发现年龄超过 60 岁的老年人易罹患 AKI，且病情较重，预后较差，认为年龄是 AKI 的重要危险因素。术前血肌酐水平是判断患者是否发生 AKI 或肾功能不全的重要指标。通常情况下，AKI 患者血肌酐水平较健康者升高 1.5 倍，严重时可达到 2～3 倍。糖尿病也是许多并发症的危险因素。《中国糖尿病防治指南》指出：高血糖可引发心脑血管病变、眼部病变、神经病变和肾脏病变，其中与肾脏相关的并发症发生率高达 30%。Wehbe 等研究证实，糖尿病是肝移植术后继发 AKI 的独立危险因素之一。该研究发现，手术时间较长的患者更易在术后继发 AKI，考虑可能是由于手术时间越长，对患者造成的创伤越大，而且手术本身可导致炎症反应，激活炎症因子，增加术后继发并发症的发病风险。ASA 分级是常用的患者体质分类工具，在预测患者预后方面有一定的作用。ASA 分级为 III 级的患者，对麻醉和手术的承受力较低，手术风险较大，因此术后继发各种并发症的风险也相对较大。

其他一些并发症更为罕见，如心内分流、食管运动障碍、胃肠扭转、泌乳、心包积气、肺切除术后脊柱侧弯。

七、肺结节或肺癌围术期并发症的发生率及其预防

美国一项研究涉及 7114 例肺叶切除（开胸 5566 例，VATS 1548 例）病例，平均随访 52 个月。术后 5 年生存率 VATS 组略高于开胸组（66.0% vs. 62.5%，$P = 0.026$）。一项经过 14 项常用预后因素倾向性因素匹配后的研究，通过比较 1464 例开胸及 1464 例 VATS 病例发现，VATS 组平均住院日缩短（5 天 vs. 6 天，$P < 0.001$），淋巴结分期上调（11.6%

vs. 12.3%，P=0.53），术后 30 天死亡率（1.7% vs. 2.3%，P=0.50）及 5 年生存率（66.3% vs. 65.8%，P=0.92）两组无明显差异。另有研究者综述了 33 个单位 61 633 例肺叶切除病例研究结果，显示 VATS 相比开胸可以降低术后死亡率（OR=0.64），长期生存率更高（HR=0.88），但两组长期无疾病生存率相近（HR=0.94）。

Grenda 等总结了美国 645 例肺癌患者肺叶切除术后 2006 年 1 月 1 日至 2007 年 12 月 31 日之间的随访数据，204 例患者来自 18 家低死亡率医院（LMH 组），441 例患者来自 25 家高死亡率医院（HMH 组）。在肺癌切除术后 30 天死亡率分别是 LMH 组 1.6%（n=7），HMH 组 10.8%（n=22；P < 0.001）。LMH 组和 HMH 组心肺事件（aOR=0.73，95% CI：0.26 ～ 2.00）或血栓栓塞事件（aOR=1.23，95% CI：0.70 ～ 2.16）的发生率相似，但 HMH 组其他并发症的发生率显著偏高（25.9% vs. 8.7%，aOR=6.55，95% CI：1.44 ～ 29.88）。因此，要充分认识到早期肺癌手术治疗带来的手术并发症或相关死亡的风险（图 11-4-6）。

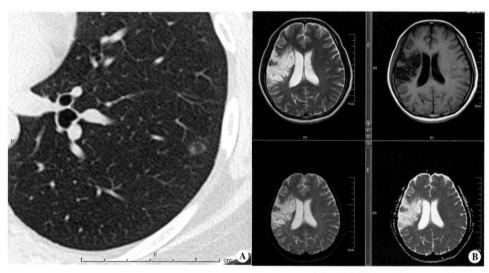

图 11-4-6　小肺癌术后脑梗死。女，50 岁。A. 左下肺 10mm 不规则圈样结节，诊断为小肺癌。VATS 先行左下肺楔形切除冰冻病理为腺癌，再行左肺下叶切除。B. 术后 3 天出现右侧大脑半球大面积脑梗死。患者生活质量和生存能力极大降低

我国学者对 < 2cm ⅠA 期非小细胞肺癌进行研究，纳入患者中 3844 例接受肺叶切除，1922 例接受亚肺叶切除，比较两组术后 5 年非肺癌死亡率（除肺癌外的心血管疾病、慢性阻塞性肺疾病或其他原因），结果分别为 11.4% 和 14.0%（P=0.09），两组相近。多因素分析发现年龄、性别、组织学类型、肿瘤大小、婚姻状态是其独立预测因素。心血管疾病死亡率与普通人群相近，而慢性阻塞性肺疾病特异死亡率两组则高于普通人群。日本 2014 ～ 2018 年全国 26 878 例胸外科手术（VATS 21 154 例）局部感染的发生率约为 1.28%。

术前组建多学科团队、充分心肺功能评估、积极的心肺功能锻炼极为重要。术者术前仔细阅片，制订详细的手术方案及预案，术中操作轻柔、解剖清楚，是预防术中出血等并

发症的关键；术后采用多模式的镇痛，充分止痛，鼓励患者早期下床活动、积极咳嗽排痰是预防术后多种并发症的关键。

（程 华 钟宏城）

参 考 文 献

蔡伯蕾，朱元珏，1984. 100 例肺栓塞症临床分析——附 90 例病理分析 . 中华内科杂志，23（4）：233-236.

程成，刘怡婷，陈飞宇，等，2019. 自主呼吸非气管插管胸腔镜手术的研究进展 . 解放军医学杂志，44（5）：440-445.

段晋，施云飞，雷又鸣，等，2017. 肺癌术后乳糜胸诊治分析 . 中外医疗，36（2）：57-59.

何文俊，张仲道，赵思鸿，2019. 肺癌患者术后并发心律失常的临床特征及危险因素分析 . 中国肿瘤临床与康复，26（3）：304-306.

侯忠，2019. 肺癌切除术中突发大出血相关因素分析及护理应对 . 中国保健营养，29（9）：166.

贾伟，苏雪莹，2004. 肺癌切除术后肺水肿的治疗体会及文献复习 . 肿瘤防治杂志，11（11）：1229.

蒋仲敏，林殿杰，叶莘，等，2020. 循环肿瘤细胞、循环染色体异常细胞与肺癌早期诊断 . 精准医学杂志，35（2）：95-99.

骆志明，2018. 肺癌术后支气管胸膜瘘的防治进展 . 医学食疗与健康，（5）：201-202.

孙薇，王海燕，文仲光，等，2016. 肺癌并发肺栓塞患者的临床特征 . 中华结核和呼吸杂志，39（3）：198-202.

唐威，王建卫，吴宁，等，2012. 计算机辅助检测系统在低剂量肺癌筛查结节检出中的应用价值 . 中华放射学杂志，46（7）：619-623.

万林，樊媛，党晓燕，等，2019. 肺癌患者术后呼吸功能衰竭的相关因素分析 . 临床医学研究与实践，4（19）：118-119.

余鑫，刘懿，叶璐，等，2016. 肺癌患者手术后继发急性肾损伤危险因素研究 . 检验医学与临床，13（13）：1868-1870.

张真榕，2020. 基于高分辨 CT 影像学指导≤ 2cm 磨玻璃结节肺癌手术方式胸外科专家共识（2019 版）. 中国胸心血管外科临床杂志，27（4）：395-400.

朱颖，鲁立军，刘战业，2005. 肺癌术后并发心肌梗死原因分析及预防 . 菏泽医学专科学校学报，17（4）：96，封三 .

Akin H，Olcmen A，Isgorucu O，et al，2012. Approach to patients with chylothorax complicating pulmonary resection. Thorac Cardiovasc Surg，60（2）：135-139.

Albain KS，Swann RS，Rusch VW，et al，2009. Radiotherapy plus chemotherapy with or without surgical resection for stage Ⅲ non-small-cell lung cancer：a phase Ⅲ randomised controlled trial. Lancet 374（9687）：379-386.

Alexiou C，Beggs D，Onyeaka P，et al，2003. Pneumonectomy for stage Ⅰ（T1N0 and T2N0）nonsmall cell lung cancer has potent，adverse impact on survival. Ann Thorac Surg，76（4）：1023-1028.

Amin R，Noone PG，Ratjen F，2012. Chemical pleurodesis versus surgical intervention for persistent and recurrent pneumothoraces in cystic fibrosis. Cochrane Database Syst Rev，12（2）：CD007481.

Anayama T，Hirohashi K，Miyazaki R，et al，2018. Near-infrared dye marking for thoracoscopic resection of small-sized pulmonary nodules：comparison of percutaneous and bronchoscopic injection techniques. J Cardiothorac Surg，13（1）：5.

Ardila D，Kiraly AP，Bharadwaj S，et al，2019. End-to-end lung cancer screening with three-dimensional deep learning on low-dose chest computed tomography. Nat Med，25（6）：954-961.

Asamura H，Chansky K，Crowley J，et al，2015. The International Association for the Study of Lung Cancer Lung Cancer staging project：proposals for the revision of the N descriptors in the forthcoming 8th edition of the TNM classification for lung cancer. J Thorac Oncol，10（12）：1675-1684.

Asamura H，Hishida T，Suzuki K，et al，2013. Radiographically determined noninvasive adenocarcinoma of the lung：survival outcomes of Japan Clinical Oncology Group 0201. J Thorac Cardiovasc Surg，146（1）：24-30.

Baisi A，Cioffi U，Nosotti M，et al，2002. Intrapericardial left pneumonectomy alter induction chemotherapy：the risk of cardiac herniation. J Thorac Cardiovasc Surg，123（6）：1206-1207.

Baudouin SV，2002. The pulmonary physician in critical care. 3：critical care management of community acquired pneumonia. Thorax，57（3）：267-271.

Berry MF，Villamizar-Ortiz NR，Tong BC，et al，2010. Pulmonary function tests do not predict pulmonary complications after thoracoscopic lobectomy. Ann Thorac Surg，89（4）：1044-1051.

Blasberg JD，Pass HI，Donington JS，2010. Sublobar resection：a movement from the Lung Cancer Study Group. J Thorac Oncol，5（10）：1583-1593.

Boffa DJ，Allen MS，Grab JD，et al，2008. Data from The Society of Thoracic Surgeons General thoracic surgery database：the surgical management of primary lung tumors. J Thorac Cardiovasc Surg，135（2）：247-254.

Bommart S，Berthet JP，Durand G，et al，2017. Imaging of postoperative complications following surgery for lung cancer. Diagn Interv Imaging，98（1）：11-20.

Bryant AS，Minnich DJ，Wei B，et al，2014. The incidence and management of postoperative chylothorax after pulmonary resection and thoracic mediastinal lymph node dissection. Ann Thorac Surg，98（1）：232-235.

Cao C，Chandrakumar D，Gupta S，et al，2015. Could less be more? A systematic review and meta-analysis of sublobar resections versus lobectomy for non-small cell lung cancer according to patient selection. Lung Cancer，89（2）：121-132.

Chen JS，Cheng YJ，Hung MH，et al，2011. Nonintubated thoracoscopic lobectomy for lung cancer. Ann Surg，254（6）：1038-1043.

Cheng XH，Zheng DF，Li Y，et al，2018. Tumor histology predicts mediastinal nodal status and may be used to guide limited lymphadenectomy in patients with clinical stage Ⅰ non-small cell lung cancer. J Thorac Cardiovasc Surg，155（6）：2648-2656.e2.

Cho HJ，Kim DK，Lee GD，et al，2014. Chylothorax complicating pulmonary resection for lung cancer：effective management and pleurodesis. Ann Thorac Surg，97（2）：408-413.

Clarke ER，Martin CJ，Politoff S，1958. Lobarspirometry. Ⅰ. Description of the catheter and the technique of intubation. Dis Chest. 34（2）：150-153.

Cui F，Liu J，Li SB，et al，2016. Tubeless video-assisted thoracoscopic surgery（VATS）under non-intubated，intravenous anesthesia with spontaneous ventilation and no placement of chest tube postoperatively. J Thorac Dis，8（8）：2226-2232.

Dai C，Shen J，Ren Y，et al，2016. Choice of surgical procedure for patients with non-small-cell lung cancer ≤ 1cm or ＞ 1 to 2cm among lobectomy，segmentectomy，and wedge resection：a population-based study. J Clin Oncol，34（26）：3175-3182.

Darling GE，Allen MS，Decker PA，et al，2011. Randomized trial of mediastinal lymph node sampling versus complete lymphadenectomy during pulmonary resection in the patient with N0 or N1（less than hilar）non-small cell carcinoma：results of the American College of Surgery Oncology Group Z0030 Trial. J Thorac Cardiovasc Surg，141（3）：662-670.

de Groot PM，Shroff GS，Carter BW，et al，2017. Lung cancer：postoperative imaging and complications. J Thorac Imaging，32（5）：276-287.

de Groot PM，Truong MT，Godoy MCB，2018. Postoperative imaging and complications in resection of lung cancer. Semin Ultrasound CT MR，39（3）：289-296.

Deng HY，Zhu ZJ，Wang YC，et al，2016. Non-intubated video-assisted thoracoscopic surgery under loco-regional anaesthesia for thoracic surgery：a meta-analysis. Interact Cardiovasc Thorac Surg，23（1）：31-40.

Eberhardt WEE，Mitchell A，Crowley J，et al，2015. The IASLC lung cancer staging project：proposals for the revision of the M descriptors in the forthcoming eighth edition of the TNM classification of lung cancer. J Thorac Oncol，10（11）：1515-1522.

Ferguson MK，Little L，Rizzo L，et al，1988. Diffusing capacity predicts morbidity and mortality after pulmonary resection. J Thorac Cardiovasc Surg，96（6）：894-900.

Garon EB，Hellmann MD，Rizvi NA，et al，2019. Five-year overall survival for patients with advanced non-small-cell lung cancer treated with pembrolizumab：results from the phase Ⅰ KEYNOTE-001 study. J Clin Oncol，37（28）：2518-2527.

Ginsberg RJ，Rubinstein LV，1995. Randomized trial of lobectomy versus limited resection for T1 N0 non-small cell lung cancer. Lung Cancer Study Group. Ann Thorac Surg，60（3）：615-622.

Gonzalez-Rivas D，Bonome C，Fieira E，et al，2016. Non-intubated video-assisted thoracoscopic lung resections：the future of thoracic surgery. Eur J Cardiothorac Surg，49（3）：721-731.

Graham DD，McGahren ED，Tribble CG，et al，1994. Use of video-assisted thoracic surgery in the treatment of chylothorax. Ann Thorac Surg，57（6）：1507-1511.

Grenda TR，Revels SL，Yin H，et al，2015. Lung cancer resection at hospitals with high vs low mortality rates. JAMA Surg，150（11）：1034-1040.

Gu C，Wang R，Pan X，et al，2017. Comprehensive study of prognostic risk factors of patients underwent pneumonectomy. J Cancer 8（11）：2097-2103.

Gu Y，Lu XQ，Yang LD，et al，2018. Automatic lung nodule detection using a 3D deep convolutional neural network combined with a multi-scale prediction strategy in chest CTs. Comput Biol Med，103：220-231.

Guo YX，Song Q，Jiang MM，et al，2020. Histological subtypes classification of lung cancers on CT images using 3D deep learning and radiomics. Acad Radiol，28（9）：e258-e266.

Hashimoto N，Matsuzaki A，Okada Y，et al，2014. Clinical impact of prevalence and severity of COPD on the decision-making process for therapeutic management of lung cancer patients. BMC Pulm Med，14：14.

Hattori A，Matsunaga T，Takamochi K，et al，2017. Locoregional recurrence after segmentectomy for clinical-T1aN0M0 radiologically solid non-small-cell lung carcinoma. Eur J Cardiothorac Surg，51（3）：518-525.

He J，Liu J，Zhu C，et al，2019. Expert consensus on tubeless video-assisted thoracoscopic surgery（Guangzhou）. J Thorac Dis，11（10）：4101-4108.

Hernandez-Vaquero D，Vigil-Escalera C，Pérez-Méndez I，et al，2021. Survival after thoracoscopic surgery or open lobectomy：systematic review and meta-analysis. Ann Thorac Surg，111（1）：302-313.

Hishida T，Miyaoka E，Yokoi K，et al，2016. Lobe-specific nodal dissection for clinical stage Ⅰ and Ⅱ NSCLC：Japanese multi-institutional retrospective study using a propensity score analysis. J Thorac Oncol，11（9）：1529-1537.

Hochmair MJ，Morabito A，Hao D，et al，2020. Sequential afatinib and osimertinib in patients with EGFR mutation-positive non-small-cell lung cancer：final analysis of the GioTag study. Future Oncol，16（34）：2799-2808.

Huang J，Qiu Y，Chen L，et al，2017. Nonintubated spontaneous respiration anesthesia for tracheal glomus tumor. Ann Thorac Surg，104（2）：e161-e163.

Ilie M，Hofman V，Long-Mira E，et al，2014. "Sentinel" circulating tumor cells allow early diagnosis of lung cancer in patients with chronic obstructive pulmonary disease. PLoS One，9（10）：e111597.

Jacobs C，van Rikxoort EM，Murphy K，et al，2016. Computer-aided detection of pulmonary nodules：a comparative study using the public LIDC/IDRI database. Eur Radiol，26（7）：2139-2147.

Jiang L，Chen HZ，Ang K，et al，2021. Management of brachiocephalic vein injury during tubeless subxiphoid thoracoscopic thymectomy. Ann Thorac Surg，111（3）：e197-e199.

Kajihara J，Yahara KJ，Hirabayashi A，et al，2021. Association between the frequency of surgeries for video-assisted thoracic surgery and the incidence of consequent surgical site infections：a retrospective observational study based on national surveillance data. BMC Infect Dis，21（1）：363.

Kim SY，Seo JB，Chae EJ，et al，2005. Filling defect in a pulmonary arterial stump on CT after pneumonectomy：radiologic and clinical significance. Am J Roentgenol，185（4）：985-988.

Koike T，Kitahara A，Sato S，et al，2016. Lobectomy versus segmentectomy in radiologically pure solid small-sized non-small cell lung cancer. Ann Thorac Surg，101（4）：1354-1360.

Kratz JR，He JX，Van Den Eeden SK，et al，2012. A practical molecular assay to predict survival in resected non-squamous，non-small-cell lung cancer：development and international validation studies. Lancet，379（9818）：823-832.

Li S，Cui F，Liu J，et al，2015. Nonintubated uniportal video-assisted thoracoscopic surgery for primary spontaneous pneumothorax. Chin J Cancer Res，27（2）：197-202.

Li SB，Jiang L，Ang KL，et al，2017. New tubeless video-assisted thoracoscopic surgery for small pulmonary nodules. Eur J Cardiothorac Surg，51（4）：689-693.

Liang W，He J，Shen Y，et al，2017. Impact of examined lymph node count on precise staging and long-term survival of resected non-small-cell lung cancer：a population study of the US SEER database and a Chinese multi-institutional registry. J Clin Oncol，35（11）：1162-1170.

Liang WH，Zhao Y，Huang WZ，et al，2019. Non-invasive diagnosis of early-stage lung cancer using high-throughput targeted DNA methylation sequencing of circulating tumor DNA（ctDNA）. Theranostics，9（7）：2056-2070.

Liu J，Cui F，Li SB，et al，2015. Nonintubated video-assisted thoracoscopic surgery under epidural anesthesia compared with conventional anesthetic option：a randomized control study. Surg Innov，22（2）：123-130.

Liu MY，Cui WX，Peng GL，et al，2020. Novel lung biopsy surgical technique for definitive diagnosis of pulmonary capillary hemangiomatosis. Ann Thorac Surg，109（1）：291-293.

Liu SL，Wang R，Zhang Y，et al，2016. Precise diagnosis of intraoperative frozen section is an effective method to guide resection strategy for peripheral small-sized lung adenocarcinoma. J Clin Oncol，34（4）：307-313.

Ma J，Zhou Z，Ren Y，et al，2017. Computerized detection of lung nodules through radiomics. Med Phys，44（8）：4148-4158.

Messerli M，Kluckert T，Knitel M，et al，2016. Computer-aided detection（CAD）of solid pulmonary nodules in chest X-ray equivalent ultralow dose chest CT - first *in-vivo* results at dose levels of 0.13mSv. Eur J Radiol，85（12）：2217-2224.

Mirakhur RK，1972. Technique for difficult intubation. Br J Anaesth，44（6）：632.

Mun M，Kohno T，2007. Efficacy of thoracoscopic resection for multifocal bronchioloalveolar carcinoma showing pure ground-glass opacities of 20mm or less in diameter. J Thorac Cardiovasc Surg，134（4）：877-882.

Nakamura K，Saji H，Nakajima R，et al，2010. A phase Ⅲ randomized trial of lobectomy versus limited resection for small-sized peripheral non-small cell lung cancer（JCOG0802/WJOG4607L）. Jpn J Clin Oncol，40（3）：271-274.

Naranjo-Gómez JM，Ortega-Morales FJ，Mons-Lera R，et al，2007. Postpneumonectomy esophagopleural fistula. An uncommon but serious complication in pulmonary surgery. Cir Esp，82（4）：245.

Ng T，Ryder BA，Machan JT，et al，2010. Decreasing the incidence of prolonged air leak after right upper lobectomy with the anterior fissureless technique. J Thorac Cardiovasc Surg，139（4）：1007-1011.

Paul S，Altorki NK，Sheng SB，et al，2010. Thoracoscopic lobectomy is associated with lower morbidity than open lobectomy：a propensity-matched analysis from the STS database. J Thorac Cardiovasc Surg，139（2）：366-378.

Peng GL，Liu MY，Luo Q，et al，2017. Spontaneous ventilation anesthesia combined with uniportal and tubeless thoracoscopic lung biopsy in selected patients with interstitial lung diseases. J Thorac Dis，9（11）：4494-4501.

Pennell NA，Neal JW，Chaft JE，et al，2019. SELECT：A phase Ⅱ trial of adjuvant erlotinib in patients with resected epidermal growth factor receptor-mutant non-small-cell lung cancer. J Clin Oncol，37（2）：97-104.

Pompeo E，Mineo D，Rogliani P，et al，2004. Feasibility and results of awake thoracoscopic resection of solitary pulmonary nodules. Ann Thorac Surg，78（5）：1761-1768.

Qin ZB，Tai YA，Xia CQ，et al，2019. Towards virtual VATS，face，and construct evaluation for peg transfer training of Box，VR，AR，and MR trainer. J Healthc Eng，2019：6813719.

Refai M，Brunelli A，Salati M，et al，2011. Efficacy of anterior fissureless technique for right upper lobectomies：a case-matched analysis. Eur J Cardiothorac Surg，39（6）：1043-1046.

Rosen JE，Hancock JG，Kim AW，et al，2014. Predictors of mortality after surgical management of lung cancer in the National Cancer Database. Ann Thorac Surg，98（6）：1953-1960.

Sagawa M，Oizumi H，Suzuki H，et al，2018. A prospective 5-year follow-up study after limited resection for lung cancer with ground-glass opacity. Eur J Cardiothorac Surg，53（4）：849-856.

Saji H，Okada M，Tsuboi M，et al，2022. Segmentectomy versus lobectomy in small-sized peripheral non-small-cell lung cancer（JCOG0802/WJOG4607L）：a multicentre，open-label，phase 3，randomised，controlled，non-inferiority trial. Lancet，399（10335）：1607-1617.

Sakamoto K，Takei H，Nishii T，et al，2004. Staple line coverage with absorbable mesh after thoracoscopic bullectomy for spontaneous pneumothorax. Surg Endosc，18（3）：478-481.

Sandri A，Papagiannopoulos K，Milton R，et al，2015. Major morbidity after video assisted thoracic surgery lung resections：a comparison between the European Society of Thoracic Surgeons definition and the thoracic morbidity and mortality system. J Thorac Dis，7（7）：1174-1180.

Sato W，Watanabe H，Sato T，et al，2014. Contralateral pulmonary embolism caused by pulmonary artery stump thrombosis after pneumonectomy. Ann Thorac Surg，97（5）：1797-1798.

Scholten ET，Horeweg N，de Koning HJ，et al，2015. Computed tomographic characteristics of interval and post screen carcinomas in lung cancer screening. Eur Radiol，25（1）：81-88.

Schussler O，Alifano M，Dermine H，et al，2006. Postoperative pneumonia after major lung resection. Am J Respir Crit Care Med，173（10）：1161-1169.

Shah AA，Worni M，Kelsey CR，et al，2013. Does pneumonectomy have a role in the treatment of stage Ⅲ A non-small cell lung cancer? Ann Thorac Surg，95（5）：1700-1707.

Shao WL，Wang W，Yin WQ，et al，2013. Nonintubated thoracoscopic lobectomy plus lymph node dissection following segmentectomy for central type pulmonary masses. Chin J Cancer Res，25（1）：124-127.

Shi W，Zhang W，Sun HL，et al，2012. Sleeve lobectomy versus pneumonectomy for non-small cell lung cancer：a meta-analysis.

World J Surg Oncol，10：265.

Shields TW，Ponn RB，2000. Complications of pulmonary resection//Shields TW，LoCicero J，Ponn RB，General thoracic surgery. 5th ed. Philadelphia：Lippincott Williams & Wilkins，873-934.

Shintani Y，Funaki S，Ose N，et al，2018. Air leak pattern shown by digital chest drainage system predict prolonged air leakage after pulmonary resection for patients with lung cancer. J Thorac Dis，10（6）：3714-3721.

Siegel RL，Miller KD，Jemal A，2019. Cancer statistics，CA Cancer J Clin，69（1）：7-34.

Simón C，Moreno N，Peñaloer R，et al，2007. The side of pneumonectomy influences long-term survival in stage Ⅰ and Ⅱ non-small cell lung cancer. Ann Thorac Surg，84（3）：952-958.

Singhal S，Ferraris VA，Bridges CR，et al，2010. Management of alveolar air leaks after pulmonary resection. Ann Thoracic Surg，89（4）：1327-1335.

Siu ICH，Li Z，Ng CSH，2019. Latest technology in minimally invasive thoracic surgery. Ann Transl Med，7（2）：35.

Soltesz EG，Kim S，Laurence RG，et al，2005. Intraoperative sentinel lymph node mapping of the lung using near-infrared fluorescent quantum dots. Ann Thorac Surg，79（1）：269-277.

Sun F，Xi J，Zhan C，et al，2018. Ground glass opacities：imaging，pathology，and gene mutations. J Thorac Cardiovasc Surg，156（2）：808-813.

Suzuki K，Armato SG 3rd，Li F，et al，2003. Massive training artificial neural network（MTANN）for reduction of false positives in computerized detection of lung nodules in low-dose computed tomography. Med Phys，30（7）：1602-1617.

Suzuki K，Koike T，Asakawa T，et al，2011. A prospective radiological study of thin-section computed tomography to predict pathological non-invasiveness in peripheral clinical Ⅰ A lung cancer（Japan Clinical Oncology Group 0201）. J Thorac Oncol，6（4）：751-756.

Suzuki K，Watanabe S，Mizusawa J，et al，2015. Predictors of non-neoplastic lesions in lung tumours showing ground-glass opacity on thin-section computed tomography based on a multi-institutional prospective study. Interact Cardiovasc Thorac Surg，21（2）：218-223.

Tsutani Y，Miyata Y，Nakayama H，et al，2014. Appropriate sublobar resection choice for ground glass opacity-dominant clinical stage IA lung adenocarcinoma：wedge resection or segmentectomy. Chest，145（1）：66-71.

Tsutani Y，Miyata Y，Nakayama H，et al，2014. Sublobar resection for lung adenocarcinoma meeting node-negative criteria on preoperative imaging. Ann Thorac Surg，97（5）：1701-1707.

Uchida S，Suzuki K，Hattori A，et al，2016. Surgical intervention strategy for postoperative chylothorax after lung resection. Surg Today，46（2）：197-202.

Valji AM，Maziak DE，Shamji FM，et al，1998. Postpneumonectomy syndrome：recognition and management. Chest，114（6）：1766-1769.

Waller DA，Gebitekin C，Saunders NR，et al，1993. Noncardiogenic pulmonary edema complicating lung resection. Ann Thoracic Surg，55（1）：140-143.

Wang J，Liu X，Dong D，et al，2016. Prediction of malignant and benign of lung tumor using a quantitative radiomic method. Annu Int Conf IEEE Eng Med Biol Soc，2016：1272-1275.

Watanabe A，Watanabe T，Ohsawa H，et al，2004. Avoiding chest tube placement after video-assisted thoracoscopic wedge resection of the lung. Eur J Cardiothorac Surg，25（5）：872-876.

Wen YK，Jiang Y，Liang HR，et al，2020. Tubeless video-assisted thoracic surgery for lung cancer：is it ready for prime time. Future Oncol，16（18）：1229-1234.

Wu SL，Liu J，Liang HR，et al，2020. Factors influencing the length of stay after mediastinal tumor resection in the setting of an enhanced recovery after surgery（ERAS）-TUBELESS protocol. Ann Transl Med，8（12）：740.

Wu YL，Herbst RS，Mann H，et al，2018. ADAURA：phase Ⅲ，double-blind，randomized study of osimertinib versus placebo in EGFR mutation-positive early-stage NSCLC after complete surgical resection. Clin Lung Cancer，19（4）：e533-e536.

Wu YL，Tsuboi M，He J，et al，2020. Osimertinib in resected EGFR-mutated non-small-cell lung cancer. N Engl J Med，383（18）：1711-1723.

Yang CFJ，Kumar A，Klapper JA，et al，2019. A national analysis of long-term survival following thoracoscopic versus open lobectomy for stage i non-small-cell lung cancer. Ann Surg，269（1）：163-171.

Yin JC，Zhao MN，Lu T，et al，2019. Non-lung cancer specific mortality after lobectomy or sublobectomy in patients with stage Ⅰ A non-small cell lung cancer ≤ 2cm：a propensity score analysis. J Surg Oncol，120（8）：1486-1496.

Yoshiyasu N，Kojima F，Hayashi K，et al，2021. Radiomics technology for identifying early-stage lung adenocarcinomas suitable for sublobar resection. J Thorac Cardiovasc Surg，162（2）：477-485. e1.

Yue DS，Xu SD，Wang Q，et al，2018. Erlotinib versus vinorelbine plus cisplatin as adjuvant therapy in Chinese patients with stage Ⅲ A EGFR mutation-positive non-small-cell lung cancer（EVAN）：a randomised，open-label，phase 2 trial. Lancet Respir Med，6（11）：863-873.

Zeng Y，Mayne N，Yang CfJ，et al，2019. A nomogram for predicting cancer-specific survival of TNM 8th edition stage Ⅰ non-small-cell lung cancer. Ann Surg Oncol，26（7）：2053-2062.

Zhang Y，Fu F，Chen H，2020. Management of ground-glass opacities in the lung cancer spectrum. Ann Thorac Surg，110（6）：1796-1804.

Zhang Y，Jheon S，Li H，et al，2020. Results of low-dose computed tomography as a regular health examination among Chinese hospital employees. J Thorac Cardiovasc Surg，160（3）：824-831.e4.

Zhang Y，Sun YH，Shen L，et al，2013. Predictive factors of lymph node status in small peripheral non-small cell lung cancers：tumor histology is more reliable. Ann Surg Oncol，20（6）：1949-1954.

Zhong WZ，Wang Q，Mao WM，et al，2018. Gefitinib versus vinorelbine plus cisplatin as adjuvant treatment for stage Ⅱ- Ⅲ A(N1-N2) EGFR-mutant NSCLC（ADJUVANT/CTONG1104）：a randomised，open-label，phase 3 study. Lancet Oncol，19（1）：139-148.

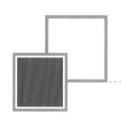

第十二章 I期肺癌的非外科处理方案

第一节 I期非小细胞肺癌的立体定向放射治疗

对于早期（T1～2N0M0）非小细胞肺癌（non-small cell lung cancer，NSCLC），肺叶或全肺切除加纵隔淋巴结清扫是标准治疗方案，可使患者的 5 年总生存率达到 40%～65%。但存在相当一部分因高龄或合并严重心、肺等内科疾病不能耐受或不愿接受手术的患者，对于这类患者，立体定向放射治疗（SBRT）提供了可能根治的机会，被推荐为这一类患者的标准治疗模式。

一、早期非小细胞肺癌立体定向放射治疗的优势

对于无法耐受手术的早期 NSCLC 患者，与不进行治疗相比，接受常规分割放射治疗（简称放疗）能够改善这类患者的生存。2001 年 Rowell 和 Williams 对接受 > 40Gy/20F 或相等生物剂量放疗的早期 NSCLC 患者的临床研究结果进行了系统综述，共纳入 26 项非随机对照研究（包括 2003 例患者），完全缓解率为 33%～61%，3 年生存率为 17%～55%，5 年生存率为 0～42%。多因素分析结果显示：肿瘤缓解率和患者生存率与肿瘤大小和照射剂量有关。Fletcher 预测采用 1.8～2.0Gy 的常规分割剂量，治疗直径 5cm 的 NSCLC 需要 100Gy 以上的总剂量，而采用现有放疗技术实施常规分割，肿瘤最大剂量很难达到这一水平。

与常规放疗相比，SBRT 可显著提高肿瘤靶区剂量，而周围正常组织受量很小，从而提高了早期 NSCLC 的局部控制率和患者生存，文献回顾显示患者 3 年生存率达 43%～83%，部分研究结果显示 5 年生存率为 40%（表 12-1-1）。应用该技术治疗不可手术的早期 NSCLC，局部控制率超过 90%，与手术相当（图 12-1-1）。因此，自 2012 年起，SBRT 成为美国国家综合癌症网络（NCCN）推荐的不能耐受手术的早期 NSCLC 患者的首选治疗，2018 年，美国临床肿瘤学会（ASCO）也正式批准 SBRT 作为早期不可手术 NSCLC 患者的标准治疗。

表 12-1-1 早期 NSCLC SBRT 研究结果

研究者（年份）	分期	病例数	剂量	局部控制率	总生存率
Bauman 等（2009）	T1～2N0M0	70	15Gy×3	92%（3 年）	60%（3 年）
Ricadi 等（2010）	T1～2N0M0	62	15y×3	87.8%（3 年）	57.1%（3 年）
Timmerman 等（2014）	T1～2N0M0	55	18Gy×3	93%（5 年）	40%（5 年）
Chang 等（2014）	T1～2N0M0	100	12.5Gy×4	96.5%（3 年）	70.5%（3 年）
Bezjak 等（2019）	T1～2N0M0	33	12Gy×5	84.7%（3 年）	54%（3 年）

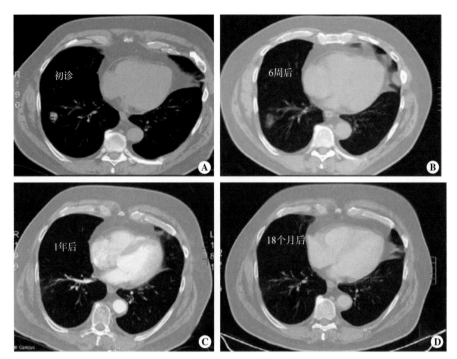

图 12-1-1 一例右肺下叶周围型肺癌（A），接受 54Gy/3F 的 SBRT 治疗后随访（B ~ D），定期监测未见肿瘤复发

二、周围型早期非小细胞肺癌立体定向放射治疗现状及进展

SBRT 治疗早期不能手术的周围型肺癌是安全、有效、可行的，已被广泛应用于不能手术的早期周围型肺癌患者的治疗。但是，SBRT 最佳的剂量分割模式还未达成共识，不同的治疗单位之间 SBRT 的剂量和分割存在较大差异。2014 年美国肿瘤放射治疗协作组发布的 RTOG0236 研究显示：针对临床上不能手术切除的早期肺癌行 SBRT 治疗，采用处方剂量是 18Gy×3，其 3 年、5 年肿瘤局部控制率（local control rate，LCR）分别达到 93% 和 87.6%，其 3 年、5 年生存率分别为 55% 和 40%。该研究为 SBRT 成为早期不能耐受手术的 NSCLC 患者的标准治疗奠定了基础，18Gy×3 的治疗剂量模式也成为其 SBRT 的推荐标准。而 MD 安德森癌症中心常用的治疗模式是 50Gy/4F；在日本，多采用 48Gy/4F 分割模式，治疗 ⅠA 期和 ⅠB 期肺癌的 3 年生存率分别为 83% 和 72%，无 3 级以上放射性肺炎发生；而新近公布的在日本进行的 JCOG0702 研究中，推荐不能手术的 T1 ~ 2N0M0 期周围型 NSCLC 治疗剂量为 50Gy/4F。综上所述，目前不可手术的早期 NSCLC SBRT 常用的剂量分割模式有 50Gy/（4 ~ 5）F、48Gy/4F、56Gy/8F 等，总体要求生物有效剂量（BED）超过 100Gy，治疗在 2 周内完成。临床实践中可根据肿瘤部位、病灶大小和正常器官毒性风险，调整单次剂量和总剂量。

随着 SBRT 技术逐渐凸显出巨大优势，近年来国内外学者开展了大量 SBRT 与手术治疗可切除早期 NSCLC 的临床疗效对比研究。日本多中心 Ⅱ 期临床试验 JCOG0403 评估 SBRT 治疗可手术早期 NSCLC 的有效性和安全性，对 64 例可手术与 100 例不可手术且经病理确诊为 cT1N0M0 的 NSCLC 患者进行分析，处方剂量是 48Gy/4F，结果显示不可手

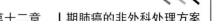

术组和可手术组 3 年总生存率分别为 60% 和 77%（$P < 0.05$）；不可手术组和可手术组 3 年无病生存率分别为 49% 和 55%（$P < 0.05$）。对于两组患者在总生存率上的差异，分析其原因可能是不能手术患者的身体情况较差，影响了研究结果。而在 2015 年，Chang 等报道了关于 SBRT 与手术治疗早期 NSCLC 的 Ⅱ 期临床试验，共入组 58 例患者，中位随访 40 个月，SBRT 组、手术组 3 年总生存率分别为 95% 和 79%。该研究结果显示 SBRT 技术在早期 NSCLC 治疗中的巨大应用前景。因此，对可手术早期 NSCLC 的 SBRT 仍有较大研究前景，现已开展更多比较 SBRT 与手术治疗的随机试验。

三、中央型早期非小细胞肺癌立体定向放射治疗现状及进展

根据国际肺癌研究协会定义，各方向上距离隆突、左右主支气管、叶支气管、肺段开口 2cm 以内及距离纵隔、心包 1cm 范围内的肺部恶性肿瘤称为中央型肺癌。这类肺癌邻近纵隔重要器官，与周围型肺癌相比，放疗会增加气管、支气管、食管、肺动脉和脊髓等关键结构的辐射暴露风险，这些结构在 2006 年被 Timmerman 等认为是高剂量分割放疗的"禁飞区"，大分割放疗会增加这些结构发生严重急性早期或晚期反应的概率，导致支气管狭窄、坏死和食管溃疡等。

然而，随着放疗技术的发展、图像引导的引入，一些研究显示中等剂量分割模式的 SBRT 对于中央型肺癌安全有效，因此 SBRT 也逐渐应用到了中央型肺癌的治疗中。荷兰阿姆斯特丹自由大学 Haasbeek 等对 63 例中央型肺癌患者进行研究，给予患者 7.5Gy×8 的方案，结果显示 3 年局部控制率为 93%，3 年总生存率达 64.3%，3 级以上不良反应发生率为 10.8%，甚至好于同期治疗的周围型肺癌。RTOG0813 研究旨在探讨中央型 NSCLC 患者行 SBRT 的最大耐受剂量、疗效和不良反应。研究结论：12Gy 是患者最大单次耐受剂量，治疗相关毒性发生率为 7.2%，2 年生存率为 72.7%，与周围型肺癌疗效相当。但综合评估，对比肿瘤控制率及不良反应后，推荐 50Gy/5F、55Gy/5F 作为最佳分割剂量。同时发现基于该方案，肺的重要危及器官剂量限定为 $D_{5\%} < 49.5$Gy 和 $D_{33\%} < 46.5$Gy，这分别是避免 2 级以上肺毒性和避免 3～5 级非急性肺炎毒性的最佳点剂量限制。

因此，SBRT 在早期中央型 NSCLC 中的应用是安全有效的，对于中央型肺癌，一般风险较低的患者建议单次剂量为 7～12Gy，总剂量为 50～70Gy，BED 为 100～120Gy；风险较高的患者建议单次剂量为 5～9Gy，总剂量为 50～60Gy，BED 为 90～120Gy，但仍需进一步深入研究，严格保证放疗质控，以尽量减少相关毒性。

四、立体定向放射治疗的质量保证与质量控制

不论是根治还是姑息治疗，肿瘤放疗的根本目标在于给肿瘤区域足够的精确的治疗剂量，而周围正常组织和器官受照射最少，以提高肿瘤的局部控制率，减少正常组织的放射并发症。要实现这个目标，关键是对整个治疗计划进行精心的设计和准确的执行，放疗过程的质量保证与治疗控制必不可少。SBRT 采用等中心治疗的方式，采用多个三维设计的小照射野单次大剂量定向照射体内的病灶，产生能量聚集，达到对小病灶的毁损效果。病灶以外剂量迅速跌落，在肿瘤靶区内形成高剂量，周围正常组织受量很小，从而使周围正常组织得到保护。由此可见，要开展好 SBRT 这一复杂精准、大剂量分割的放疗技术，质

量保证与质量控制尤显重要（图 12-1-2，图 12-1-3）。

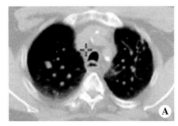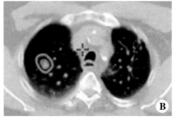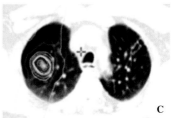

图 12-1-2　肺癌 SBRT 靶区及计划要求：A. 右肺上叶癌结节；B. 显示肿瘤外扩 5mm；C. 严格的剂量要求计划

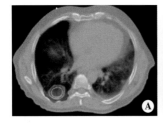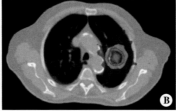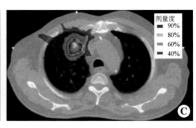

图 12-1-3　肺癌 SBRT 剂量分割模式：A. 贴近胸壁 55Gy/5F；B. 贴近大血管的中央型 60Gy/8F；C. 周围型 54Gy/3F

进行 SBRT 的患者要经过标准的评估，包括心肺功能等，除 CT、MR 等常规检查评估外，PET/CT 检查常常是必要的。肺癌多学科团队讨论有利于学科之间的互补，减少学科之间的偏见。需要平衡肿瘤局部控制率的改善和治疗相关毒性作用之间的关系，在此基础之上确定治疗方针、肿瘤照射区域、治疗剂量、分割剂量及次数，具体剂量要求见表 12-1-2 与表 12-1-3。为实现这一目标，需要有标准的高度重复性的 SBRT 固定摆位设备，以及呼吸运动管理设备，以减轻呼吸运动对照射区域空间位置变移的影响。目前通常采用呼吸门控、辅助屏气、真空负压或腹部压块等的设备来管理呼吸运动。内靶区（internal target volume，ITV）反映了临床靶区（CTV）在放疗过程中由内在生理运动引起的体积、形状及位置变化。在 ICRD 62 号报告中，ITV 的定义为靶区运动进行测量后对 CTV 进行的外扩，能够通过 4D-CT 来评价患者实时呼吸中的影像和器官运动。需要注意的是，治疗过程中不规则呼吸和呼吸方式的变化能够影响 ITV 的范围，必须要对每一次放疗进行图像引导验证，保证每次治疗的精准。物理技术方面细致全面的质控同样重要。

表 12-1-2　早期非小细胞肺癌 SBRT 剂量分割模式

肿瘤特征	分割次数	总剂量（Gy）	BED_{10}（Gy）
周围型，直径＜ 2cm，距胸壁＞ 1cm	1	25 ～ 34	87.5 ～ 149.6
周围型，距胸壁＞ 1cm	3	35 ～ 60	112.5 ～ 180.0
中央型或周围型，直径＜ 4 ～ 5cm，距胸壁＜ 1cm	4	48 ～ 50	105.6 ～ 112.5
中央型或周围型，距胸壁＜ 1cm	5	50 ～ 55	100.0 ～ 115.5
中央型	8 ～ 10	60 ～ 70	105.0 ～ 119.0
超中央型	8 ～ 12	50 ～ 60	90.0 ～ 120.0

注：BED_{10}，按照 $\alpha/\beta=10$ 计算的生物有效剂量。

表 12-1-3　早期非小细胞肺癌 SBRT 正常组织剂量限制

器官定义	3 次分割		4 次分割		5 次分割		8 次分割	
	体积	最大剂量（Gy）	体积	最大剂量（Gy）	体积	最大剂量（Gy）	体积	最大剂量（Gy）
双侧肺	＜ 10%	20	＜ 10%	20	＜ 10%	20	＜ 10%	20
食管	＜ 5ml	17.7	＜ 5ml	18.8	＜ 5ml	19.5	–	–
	＜ 0.03ml	27	＜ 0.03ml	30	＜ 0.03ml	35	–	–
心脏或心包	＜ 15ml	24	＜ 15ml	28	＜ 15ml	32		
	＜ 0.03ml	30	＜ 0.03ml	34	＜ 0.03ml	38	＜ 0.03ml	50（最佳）60（强制）
大血管	＜ 10ml	39	＜ 10ml	43	＜ 10ml	47	＜ 10ml	54
	＜ 0.03ml	45	＜ 0.03ml	49	＜ 0.03ml	53	＜ 0.03ml	64
脊髓	＜ 0.03ml	22.5	＜ 0.03ml	25	＜ 0.03ml	28	＜ 0.03ml	25（最佳）32（强制）
近端支气管树	＜ 4ml	15	＜ 4ml	15.6	＜ 4ml	16.5	＜ 4ml	32（最佳）44（强制）
	＜ 0.03ml	30	＜ 0.03ml	34.8	＜ 0.03ml	40	–	–
臂丛	＜ 0.03ml	26	＜ 0.03ml	27.2	＜ 0.03ml	32	＜ 0.5ml	27（最佳）38（强制）
胸壁	＜ 2ml	37.8	＜ 2ml	43	＜ 2ml	50	＜ 2ml	58
肋骨	＜ 1ml	28.8	＜ 1ml	32	＜ 1ml	35	–	–
	＜ 10ml	16.5	＜ 10ml	17.6	＜ 10ml	18	–	–
胃	＜ 0.5ml	22.2	＜ 0.5ml	28.2	＜ 0.5ml	35	–	–
肝脏	≥ 700ml	19.2	≥ 700ml	20.1	≥ 700ml	21		
皮肤	＜ 10ml	30	＜ 10ml	33.2	＜ 10ml	36.5		
	＜ 0.5ml	33	＜ 0.5ml	36	＜ 0.5ml	39.5		

注：– 为无数据。

　　总之，SBRT 是一个复杂而精细的治疗过程，在这个过程中放疗医生、物理工作者、放疗技术员的相互配合、共同努力是成功的关键，所以需要严格的标准工作流程及高素质放疗团队。

五、早期非小细胞肺癌立体定向放射治疗副作用及防治

　　随着 SBRT 的应用越来越广泛，如何在不影响治疗效果的基础上尽可能减少治疗后毒副反应是关注的重点。总体来说，在安全的剂量范围内，早期 NSCLC 患者 SBRT 的不良反应可控，且大部分不良反应均无须处理。而肿瘤的部位和大小是 SBRT 不良反应最重要的风险因素。这些不良反应主要包括放射性肺炎、食管炎、臂丛神经损伤、中央大气道损伤、胸壁损伤等。

（一）放射性肺炎

放射性肺炎是早期 NSCLC 行 SBRT 最常见的不良反应。大部分放射性肺损伤均为 1～2 级，早期放射性肺炎一般在 SBRT 后 3 个月内发生，多为无症状的影像学改变，少数患者可伴咳嗽、气短和发热等。后期放射性肺炎会逐渐演变为放射性肺纤维化，此时常需要与肿瘤复发相鉴别（图 12-1-4）。1 级放射性肺炎可以观察，不予治疗；2 级及以上者可对症治疗 + 糖皮质激素 + 抗生素治疗；对于 3 级以上放射性肺炎，糖皮质激素的使用尤为关键，原则上要求足量、有效、足疗程，用低而有效的剂量维持较长的时间。

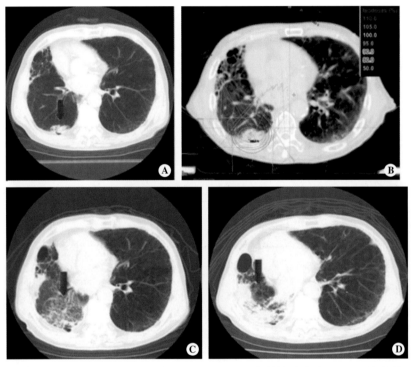

图 12-1-4 右肺下叶周围型肺癌 SBRT 治疗（50Gy/5F）后放射性肺炎表现，A. 放疗前 CT 表现（红色箭头）；B. 放疗计划；C. 放疗后 3 个月磨玻璃结节改变（红色箭头）；D. 放疗后 1 年肺部纤维化表现（红色箭头）

（二）放射性食管炎

SBRT 引起的食管损伤多见于中央型肺癌，＞ 2 级的发生率约 13%，常表现为吞咽疼痛和胸骨后疼痛，需密切监测评估食管狭窄、穿孔、气管食管瘘情况，轻者观察即可，严重者可给予镇痛、护胃、输液治疗，适当应用激素及抗生素可获得较好疗效。

（三）臂丛神经损伤

臂丛神经损伤多见于肺尖癌的治疗，沿神经根分布的运动和感觉异常是其主要临床表现，推荐 MRI 增强扫描进行诊断，以康复理疗为主。

（四）中央大气道损伤

中央大气道损伤多发生于中央型肺癌的 SBRT，临床表现多为咯血，少见的表现包括气管食管瘘、支气管狭窄或阻塞、支气管瘘等，常需要行支架和手术治疗。

（五）胸壁损伤和肋骨骨折

胸壁损伤和肋骨骨折多见于靠近胸壁的周围型肺癌的 SBRT，临床表现为胸壁疼痛和肋骨骨折，主要治疗为对症镇痛。

六、早期非小细胞肺癌立体定向放射治疗后随访与疗效评估

对 SBRT 后随访目前没有特别规定，一般建议治疗后首次随访在 1 个月内，随访内容包括疗效评估和不良反应评估。参照恶性肿瘤随访推荐，早期 NSCLC 经 SBRT 后在第 1 ～ 2 年每 3 个月进行 1 次随访，治疗后第 3 ～ 4 年每 6 个月进行 1 次随访。建议以胸部增强 CT 作为评估的基本影像学手段，如有 PET/CT 检查的需要，建议在治疗 6 个月以后再执行，因为治疗后的局部肺组织通常在 3 ～ 4 个月仍然表现为局部高代谢特征（图 12-1-5）。对于治疗后病灶未完全消失的病例，需要结合多种影像学动态观察，必要时活检。

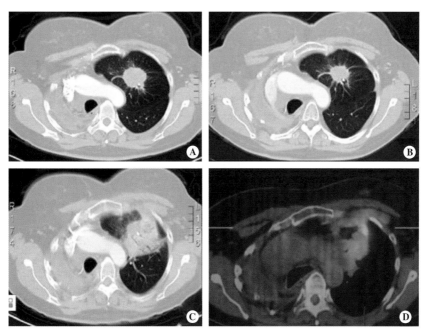

图 12-1-5 左肺上叶肺癌（A）SBRT 后影像随访结果（B ～ D）：接受 54Gy/3F 的 SBRT 6 周后 CT 显示病灶缩小（B），6 个月后 CT 考虑肿瘤复发，PET/CT 检查提示炎性反应为主（C），后续检测 18 个月未见复发（D）

（邓 云 周怀理 柳学国）

第二节　CT 导航内镜下消融

一、支气管镜导航技术在介入呼吸病学中的应用

导航是引导某一仪器设备沿着设定好的路线,从出发点运动到目标点的一种定位技术。支气管镜导航技术包括虚拟支气管镜导航（VBN）和电磁导航支气管镜（ENB）。VBN 是一种基于 CT 的新型虚拟成像技术,其将患者的 HRCT 图像导入导航系统中,生成三维的气管支气管树影像,在支气管镜操作过程中,可手动调整虚拟支气管镜的方向,使其与实际支气管方向一致,从而指导支气管镜的走行,使其准确快速地到达目标病灶处。与 VBN 不同,ENB 具有实时导航功能,是基于电磁定位技术、虚拟支气管镜和 CT 三维成像技术的一项新技术。在支气管镜操作过程中,患者躺在电磁板上（使胸部位于磁场中）,插入支气管镜钳子管道的外带鞘管的定位传感器可实时提供三维空间定位及方向信息,通过虚拟图像及支气管镜下的实际图像进行对照,从而准确地引导其到达病变部位。ENB 突破了传统支气管镜的技术瓶颈,可深入到 12～14 级支气管,甚至可至胸膜下,显著提高了支气管镜检查的深入程度,且探头可弯曲,能顺利到达盲区。以下介绍支气管镜导航技术在介入呼吸病学中的应用。

1.肺外周病变的活检　近年来,随着各种检查技术尤其是 LDCT 的广泛应用,越来越多的周围型肺病变（peripheral pulmonary lesion,PPL）被检出,这些肺病变中恶性的概率为 3.8%～13%。因此,早期肺癌的诊断非常重要,确诊的方法有手术活检及非手术活检。但部分良性病变不需要手术干预,经胸壁穿刺肺活检诊断准确率高达 90%,然而出血、气胸等并发症的发生率高达 30%。经支气管肺活检相对安全微创,但传统的支气管镜只能到达 4～5 级支气管,对肺外周病变的诊治有自身的局限性,而借助导航技术后病理阳性率可由原来的 30% 以下提高到 70% 以上。

2.纵隔病变的活检　因纵隔位置的特殊性、结构的复杂性及胎生结构来源多样性,纵隔病变种类多且常需病理检查方可明确病变性质。由于胸腔镜、纵隔镜及开胸活检创伤较大,而常规支气管镜不能直视病灶,对操作者的要求较高,因此该技术对于纵隔病变的诊断阳性率波动很大（36%～89%）。而 Gildea、Diken 等报道,采用 ENB 引导活检,纵隔病变取样成功率显著高于经支气管镜针吸活检术,甚至可达到 100% 的取样成功率。

3.需要肺部、气道、纵隔精确定位的呼吸介入术　如经支气管镜导航系统引导下的光动力学疗法、经支气管射频消融术和经支气管近距离放疗等。这些导航系统引导下的经支气管微创治疗是新生的有前景的治疗方式,但是其有效性、安全性及影响因素仍需进一步研究。

4.辅助胸腔镜手术或立体定向放疗的术前定位　支气管镜导航系统引导下标记病灶附近的胸膜,立体显示病灶的位置,指导胸腔镜手术,可以缩短手术时间。还可经支气管镜导航技术放置基准标志物来定位随呼吸周期运动的肿瘤,在提高立体定向放疗精准性的同时,可以减少放疗过程中对周围正常组织的损害。

二、术前 CT 检查及数据处理是各种支气管镜导航技术实施的必要条件

支气管导航技术的实施包括术前的路径规划和术中的气管内导航两个步骤。术前 CT 检查能显示病灶横断面位置，清楚显示心脏、大血管、气管等与病灶的关系，通过软件对 CT 原始图像进行数据处理生成三维的气管支气管树影像，找到目标病灶标记，选择 5～7 个解剖标志，生成通往目标病灶的导航路径。在支气管镜操作术中，ENB 的导航探头在制造的电磁场中所在三维空间的定位及倾斜、转动等动作可被定位系统捕捉，并传至计算机进行数据处理，将虚拟支气管镜图像与实际镜下图像进行对照，对标记的解剖标志与体内探头位置进行比较，可引导支气管镜沿着术前的规划路线到达目标病灶进行操作，从而减少穿刺到血管、肺裂、肺大疱等的概率。

三、经支气管镜消融治疗Ⅰ期肺癌的历史、现状及展望

目前，外科手术仍然是早期非小细胞肺癌患者的首选治疗方法，但部分患者肺储备有限或存在严重的合并症，无法耐受手术治疗。此外，部分患者因种种原因，并不愿意接受外科手术治疗。因此，许多新的局部治疗方法应运而生，其中消融治疗因创伤小、疗效确切、安全性高、患者恢复快、操作相对简单、适用人群广等特点，在肺部肿瘤的治疗中占有越来越重要的位置。随着 EBN 等支气管导航技术的成熟，与之匹配的经支气管镜消融技术也逐渐出现。上海市胸科医院孙加源教授等在 2015 年首先进行导航支气管镜引导下的射频消融治疗胸部肿瘤，并于 2016 年 5 月成功施行国内首例 EBN 引导下经支气管镜微波消融术（图 12-2-1）。目前该方法仍处于临床研究阶段，关于经支气管镜消融治疗的文献较少，还需要更多的临床研究及分析来证明其疗效、安全性及影响因素。具精准引导及全肺到达功能的支气管镜导航技术和消融等局部治疗技术优化融合，可仅通过一次麻醉实现肺部病灶"诊断、定位、治疗"的一体化诊疗，真正实现无痕治肺，未来有可能改变肺癌的诊断与治疗方式。

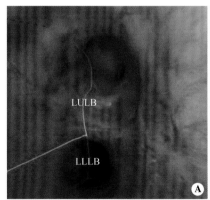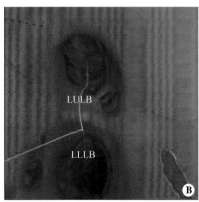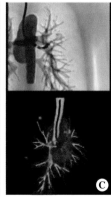

图 12-2-1　仿真支气管镜：真实支气管镜图像（A）、3D 建模图像（B）和全肺血管重建及导航（C）
LULB. 左肺上叶支气管；LLLB. 左肺下叶支气管

（郑晓滨　周舒婷）

第三节　肺结节物理消融

一、肺结节物理消融概述

肺结节物理消融是指在影像引导下将消融针（包括射频电极、微波天线及冷冻探针）穿刺进入肺结节内部，产生局部冷热效应，导致靶病灶发生坏死的原位灭活技术。其具有微创、安全、疗效可靠、经济、可重复等优点，随着消融设备及技术的进步，对于 I 期非小细胞肺癌（NSCLC）可以达到外科肺叶切除的效果。Yao 等回顾性配对比较 54 例微波消融（microwave ablation，MWA）和 108 例肺叶切除 NSCLC 患者，1 年、3 年、5 年生存率分别为 100% 和 100%、92.6% 和 90.7%，以及 50.0% 和 46.3%，而且 MWA 手术并发症发生率显著低于肺叶切除。物理消融适用于术后复发患者，Kodama 等对 44 例 NSCLC 术后复发共 51 个结节行射频消融（radiofrequency ablation，RFA）治疗，结节直径（1.7±0.9）cm，消融后 1 年、3 年和 5 年生存率分别为 97.7%、72.9% 和 55.7%。

二、常见消融方法及选择

RFA、MWA 和冷冻消融是较为常用的三种肺结节物理消融方法。关于三种方法在肺结节中的疗效比较，目前缺少较高级别的临床研究证据。MWA 是目前最主流的肺结节物理消融方法。

（1）RFA 是利用交变高频电流使射频电极周围肿瘤组织内离子发生高速震荡、互相摩擦而产生热能，随着肿瘤组织内温度增高，肿瘤细胞发生凝固性坏死。目前对于肺结节消融多采用单极、多针伸展型射频电极，多根子电极可通过 14 ～ 19G 套管针呈"锚形""圣诞树形"伸入周围肿瘤组织，既有助于防止消融过程电极的移位，又有助于预判消融范围，避免损伤邻近重要结构。但单极射频必须在体表粘贴回路电极板，不适用于体内有金属植入物及心脏起搏器者。另外，含气的肺组织阻抗高、导热性差，可限制肺结节内部温度升高及热传导，导致消融不完全。

（2）MWA 是通过置入肿瘤组织间的微波天线在局部产生高频电磁波，引起周围极性水分子快速振动，造成分子之间的相互碰撞、相互摩擦而产生热能。与 RFA 比较，MWA 局部升温更快，温度更高，消融范围也更大，且不受电阻限制，理论上更有助于受"血流"和"气流"影响较大的肺结节完全毁损。

（3）冷冻消融以氩 - 氦冷冻为代表，根据焦尔 - 汤姆孙（Joule-Thomson）效应，高压氩气通过探针尖端可使周围温度冷却至 –140℃，形成一个冰球；而氦气可使靶组织温度快速升至 20 ～ 40℃，导致冰球崩解。细胞内外水反复冻融过程，可损伤细胞膜及细胞器，导致肿瘤细胞坏死；而微血管受损闭塞也可导致局部组织缺血坏死。冷冻消融形成的冰球边界清晰，易于监测，并且较少引起局部疼痛，更适用于邻近重要脏器或距离胸膜 ≤ 1cm 的肿瘤。但因为单针形成冰球范围与探针直径有关，并且只有冰球表面 1.0cm 以下的区域才能达到 –40℃以下的冷冻致死性温度，故冷冻消融常需要更加精细地布针，穿刺创伤较大且消融需要时间更长。

三、肺结节微波消融

（一）适应证和禁忌证

参照《热消融治疗原发性和转移性肺部肿瘤专家共识（2017 年版）》，微波治疗早期原发性周围型肺癌适应证如下。

（1）因心肺功能差或高龄不能耐受手术切除。

（2）拒绝行手术切除。

（3）其他局部手段治疗早期肺癌复发后的单发病灶（如放疗后）。

（4）早期原发性肺癌术后或放疗后肺内孤立转移灶。

（5）单肺（各种原因导致一侧肺缺如）。

（6）多原发肺癌且双肺肿瘤数量≤3 个，肿瘤最大径≤3cm，且无其他部位的转移病灶。

禁忌证如下。

（1）穿刺部位皮肤感染、破溃，病灶周围感染性及放射性炎症没有很好控制。

（2）严重的肺纤维化。

（3）有严重出血倾向，血小板计数低于 50×10^9/L 或凝血功能严重紊乱，抗凝治疗或抗血小板治疗停药时间不够。

（4）有严重脏器功能不全或全身感染、高热、营养代谢紊乱。

（5）ECOG 评分＞3 分或 KPS 评分＜80 分。

（二）术前准备

1. 制订计划　根据术前增强 CT 或 PET/CT 所示肿瘤的位置、大小、数目确定消融靶病灶、患者体位和穿刺通路，通常选择距离靶病灶最近的穿刺入路，针道尽量平行于肺纹理、避开心脏大血管及气管支气管、骨骼、肺裂、肺大疱等结构；多发病灶或涉及双肺者需分次消融。

2. 设备材料　术前需准备好穿刺引导设备，肺部病灶最常采用 CT 或 C 臂 CT 引导穿刺；不同厂家微波消融治疗仪参数不同，需根据靶病灶大小选择微波天线；为防治穿刺及消融过程中出现的严重并发症，需准备胸膜腔穿刺（胸穿）或胸腔闭式引流包、心电监护仪、吸氧装置、抢救车等相关设备及麻醉、镇痛、镇咳、止血、扩冠、降压等药物。

3. 患者准备

（1）患者及家属（被委托人）签署知情同意书。

（2）术前 4 小时禁食水；常规建立静脉通道。

（3）术前教育，训练呼吸及屏气。

（4）术前口服镇咳剂。

（三）麻醉

肺结节消融通常在局部麻醉下进行，穿刺点处用 1%～2% 利多卡因浸润麻醉，直至胸膜。

只有预计患者术中不能配合或肿瘤贴近壁胸膜可能引起剧痛者，推荐采用清醒镇静或全身麻醉。

（四）穿刺及消融过程

（1）根据术前计划摆放患者体位。

（2）在拟定穿刺点附近贴定位标记后扫描得到工作位 CT 图像。

（3）因为体位改变可能改变病灶与周围结构位置关系，需结合工作位 CT 图像与术前增强 CT 修订穿刺路径。

（4）以皮肤进针点及靶肿瘤为扫描范围反复 CT 扫描，调整同步活检套管针或微波天线直至确认针尖已处于预定位置，接微波发生器进行消融，亦可同步活检（图 12-3-1）。

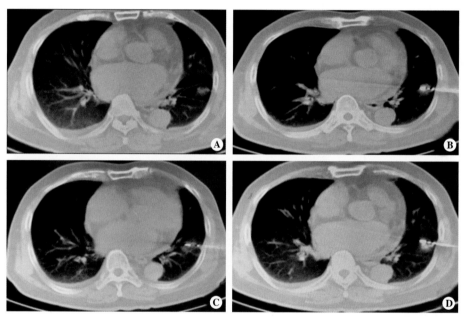

图 12-3-1　A. CT 平扫示左肺下叶磨玻璃结节；B. 微波消融针准确穿入肺结节（消融参数：60W，8 分钟）；C. 消融后可见左肺肿瘤周围片状渗出完全覆盖肿瘤；D. 消融后活检针沿原穿刺针道穿刺肿瘤，取得组织送病理活检。1 周后，患者病理结果提示：肺组织中见异型细胞呈巢状或腺样生长；免疫组化：CK7（＋）、TTF-1（＋）、Napsin A（＋）、Ki-67 约 35%（＋）、P40（－），符合腺癌（中低分化）诊断。临床诊断：左肺下叶浸润性腺癌，T2N0M0，ⅠB 期（该病例由中山大学孙逸仙纪念医院许林峰教授提供）

（5）消融后 CT 扫描复查在肿瘤周围可出现不透明高密度区，称为磨玻璃影（GGO），当 GGO 大于消融前肿瘤边界 5mm 以上时，完成消融。

（五）并发症及处置

并发症按照发生时间分为即刻并发症（消融后≤ 24 小时）、围术期并发症（消融后 24 小时至 30 天）及迟发并发症（射频消融后＞ 30 天）。按致病原因可分为穿刺相关并发症（如肺内出血、血胸、气胸、心脏压塞、空气栓塞等）和消融相关并发症（如胸痛、胸膜反应、咳嗽、皮肤灼伤等），最常见并发症如下。

（1）消融后综合征：与局部组织坏死及炎症反应有关，主要表现为低热、乏力、恶心、呕吐等，一般持续 3 ~ 5 天，经对症处理可好转。

（2）咳嗽：消融术中出现咳嗽可能与局部温度增高刺激肺泡、支气管内膜或胸膜有关，术后咳嗽与局部炎症反应有关。可在术前 1 小时预防性口服可待因，如术中咳嗽剧烈应停止消融以防气胸。术后咳嗽可给予抗炎或抗感染治疗。

（3）气胸：多与合并肺气肿、多次调整进针及粗针穿刺等因素有关。通常少量气胸可不予处置，中等至大量气胸可胸膜腔穿刺抽气或放置胸腔闭式引流。

（4）胸腔积液：如病灶靠近胸膜，消融过程高温可能刺激胸膜产生少量胸腔积液，通常不需特殊处理。如果出现中到大量胸腔积液，需要行穿刺抽吸或胸腔闭式引流。

（5）出血：包括咯血、穿刺道出血及血胸。对于术中咯血，如针尖已在肿瘤部位可立即消融以利于止血。穿刺道出血可自行吸收，一般不需特殊处理。血胸可能与肋间血管损伤有关，可给予止血治疗，如果出血量增加，可行增强 CT 明确原因，必要时可行介入栓塞止血。

（6）肺部感染：若术后超过 5 天体温仍然 > 38.5℃，咳嗽、咳痰及呼吸困难症状加重，应考虑合并肺部感染，可行痰液、血液培养，调整使用抗生素；如胸部 CT 扫描提示肺内 / 胸腔脓肿，则需置管引流。

（六）随访及疗效评估

（1）随访方法：为评估消融后局部疗效、消融灶演化及局部并发症情况，需要定期进行胸部增强 CT 或 PET/CT 随访。推荐术后 1 ~ 2 个月复查胸部增强 CT，术后 3 个月复查胸部增强 CT 或 PET/CT，以后 2 年内每 3 个月复查胸部增强 CT 或 PET/CT 和肿瘤标志物，2 年后每 6 个月复查 1 次。

（2）消融灶影像学改变：RFA 和 MWA 实质上都是热消融，组织发生凝固性坏死，消融后改变相似。热消融改变分三期：早期为 1 周内，中期为 1 周至 3 个月，晚期指 3 个月之后。

1）早期（1 周内）：消融灶影像上可分为三层（图 12-3-2），第一层为肿瘤病灶实性部分，其内可出现空腔、蜂窝状或低密度泡影样改变；第二层为围绕着消融肿瘤周边形成的 GGO，代表组织坏死；第三层为 GGO 外一层密度稍高于 GGO 的反应带，典型的影像学改变称为"帽徽征"（此征象在消融后 24 ~ 48 小时更加明显），代表充血肺组织。消融破坏局部血管致早期 CT 增强无强化，或环形强化（厚度 < 5mm，有平滑边界，代表充血、纤维化和巨细胞反应）。早期消融灶内炎症反应可有氟代脱氧葡萄糖（FDG）非特异性摄取，故 PET/CT 对于消融早期确定肿瘤残留意义不大。

2）中期（1 周至 3 个月）：出血和局部炎症导致消融区可持续增大，GGO 消失，周边可出现环绕清晰锐利的强化环，称为"蛋壳征"；可出现坏死组织排出形成空腔；对于靠近胸壁的肿瘤也可出现胸膜增厚；部分患者可出现肝门和纵隔淋巴结增大，并且出现 FDG 摄取增多，通常为一过性，多在 1 年内缓解。这一期仅根据大小难以判断肿瘤是否完全消融。消融灶内循环重建可有强化，但强化程度小于术前，主要仍为周围强化，如中心部分结节样强化，增强超过 15HU，需怀疑肿瘤残留。FDG 摄取峰值常在 2 周左右，2 个月后恢复至纵隔血池水平。如 2 个月后仍持续摄取，特别是原肿瘤区域摄取增高，可能提示肿瘤残留。

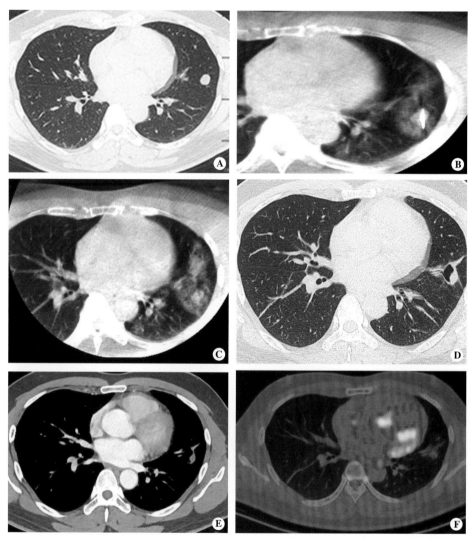

图 12-3-2 A. CT 扫描示左下肺孤立性小结节；B. C 臂 CT 下微波针穿过结节灶；C. 穿刺道出血，消融灶分三层，内层为原肿瘤结节，其内可见低密度泡影，沿穿刺针道可见空腔；D、E. 消融后 3 个月增强 CT 随访，可见薄壁空洞，局部有壁结节，增强未见强化；F. 6 个月 PET/CT 随访，空腔范围缩小，未见明显摄取增高

3）后期（3 个月后）：以 1～2 个月 CT 复查为基线，术后 3 个月病灶可保持稳定或稍大。进一步 CT 随访病灶区域有几种不同的演变模式，包括纤维化、空洞、结节、肺不张、消失、增大（可能复发、进展或增生纤维化）等。超过 3 个月，病灶持续增大，或出现新发，提示肿瘤残留或复发。这一期消融区强化较早中期增高，但不超过肿瘤，6 个月后强化逐渐减弱。随着消融区域炎性反应减轻或消退，PET/CT 能够比较客观地反映消融后肿瘤的代谢活性。消融后出现的肺门或纵隔淋巴结肿大如无代谢活性或代谢活性较前明显减低，则说明为炎性反应，反之则为转移。

（3）局部疗效评估：肺结节消融后可呈现不同的演变模式，不能以大小改变作为疗效评估标准,推荐参考改良的实体瘤疗效评价标准(mRECIST),即以存活肿瘤作为评估对象。完全消融为增强 CT 显示靶肿瘤消失或无强化的空洞、实性结节、肺不张和纤维化等,或者 PET/CT 检查显示靶肿瘤无核素浓聚或标准摄取值(SUV)高于正常。不完全消融为增强 CT 检查显示靶肿瘤仍有部分实性且有强化,或者 PET/CT 检查提示仍有核素浓聚或 SUV 仍高于正常。肿瘤局部进展为靶肿瘤完全缓解(CR)后,增强 CT 检查提示瘤周又出现散在、结节状、不规则偏心强化,或者 PET/CT 检查提示又出现核素浓聚或 SUV 高于正常。匹兹堡大学医学中心提出了改良肺肿瘤射频消融疗效评价标准:① CR 满足以下任意 2 个条件:CT 显示肿瘤消失或瘢痕;CT 显示病灶密度呈囊腔改变或呈低密度;PET 显示 SUV < 2.5。②部分缓解(PR)需满足以下任意 1 个条件:CT 显示病灶直径减小 > 30%;CT 显示病灶中央坏死或中央有液性囊腔形成;PET 显示核素浓聚区缩小或 SUV 下降。③稳定(SD)需满足以下任意 1 个条件:CT 显示病灶直径减小 < 30%;CT 显示病灶仍呈实性改变,没有中央坏死或囊腔形成;PET 显示 SUV 或核素浓聚区均无变化。④进展(PD)满足以下任意 2 个条件:CT 显示病灶直径增大 20% 以上;肿块仍呈实性,侵犯周围邻近结构;PET 显示 SUV 增高或核素浓聚区增大。

(毛军杰)

第四节 内 科 治 疗

一、多原发肺癌残余肺结节内科治疗探索

近年来,随着 CT 等肺癌早期筛查方法的推广,多原发肺癌的发病率也逐年上升。对于多原发肺癌,初次手术往往无法同期切除所有病灶,残余病灶的处理目前是多原发肺癌术后的一大临床难题。残余病灶多为磨玻璃影(GGO)且恶性概率高,二次手术又受限于年龄、病灶部位、残肺状态及心脏功能等多种因素而常常难以实施。因此,一些学者尝试了包括化疗、EGFR-TKI 及免疫靶向在内的全身性治疗去处理残余病灶。Lu 等评估了以铂类为基础的化疗对肺癌同期合并 GGN 的治疗效果。研究共回顾性分析了 91 个持续存在 ≥ 3 个月的磨玻璃结节(GGN)(来自 51 例肺腺癌患者),经至少两次含铂方案化疗,采用胸部 CT 评估 GGN 化疗前后的体积变化情况,发现 94.5% 的 GGN 没有变化而另 5.5% 的 GGN 反而增大。而 Zhang 等从影像和病理两方面去评估全身化疗对 GGO 特征肺腺癌的治疗效果。研究共纳入了 44 例恶性肿瘤患者,评估了 55 个化疗前已经存在且后续手术证实为肺腺癌的 GGO 病灶对全身化疗的反应。CT 影像评估发现所有 GGO 病灶化疗后要么保持不变,要么增大,且术后的病理分析发现肿瘤组织未呈现化疗导致的病理学变化(如坏死、纤维化或炎症等),见图 12-4-1。因此,GGO 特征的早期恶性病灶对化疗大多无反应,化疗不应该是其一种治疗选择。在多原发肺癌初次术后,残余的 GGN 中有较高比例表现为 EGFR 基因突变,那么针对 EGFR 突变的靶向药 EGFR-TKI 对此类处于早期的恶性病灶是否有效呢?来自 Cheng 等的回顾性研究回答了这个问题。该研究共纳入了 66 例多原发肺癌患者,所有患者的主病灶经手术切除且 EGFR 突变阳性,术后均接

受 EGFR-TKI（包括吉非替尼、厄洛替尼、埃克替尼及奥希替尼等）治疗，观察未同期切除的 134 个残余 GGN 的变化情况。研究者发现该队列中 EGFR-TKI 治疗早期 GGN 有效率为 23.9%（32/134），而患者层面的有效率为 33.3%（22/66）。可见，EGFR-TKI 对早期 GGO 征的恶性病灶的有效率远不如 *EGFR* 敏感突变的晚期肺癌患者（60% 左右）。究其原因可能为，多原发肺癌患者主病灶与残余病灶的驱动基因突变存在异质性，疗效取决于残灶 *EGFR* 突变状态。另外，亚组分析发现残灶数量超过 2 个（> 2 个 vs. 1 ～ 2 个：54.2% vs. 21.4%，$P < 0.01$），残灶直径 ≥ 8mm（≥ 8mm vs. < 8mm：58.6% vs. 13.5%，$P < 0.01$）或主病灶分期为Ⅲ期（Ⅲ期 vs. Ⅰ～Ⅱ期：61.5% vs. 26.4%，$P = 0.02$）的患者有更好的缓解率，典型病例见图 12-4-2。可见，主病灶为 *EGFR* 突变型多原发肺癌患者，术后 EGFR-TKI 对残余非实性病灶有一定的作用，尤其对于大直径、多灶性、混合性的非实性病灶。Wu 等报道了一例抗 PD-1 单抗成功清除多原发肺癌的多个非实性病灶的个案（图 12-4-3），提示免疫靶向治疗可能是早期非实性恶性病灶的潜在治愈手段，但需更多强有力的证据支持。广州医科大学附属第一医院何建行教授团队目前开展了一项单中心、Ⅱ期临床试验（NCT04026841），主要评估抗 PD-1 单抗（信迪利单抗）对无法同期切除的早期多原发肺恶性 GGN 的有效性及安全性，期待该研究能够开辟超早期肺癌药物治疗的一个新模式。

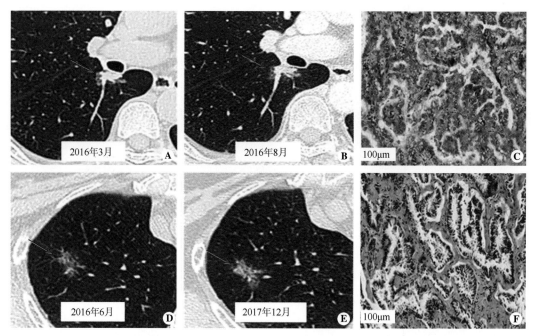

图 12-4-1 Ⅰ期肺腺癌化疗后的不同反应（2 例）。A ～ C. 74 岁女性左上肺腺癌患者（ⅢA 期）接受 4 个周期培美曲塞二钠联合顺铂治疗；右下肺 GGO 化疗前后无变化（箭示），术后病理证实为乳头状为主肺腺癌（pT1bN0M0，ⅠA2 期）。D ～ F. 72 岁女性左乳腺癌患者接受 4 个周期多柔比星联合环磷酰胺化疗；右肺上叶 GGO 增大并变实（箭示），术后病理证实为腺泡为主的肺腺癌（pT1bN0M0，ⅠA2 期）
引自：Zhang Y，Deng C，Ma X，et al. Ground-glass opacity-featured lung adenocarcinoma has no response to chemotherapy. J Cancer Res Clin Oncol，2020，146（9）：2411-2417

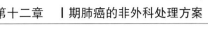
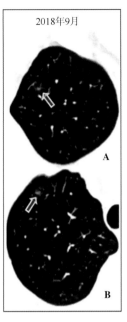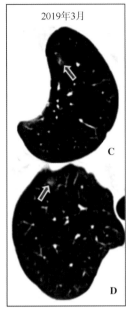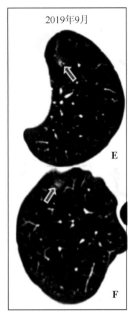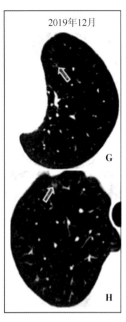

图 12-4-2 多中心肺腺癌对靶向治疗的不同反应。A ～ B. 66 岁男性多原发性肺腺癌患者，2018 年 9 月主病灶（pT1bN0M0，MIA，*EGFR* L858R 突变）手术后残余左上肺（A）和右上肺（B）GGO（箭示），2019 年 3 月术后首次复查提示左上肺 GGO 变大（C，箭示）而右上肺 GGO 稳定（D，箭示），2019 年 9 月开始接受吉非替尼治疗（E、F，箭示病灶），2019 年 12 月复查发现左上肺 GGO 消退（G，箭示）而右上肺 GGO 稳定（H，箭示）

引自：Cheng B，Deng H，Zhao Y，et al. Management for residual ground-glass opacity lesions after resection of main tumor in multifocal lung cancer：a case report and literature review. Cancer Manag Res，2021，13：977-985

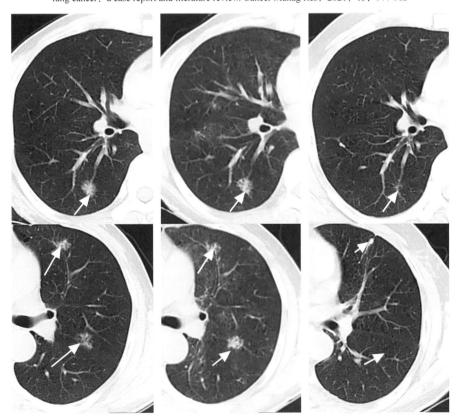

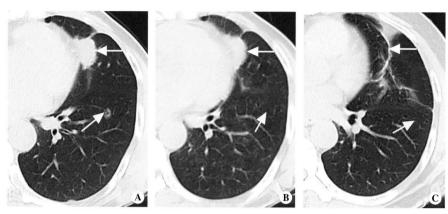

图 12-4-3　多中心肺腺癌化疗联合 PD-L1 单抗治疗后的反应。男，55 岁，CT 发现双肺多发 GGO，行穿刺活检明确为驱动基因阴性肺腺癌，PD-L1（30%+）；A.（上中下）胸部 CT 发现双肺散在 4 个亚实性结节及左肺上叶舌段实性结节（箭示）；B.（上中下）经过 3 个周期的培美曲塞二钠联合帕博利珠单抗治疗，CT 观察到左肺下叶亚实性结节及左肺上叶舌段实性结节变小（箭示），其他结节不变（箭示），但因免疫相关性肺炎中断治疗，行姑息性手术；C.（上中下）术后 12 个月 CT 显示左舌叶实性结节消失，遗留索条状改变（黑箭），其他双肺散在亚实性结节消失（箭示）

引自：Wu S, Li D, Chen J, et al. Tailing effect of PD-1 antibody results in the eradication of unresectable multiple primary lung cancer presenting as ground-glass opacities: a case report. Ann Palliat Med, 2021, 10（1）: 778-784

二、Ⅰ期非小细胞肺癌的辅助治疗

根治性手术或 SBRT 等根治性手段使早期肺癌有了治愈的可能。然而，Ⅰ期非小细胞肺癌（NSCLC）行根治性手术后复发率高达 18% ～ 29%，而 5 年生存率也只有 80% 左右；即便是肿块直径 < 1cm 的更早期肺癌，完全切除术后 5 年内仍有约 8% 的患者因肺癌而死亡；可见复发或转移仍然是早期肺癌治疗失败的主要原因，而术后辅助治疗包括化疗和靶向治疗在降低复发、改善早期 NSCLC 预后和延长生存期方面具有重要的作用。

（一）Ⅰ期非小细胞肺癌的辅助化疗进展

1. Ⅰ期非小细胞肺癌的辅助化疗研究现状　最初 ALPI 试验显示早期 NSCLC 完全切除术后 MVP（丝裂霉素 + 长春地辛 + 卡铂）方案辅助化疗不能提高患者总生存率。随后 2004 年发表的 IALT 试验开启了早期肺癌的辅助化疗，该研究共入组了 1867 例早期（Ⅰ～Ⅲ期）NSCLC 患者，其中ⅠB 期患者 498 例（化疗组 237 例和观察组 261 例）。随访 56 个月的结果显示，含顺铂辅助化疗组较观察组 5 年总生存率提高了 4.1%（44.5% vs. 40.4%，$P < 0.03$），但随访至 90 个月后辅助化疗带来的生存优势则未显现（HR=0.91；95% CI：0.81 ～ 1.02；P=0.10），其中ⅠB 期亚组始终未从辅助化疗中明显获益。JBR.10 试验是一项北美Ⅲ期随机试验，共入组了 482 例ⅠB（T2N0）或Ⅱ（T1 ～ 2N1）期患者，其中ⅠB 期占 45%。结果显示 NP 方案（长春瑞滨联合顺铂）辅助化疗组较观察组 5 年生存率提高了 15%（69% vs. 54%，$P = 0.03$）并延长了总生存期（94 个月 vs. 73 个月，P=0.04），但对于ⅠB 期亚组辅助化疗并无获益（P=0.79）。但值得注意的是，2010 年 JBR.10 试验 10 年随访数据提示肿瘤 ≥ 4cm 的ⅠB 期患者接受辅助化疗有生存获益的趋势但未达到具有统计学意义的差异（HR=0.66，P=0.13）。另外，2006 年的 ANITA 研究共纳入了 840 例

Ⅰ~Ⅲ期患者，其中ⅠB期为301例，结果显示NP方案辅助化疗组较对照组5年生存率提高了8.6%（HR=0.80，P=0.017），总生存期延长（65.7个月 vs.43.7个月），亚组分析同样提示ⅠB期NSCLC患者并未从辅助化疗中获益（HR=1.14，95%CI：0.83～1.57）。从IALT、JBR.10及ANITA三项重要研究可知辅助化疗可显著提高部分早期肺癌的生存率。基于此，2008年LACE协作组发表了一项重磅荟萃研究。其中纳入了前述的ALPI、IALT、BLT、JBR.10及ANITA五项大规模辅助化疗的研究（共4584例NSCLC患者），结果显示：中位随访时间5.2年，辅助化疗可改善早期NSCLC患者的总生存（HR=0.89，95%CI：0.82～0.96，P=0.005），使5年生存绝对获益为5.4%；但获益人群主要来自Ⅱ～Ⅲ期患者，而Ⅰ期患者不管ⅠA期（HR=1.40，95%CI：0.95～2.06）还是ⅠB期（HR=0.93，95%CI：0.78～1.10），均没有显著获益。可见，辅助化疗可清除微转移灶并提高疗效、改善预后和延长生存期，这已经在可手术的Ⅱ期和ⅢA期NSCLC中得到证实，然而辅助化疗在Ⅰ期NSCLC中仍充满争议。

CALGB9633试验是专门针对ⅠB期术后辅助化疗而设计的随机对照研究，为回答ⅠB期NSCLC患者是否可从辅助化疗中获益。该研究共入组了344例完全切除术后ⅠB期NSCLC患者，中位随访74个月，结果显示全组人群中TC方案（紫杉醇联合卡铂）辅助化疗组与观察组生存率无显著性差异（HR=0.83，95%CI：0.64～1.08，P=0.12）；亚组探索性分析发现辅助化疗可改善肿块直径≥4cm者的生存（HR=0.69，95%CI：0.48～0.99，P=0.043）。2011年ASCO大会公布了8年长期随访结果，依然显示总体上辅助化疗组与对照组生存没有显著性差异（P=0.062）；仅对于≥4cm的亚组，辅助化疗8年生存率提高了10%（53% vs. 43%，P=0.059）且有改善总生存期的趋势（化疗组与对照组的总生存期分别为8.9年和6.6年，HR=0.77，90%CI：0.57～1.04，P=0.079）。从该研究的亚组探索分析和长期随访来看，肿块≥4cm ⅠB期NSCLC患者为辅助化疗潜在临床获益人群。但亚组探索分析结果很难有说服力，因为统计学效能有限，未能准确评估两组的异质性；并且在第8版AJCC TNM分期系统中已把肿块≥4cm ⅠB期升级为Ⅱ期。因此，基于第8版TNM分期指导下ⅠB期患者的辅助化疗仍然缺乏高水平证据。

来自日本的一项随机对照Ⅲ期研究，共入组了999例Ⅰ期（T1和T2）完全切除术后肺腺癌患者，使其随机接受口服尿嘧啶和替加氟（UFT）2年或观察，结果显示UFT明显改善完全切除术后Ⅰ期日本肺腺癌患者的总生存（HR=0.71，95%CI：0.52～0.98，P=0.04），特别是T2N0M0患者（HR=0.48，95%CI：0.29～0.81，P=0.005）。可见，UFT可作为T2N0M0肺腺癌完全切除术后的一种选择。但因该研究为单一日本族群的研究，缺乏代表性；UFT在日本以外的很多地区未上市，缺乏可及性；UFT在欧美及我国未获得肺癌治疗适应证，缺乏可推广性。

2. Ⅰ期非小细胞肺癌的辅助化疗指南共识 目前最常用的NSCLC治疗临床指南包括《中国临床肿瘤学会（CSCO）非小细胞肺癌诊疗指南》、NCCN非小细胞肺癌指南、ESMO 2017版早期非小细胞肺癌指南、英国国家卫生与临床优化研究所（NICE）2019版指南和中国《Ⅰ～ⅢB期非小细胞肺癌完全切除术后辅助治疗指南（2021版）》等。不同的指南对ⅠB期NSCLC术后辅助治疗的推荐存在差异，CSCO非小细胞肺癌诊疗指南（2021版）及《非小细胞肺癌术后辅助治疗中国胸外科专家共识（2018版）》均不推荐行化疗；而 NCCN、ESMO 和 NICE 肺癌指南推荐部分高危患者行辅助化疗；中国《Ⅰ～ⅢB期非小细胞肺癌完全切除术后辅助治疗指南（2021 版）》不常规推荐术后辅助化疗，对于存在高危因素的患者，推荐行多学科综合评估，结合评估意见及患者意愿，可考虑行术后辅助化疗，具体见表 12-4-1。NCCN 和 CSCO 指南是基于第 8 版 AJCC 肺癌分期系统下的推荐，更有引用价值。CSCO 非小细胞肺癌诊疗指南（2021 版）指出ⅠB 期非小细胞肺癌（包括有高危因素的肺癌），由于缺乏高级别的证据支持，一般不推荐辅助化疗。NCCN 非小细胞肺癌临床诊治指南（2021.V1 版）推荐ⅠB 期高危患者接受 4 个周期辅助化疗，高危因素包括具有低分化肿瘤（包括神经内分泌肿瘤）、血管受侵、楔形切除、肿瘤直径＞ 4cm、脏胸膜受累和淋巴结状态不明。可见，各大指南对ⅠB 期 NSCLC 完全术后辅助治疗仍未达成共识，需筛选出合适的患者行个体化辅助化疗，从而减少术后复发转移并改善患者的生存（表 12-4-1）。

表 12-4-1　ⅠB 期非小细胞肺癌辅助化疗的各指南共识

	CSCO 2021 版	NCCN 2021.V1 版	ESMO 2017 版	NICE 2019 版
化疗	一般不推荐	高危者可考虑	肿块＞ 4cm 者可考虑	PS 0 ～ 1 分且肿块＞ 4cm 者可考虑
靶向治疗	奥希替尼	奥希替尼	除临床研究外，不建议	推荐临床研究

注：CSCO，中国临床肿瘤学会；NCCN，美国国立综合癌症网络；ESMO，欧洲肿瘤内科学会；NICE，英国国家卫生与临床优化研究所。

3. ⅠB 期非小细胞肺癌个体化辅助化疗需考虑的因素　基于 IALT、JBR.10、ANITA、LACE、CALGB9633 研究的结论，对于完全切除术后Ⅱ～ⅢA 期 NSCLC 患者，推荐辅助化疗作为标准治疗；而对于肿块≥ 4cm 的ⅠB 期患者，辅助化疗有一定的获益。然而，上述几项重磅辅助化疗研究的结论是基于第 7 版 AJCC TNM 肺癌分期。与第 7 版相比，第 8 版分期系统将ⅠB 期患者分为新的ⅠB 期（3cm ＜ T2a ≤ 4cm）和ⅡA 期（4cm ＜ T2b ≤ 5cm），也就是肿块＞ 4cm 的ⅠB 期升级为ⅡA 期。可见，第 8 版 AJCC 肺癌分期系统从ⅠB 期进一步筛选优化了可以从辅助化疗中获益的人群。这项回顾性研究比较了第 7 版和第 8 版 TNM 分期下ⅠB 期 NSCLC 患者的辅助化疗价值，结果显示基于第 7 版分期为ⅠB 期 NSCLC 患者的 5 年生存率辅助化疗组要优于观察组（83.5% vs. 76.9%，P= 0.044），然而基于第 8 版分期则辅助化疗组不如观察组（82.4% vs. 87.6%，P= 0.021），这提示第 8 版 AJCC 肺癌分期指导下需谨慎选择ⅠB 期患者行辅助化疗。尽管 NCCN 指南仍推荐高危ⅠB 期患者行辅助化疗，但我们仍需要充分考虑各种因素，权衡利弊选择最合适的ⅠB 期 NSCLC 患者，从而避免过度治疗或治疗不足。那么在临床实践中应该如何选择合适的患者行个体化辅助化疗呢？

（1）年龄和体能状态评分（PS 评分）是我们选择辅助化疗人群的首要考虑因素。LACE 荟萃研究按年龄亚组分析发现年龄＜ 65 岁、65 ～ 69 岁和≥ 70 岁三组人群的死亡、疾病进展风险和严重毒性反应无明显差异，提示老年患者亦可从含铂方案的辅助化疗中获益。来自 JBR.10 的回顾性分析也提示＞ 65 岁老年肺癌患者亦可从 NP 方案的辅助化疗中获益。但是临床研究入组患者 PS 评分大多为 0 ～ 1 分，PS 评分 2 分及以上的患者较少入组。其中 IALT 研究入组了 72 例（占 7.7%）PS 评分 2 分患者，该研究结果提示年龄 > 65 岁或 PS 评分为 2 分的患者不能从辅助化疗中受益。该回顾性研究分析了 ECOG PS 评分对ⅠB 期 NSCLC 患者行辅助化疗获益的影响，结果显示 PS 评分为 0 分的患者，辅助治疗组的 5 年生存率更高（79.3% vs 91.6%，$P = 0.001$）；相比之下，PS 评分为 1 分的患者，观察组 5 年生存率明显高于辅助治疗组（58.6% vs. 17.2%，$P = 0.021$）。因此，体能状态差的老年患者不建议行辅助化疗。

（2）病理组织类型：尽管 ANITA 研究的亚组分析认为辅助化疗的疗效不受组织学类型影响，但不同组织类型肺癌的生物特性和结局必然有一定差异。例如，肺腺癌中微乳头状腺癌较腺泡状腺癌的预后差。另外，淋巴血管侵犯、内脏胸膜侵犯在第 7 版 AJCC 分期系统中被认为是ⅠB 期 NSCLC 患者复发的高危因素，但在第 8 版 AJCC 分期指导下辅助化疗未能改善脏层胸膜侵犯患者的预后。此外，对 CALGB9633 研究中 267 例ⅠB 期 NSCLC 患者的病理组织样本进行 *K-RAS* 基因检测发现，*K-RAS* 突变型ⅠB 期 NSCLC 患者难以从紫杉醇联合卡铂方案辅助化疗中获益。可见，从大体病理组织类型到分子病理类型都是ⅠB 期 NSCLC 患者辅助化疗需要考虑的因素。

上述仅仅是单个因素，临床实践中还需要综合考虑多个因素。因此，综合多个因素的个体化预测模型的应用则显得更为合理。上海市肺科医院团队建立了 Nomogram 模型来预测无复发生存期（RFS），同时验证辅助化疗的价值。基于大样本（$n=4606$）Ⅰ期肺腺癌（第 8 版 AJCC 分期）完全叶切术后患者无复发生存的回顾性分析，发现年龄、性别、肿瘤大小、病理亚型、脏层胸膜侵犯和淋巴血管侵犯是 RFS 的 6 个独立预测因子。该 Nomogram 模型很好地将Ⅰ期肺腺癌患者分为低、中、高风险群，较第 8 版 TNM 分期有更准确预测 RFS 的价值。辅助化疗并没有改善中风险患者的 RFS，甚至对低风险患者有害；然而，可改善高风险患者（评分 ≥ 245 分）的 RFS（$P=0.0416$）。同样针对Ⅰ期患者辅助化疗决策的问题，广州医科大学附属第一医院团队基于 SEER 更大样本数据（$n=30\ 475$）建立的风险预测模型进行内部验证，同时在我国 1133 例患者中进行了外部验证，再使用美国国家癌症数据库（NCDB）检测辅助化疗对模型定义的高风险和低风险患者生存影响的差异。该团队确定了 8 个独立的预后因素并纳入模型，发现 21.7% 的ⅠB 期（所有Ⅰ期患者的 7.5%）患者为高危组（> 30 分），还证实了高危患者可以从辅助化疗中获益（$P= 0.003$）。

化疗方案的选择：基于以上多项辅助化疗研究的阳性结果，顺铂联合长春瑞滨是辅助化疗的主要推荐方案。若无法耐受该方案，可以考虑其他含铂的联合方案。其中 CALGB9633 研究提示紫杉醇联合卡铂方案辅助化疗可改善ⅠB 期患者术后 4 年总生存但不显著改善 5 年总生存。若为肺腺癌，则培美曲塞二钠联合顺铂在减少毒性和提高疗效上有一定优势。

综上，在实际临床工作中，除需要综合考虑年龄、PS 评分、组织类型、分子标志物等自身及临床病理特点多方面的因素外，还需要结合有临床应用价值的个体化预测模型进行个体化的辅助化疗。

（二）Ⅰ期非小细胞肺癌 EGFR-TKI 辅助靶向治疗进展

1. Ⅰ期非小细胞肺癌 EGFR-TKI 辅助靶向治疗研究现状　　随着第二代测序技术的应用，肺癌由过去的病理组织分型向驱动基因的分子亚型转变，且携带 *EGFR* 基因敏感突变、

ALK 融合、*ROS1* 融合的晚期 NSCLC 靶向治疗的疗效与分子分型的关系已明确。相对于传统化疗，靶向治疗在晚期肺癌中表现出高效、低毒的特点，且屡有突破性进展，这为早期肺癌辅助靶向治疗提供了全新视角。因此，NSCLC 的辅助靶向治疗成为研究的焦点。

我国肺腺癌患者也具有较高的 *EGFR* 突变率，其中敏感突变阳性率达 40%～50%。学者们一直在探索 EGFR-TKI 辅助治疗在早期 NSCLC 中的价值。早期 *EGFR* 突变预测作用不明确时，BR.19 和 RADIANT 试验先行探索了 EGFR-TKI 在 ⅠB～ⅢA 期 NSCLC 患者中的术后辅助治疗价值，结果显示与安慰剂相比，EGFR-TKI 辅助治疗未能改善整体人群的无病生存期（DFS），包括 ⅠB 期的患者。可见，两项研究针对 *EGFR* 突变人群的辅助 EGFR-TKI 治疗均以失败告终。然而，对 RADIANT 研究进行 *EGFR* 突变阳性患者亚组分析发现厄洛替尼辅助治疗可带来更长的 DFS（46.4 个月 vs. 28.5 个月，HR=0.61，P=0.039），提示需进一步探索 *EGFR* 突变人群中辅助靶向治疗的价值。BR.19 和 RADIANT 虽存在入组人群选择和用药模式等方面的问题，但同时也指出了 *EGFR* 敏感突变人群应用 TKI 辅助治疗有 DFS 和总生存期（OS）获益的趋势。

ADJUVANT 和 EVAN 研究是针对 *EGFR* 突变型 NSCLC 患者辅助靶向治疗的研究，这两项由中国学者主导的研究证实了 EGFR-TKI 辅助靶向治疗的可行性。ADJUVANT 研究是比较 EGFR-TKI 与标准 NP 方案辅助化疗的前瞻性随机、对照Ⅲ期临床试验，共纳入 222 例 *EGFR* 突变阳性、完全切除的Ⅱ～ⅢA 期（N1～2）NSCLC 患者。结果显示吉非替尼较标准辅助化疗显著延长了中位 DFS（18.0 个月 vs. 28.7 个月；HR=0.60；P=0.0054），亚组分析显示 N2 型患者从术后辅助靶向治疗中获益更多。EVAN 研究是Ⅱ期临床试验，旨在 *EGFR* 突变、完全切除术后的ⅢA 期 N2 型 NSCLC 患者中比较厄洛替尼与 NP 方案辅助治疗的疗效与安全性，结果显示厄洛替尼较 NP 辅助化疗显著延长了中位 DFS（42.4 个月 vs. 21.0 个月，HR=0.268，P ＜ 0.001）和提高了 2 年无病生存率（81.4% vs. 44.6%，P ＜ 0.001）。ADJUVANT 和 EVAN 研究精准地甄选了Ⅱ～ⅢA 期（N1～2）*EGFR* 敏感突变患者作为研究人群，并证实了一代 EGFR-TKI 辅助治疗可以给患者带来显著的 DFS 获益，这给 EGFR-TKI 辅助治疗研究带来了曙光。基于 ADJUVANT 和 EVAN 研究，《CSCO 原发性肺癌诊疗指南（2018 版）》首次将ⅢA 期 NSCLC 完全切除术后行 EGFR-TKI 辅助治疗作为Ⅱ级推荐（2B 类证据）。后续的 EVIDENCE 研究是比较国产埃克替尼与标准辅助化疗对Ⅱ～ⅢA 期肺癌 *EGFR* 突变患者术后辅助治疗效果的随机对照试验，该研究于 2020 年 6 月已完成数据的分析。结果显示埃克替尼治疗组对比标准辅助化疗组明显改善中位 DFS（46.95 个月 vs. 22.11 个月，P ＜ 0.0001）和 3 年无病生存率（63.88% vs. 32.47%），且 3 级以上不良反应发生率更低（4.49% vs. 59.71%）。可见，埃克替尼在 *EGFR* 敏感突变的 NSCLC 患者术后辅助治疗中亦有一席之地，但其辅助治疗的临床适应证目前仍在审批中。

ADJUVANT 和 EVAN 研究虽取得成功但并非全球性多中心的研究数据，EGFR-TKI 的辅助治疗策略未得到国际上的广泛认同。SELECT 研究是一项国际随机、双盲、安慰剂对照的Ⅱ期临床研究，共纳入了 100 例（其中 13% 为ⅠA 期，32% 为ⅠB 期，11% 为ⅡA 期，16% 为ⅡB 期，28% 为ⅢA 期）*EGFR* 突变阳性的ⅠA～ⅢA 完全切除术后 NSCLC 患者，在完成术后辅助化疗和（或）放疗后，给予厄洛替尼组辅助治疗 2 年。结果显示中位随访 5.2

年，与基因突变匹配的历史对照组相比，厄洛替尼辅助靶向治疗能提高 2 年无病生存率
（88% vs.76%）。随后的 ADAURA 是首个全球性大样本 EGFR-TKI 辅助治疗Ⅲ期临床试
验，对比奥希替尼与安慰剂用于完全切除术后、术后接受或不接受辅助化疗的ⅠB ～Ⅲ A
期 *EGFR* 突变阳性 NSCLC 患者辅助治疗的疗效与安全性。研究共入组 682 例 *EGFR* 突变
的ⅠB ～Ⅲ A 期已行完全切除术的 NSCLC 患者（31% 为ⅠB，69% 为Ⅱ～Ⅲ A 期），允
许患者入组前完成辅助化疗，随机进入奥希替尼组或安慰剂组，共治疗 3 年或直到疾病进
展或死亡。主要终点为Ⅱ～Ⅲ A 期患者的 DFS。次要终点为ⅠB ～Ⅲ A 期患者的 DFS、
OS 和安全性。2020 年 ASCO 及 ESMO 年会公布了该研究中期分析结果并同步发表于《新
英格兰医学杂志》。结果显示在Ⅱ～Ⅲ A 期患者中，奥希替尼较安慰剂显著延长 DFS
（HR=0.17，95%CI：0.12 ～ 0.23，*P* ＜ 0.0001），两组的 2 年无病生存率分别为 90% 和
44%。在总体人群中，奥希替尼较安慰剂显著延长 DFS（HR=0.21，95%CI：0.14 ～ 0.30，
P ＜ 0.0001），两组的 2 年无病生存率分别为 89% 和 52%。奥希替尼较安慰剂有更少的
中枢神经系统（CNS）疾病复发率（1% vs. 10%），使 CNS 疾病复发或死亡风险降低了
82%（HR=0.18，95% CI：0.10 ～ 0.33，*P* ＜ 0.0001）。ADAURA 研究是国际多中心的研
究，提供了全新的 EGFR-TKI 辅助治疗模式，并进一步扩大了适用人群至ⅠB 期患者。基
于此，对于ⅠB/Ⅱ A 期高危和Ⅱ B ～Ⅲ B 期 *EGFR* 突变的非小细胞肺癌患者，NCCN 指
南 2021.V1 版推荐 R0 手术后辅助治疗中加入奥希替尼。

2. Ⅰ期非小细胞肺癌靶向辅助治疗存在的问题

（1）对于 *EGFR* 突变型ⅠB 期 NSCLC 患者，靶向辅助治疗是否获益：Lu 等的荟萃研
究探讨了 EGFR-TKI 辅助治疗疗效与 NSCLC 分期的关系。研究共纳入了来自 6 项随机对照
试验和 3 项回顾性队列研究的 2467 例患者，总体 *EGFR* 突变率为 48.62%。结果显示 EGFR-
TKI 辅助治疗对 *EGFR* 突变患者组的 DFS（HR=0.49，95%CI：0.40 ～ 0.61）和 5 年 OS
（HR=0.48，95%CI：0.31 ～ 0.72）均有改善作用。其中，在Ⅰ期患者≤ 50%（HR=0.46，
95%CI：0.35 ～ 0.60）及Ⅲ A 期＞ 30% 的亚组 DFS（HR=0.47，95%CI：0.36 ～ 0.60）
均明显改善，而Ⅰ期患者＞ 50%（HR=0.90，95%CI：0.77 ～ 1.04）及Ⅲ A 期≤ 30% 的
亚组 DFS（HR=0.92，95%CI：0.79 ～ 1.07）均无显著改善。这意味着术后 EGFR-TKI 辅
助治疗获益人群倾向于Ⅲ A 期患者，Ⅰ期患者获益有限。另一回顾性分析研究共纳入了
117 例Ⅰ期 *EGFR* 突变型 NSCLC 患者（TKI 辅助治疗组 30 例，观察组 87 例），其结果
提示 EGFR-TKI 辅助靶向治疗组与观察组的 2 年无病生存率分别为 89% 和 72%，EGFR-
TKI 辅助靶向治疗有获益趋势但无显著性差异（*P*=0.06），而 2 年总生存率分别为 96%
和 90%，没有显著性差异（*P*=0.296）。SELECT 研究共入组了 44 例Ⅰ期患者，其 2 年无
病生存率为 96%，优于历史对照，目前中位 OS 随访仍未达到。ADAURA 研究中的Ⅰ B
期患者奥希替尼治疗组 2 年无病生存率优于安慰剂组（88% vs.71%，HR=0.39，95%CI：
0.18 ～ 0.76），且ⅠB 期患者 2 年 DFS 获益趋势与Ⅱ～Ⅲ A 期者基本一致。但ⅠB 期患者
的 2 年无病生存率不是该研究的主要观察终点，ⅠB 患者的 DFS 获益仍需更长期的随访数
据去验证。另外，从 ADJUVANT 研究在 2021 年 ASCO 年会报道的长期随访结果来看，
一代 EGFR-TKI 吉非替尼辅助治疗组较 NP 化疗组中位 OS 未见明显差异（75.5 个月 vs.
62.8 个月，*P*=0.674），可见最初的 DFS 获益并未转换为 OS 获益。因此，ADAURA 研究

中ⅠB期患者 EGFR-TKI 辅助治疗能否带来 OS 获益仍值得期待。

（2）EGFR-TKI 辅助治疗存在的问题

1）治疗模式方面：有学者总结了如下 EGFR-TKI 辅助治疗模式。SELECT、ADAURA 模式是在完全切除术后据分期行标准辅助化疗和（或）放疗的基础上给予 EGFR-TKI 辅助维持治疗，即 add-on 策略；而 ADJUVANT 和 EVAN 模式是术后 EGFR-TKI 与标准辅助化疗头对头的比较，即 replace 策略。add-on 策略对于探索最佳辅助治疗人群更有利；但 replace 策略可使患者免于遭受化疗的痛苦，具有更安全、更高的生活质量，但目前最佳治疗模式仍不清楚。

2）用药时长方面：除 ADAURA 研究设计了 3 年的辅助 EGFR-TKI 用药时长外，其他研究均为 2 年，然而最佳用药时长仍缺乏有说服力的证据支持。从 SELECT 研究的复发模式来看，随访 5.2 年共 40 例患者出现复发，其中 36 例在停用 EGFR-TKI 后复发，停药至复发的中位时间为 25 个月，进一步分析发现复发患者接受 EGFR-TKI 治疗的时间明显短于未复发者（$P=0.027$）。2021 年 ASCO 大会更新的 ADJUVANT 研究数据显示，辅助吉非替尼用药 ≥ 18 个月的患者较 < 18 个月的患者有显著的 OS 获益（未达到 vs. 35.7 个月，$P < 0.001$）；而 ADAURA 研究中奥希替尼中位用药时长达 22.5 个月，DFS 的大幅获益可能与用药时长有关。因此，有学者认为延长 EGFR-TKI 辅助治疗的时间或许是未来治疗的趋势。

3）用药选择方面：一代 EGFR-TKI 在脑转移的疗效和耐受性方面不如奥希替尼。ADJUVANT 研究复发模式分析也提示吉非替尼组最常见的复发部位为 CNS（27.4%，29/106）且复发的高峰期出现在 24 ～ 30 个月。而 ADAURA 研究数据显示：奥希替尼组和安慰剂组 CNS 疾病复发分别为 4 例（1%）和 33 例（10%），奥希替尼降低 CNS 疾病复发或死亡风险达 82%（HR=0.18，95%CI：0.10 ～ 0.33，$P < 0.0001$）。奥希替尼高效低毒的特点及 CNS 方面作用优势，将会是 EGFR-TKI 术后辅助治疗的趋势。

综上，早期 NSCLC 患者术后的复发转移风险与临床特征（PS 状态、病理类型、分期、术式等）和基因突变类型密切相关，应该充分考虑身体条件、经济情况和毒副反应等多方面，提倡针对术后复发高危人群进行精准的辅助靶向治疗。

三、Ⅰ～ⅡA 期小细胞肺癌的辅助治疗

鉴于小细胞肺癌（SCLC）恶性程度高、增殖速度快、侵袭能力强、早期易转移等特点，初诊Ⅰ～ⅡA期（cT1 ～ 2N0M0）的早期 SCLC 较少，约占所有初诊 SCLC 的 5%。NCCN 指南及 CSCO 指南均推荐，对于适合手术的Ⅰ～ⅡA期 SCLC 患者，初始治疗建议行肺叶切除术加纵隔淋巴结清扫，术后行辅助化疗。而对于不愿手术或不适宜手术的患者，建议行 SBRT/SABR 后化疗或化疗 + 同步 / 续贯放疗。

过去 20 年间，Ⅰ期 SCLC 初始接受根治性手术者的 5 年生存率为 40% ～ 60%，NCCN 及 CSCO 指南均推荐Ⅰ期 SCLC 术后行 EP 或 EC 方案辅助化疗。然而，这一推荐基于早期的几个单臂、Ⅱ期研究的数据支持，因临床数据有一定局限性，目前推荐等级仅为 2A 类。2016 年 Yang 等基于 NCDB 平台回顾性分析了Ⅰ～ⅡA期的早期 SCLC 患者术后接受不同辅助治疗方式的获益情况。研究共筛选了 1574 例 2003 ～ 2011 年诊治的Ⅰ～ⅡA期（T1 ～ 2N0M0）SCLC 患者：R0 切除的患者共有 954 例（61%），其中接受

辅助治疗的患者有 566 例。包括三种辅助治疗的方式：354 例接受单纯化疗，22 例接受单纯放疗，190 例接受化疗联合放疗（其中胸部放疗 87 例，预防性全脑放疗 99 例）。主要研究终点为中位生存期（mOS，median overall survival）和 5 年生存率。中位随访期为 43 个月。Kaplan-Meier 生存分析提示整体人群的 mOS 为 55.6 个月，5 年生存率为 47.4%。术后辅助治疗较单纯手术有 mOS（66.0 个月 vs. 42.1 个月，$P < 0.01$）和 5 年生存率（52.7% vs. 40.4%，$P < 0.01$）的显著优势。单因素 Cox 分析与单纯手术相比，辅助化疗或辅助化疗联合预防性全脑放疗显著延长了 mOS 和 5 年生存率，而术后辅助化疗联合胸部放疗或单纯辅助胸部放疗无显著生存获益。多因素 Cox 分析也表明，单纯辅助化疗（HR=0.78，95%CI：0.63～0.95）或辅助化疗联合预防性全脑放疗（HR=0.52，95%CI：0.36～0.75）较单纯手术具有显著生存获益。该研究再次提示术后辅助治疗较单纯手术显著提高了生存获益，这一来自现实世界的数据进一步佐证了辅助治疗在 Ⅰ～ⅡA 期 SCLC 中的价值。值得注意的是，对于 Ⅰ～ⅡA 期的早期 SCLC，术后辅助化疗或辅助化疗联合预防性全脑放疗可能是最佳选择。该研究性质为回顾性研究，且 NCDB 数据库缺失包括具体化疗方案、疗程数及术后放疗的性质等关键信息。可见该研究存在多种偏倚的因素，其结论仍需要大样本的随机对照研究去进一步验证。

国内另一研究回顾性分析了术后辅助化疗在 110 例纵隔淋巴结阴性早期 SCLC 患者中的价值，该研究提示辅助化疗与 Ⅱ 期的 N1 型患者生存率的提高相关（mOS：36.42 个月 vs. 26.68 个月，$P=0.021$），而未改善 cT1～2N0M0 期 SCLC 患者的总生存（mOS：38.74 个月 vs. 32.35 个月，$P =0.211$）。该研究者认为对于不累及淋巴结的老年 N0 型 SCLC 患者，特别是合并其他全身性基础病的患者，单纯手术可能是一种选择。

多年来，早期 SCLC（pT1～2N0M0）初始治疗后的辅助治疗未见突破性进展，辅助化疗可能是优化早期 SCLC 治疗方案的关键因素。然而，尚没有对早期 SCLC 患者进行辅助化疗联合手术的前瞻性随机对照试验，也没有对早期老年性 SCLC 患者最佳方案的研究。因此，对于 Ⅰ～ⅡA 期患者的最佳治疗方案在治疗策略和化疗方案选择方面仍存在争议。

（王志辉　林　忠）

参考文献

刘宝东，支修益，2015. 影像引导下热消融治疗肺部肿瘤的局部疗效评价. 中国医学前沿杂志（电子版），7（2）：11-14.

孙冰，张玉蛟，2016. 放射外科在 MD 安德森肿瘤中心的实践及进展. 中华放射医学与防护杂志，36（10）：721-727.

吴一龙，陆舜，王长利，等，2019. 早期肺癌围术期治疗专家共识. 循证医学，（4）：193-198.

徐向英，曲雅勤，伍刚，等，2017. 肿瘤放射治疗学. 北京：人民卫生出版社，190.

叶欣，范卫君，王徽，等，2017. 热消融治疗原发性和转移性肺部肿瘤专家共识（2017 年版）. 中国肺癌杂志，20（7）：433-445.

王东东，李晓光，李彬，等，2018. 经同轴套管穿刺活检同步微波消融治疗高度可疑恶性肺结节. 介入放射学杂志，27（11）：1040-1044.

岳东升，张华天，2018. 非小细胞肺癌术后辅助治疗中国胸外科专家共识（2018 版）. 中国肺癌杂志，21（10）：731-737.

中国抗癌协会肺癌专业委员会，中华医学会肿瘤学分会肺癌学组，中国胸部肿瘤研究协作组. 2021. Ⅰ～ⅢB 期非小细胞肺癌完全切除术后辅助治疗指南（2021 版）. 中华医学杂志，101（16）：1132-1142.

中华医学会放射肿瘤治疗学分会，中国抗癌协会肿瘤放射治疗学生专业委员会，中国医师协会放射治疗医师分会，2020. 早期非小细胞肺癌立体定向放疗中国专家共识（2019 版）. 中华肿瘤杂志，42（7）：522-530.

Arriagada R，Bergman B，Dunant A，et al，2004.Cisplatin-based adjuvant chemotherapy in patients with completely resected non-small-cell lung cancer. N Engl J Med，350（4）：351-360.

Arriagada R，Dunant A，Pignon JP，et al，2010. Long-term results of the international adjuvant lung cancer trial evaluating adjuvant Cisplatin-based chemotherapy in resected lung cancer. J Clin Oncol，28（1）：35-42.

Bezjak A，Paulus R，Gaspar LE，et al，2019. Safety and efficacy of a five-fraction stereotactic body radiotherapy schedule for centrally located non-small-cell lung cancer：NRG oncology/ RTOG 0813 trial. J Clin Oncol，37（15）：1316-1325.

Butts CA，Ding K，Seymour L，et al，2010. Randomized phase Ⅲ trial of vinorelbine plus cisplatin compared with observation in completely resected stage Ⅰ B and Ⅱ non-small-cell lung cancer：updated survival analysis of JBR-10. J Clin Oncol，28（1）：29-34.

Chang JY，Senan S，Paul MA，et al，2015. Stereotactic ablative radiotherapy versus lobectomy for operable stage Ⅰ non-small-cell lung cancer：a pooled analysis of two randomised trials. Lancet Oncol，16（6）：630-637.

Cheng B，Deng HS，Zhao Y，et al，2021. Management for residual ground-glass opacity lesions after resection of main tumor in multifocal lung cancer：a case report and literature review. Cancer Manag Res，13：977-985.

Cheng B，Li CC，Zhao Y，et al，2021. The impact of postoperative EGFR-TKIs treatment on residual GGO lesions after resection for lung cancer. Signal Transduct Target Ther，6（1）：73.

Chheang S，Abtin F，Guteirrez A，et al，2013. Imaging features following thermal ablation of lung malignancies. Semin Intervent Radiol，30（2）：157-168.

Cuffe S，Bourredjem A，Graziano S，et al，2012. A pooled exploratory analysis of the effect of tumor size and KRAS mutations on survival benefit from adjuvant platinum-based chemotherapy in node-negative non-small cell lung cancer. J Thorac Oncol，7（6）：963-972.

Diken ÖE，Karnak D，Çiledağ A，et al，2015. Electromagnetic navigation-guided TBNA vs conventional TBNA in the diagnosis of mediastinal lymphadenopathy. Clin Respir J，9（2）：214-220.

Douillard JY，Rosell R，De Lena M，et al，2006. Adjuvant vinorelbine plus cisplatin versus observation in patients with completely resected stage Ⅰ B-Ⅲ A non-small-cell lung cancer（Adjuvant Navelbine International Trialist Association［ANITA］）：a randomised controlled trial. Lancet Oncol，7（9）：719-727.

Eberhardt WE，Mitchell A，Crowley J，et al，2015. The IASLC lung cancer staging project：proposals for the revision of the M descriptors in the forthcoming eighth edition of the TNM classification of lung cancer. J Thorac Oncol，10（11）：1515-1522.

Eriguchi T，Takeda A，Sanuki N，et al，2017. Stereotactic body radiation therapy for operable early-stage non-small cell lung cancer. Lung Cancer，109：62-67.

Fernando HC，De Hoyos A，Landreneau RJ，et al，2005. Radiofrequency ablation for the treatment of non-small cell lung cancer in marginal surgical candidates. J Thorac Cardiovasc Surg，129（3）：639-644.

Fletcher GH，1973. Clincal dose-response curves of human malignant epithelial tumours. Br J Radiol，46（541）：1-12.

Gildea TR，Mazzone PJ，Karnak D，et al，2006. Electromagnetic navigation diagnostic bronchoscopy：a prospective study. Am J Respir Crit Care Med，174（9）：982-999.

Goldstraw P，Chansky K，Crowley J，et al，2016. The IASLC lung cancer staging project：proposals for revision of the TNM stage groupings in the forthcoming（eighth）edition of the TNM classification for lung cancer. J Thorac Oncol，11（1）：39-51.

Goss GD，O'Callaghan C，Lorimer I，et al，2013. Gefitinib versus placebo in completely resected non-small-cell lung cancer：results of the NCIC CTG BR19 study. J Clin Oncol，31（27）：3320-3326.

Gould MK，Fletcher J，Iannettoni MD，et al，2007. Evaluation of patients with pulmonary nodules：when is it lung cancer? ACCP evidence-based clinical practice guidelines（2nd edition）. Chest，132（3 Suppl）：108S-130S.

Haasbeek CJ，Lagerwaard FJ，Slotman BJ，et al，2011. Outcomes of stereotactic ablative radiotherapy for centrally located early-stage lung cancer. J Thorac Oncol，6（12）：2036-2043.

Hinshaw JL，Lubner MG，Ziemlewicz TJ，et al，2014. Percutaneous tumor ablation tools：microwave，radiofrequency，or cryoablation—what should you use and why? Radiographics，34（5）：1344-1362.

Holty JE，Kuschner WG，Gould MK，2005. Accuracy of transbronchial needle aspiration for mediastinal staging of non-small cell lung cancer：a meta-analysis. Thorax，60（11）：949-955.

Howington JA，Blum MG，Chang AC，et al，2013. Treatment of stage Ⅰ and Ⅱ non-small cell lung cancer：Diagnosis and management of lung cancer，3rd ed：American College of Chest Physicians evidence-based clinical practice guidelines. Chest，143（5 Suppl）：e278S-e313S.

Hung JJ，Wu YC，Chou TY，et al，2016. Adjuvant chemotherapy improves the probability of freedom from recurrence in patients with resected stage Ⅰ b lung adenocarcinoma. Ann Thorac Surg，101（4）：1346-1353.

Inoue M，Miyoshi S，Yasumitsu T，et al，2000. Surgical results for small cell lung cancer based on the new TNM staging system. Thoracic Surgery Study Group of Osaka University，Osaka，Japan. Ann Thorac Surg，70（5）：1615-1619.

Janjigian YY，Park BJ，Zakowski MF，et al，2011. Impact on disease-free survival of adjuvant erlotinib or gefitinib in patients with resected lung adenocarcinomas that harbor EGFR mutations. J Thorac Oncol，6（3）：569-575.

Kato H，Ichinose Y，Ohta M，et al，2004. A randomized trial of adjuvant chemotherapy with uracil-tegafur for adenocarcinoma of the lung. N Engl J Med，350（17）：1713-1721.

Kelly K，Altorki NK，Eberhardt WE，et al，2015. Adjuvant erlotinib versus placebo in patients with stage Ⅰ B-Ⅲ A non-small-cell lung cancer（RADIANT）：a randomized，double-blind，phase Ⅲ trial. J Clin Oncol，33（34）：4007-4014.

Kodama H，Yamakado K，Takaki H，et al，2012. Lung radiofrequency ablation for the treatment of unresectable recurrent non-small-cell lung cancer after surgical intervention. Cardiovasc Intervent Radiol，35（3）：563-569.

Kreuter M，Vansteenkiste J，Fischer JR，et al，2013. Randomized phase 2 trial on refinement of early-stage NSCLC adjuvant chemotherapy with cisplatin and pemetrexed versus cisplatin and vinorelbine：the TREAT study. Ann Oncol，24（4）：986-992.

Le Chevalier T，Dunant A，Arriagada R，et al，2008. Long-term results of the International Adjuvant Lung Cancer Trial（IALT）evaluating adjuvant cisplatin-based chemotherapy in resected non-small cell lung cancer（NSCLC）. J Clin Oncol，26（15 Suppl）：7507.

Lim E，Belcher E，Yap YK，et al，2008. The role of surgery in the treatment of limited disease small cell lung cancer：time to reevaluate. J Thorac Oncol，3（11）：1267-1271.

Lu D，Wang Z，Liu X，et al，2019. Differential effects of adjuvant EGFR tyrosine kinase inhibitors in patients with different stages of non-small-cell lung cancer after radical resection：an updated meta-analysis. Cancer Manag Res，11：2677-2690.

Lu WW，Cham MD，Qi LL，et al，2017. The impact of chemotherapy on persistent ground-glass nodules in patients with lung adenocarcinoma. J Thorac Dis，9（11）：4743-4749.

Macchiarini P，Hardin M，Basolo F，et al，1991. Surgery plus adjuvant chemotherapy for T1-3N0M0 small-cell lung cancer. Rationale for current approach. Am J Clin Oncol，14（3）：218-224.

Maconachie R，Mercer T，Navani N，et al，2019. Lung cancer：diagnosis and management：summary of updated NICE guidance. BMJ，364：l1049.

Maeda R，Yoshida J，Ishii G，et al，2011. Poor prognostic factors in patients with stage Ⅰ B non-small cell lung cancer according to the seventh edition TNM classification. Chest，139（4）：855-861.

Mountain CF，1997. Revisions in the international system for staging lung cancer. Chest，111（6）：1710-1717.

Nagata Y，Hiraoka M，Shibata T，et al，2015. Prospective trial of stereotactic body radiation therapy for both operable and inoperable T1N0M0 non-small cell lung cancer：Japan clinical oncology group study JCOG0403. Int J Radiat Oncol Biol Phys，93（5）：989-996.

Naruke T，Tsuchiya R，Kondo H，et al，2001. Prognosis and survival after resection for bronchogenic carcinoma based on the 1997 TNM-staging classification：the Japanese experience. Ann Thorac Surg，71（6）：1759-1764.

Office E，2019. The first attempt worldwide to test PD-1 antibody on multiple "Stage 0" lung cancer. Transl Lung Cancer Res，8（4）：556-557.

Onimaru R，Shirato H，Shibata T，et al，2015. Phase Ⅰ study of stereotactic body radiation therapy for peripheral T2N0M0 non-small cell lung cancer with PTV ＜ 100cc using a continual reassessment method（JCOG0702）. Radiother oncol，116（2）：276-280.

Pennell NA，Neal JW，Chaft JE，et al，2019. SELECT：a phase Ⅱ trial of adjuvant erlotinib in patients with resected epidermal growth factor re-ceptor-mutant non-small-cell lung cancer. J Clin Oncol，37（2）：97-104.

Pepe C，Hasan B，Winton TL，et al，2007. Adjuvant vinorelbine and cisplatin in elderly patients：National Cancer Institute of Canada and Intergroup Study JBR.10. J Clin Oncol，25（12）：1553-1561.

Pignon JP, Tribodet H, Scagliotti GV, et al, 2008. Lung adjuvant cisplatin evaluation: a pooled analysis by the LACE Collaborative Group. J Clin Oncol, 26 (21): 3552-3559.

Postmus PE, Kerr KM, Oudkerk M, et al, 2017. Early and locally advanced non-small-cell lung cancer (NSCLC): ESMO Clinical Practice Guidelines for diagnosis, treatment and follow-up. Ann Oncol, 28 (suppl4): iv1-iv21.

Qian J, Xu JL, Wang SY, et al, 2019. Adjuvant chemotherapy candidates in stage Ⅰ lung adenocarcinomas following complete lobectomy. Ann Surg Oncol, 26 (8): 2392-2400.

Rea F, Callegaro D, Favaretto A, et al, 1998. Long term results of surgery and chemotherapy in small cell lung cancer. Eur J Cardiothorac Surg, 14 (4): 398-402.

Rivera MP, Mehta AC, Wahidi MM, 2013. Establishing the diagnosis of lung cancer: Diagnosis and management of lung cancer, 3rd ed: American College of Chest Physicians evidence-based clinical practice guidelines. Chest, 143 (5 Suppl): e142S-e165S.

Rowell NP, Williams CJ, 2001. Radical radiotherapy for Stage Ⅰ/Ⅱ non-small cell lung cancer in patients not sufficiently fit for or declining surgery (medically inoperable): a systematic review. Thorax, 56 (8): 628-638.

Scagliotti GV, Fossati R, Torri V, et al, 2003. Randomized study of adjuvant chemotherapy for completely resected stage Ⅰ, Ⅱ, or Ⅲ A non-small-cell lung cancer. J Natl Cancer Inst, 95 (19): 1453-1461.

Shepherd FA, Crowley J, Van Houtte P, et al, 2007. The International Association for the Study of Lung Cancer lung cancer staging project: proposals regarding the clinical staging of small cell lung cancer in the forthcoming (seventh) edition of the tumor, node, metastasis classification for lung cancer. J Thorac Oncol, 2 (12): 1067-1077.

Shepherd FA, Evans WK, Feld R, et al, 1988. Adjuvant chemotherapy following surgical resection for small-cell carcinoma of the lung. J Clin Oncol, 6 (5): 832-838.

Strauss GM, Herndon JE, 2nd, Maddaus MA, et al, 2008. Adjuvant paclitaxel plus carboplatin compared with observation in stage Ⅰ B non-small-cell lung cancer: CALGB 9633 with the Cancer and Leukemia Group B, Radiation Therapy Oncology Group, and North Central Cancer Treatment Group Study Groups. J Clin Oncol, 26 (31): 5043-5051.

Strauss GM, Wang XF, Maddaus M, et al, 2011. Adjuvant chemotherapy (AC) in stage Ⅰ B non-small cell lung cancer (NSCLC): long-term follow-up of Cancer and Leukemia Group B (CALGB) 9633. J Clin Oncol, 29 (15): 2696.

Takeda A, Kunieda E, Fujii H, et al, 2013. Evaluation for local failure by ^{18}F-FDG PET/CT in comparison with CT findings after Stereotactic body radiation therapy (SBRT) for localized non-small cell lung cancer. Lung Cancer, 79 (3): 248-253.

Timmerman R, McGarry R, Yiannoutsos C, et al, 2006. Excessive toxicity when treating central tumors in a phase Ⅱ study of stereotactic body radiation therapy for medically inoperable early-stage lung cancer. J Clin Oncol, 24 (30): 4833-4839.

Timmerman RD, Hu C, Michalski J, et al, 2014. Long-term Results of RTOG 0236: a phase of Trial of stereotactic body radiation therapy (SBRT) in the treatment of Patients with medically inoperable stage Ⅰ non-small cell lung cancer. Int J Radiat Oncal Biol Phys, (1): S30.

Tsuchiya R, Suzuki K, Ichinose Y, et al, 2005. Phase Ⅱ trial of postoperative adjuvant cisplatin and etoposide in patients with completely resected stage Ⅰ-Ⅲ a small cell lung cancer: the Japan Clinical Oncology Lung Cancer Study Group Trial (JCOG9101). J Thorac Cardiovasc Surg, 129 (5): 977-983.

Tsurugai Y, Takeda A, Sanuki N, et al, 2019. Stereotactic body radiation therapy for patients with non-small cell lung cancer using RapidArc delivery and a steep dose gradient prescription of 60% isodose line of maximum dose fitting to the planning target volume. J Radiat Res, 60 (3): 364-370.

van der Aalst CM, Ten Haaf K, de Koning HJ, 2016. Lung cancer screening: latest developments and unanswered questions. Lancet Respir Med, 4 (9): 749-761.

Varlotto JM, Recht A, Flickinger JC, et al, 2010. Varying recurrence rates and risk factors associated with different definitions of local recurrence in patients with surgically resected, stage Ⅰ nonsmall cell lung cancer. Cancer, 116 (10): 2390-400.

Videtic GMM, Donington J, Giuliani M, et al, 2017. Stereotactic body radiation therapy for early-stage non-small cell lung cancer: executive summary of an ASTRO evidence -based guideline. Pract Radiat Oncol, 7 (5): 295-301.

Wahidi MM, Govert JA, Goudar RK, et al, 2007. Evidence for the treatment of patients with pulmonary nodules: when is it lung cancer? ACCP evidence-based clinical practice guidelines (2nd edition). Chest, 132 (3 Suppl): 94S-107S.

Wang J, Wu N, Lv C, et al, 2019. Should patients with stage Ⅰ B non-small cell lung cancer receive adjuvant chemotherapy? A comparison of survival between the 8th and 7th editions of the AJCC TNM staging system for stage Ⅰ B patients. J Cancer Res Clin Oncol, 145 (2): 463-469.

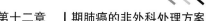

Winton T，Livingston R，Johnson D，et al，2005. Vinorelbine plus cisplatin vs. observation in resected non-small-cell lung cancer. N Engl J Med，352（25）：2589-2597.

Wu SB，Li D，Chen JP，et al，2021. Tailing effect of PD-1 antibody results in the eradication of unresectable multiple primary lung cancer presenting as ground-glass opacities：a case report. Ann Palliat Med，10（1）：778-784.

Wu YL，Tsuboi M，He J，et al，2020. Osimertinib in resected EGFR-mutated non-small-cell lung cancer. N Engl J Med，383（18）：1711-1723.

Xie FF，Zheng XX，Xiao B，et al，2017. Navigation bronchoscopy-guided radiofrequency ablation for nonsurgical peripheral pulmonary tumors. Respiration，94（3）：293-298.

Xie J，Zhang X，Hu S，et al，2020. Effects of adjuvant chemotherapy on survival of patients with stage ⅠB non-small cell lung cancer with visceral pleural invasion. J Cancer Res Clin Oncol，146（9）：2231-2239.

Xu ST，Xi JJ，Zhong WZ，et al，2019. The unique spatial-temporal treatment failure patterns of adjuvant gefitinib therapy：a post hoc analysis of the ADJUVANT trial（CTONG 1104）. J Thorac Oncol，14（3）：503-512.

Yang CFJ，Chan DY，Speicher PJ，et al，2016. Role of adjuvant therapy in a population-based cohort of patients with early-stage small-cell lung cancer. J Clin Oncol，34（10）：1057-1064.

Yang HC，Kim HR，Jheon S，et al，2015. Recurrence risk-scoring model for stage Ⅰ adenocarcinoma of the lung. Ann Surg Oncol，22（12）：4089-4097.

Yao W，Lu MJ，Fan WZ，et al，2018. Comparison between microwave ablation and lobectomy for stage Ⅰ non-small cell lung cancer：a propensity score analysis. Int J Hyperthermia，34（8）：1329-1336.

Yao YS，Zhou YJ，Yang ZH，et al，2019. Adjuvant chemotherapy following surgical resection improves survival in patients with early stage small cell lung cancer. Oncol Res，27（2）：203-210.

Yue D，Xu SD，Wang Q，et al，2018. Erlotinib versus vinorelbine plus cisplatin as adjuvant therapy in Chinese patients with stage ⅠA EGFR muta-tion-positive non-small-cell lung cancer（EVAN）：a randomised，open-label，phase Ⅱ trial. Lancet Respir Med，6（11）：863-873.

Zeng Y，Mayne N，Yang CJ，et al，2019. A nomogram for predicting cancer-specific survival of TNM 8th edition stage Ⅰ non-small-cell lung cancer. Ann Surg Oncol，26（7）：2053-2062.

Zhang Y，Deng CQ，Ma X，et al，2020. Ground-glass opacity-featured lung adenocarcinoma has no response to chemotherapy. J Cancer Res Clin Oncol，146（9）：2411-2417.

Zhong WZ，Wang Q，Mao WM，et al，2018. Gefitinib versus vinorelbine plus cisplatin as adjuvant treatment for stage Ⅱ-ⅢA（N1-N2）EGFR-mutant NSCLC（ADJUVANT/CTONG1104）：a randomised，open-label，phase 3 study. Lancet Oncol，19（1）：139-148.

Zhong WZ，Wang Q，Mao WM，et al，2021. Gefitinib versus vinorelbine plus cisplatin as adjuvant treatment for stage Ⅱ-ⅢA（N1-N2）EGFR-mutant NSCLC：final overall survival analysis of CTONG1104 phase Ⅲ trial. J Clin Oncol，39（7）：713-722.

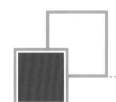

第十三章 肺癌 CT 筛查发现的其他病变的诊断与处理

第一节 间质性肺病和肺气肿

一、间质性肺病的诊断与处理

（一）间质性肺病的定义与分类

间质性肺病（interstitial lung disease，ILD）是一类肺部间质性疾病的统称，包括 200 多个病种，主要累及肺间质、肺泡和细支气管，是导致肺泡 - 毛细血管功能单位丧失的弥漫性肺部疾病。其基本病理表现为弥漫性肺实质、肺泡炎及肺间质纤维化，临床表现主要包括限制性通气功能障碍、弥散功能降低、低氧血症和活动后呼吸困难，胸部 CT 主要表现为双肺不同程度小叶中心结节、网织影、网织结节影、网织蜂窝状影和磨玻璃影的不同分布与组合（图 13-1-1）。ILD 临床分类较多，没有完全统一，肺癌 CT 筛查中发现的 ILD 一般分为纤维化病变和非纤维化病变两大类：纤维化病变，包括非特异性间质性肺炎（nonspecific interstitial pneumonia，NSIP）和寻常性间质性肺炎（usual interstitial pneumonia，UIP）；非纤维化病变，多与吸烟相关，包括呼吸性细支气管炎（respiratory bronchiolitis，RB）、呼吸性细支气管炎 - 间质性肺病（respiratory bronchiolitis-interstitial lung disease，RB-ILD）和肺朗格汉斯细胞组织细胞增生症（pulmonary Langerhans cell histocytosis，PLCH）等（表 13-1-1、表 13-1-2）。

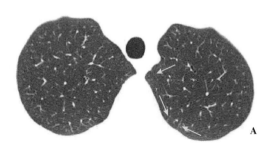
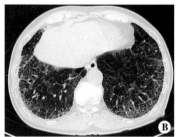

图 13-1-1 间质性肺病。A. 正常肺部 CT，小叶间隔偶见（箭示）无增厚；B. ILD，可见双肺下叶网织影、小叶间隔增厚伴部分磨玻璃影及少许蜂窝状影

表 13-1-1　吸烟相关非纤维化间质性肺病的特征

	呼吸性细支气管炎	呼吸性细支气管炎 - 间质性肺病	脱屑性间质性肺炎	肺朗格汉斯细胞组织细胞增生症
区域分布	上叶	上叶	下叶（60%），弥漫（20%），散在斑片（20%）	上叶（肋膈角不受累）
临床发现	无	咳嗽和呼吸困难	咳嗽和呼吸困难	咳嗽和呼吸困难、全身症状（1/3 的患者）和气胸（15%）
HRCT 表现	边界不清的小叶中心磨玻璃结节	边界不清的小叶中心磨玻璃结节 斑片状磨玻璃混浊影 支气管壁增厚 偶尔出现网状结构（无牵引性支气管扩张或蜂窝状影）	磨玻璃影（86% 的广泛、双侧和对称影） 网状影（59%） 牵引性支气管扩张 蜂窝状影不常见（< 1/3 的患者）	囊肿：形状怪异且大小不均匀 结节：不规则或空洞、小叶中心和支气管周围
相关征象		小叶肺气肿 空气潴留	小叶中心性肺气肿 周围型囊腔（细支气管和肺泡管扩张）	
特色影像	图 13-1-2	图 13-1-3	图 13-1-4、图 13-1-5	图 13-1-6、图 13-1-7
典型临床病程	通常无症状；如果继续吸烟可能会发展为呼吸性细支气管炎 - 间质性肺病	咳嗽和劳累时进行性呼吸困难	咳嗽和进行性呼吸困难；戒烟后仍可进展	发热、体重减轻、干咳、呼吸困难、胸痛；自发性气胸也可见
肺活检的作用	无作用	无作用	如果诊断不确定，可采用外科肺活检	如果诊断不确定，可采用外科肺活检

表 13-1-2　纤维化间质性肺病的特征

	非特异性间质性肺炎	寻常性间质性肺炎、肺间质纤维化
头尾分布	双肺基底部，对称	肺尖至基底有梯度变化
横向分布	胸膜下和支气管血管周围	胸膜下
形态学	磨玻璃影（80%） 胸膜下不受累（20% ～ 50%）—— 最特异 网状影（细或粗） 牵引性支气管扩张 实变 蜂窝状影（不常见，1% ～ 5%）	网状影（粗） 蜂窝状影（高达 70%） 牵引性支气管扩张 磨玻璃影（在纤维化区域，较网织影少） 结构变形
特色影像	图 13-1-8 ～图 13-1-11	图 13-1-12、图 13-1-13
典型临床病程	进行性呼吸困难、咳嗽和低氧血症；常有肺外表现（如关节痛、皮疹、雷诺现象）；可能对免疫抑制治疗有反应，特别是存在磨玻璃影时	进行性呼吸困难、咳嗽和低氧血症；新的抗纤维化药物可能会减缓疾病的进展
肺活检的作用	如果诊断不确定，可采用外科肺活检	如果诊断不确定，可采用外科肺活检

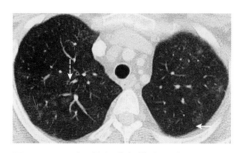

图 13-1-2　呼吸性细支气管炎。女，36 岁，吸烟指数 18 包·年。HRCT 显示双侧小叶中心磨玻璃结节（红色箭头），斑片状磨玻璃影（白色实心箭头）和支气管壁增厚（白色虚线箭头）

肺癌 CT 筛查中 ILD 的检出率为 0.9% ～ 9.7%。ILD 检出率与长期吸烟有关，且病变程度与吸烟指数高度相关。美国国家肺癌筛查试验（NLST）中一个筛查点 884 例筛查者的回顾性分析结果显示，检出 ILD 86 例（9.7%）。进一步分类，非纤维化 52 例（5.9%），纤维化 19 例（2.1%），混合型 15 例（1.6%）。临床干预试验随访 2 年发现，非纤维化 ILD 组 50% 改善，11% 进展；纤维化组无一例改善，且 37% 进展。

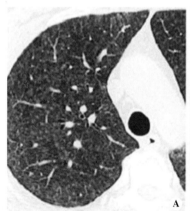
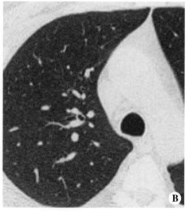

图 13-1-3　呼吸性细支气管炎 - 间质性肺病。女，40 岁，吸烟指数 15 包·年，初诊时上肺 HRCT（A）显示双肺弥漫性淡薄小叶中央磨玻璃结节（红色箭头）。戒烟 1 年后，HRCT（B）显示小叶中心结节完全消退

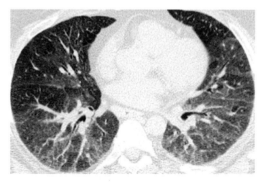

图 13-1-4　脱屑性间质性肺炎。女，49 岁，吸烟指数 23 包·年，HRCT 显示弥漫性磨玻璃影，主要在中下肺。没有看到牵引性支气管扩张或结构变形

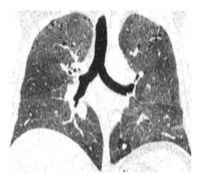

图 13-1-5　脱屑性间质性肺炎和肺气肿。男，38 岁，吸烟指数 20 包·年。冠状位多平面重组（MPR）图像显示双肺弥漫性分布的磨玻璃影，囊性空腔代表肺气肿（红色箭头）

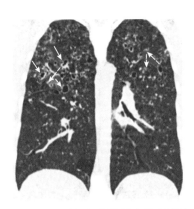 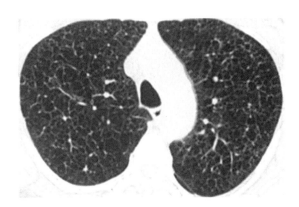

图 13-1-6　吸烟相关的肺朗格汉斯细胞组织细胞增生症。女，46 岁，吸烟指数 26 包·年。冠状位重建图像显示上肺区和中肺区有各种大小的囊肿（白色实线箭头）和结节（白色虚线箭头），具有双上肺多发大小不等怪异囊腔的特征性影像，后经活检证实

图 13-1-7　肺朗格汉斯细胞组织细胞增生症。男，49 岁，吸烟指数 20 包·年，双上肺 HRCT 显示许多边界清楚的薄壁囊肿，没有结节。这是晚期肺朗格汉斯细胞组织细胞增生症的典型表现，与肺气肿几乎无法区分，后经活检证实

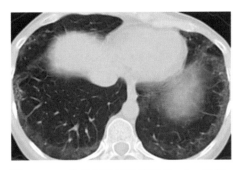 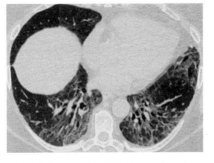

图 13-1-8　非特异性间质性肺炎。女，53 岁，轻度呼吸困难。下肺 HRCT 显示双侧对称分布的磨玻璃影

图 13-1-9　非特异性间质性肺炎。女，60 岁，下肺 HRCT 显示双侧对称性支气管血管周围分布的磨玻璃影和网织影伴牵引性支气管扩张

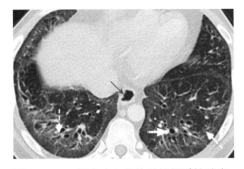 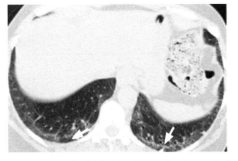

图 13-1-10　硬皮病和非特异性间质性肺炎。女，45 岁，下肺 HRCT 显示双侧对称性外周磨玻璃影伴网织影、牵引性支气管扩张（白色实线箭头及白色虚线箭头），胸膜下肺野未受累。扩张的食管（红色箭头）与硬皮病病史相关

图 13-1-11　非特异性间质性肺炎。女，52 岁，有轻度呼吸困难。下肺 HRCT 显示双侧对称性外周磨玻璃影，胸膜下肺野（白色箭头）未受累，这是非特异性间质性肺炎最特异的征象

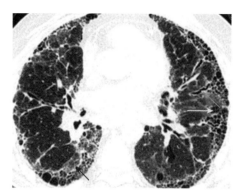 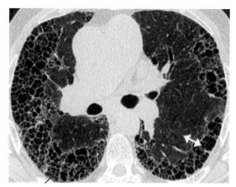

图 13-1-12　寻常性间质性肺炎。男，68 岁，下肺 HRCT 显示常见寻常性间质性肺炎的特征：双侧胸膜下网织影、牵引性支气管扩张（蓝色箭头）、磨玻璃影（红色箭头）和蜂窝状影，表现为胸膜下成排的簇状气囊（黄色箭头）

图 13-1-13　寻常性间质性肺炎。男，67 岁，下肺 HRCT 显示双肺基底部为主的胸膜下蜂窝状结构（红色箭头）。紧邻正常肺的纤维化区域形态迥异（白色双箭头）

（二）间质性肺异常、间质性肺病的临床诊断和处理

随着 CT 在肺癌筛查和肺部其他疾病诊断中的应用不断增多，间质性肺异常（interstitial lung abnormality，ILA）的检出率增加。ILA 是指偶然发现的非依赖性异常，包括磨玻璃或网状异常、肺扭曲、牵拉性支气管扩张、蜂窝和非肺气肿性囊肿。至少涉及 5% 的肺区（上、中和下肺区以主动脉弓下和右下肺静脉水平分界），患者未被诊断为间质性肺病。ILA 分类：非胸膜下（ILA 不主要局限于胸膜下）；胸膜下非纤维化（主要位于胸膜下，且无纤维化证据的 ILA）；胸膜下纤维化（主要位于胸膜下，并有肺纤维化证据的 ILA）。ILA 在老年患者肺部 CT 较为常见，吸烟者和非吸烟者的检出率分别为 4% ～ 9% 和 2% ～ 7%。ILA 与放射学进展、死亡率增加和医疗干预（如化疗和手术）的并发症风险有关。治疗时需要识别具有显著临床意义的 ILA 和亚临床意义的 ILA，尤其是确定胸膜下纤维化亚型，因为纤维化亚型者病情更可能进展，增加死亡风险。

CT 常偶然发现早期 ILA，尤其是在老年人群中，约 20% 的 ILA 患者病情在 2 年内进展，超过 40% 的 ILA 在 5 年内进展（图 13-1-14）。其中，胸膜下纤维化为主的 ILA 患者最

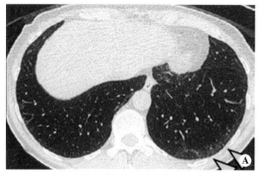 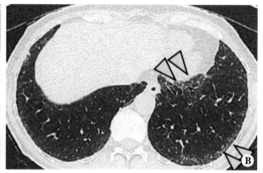

图 13-1-14　ILA 从胸膜下无纤维化至胸膜下纤维化的肺间质异常进展。男，61 岁，既往吸烟，无症状。A. 仰卧位 HRCT 显示肺基底部异常，主要为磨玻璃影（箭头）。B. 7 年后再次行俯卧位 HRCT，显示异常严重程度和范围增加，左下叶出现新的牵引性支气管扩张和蜂窝状影，表明纤维化发展至中期（箭头）。该患者在 CT 随访期间仍无症状

有可能进展。对 ILA 的管理需要确定间质性肺病的潜在风险因素，以及目前患者是否存在明显间质性肺病的临床证据，并对患者进行适当的临床和影像学随访。

临床评估管理：识别 ILA 和具有显著临床意义的 ILD（图 13-1-14）；识别进展的危险因素：进展的临床因素有吸烟、其他吸入暴露、药物（如化疗、免疫检查点抑制剂）、放疗、胸外科手术、生理或气体交换结果处于正常值下限等；进展的放射学危险因素有以基底和外周分布为主的非纤维化 ILA、以基底和外周分布为主但无蜂窝样改变的纤维化 ILA、以基底和外周为主的纤维化 ILA 和蜂窝样改变。

随访评估管理流程见图 13-1-15。

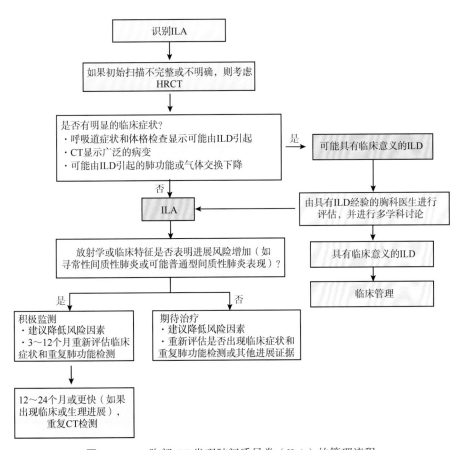

图 13-1-15　胸部 CT 发现肺间质异常（ILA）的管理流程

肺癌低剂量 CT 筛查中发现 ILD，诊断过程复杂，一般建议先行 HRCT，并尽早进行包括放射专家、ILD 专家、病理专家的 MDT 会诊。主要根据影像学表现是否为纤维化病变分类，再按照如下流程处理（图 13-1-16）。

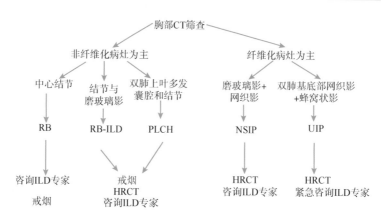

图 13-1-16 肺癌 CT 筛查中 ILD 的分类及处理流程

RB. 呼吸性细支气管炎；PLCH. 肺朗格汉斯细胞组织细胞增生症；NSIP. 非特异性间质性肺炎；UIP. 寻常性间质性肺炎

一般认为纤支镜检查或经纤支镜活检对于 ILD 的诊断价值不大，除非需要排除感染或肿瘤性疾病。外科肺活检必须经过 MDT 讨论后认为对于 ILD 鉴别诊断有必要才可进行。MDT 可以更多地依靠影像和临床结合这种非创伤手段更早确诊 ILD，减少对外科肺活检的依赖；尽早开始恰当治疗，并考虑推荐临床试验入组。对于严重肺间质纤维化（IPF）推荐肺移植等。有单中心研究发现，从 IPF 产生症状到 ILD 专家团队介入，时间越晚死亡率越高，ILD 专家团队介入最晚组比最早组死亡率高 3.4 倍。

（三）间质性肺病与肺癌的关系

肺间质纤维化在肺癌的发生发展中有一定作用，很多研究认为 ILD 可作为肺癌的病因之一，但其具体机制仍无法完全明确。ILD 是一种呼吸功能进行性恶化疾病，是肺癌发生的独立危险因素，在被诊断为肺癌的患者中有 5.8% ～ 15.2% 合并 ILD。流行病学研究表明，多达 22% 的 ILD 患者最终发展为肺癌，其风险约是普通人群的 5 倍（图 13-1-17）。ILD 与肺癌之间有着共同的致病机制，在成纤维细胞形成过程中，基因（p53、SFTPA1、SFTPA2）突变，可溶性介质［转化生长因子（TGF）、一氧化氮（NO）、活性氧（ROS）］释放，细胞凋亡失调，使上皮细胞发生癌性转化。虽然 ILD 与肺癌之间存在广泛的流行病学和机制联系，但是对这类特殊患者的治疗仍缺乏更为广泛的深入探讨。

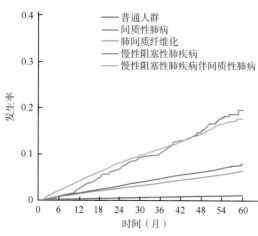

图 13-1-17 韩国全国间质性肺病、慢性阻塞性肺疾病（COPD）、肺间质纤维化、COPD+ 间质性肺病组中 5 年肺癌发生率（2009 ～ 2014 年）随访比较。肺间质纤维化组及 COPD+ 间质性肺病组最高（5 年约 20%），间质性肺病组或 COPD 组中等（5 年约 5%），均明显高于普通人群

（四）间质性肺病 - 肺癌影像学表现

间质性肺病 - 肺癌（ILD-LC）病变好发部位主要为肺间质纤维化区域或毗邻部位，即肺野外带及胸膜下（图 13-1-18），并且

以肺下叶为甚，部分患者病变部位可涉及整个肺部，以双肺下叶及双肺周边部位病变最为显著。由此可见肿瘤的发生与纤维化相关（图 13-1-19），但具体机制尚不明确，考虑可能与炎症反应及纤维化过程相关，另有研究将其称为"瘢痕癌"。此类肺癌生长速率更快，预后更差，即从无到有，或从有到转移或更快导致死亡（图 13-1-20）。

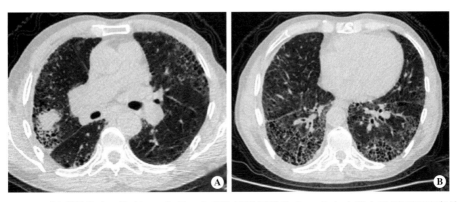

图 13-1-18　间质性肺病 - 肺癌 CT 表现。典型肺间质纤维化（IPF）与右肺上叶周围型肺癌并存

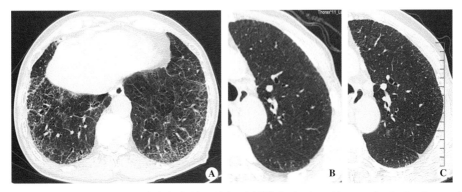

图 13-1-19　男，76 岁，双下肺间质病变合并少许间质纤维化（A）。从 2006 年（B）至 2008 年（C）左上肺 GGN 增大

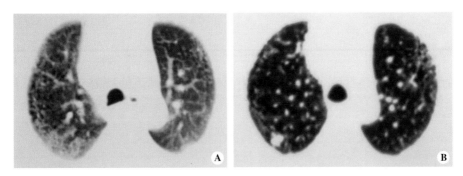

图 13-1-20　肺间质纤维化患者 3 年后发现腺癌。男，58 岁，吸烟者。双肺中度间质性病变。1998 年 CT 示阴性（A），2001 年右肺上叶实性结节（B），手术证实肺腺癌，2002 年死亡

二、肺气肿的分级及处理

（一）肺气肿定义及分类

肺气肿（emphysema）是指终末细支气管远端（呼吸细支气管、肺泡管、肺泡囊和肺泡）的气道弹性减退，过度膨胀、充气和肺容积增大或同时伴有气道壁破坏的病理状态。根据发病原因，肺气肿可分为老年性肺气肿、代偿性肺气肿、间质性肺气肿、灶性肺气肿、旁间隔性肺气肿、阻塞性肺气肿。根据发病部位，肺气肿可分为小叶中央型肺气肿、小叶间隔旁型肺气肿、全小叶型肺气肿与瘢痕旁型肺气肿。根据残气率［残气量 / 肺总量（RV/TLC）］对肺气肿进行分度：轻度肺气肿，RV/TLC 为 40% ～ 50%；中度肺气肿，RV/TLC 为 50% ～ 60%；重度肺气肿，RV/TLC ≥ 60%。I-ELCAP 根据视觉评估法，将肺气肿分为 4 级：0 级，无肺气肿；1 级，轻度肺气肿，少量散在小范围的肺气肿区（小叶中央型、间隔旁型）或无明显密度差但伴肺小血管走行轻度膨胀性改变（全小叶型），约 25% 以下；2 级，中度肺气肿，肺气肿范围累及全肺 50% 以下；3 级，重度肺气肿，肺气肿范围累及全肺 50% 以上（图 13-1-21）。也有文献采用计算机自动定量计算肺气肿指数，即全肺低于 –950HU 像素体积 / 全肺体积，分为轻（肺气肿指数＜ 5%）、中（肺气肿指数 5% ～ 9%）、重（肺气肿指数 10% ～ 15%）、超重（肺气肿指数＞ 15%）（图 13-1-22、图 13-1-23）。

（二）肺气肿与肺癌关系

慢性阻塞性肺疾病合并肺癌患者的肿瘤侵袭性更强（图 13-1-24），有明确的分子谱。研究证实有肺气肿病史者发生肺癌的危险性明显高于无肺气肿者，肺气肿是肺癌的重要危

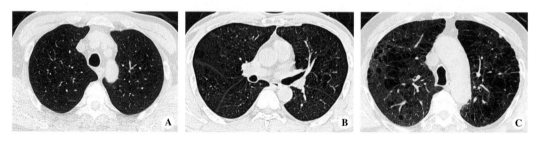

图 13-1-21 I-ELCAP 肺气肿视觉评估分级：轻度（A）、中度（B）、重度（C）肺气肿

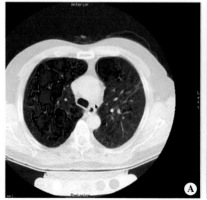
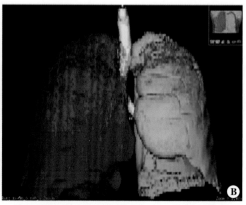

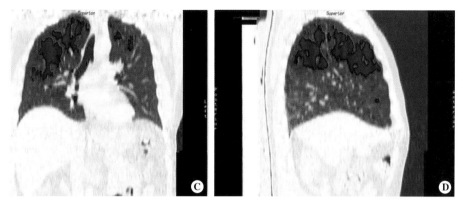

图 13-1-22　肺气肿区域的标注与 VR 重建。蓝色区域为 –950HU 像素。横断面（A）、左右肺 VR 重建（B）、冠状面（C）及矢状面（D），全肺及肺气肿区域显示更加直观

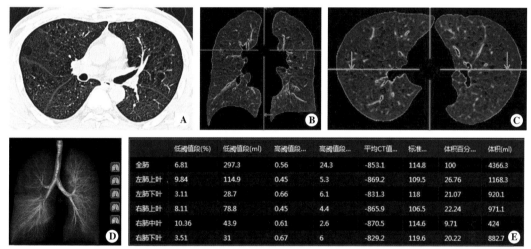

	低减值段(%)	低减值段(ml)	高减值段...	高减值段...	平均CT值...	标准...	体积百分...	体积(ml)
全肺	6.81	297.3	0.56	24.3	-853.1	114.8	100	4366.3
左肺上叶	9.84	114.9	0.45	5.3	-869.2	109.5	26.76	1168.3
左肺下叶	3.11	28.7	0.66	6.1	-831.3	118	21.07	920.1
右肺上叶	8.11	78.8	0.45	4.4	-865.9	106.5	22.24	971.1
右肺中叶	10.36	43.9	0.61	2.6	-870.5	114.6	9.71	424
右肺下叶	3.51	31	0.67	6	-829.2	119.6	20.22	882.7

图 13-1-23　LungCare 软件标注并计算肺气肿指数。横断面可见散在肺气肿（A），冠状面（B）、横断面（C）肺气肿区域用红色标注，气管支气管树及全肺 VR 显示（D），各肺叶肺气肿指数结果（E），全肺 6.81%，属于中度肺气肿，双肺上叶及右肺中叶肺气肿较重，双肺下叶肺气肿较轻

险因素（图 13-1-25），尤其对于不吸烟者。在从不吸烟的人群中，肺气肿患者发生肺癌的风险是不伴肺气肿者的 6.3 倍。有研究发现肺气肿严重的区域更易发生癌性结节（34%）。鳞癌更多发生在肺气肿区域（图 13-1-26），而腺癌更多见于非肺气肿区域（图 13-1-27、图 13-1-28）。有研究对慢性阻塞性肺疾病患者患肺癌的风险进行分层，结果显示在多种因素中以肺气肿与肺癌关系最密切，当肺气肿与气道阻塞并存时，前者增强肺癌风险的作用更大。也有研究指出，肺气肿区域的非小细胞癌的瘤体更大、侵袭性更强，患者总生存期更短。

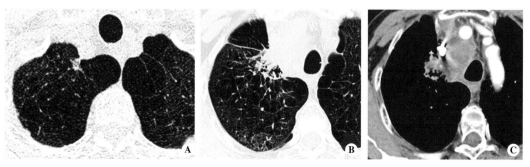

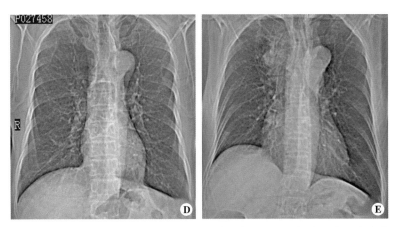

图 13-1-24 重度肺气肿患者肺癌快速进展。男，68 岁，重度肺气肿，2008 年发现右肺尖胸膜下小结节（A），2012 年发展成肿块（B）合并纵隔淋巴结转移（C）。2008 年 CT 定位像仅见重度肺气肿（D），2012 年可见右上肺肿块伴气管明显受压移位（E）。中重度肺气肿患者有无病灶均需要年度 CT 复查比较

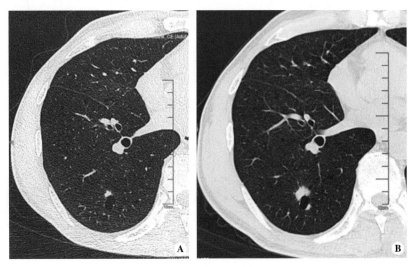

图 13-1-25 肺气肿合并肺癌。男性，吸烟。临床诊断为慢性阻塞性肺疾病。2 年前行胸部 CT（A）见右肺下叶肺大疱旁小结节，CT 随访 2 年（B）结节明显增大，伴短毛刺，穿刺活检病理结果示非小细胞肺癌

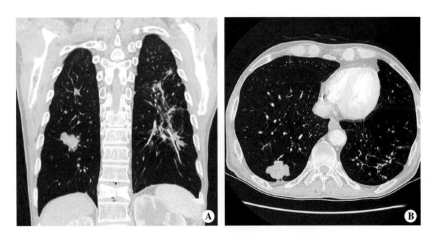

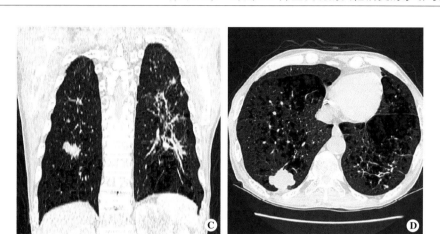

图 13-1-26　右肺下叶鳞癌多发于肺气肿区域（A、B）。蓝色标注为肺气肿区域（C、D）

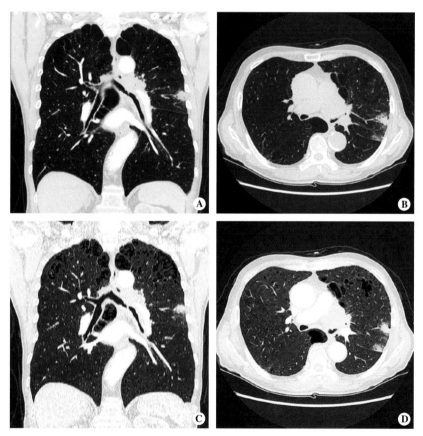

图 13-1-27　轻度肺气肿患者发生的腺癌（A、B）。腺癌多发生于正常肺，该例腺癌位于蓝色标注的肺
　　　　　　气肿区域之外（C、D）

　　有研究比较了视觉评估法与计算机定量法评估肺气肿与肺癌发生的关系，发现 CT 显示肺气肿患者发生肺癌的比值比（OR）为 2.11（视觉评估法为 3.50，计算机定量法为 1.16）。

　　肺癌 CT 筛查研究中肺气肿的有无和轻重程度与肺癌患者的生存时间高度相关（图 13-1-29）。

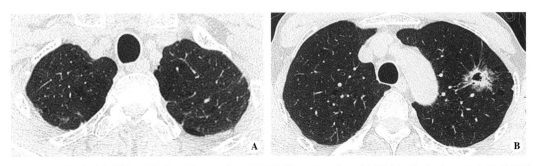

图 13-1-28　轻度肺气肿与肺腺癌。男，62 岁，吸烟指数 60 包·年，轻度肺气肿（A）。左上肺腺癌位于非肺气肿区域（B）

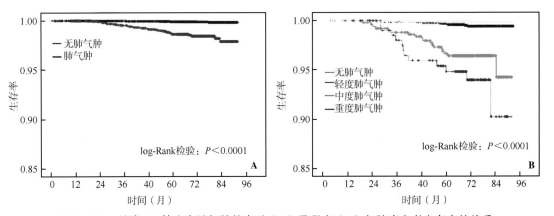

图 13-1-29　肺癌 CT 筛查中肺气肿的有无（A）及程度（B）与肺癌患者生存率的关系

（三）肺大疱与含气腔肺癌的鉴别

CT 筛查或偶然发现的含气腔肺癌（lung cancer containing airspace）不少，且形态特别，一般生长快，以腺癌为主，需要格外警惕。含气腔肺癌需注意与肺大疱的鉴别，肺大疱表现为无壁或壁菲薄的透光区（图 13-1-30A），而含气腔肺癌则表现为环壁增厚、不均匀、不规整、杂乱、结节、内部分隔等（图 13-1-30B～M）。含气腔肺癌的主要发生机制为

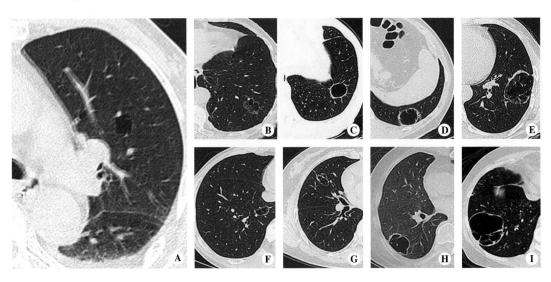

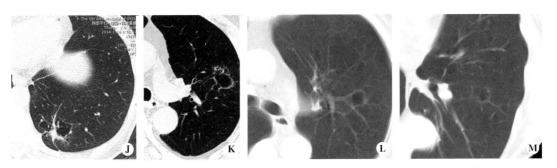

图 13-1-30　肺大疱与含气腔肺癌对比。肺大疱为无壁或菲薄壁局限透光区（A），任何环壁增厚、不均匀、不规整、杂乱、结节、分隔均要怀疑恶性，B ～ M 均为已被证实的不同病例的含气腔肺腺癌

肿瘤发生于细小支气管或侵犯细小支气管壁，致使气体残留气腔扩大（图 13-1-31）；也可能为原有肺大疱壁发生的肺癌，通常为肺大疱边缘偏心实性结节（图 13-1-32）。总之，肺气肿和肺大疱是肺癌的高危因素之一，基线筛查发现时应注意通过 1mm 左右薄层图像、单肺或 1/4 肺野放大、MPR 观察与鉴别，不难诊断。不确定或不典型者，务必通知其进行年度 CT 复查。

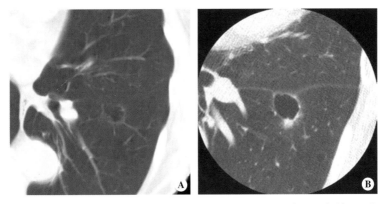

图 13-1-31　含气腔肺腺癌 2 年随访变化。女，71 岁，吸烟指数 29 包·年，2 年前 CT 发现左肺下叶含气腔结节，壁厚且粗糙杂乱（A）；间隔 26 个月含气腔壁明显变厚并出现偏心结节，胸膜增厚凹陷（B）。病理诊断为腺癌

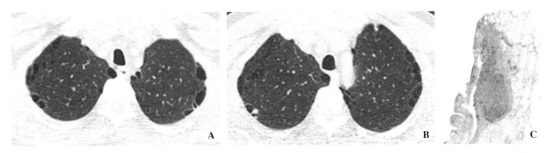

图 13-1-32　胸膜下肺大疱发生的腺癌。男，52 岁，吸烟指数 66 包·年。基线 CT 见双上肺胸膜下多发肺大疱（A）；间隔 77 个月，右侧胸膜下肺大疱壁上出现实性结节（B）；病理显示囊壁为胸膜下肺大疱，内衬立方间皮细胞，肿瘤为偏心生长的腺癌（C）

（柳学国　敖　峰）

第二节　冠状动脉钙化、主动脉瓣钙化及肺动脉高压

一、冠状动脉钙化程度评估及处理

　　冠状动脉钙化（coronary artery calcium，CAC）积分是一种广泛用于存在动脉粥样硬化中度风险人群心血管风险评估的影像学检查手段。在与其他传统风险因子的评分系统［如弗雷明汉（Framing ham）风险评分，FRS］联合使用时，CAC 积分在预测未来心脏事件和生存率中表现出显著优越性。LDCT 被批准用于长期吸烟者等高危人群的肺癌筛查。虽然 LDCT 检查旨在诊断肺癌，但其也可以清晰和准确地评价冠状动脉钙化。LDCT 得出的冠状动脉钙化评分可帮助医生确定患者是否应该预防性服用降胆固醇的药物（他汀类药物）。

　　LDCT 冠状动脉视觉钙化评分可分为无、轻度、中度、重度（图 13-2-1）。通常使用 3mm 层厚，在纵隔窗上观察冠状动脉走行区是否存在高密度钙化斑。冠状动脉可分为左主干（left main，LM）、左前降支（left anterior descending branch，LAD）、左旋支（left circumflex，LCX）、右冠脉（right coronary artery，RCA）。每支冠状动脉进行单独的钙化评分，可分为无（0 分）、轻度（1 分）、中度（2 分）、重度（3 分）。其中冠状动脉走行区未发现高密度钙化斑可评分为 0 分，钙化斑的长度小于整支冠脉长度的 1/3 即为 1 分，钙化斑的长度超过整支冠脉长度的 1/3 但少于 2/3 即为 2 分，钙化斑长度超过整支冠脉长度的 2/3 即为 3 分。最后汇总 4 支冠脉的总钙化评分（0～12 分）。当总钙化评分为 0 分时，预示远期心血管疾病的发生率很低；当总钙化评分为 1～3 分时，预示远期心血管疾病的发生率为轻到中度增高，建议健康饮食，使用他汀类药物；当总钙化评分大于 4 分时，预示远期心血管疾病的发生率中至重度增高，建议健康饮食，使用他汀类药物及第二种降脂药，同时建议咨询心内科医生。

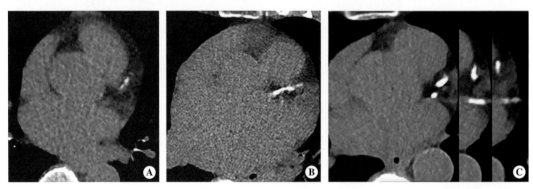

图 13-2-1　A. 左前降支轻度钙化，钙化斑的长度小于整支冠脉长度的 1/3；B. 左前降支中度钙化，钙化斑的长度超过整支冠脉长度的 1/3 但少于 2/3；C. 左前降支重度钙化，钙化斑的长度超过整支冠脉长度的 2/3

二、主动脉瓣钙化程度评估及处理

　　主动脉瓣钙化（aortic valve calcification，AVC）的程度是退行性主动脉瓣狭窄的首要因素，也是决定主动脉瓣狭窄程度的重要因素。中重度主动脉瓣钙化患者心血管疾病的合

并症发生率和死亡率都明显高于无主动脉瓣钙化患者或轻度主动脉瓣钙化患者。2017 年美国心脏协会 / 美国心脏病学会（AHA/ACC）指南推荐 CT 评估主动脉瓣钙化程度用于辅助主动脉瓣狭窄程度的准备分级。LDCT 用于吸烟患者肺癌筛查的同时，可以有效并准确评估主动脉瓣钙化的程度。

LDCT 主动脉瓣钙化视觉评分可分为无、轻度、中度、重度（图 13-2-2）。通常使用 3mm 层厚，在纵隔窗上观察主动脉瓣区域是否存在高密度钙化斑，包括主动脉瓣叶钙化及主动脉瓣叶起始处的主动脉壁钙化。当主动脉瓣区域未发现高密度钙化斑时即为无；当主动脉瓣区域散在一个或多个离散点状钙化斑时即为轻度；当主动脉瓣区域出现大量钙化斑，累及全部三个瓣叶时即为重度；中度主动脉瓣钙化处于轻度与重度之间，表现为一个或者多个块状钙化斑，但是未累及全部三个瓣叶。研究证明，当 LDCT 显示主动脉瓣出现钙化同时冠状动脉钙化评分超过 3 分时，患者出现心血管疾病死亡的风险是参照组（无主动脉瓣钙化同时冠状动脉钙化评分小于 3 分）的 2.35 倍。当患者主动脉钙化评分为中度及重度时，患者出现主动脉瓣狭窄（超声诊断）的敏感度为 100%，特异度为 94%。LDCT 显示主动脉瓣钙化为中度或重度时，建议咨询心内科医生及行心脏超声进一步评估主动脉瓣狭窄与否及狭窄程度。

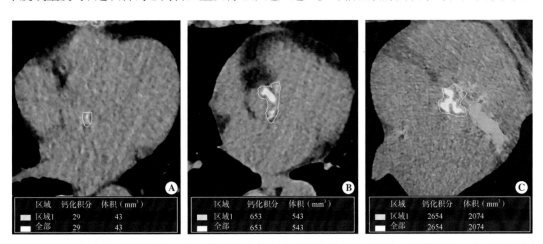

区域	钙化积分	体积（mm³）
区域1	29	43
全部	29	43

区域	钙化积分	体积（mm³）
区域1	653	543
全部	653	543

区域	钙化积分	体积（mm³）
区域1	2654	2074
全部	2654	2074

图 13-2-2 A. 轻度主动脉瓣钙化：主动脉瓣膜上散在点状钙化斑；B. 中度主动脉瓣钙化：主动脉瓣膜上单个或多个大块钙化斑；C. 重度主动脉瓣钙化：主动脉瓣膜钙化累及全部瓣叶

三、肺动脉高压的诊断标准

肺动脉高压（pulmonary arterial hypertension，PAH）的主要特征是肺动脉阻力进行性升高，最终可导致右心衰竭甚至死亡。因此，PAH 是右心衰竭的最主要原因之一，其病因复杂，诊断治疗棘手。临床诊断采用右心导管测量肺动脉平均压（mean pulmonary artery pressure，mPAP），当 mPAP ≥ 25mmHg 时即可诊断 PAH。研究表明，PAH 与远期死亡相关，独立于年龄及是否存在心肺疾病等因素。LDCT 上主肺动脉直径（MPA）、主肺动脉直径与邻近升主动脉（AA）直径比值强烈提示 PAH 存在与否。通常使用 3mm 层厚，在纵隔窗上于肺动脉分叉水平测量主肺动脉直径与相应层面升主动脉直径。研究表明，当主肺动脉直径 ≥ 34mm，MPA ： AA ≥ 1.0 时强烈提示患者可能存在 PAH（图 13-2-3）。

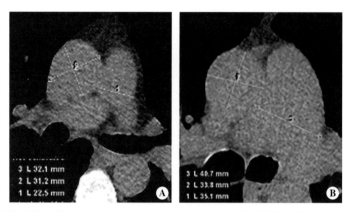

图 13-2-3　A. 正常肺动脉直径＜ 34mm，MPA ：AA ＜ 1.0；B. 肺动脉主干直径≥ 34mm，MPA ：AA ≥ 1.0，强烈提示肺动脉高压

（朱叶青）

第三节　乳腺类型及相关病变

一、乳腺类型

2014 年 1 月美国放射学院（ACR）公布的 2013 版乳腺影像报告和数据系统（BI-RADS）更新了乳腺成分的描述，不再按乳腺实质（即纤维腺体组织）与脂肪的百分比来分类，而主要根据乳腺构成的纤维腺体组织密度高低和分布范围将乳腺分为 a、b、c 和 d 类。这种分类方法更能帮助观察者明确乳腺内病灶被纤维腺体遮掩的可能性，能体现观察者对乳腺内病变判断的信心，随着分类等级的上升，纤维腺体遮掩病灶可能性增大，对比致密型乳腺（c 类 +d 类）的乳腺，医生判断疏松型乳腺（a 类 +b 类）内有无病变的信心更高（图 13-3-1）。

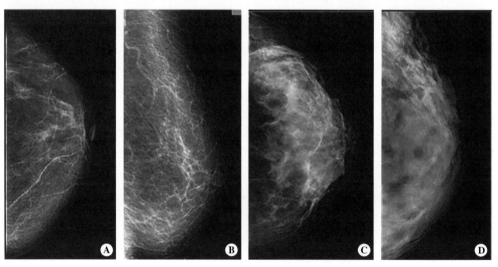

图 13-3-1　乳腺 X 线摄影中乳腺结构分类。A. a 类乳腺：乳腺几乎都为脂肪；B. b 类乳腺：纤维腺体散在分布；C. c 类乳腺：乳腺不均匀性致密，可遮掩小病灶；D. d 类乳腺：乳腺极度致密，影响观察

二、胸部 CT 在乳腺分类中的应用

现在越来越多的学者开始重视胸部 CT 在乳腺分类中的应用。CT 图像为断层成像，对于纤维腺体松散分布的乳腺，可以更有信心判断其内是否有病灶（结节或肿块）。笔者团队前期关于胸部 CT 对乳腺 X 线分类应用价值的研究显示，通过胸部 CT 平扫也可对乳腺结构进行分类（图 13-3-2）。并且部分乳腺（约 17%）分类等级较乳腺 X 线摄影降低（图 13-3-3），这是非常有临床意义的，因为乳腺分类等级越低，越容易观察乳腺内病变情况。

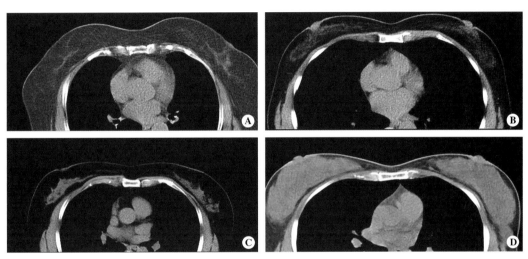

图 13-3-2　胸部 CT 乳腺结构分类。A. a 类乳腺：乳腺几乎都为脂肪；B. b 类乳腺：纤维腺体散在分布；C. c 类乳腺：乳腺不均匀性致密，可遮掩小病灶；D. d 类乳腺：乳腺极度致密，影响观察

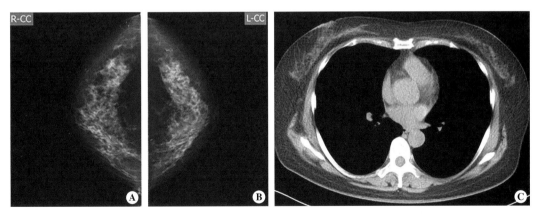

图 13-3-3　乳腺 X 线摄影与胸部 CT 乳腺分类比较。A、B. 乳腺 X 线摄影图像（c 类），C. 胸部 CT 图像。胸部 CT 扫描纵隔窗观察乳腺，可以避免组织重叠影响，降低乳腺分类等级（b 类）

三、乳腺分类的意义

有研究证明致密型乳腺是乳腺癌的危险因素，而且在致密型乳腺中，乳腺病变的检出

率要比松散型乳腺低很多，对乳腺结构分类或者乳腺密度分型的评价，可以体现观察者判断乳腺内病变有无的信心。第 5 版 BI-RADS 更新了对乳腺成分的描述，其中主要根据乳腺构成的纤维腺体组织密度高低和分布范围来划分，而不是根据乳腺实质（即纤维腺体组织）与脂肪的百分比，对比第 4 版 BI-RADS 的乳腺密度分型方法，第 5 版更能帮助观察者表达乳腺内病灶被纤维腺体遮掩的可能性，能体现观察者判断对乳腺内病变的信心，随着分类等级的增加，纤维腺体遮掩病灶可能性增大，观察者对判断 a 类和 b 类乳腺内病变有无的信心高于 c 类和 d 类乳腺。

四、肺癌 CT 筛查中女性乳腺分类情况

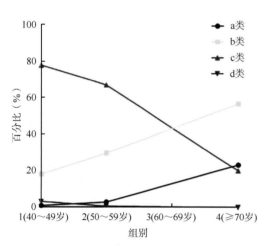

图 13-3-4　女性不同年龄组与乳腺分类比例变化趋势。随着年龄增长，致密型乳腺比例减低，松散型乳腺比例增高

笔者团队之前的研究纳入了 1916 例 40 岁以上女性体检者，观察她们的 CT 图像并对其乳腺结构组成进行分类，结果显示 b 类和 c 类乳腺最为多见（约占 94.2%），而 a 类和 d 类乳腺比较少见，这与国内外的研究结果是一致的。该研究将 1916 例女性体检者按年龄不同分为 4 个年龄组，即组 1（40～49 岁年龄组）、组 2（50～59 岁年龄组）、组 3（60～69 岁年龄组）及组 4（70 岁及以上年龄组），结果显示，组 1 中，松散型（a 类 + b 类）乳腺约占 19%，致密型乳腺（c 类 + d 类）约占 81%；组 4 中，松散型（a 类 + b 类）乳腺约占 80%，致密型乳腺（c 类 + d 类）约占 20%。随着年龄的增长、卵巢功能减低、雌孕激素水平下降，松散型乳腺（a 类 + b 类）所占比例增高，致密型乳腺（c 类 + d 类）所占比例减小（图 13-3-4、图 13-3-5）。

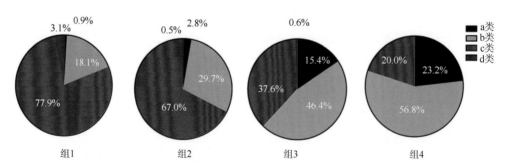

图 13-3-5　不同年龄组乳腺分类构成比。随着年龄增长，致密型乳腺比例减低（组 1：40～49 岁；组 2：50～59 岁；组 3：60～69 岁；组 4：70 岁及以上）

五、乳腺癌合并肺癌趋势

迄今为止，在我国乃至全世界，乳腺癌仍是危害女性健康的一大杀手，乳腺癌在我国

的发病率呈逐年上升趋势且有向低龄化发展的势头。肺癌作为临床最常见的恶性肿瘤之一，位居恶性肿瘤类疾病第一位。在我国，肺癌病死率约占全部恶性肿瘤病死率的 22.7%，在恶性肿瘤类疾病的死亡原因中同样排在首位，并且发病率每年正以 26.9% 的速度上升。现在，很多研究证实乳腺癌患者合并肺癌发病率是正常人的 2 倍以上，主要原因如下。①免疫水平的削弱：肿瘤患者体内 T 细胞及 NK 细胞免疫功能均有下降；②遗传因素：文献报道有癌症家族史者，相较于无癌症家族史者，其罹患恶性肿瘤的可能性更大；③基因突变：致癌基因过表达或者抑癌基因突变，导致患癌风险增加；④第一原发癌治疗的后期不良反应：如局部放疗，导致邻近器官患癌风险增加。

六、肺癌 CT 筛查中女性乳腺病变情况

笔者团队之前的研究纳入了 1916 例 40 岁以上女性体检者，共发现肺内结节 365 例（占 19.0%），怀疑早期肺癌者 15 例（占 0.8%），发现乳腺病变者 49 例（占 2.6%），怀疑恶性者 4 例（占 0.2%）。研究回顾性观察了有乳腺病变的 49 例患者的胸部 CT 报告，报告乳腺存在病变的仅 11 例，38 例漏诊，其中有 1 例乳腺肿块在随访中增大（图 13-3-6），提示阅读胸部 CT 图像时观察乳腺是很有必要的，且对于部分病例，通过胸部 CT 观察乳腺病变较乳腺 X 线摄影更有优势（图 13-3-7）。

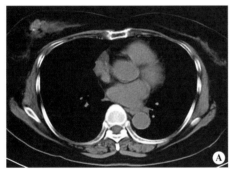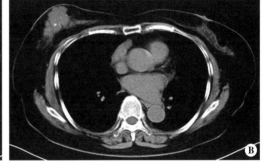

图 13-3-6　右侧乳腺癌。A. 回顾 2 年前 CT，可观察到右侧乳腺结节，伴钙化，但当时未报告；B. 2 年后右侧乳腺肿块明显增大

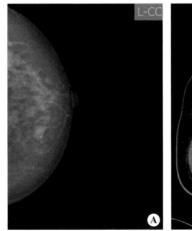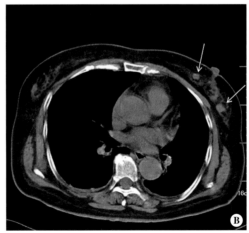

图 13-3-7　CT 在发现乳腺结节数目、大小和位置方面较乳腺数字 X 线摄影（DR）更具优势。同一体检者，乳腺 X 线图像（A）与肺癌筛查 CT 图像（B）对比，左侧乳腺内多发小结节病灶（箭头）

七、对肺癌 CT 筛查中同时检出乳腺病变女性的建议

55 岁以上女性筛查者中,乳腺结构分类为 a 类和 b 类的约占 58.5%,其中的结节或肿块病变易于识别和判断。而 NCCN 将年龄 ≥ 55 岁视为肺癌高危因素,推荐在高危人群中开展肺癌低剂量 CT 筛查。从研究结果可以看出,对于 55 岁以上的女性,可能不增加辐射剂量的前提下,同时进行乳腺癌与肺癌的筛查,而对于其中大部分人(乳腺结构分类为 a 类和 b 类者),通过肺癌低剂量 CT 筛查和胸部 CT 检查,部分达到乳腺癌筛查的目的,从而避免过度检查;对于其中少部分人(乳腺结构分类为 c 类和 d 类者),可以将第一次胸部扫描图像作为基线,观察年度复查胸部 CT 图像,如果双侧乳腺结构对称,且随着年龄增长乳腺纤维腺体组成成分没有增加或变化,如果出现双侧乳腺结构不对称,或者随着年龄的增长乳腺纤维腺体组成成分增加(图 13-3-6),可以建议患者做进一步检查(如超声、磁共振或者活检)。对于女性肺癌 CT 筛查者,建议诊断报告中应常规描述乳腺分类,有无结节或肿块,如果有,报告结节或肿块位置、大小、数目、形态、周围征象、腋窝淋巴结肿大等情况。

(敖　峰　柳学国)

第四节　纵隔肿瘤及肿瘤样病变

一、纵隔解剖

纵隔是指位于胸廓中央,前壁由胸骨和相关肋软骨组成,后壁由脊柱及相关肋骨组成,两侧由纵隔胸膜所围绕而成的区域,其上端直接与颈部相连,下至膈与腹腔相隔。纵隔内包含心脏大血管、气管、神经、淋巴、食管脂肪等结构。纵隔病变为起源于纵隔和(或)累及纵隔内结构的病变,形态复杂,病理类型多样。临床上,纵隔一般按九分法分区(图 13-4-1)。前纵隔:为胸骨之后,心脏、升主动脉和气管之前的三角区。中纵隔:气管、

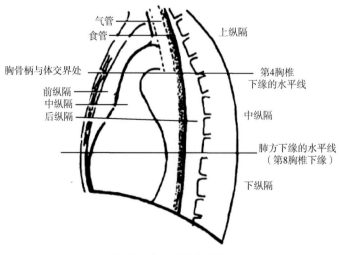

图 13-4-1　纵隔九分法

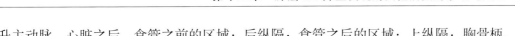

升主动脉、心脏之后，食管之前的区域；后纵隔：食管之后的区域；上纵隔：胸骨柄、体交界处至第 4 胸椎下缘连线以上区域；中纵隔：第 4 胸椎下缘连线至肺门下缘（第 8 胸椎下缘）的水平线之间的区域；下纵隔：肺门下缘水平线以下至膈肌之间的区域。

二、纵隔肿瘤及肿瘤样病变的检出与处理

纵隔内组织器官较多，胚胎发育来源复杂，因而原发性纵隔肿瘤和瘤样病变种类繁多。一般而言，纵隔肿瘤和瘤样病变有特定的好发部位：①胸腔入口区，成年人多为甲状腺肿块，儿童常为淋巴管瘤。②前纵隔，常见胸腺瘤和畸胎瘤，心膈角区肿物多为心包囊肿和脂肪瘤，尤以右前心膈角多见。③中纵隔，由于淋巴组织丰富，以淋巴瘤和纵隔淋巴结转移最常见，其次为支气管囊肿。④后纵隔，由于神经组织丰富，以神经源性肿瘤多见，主要有神经纤维瘤、神经鞘瘤或节细胞神经瘤等，可伴有局部脊椎骨质的异常改变。因此，明确纵隔各区的解剖结构及其组织成分，有助于病变的准确定位和定性诊断。

纵隔肿瘤和瘤样病变临床表现与其大小、部位、性质和生长方式等密切相关，早期多无明显症状和阳性体征。①良性肿瘤和瘤样病变：由于生长缓慢，常长至很大时才出现相应压迫症状，如上腔静脉受压或受侵可出现颈静脉增粗、头颈面部及上肢水肿；气管受压或受侵可出现刺激性干咳、气急；膈神经受压或受侵可出现呃逆及膈神经麻痹；交感神经受压或受侵可出现霍纳综合征；迷走神经受压或受侵可出现心率慢，恶心、呕吐；喉返神经受压或受侵可出现声音嘶哑；食管受压或受侵可出现吞咽困难。②恶性肿瘤：进展迅速，侵袭程度高，肿瘤较小时即可出现临床症状。

I-ELCAP 报道在 9263 例基线胸部 CT 筛查者中检出纵隔肿块 71 例（0.77%），其中胸腺肿块 41 例（其中 5 例直径＞30mm，手术后病理证实胸腺癌 1 例，非浸润性胸腺瘤 4 例，另外 36 例随访，25 例随访 1 年以上，其中 5 例肿块增大、2 例缩小、18 例不变）；甲状腺肿块 16 例（均为甲状腺肿，随访 1 年不变）；食管癌 2 例；气管食管憩室 6 例；其他肿块 6 例。一般 CT 筛查发现单发直径＜3cm、边界光滑的纵隔结节时，首选年度 CT 复查，随访发现结节增大，或边缘、形态改变进一步增强，即进行多学科会诊处理，如果随访稳定不变，可以继续长期随访。对于 CT 筛查发现的直径＞3cm，或多发或边缘不整或与周围结构境界欠清的结节，或随访发现结节增大，则建议按照临床现有标准流程诊治。

三、常见纵隔肿瘤及瘤样病变 CT 表现

（一）胸骨后甲状腺肿

胸骨后甲状腺肿 CT 表现：①前上纵隔高密度肿块。②肿块边界清楚，内可有点状或不规则钙化或局限性低密度囊变区。③相邻血管常受压，向外侧移位。④增强检查，因多血管性而有明显的长时间强化；连续层面观察，显示纵隔内肿块与颈部甲状腺肿相连，且密度一致（图 13-4-2）。

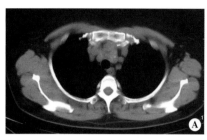
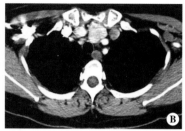
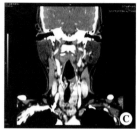

图 13-4-2 胸骨后甲状腺肿。A. 胸骨后方前上纵隔不均匀肿块，内可见钙化，边界清；B. 增强 CT 见明显强化；C. 增强后冠状位重建图像，见甲状腺多发低密度结节并肿大，向下延伸到胸骨后

（二）胸腺瘤

筛查者如发现胸腺肿块，对于直径＜ 30mm、边界脂肪间隙完好者，建议 CT 年度随访观察，因为大部分肿块可能不变甚至缩小；对于直径＞ 30mm，或边界不规整，或周围脂肪间隙不完整者，则建议临床进一步诊断治疗。胸腺瘤 CT 表现：①前纵隔升主动脉前方软组织密度肿块，呈圆形或分叶状，直径 1 ～ 10cm，与周围纵隔脂肪分界清楚（图 13-4-3）；②胸腺瘤内可含钙化，部分胸腺瘤可发生囊变，特别是放疗后的胸腺瘤；③增强扫描，胸腺瘤发生轻至中度强化；④提示胸腺瘤侵犯的征象是肿块边界不清、纵隔淋巴结增大、心包积液和心包增厚、邻近肺实质出现肿块和胸膜下转移结节。另外，胸腺增生基本保留胸腺形态，密度均匀，建议随诊观察（图 13-4-4）。

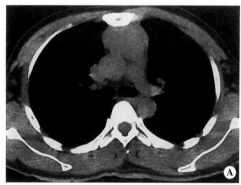
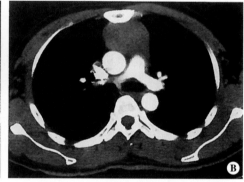

图 13-4-3 胸腺瘤。CT 可见前纵隔软组织密度影，边缘光滑。增强扫描见轻度不均匀强化

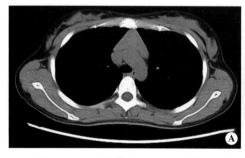
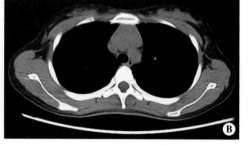

图 13-4-4 胸腺增生。CT 可见前纵隔软组织密度影，边缘光滑，基本保持胸腺形态

（三）畸胎瘤

畸胎瘤 CT 表现：①皮样囊肿与囊性畸胎瘤，表现为前纵隔内混杂密度肿块；②特征 CT 表现为内含脂肪、骨骼、毛发等混合密度肿块；③实性畸胎瘤，通常为较均一的软组织密度肿块，常呈分叶状，与周围结构多分界不清（图 13-4-5）。

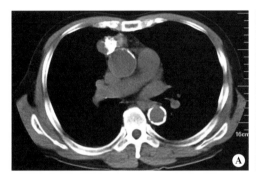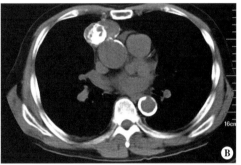

图 13-4-5　畸胎瘤。CT 可见前纵隔偏右侧软组织肿块，边界尚清，内可见钙化、囊变

（四）淋巴瘤

淋巴瘤 CT 表现：①气管前、血管前、主 - 肺动脉窗、隆突下、心包周围等多组淋巴结增大，密度多均匀，增强扫描见轻中度均匀强化（图 13-4-6）；②霍奇金淋巴瘤易经淋巴延伸而倾向累及多组淋巴结，胸骨旁淋巴结常受累；③纵隔淋巴瘤可自前、后纵隔侵犯胸膜外和胸壁而形成软组织肿块；④病变也可经淋巴沿支气管周围侵犯肺实质；⑤肺门淋巴结受累而增大；⑥心包受累出现心包积液和增厚；⑦胸膜下转移和胸腔积液。

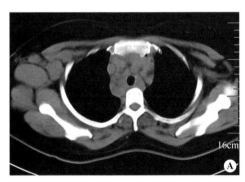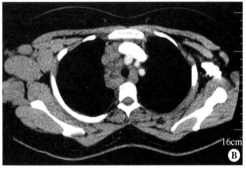

图 13-4-6　淋巴瘤。病变主要位于中上纵隔。CT 可见多个淋巴结，部分融合成块，密度均匀（A），增强扫描见轻中度均匀强化（B）

（五）神经源性肿瘤

神经源性肿瘤 CT 表现：①肿瘤位于后纵隔椎旁；②肿块多呈均一的软组织密度肿块，边缘光滑（图 13-4-7）；③肿瘤内钙化少见，多发生于成神经细胞瘤、神经节细胞瘤及成神经节细胞瘤；④肿块内可发生囊变或脂类较丰富而密度减低；⑤神经纤维瘤和神经鞘瘤多为圆形，神经节性肿瘤呈纵行生长，而分叶者多见于恶性肿瘤；⑥良性肿瘤可以出现相邻椎间孔扩大、相邻骨质压迫性改变。胸膜下结节和胸腔积液是恶性肿瘤的表现。

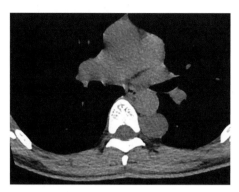

图 13-4-7 神经源性肿瘤。CT 扫描见后纵隔肿块，宽基底与胸膜相连，密度均匀，边界清晰

第五节 甲状腺结节

一、肺癌 CT 筛查中甲状腺病变检出情况

有研究显示，胸部 CT 检查中，甲状腺病变的检出率为 4.48% ～ 25%，其中大部分为良性病变。I-ELCAP 总结了 2309 例胸部 CT 基线筛查者中偶然发现的甲状腺结节（incident thyroid nodule，ITN）57 例（2.5%）。年龄增长、冠状动脉钙化积分增加、乳腺密度增加是女性 ITN 的预测因素。年度 CT 复查发现新发甲状腺结节的比例仅 0.15%（7/4792），并且新 ITN 长出平均需要约 16.8 年。关于普通人群 CT 检出 ITN 的处理推荐参照 ACR 2015 版指南：①＜ 35 岁人群，CT 检出 ITN ≥ 1cm；或怀疑恶性影像征象——淋巴结可疑：颈动脉鞘淋巴结短径＞ 1.5cm，或颈部其他区域淋巴结短径＞ 1cm，或伴有淋巴结钙化、囊变或强化；ITN 可疑突破甲状腺包膜向周围侵犯；患者预期寿命正常（无其他严重致残或致死性疾病），则推荐行专业的甲状腺彩超检查，否则不需进一步评估。②＞ 35 岁人群，CT 检出 ITN ≥ 1.5cm；或怀疑恶性的影像征象——淋巴结可疑：颈动脉鞘淋巴结短径＞ 1.5cm，或颈部其他区域淋巴结短径＞ 1cm，或伴有淋巴结钙化、囊变或强化；ITN 可疑突破甲状腺包膜向周围侵犯；患者预期寿命正常（无其他严重致残或致死性疾病），则推荐行专业的甲状腺彩超检查，否则不需进一步评估。

二、肺癌 CT 筛查中常见甲状腺病变

（一）甲状腺肿瘤

甲状腺肿瘤（thyroid tumor）可分为良性和恶性。良性者主要为腺瘤，占甲状腺肿瘤的 60%；恶性者多为甲状腺癌，其中以乳头状癌多见。甲状腺良、恶性肿瘤均以女性多见，发病年龄常为 20 ～ 40 岁；可引起声嘶、呼吸困难，恶性肿瘤易发生淋巴结转移。CT 表现：CT 平扫时，腺瘤多表现为圆形、类圆形边界清楚的低密度影；增强检查时，部分腺瘤多不强化，或仅轻度强化（图 13-5-1）。部分功能性腺瘤强化部分的 CT 值会高于周

围正常甲状腺实质，且此种高强化征象诊断良性结节的特异性很高。CT 平扫时，甲状腺癌则呈形态不规则、边界不清的不均匀低密度影，其内可见散在小灶性钙化及低密度坏死区，病变与周围组织分界不清，可有颈部淋巴结肿大；增强检查，甲状腺癌呈不均匀明显强化，转移淋巴结多呈环状强化（图 13-5-2）。

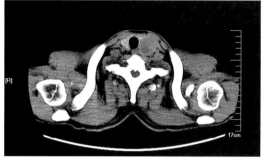

图 13-5-1　甲状腺腺瘤。胸部 CT 检查发现甲状腺左叶类圆形低密度灶，边界清，密度均匀

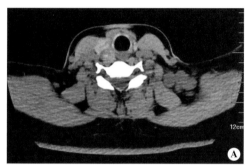
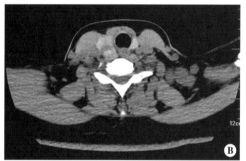

图 13-5-2　甲状腺癌。CT 平扫，横断位示甲状腺右叶增大，其内可见形态不规整、边界不清低密度肿块影，向气管后方延伸，内可见钙化、囊变。边界清，与甲状腺相连

（二）结节性甲状腺肿

结节性甲状腺肿是甲状腺激素合成不足，引起垂体促甲状腺激素增多，刺激甲状腺滤泡上皮增生，滤泡肥大所致。该病多见于缺碘地区，即为地方性甲状腺肿，也可为散发性甲状腺肿；好发于中老年女性；一般不伴有明显甲状腺功能异常症状，明显肿大时可有气道压迫症状。胸部 CT 表现：① 甲状腺弥漫性肿大，其内有低密度结节，较小时密度均匀，较大时密度不均；② 多结节性甲状腺肿常向下延伸至前纵隔内，其内有多发低密度区，有时边缘可见钙化；③ 腺瘤样增生结节可有轻度强化，一般不侵犯邻近器官或结构（图 13-5-3）。

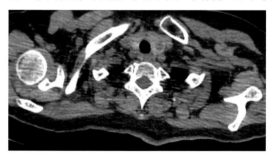

图 13-5-3　甲状腺肿。甲状腺弥漫性肿大，密度减低，边界清晰、光整，其内有边缘光滑的低密度结节

第六节　肾上腺病变

一、肺癌 CT 筛查中肾上腺病变检出情况

肾上腺是人体重要的内分泌器官，在维持正常生理状态及疾病发生发展的过程中起至关重要的作用。CT 已成为目前肾上腺病变的最佳检查方法。CT 对肾上腺病变能达到

早发现、早诊断、早治疗，提高患者的生存质量及有效降低继发性高血压等目的。常规体检中通常没有针对肾上腺的独立 CT 检查，而胸腹部 CT 检查可发现一定比例的肾上腺异常征象，如弥漫性增大（横断面上肾上腺厚度＞ 6mm）、局灶结节或肿块。文献报道 CT 检查人群中肾上腺异常的比例随着年龄增长而增加：20 ～ 29 岁组约 0.2%，更大年龄组 7% ～ 10%。在无症状及无恶性肿瘤病史人群中发现的肾上腺异常中 70% ～ 94% 为良性。肺癌 CT 基线筛查人群中约 4%（202/4776）检出肾上腺增大。肾上腺增大但横截面直径＜ 40mm 者经 7 ～ 18 个月随访，64% 稳定或缩小，36% 增大（增大均不超过 10mm）。年度 CT 复查中仅 0.04% 出现新发的肾上腺增大，且随访均＜ 40mm。

因此，对于基线或年度 CT 复查者中横断面上直径＜ 40mm 且低密度的肾上腺增大，均推荐年度复查。而出现边界不规则、密度不均匀、出血、中央坏死或钙化，则推荐进行临床处理和干预。当横断面最大径超过 40mm 时，也应该立即临床会诊处理。

二、肺癌 CT 筛查中常见肾上腺病变

（一）正常肾上腺解剖

肾上腺左右各一，位于腹膜后第 1 腰椎水平脊椎两旁、肾旁间隙筋膜内，其长度变异较大，为 20 ～ 40mm，厚度为 3 ～ 8mm，位置比较固定，由肾上腺皮质和肾上腺髓质两部分构成。由膈下动脉、腹主动脉及肾动脉供血。肾上腺 CT 表现为腺体边缘光滑锐利，呈平直内凹状，其内外肢的厚度一般不超过同平面膈肌脚的厚度，左侧呈倒 V 形、倒 Y 形或三角形，右侧较左侧稍高，多呈"人"字形。

（二）肾上腺皮质增生

肾上腺皮质增生（adrenal cortical hyperplasia）属于功能亢进性病变，根据增生的组织来源和所分泌的激素不同而临床表现各异，包括皮质醇分泌过多导致的库欣综合征（Cushing syndrome），醛固酮水平增高导致的原发性醛固酮增多症即康恩（Conn）综合征，以及性激素过量导致的假性性早熟和假两性畸形等。CT 表现为双侧肾上腺弥漫性增大，但密度和形态仍维持正常。当肾上腺侧支宽度＞ 10mm 和（或）横断面最大面积＞ 150mm^2 时即可诊断（图 13-6-1A）。结节状肾上腺增生也是皮质增生的一种表现类型，除显示弥漫性增生所具有的双侧肾上腺增大外，还于增大肾上腺的边缘见一个或多个小结节影，且通常为双侧性（图 13-6-1B）。

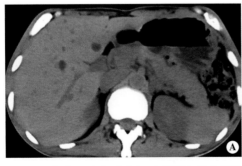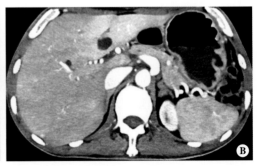

图 13-6-1 左侧肾上腺皮质增生。左侧肾上腺弥漫性增大，外形仍保持倒 Y 形，增强 CT 见左侧肾上腺增大，边缘可见膨隆小结节

（三）肾上腺皮质腺瘤

各种类型腺瘤的共同点是表现为单侧肾上腺圆形或椭圆形肿块，边缘光滑（图 13-6-2），70% 的腺瘤由于富含脂质而密度较低，多低于 10HU；动态增强检查见肿块强化较明显且廓清迅速是特征性表现。不同点在于库欣腺瘤直径常为 2 ～ 3cm，有同侧残部和对侧肾上腺萎缩；原发性醛固酮增多症腺瘤（康恩腺瘤）直径多在 2cm 以下。

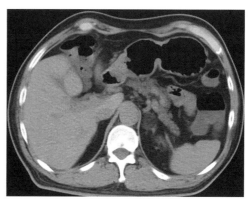

图 13-6-2　肾上腺腺瘤。左侧肾上腺为低密度椭圆形肿块，残留肾上腺萎缩

（四）嗜铬细胞瘤

肾上腺嗜铬细胞瘤表现为单侧、偶为双侧性肾上腺肿块，呈圆形或椭圆形，常较大，直径多在 3cm 以上。肿块实性部分呈中等回声，密度类似肾脏；较大肿块易出血、坏死和囊变。增强检查见肿块实体部分发生明显强化（图 13-6-3）。另外，约 10% 的嗜铬细胞瘤可发生于肾上腺外。恶性嗜铬细胞瘤具有上述相似的影像学表现，但形态可不规则和（或）有肝、肺转移灶。

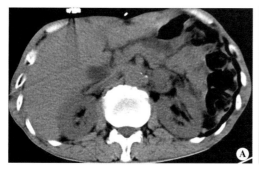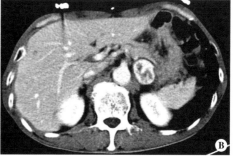

图 13-6-3　肾上腺嗜铬细胞瘤。左侧肾上腺结节，增强扫描见显著不均匀强化，中央可见无强化区

（五）肾上腺转移瘤

肾上腺是全身恶性肿瘤易发生转移部位之一，故肾上腺转移瘤常见。肾上腺转移瘤多数源于肺癌，也可来源于乳腺癌、胃癌、肝细胞癌、肾细胞癌和黑色素瘤等。肾上腺转移瘤常为双侧，也可为单侧，肿瘤内常有坏死和出血。胸部 CT 常表现为双侧肾上腺肿块，偶为单侧，呈圆形、椭圆形或分叶状，大小不等，直径常为 2 ～ 5cm，也可更大。肿块的密度可均匀或混杂。增强检查，肿块为均匀或不均匀强化（图 13-6-4）。

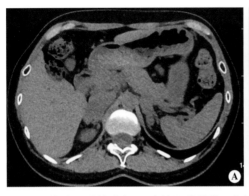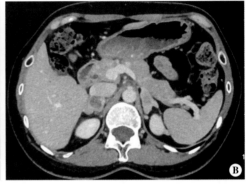

图 13-6-4 双侧肾上腺转移瘤。双侧肾上腺肿块，右侧较大，增强扫描见明显强化，中央可见无强化坏死区

（敖　峰）

第七节　脂　肪　肝

　　肝脏脂肪变性（脂肪肝）是肝细胞内三酰甘油积聚过多所致，与多种临床异常有关，包括酒精性肝病、糖尿病、肥胖、营养不良、胃肠外营养、重型肝炎、接触肝脏毒素、服用糖皮质激素和内源性皮质醇增多。该病临床常无明显异常表现，可造成肝脏增大、右上腹痛、肝功能血清学检查异常。脂肪性肝病（fatty liver disease，FLD）现已取代慢性乙型肝炎成为我国最常见的慢性肝病，对人民健康和社会发展构成严重危害。当脂肪含量占肝总量的 5% ～ 10% 时属于轻度脂肪肝，占 10% ～ 25% 为中度脂肪肝，高于 25% 为重度脂肪肝。FLD 与肝细胞中的脂肪含量增多有关，包括一系列慢性肝病，从单纯的肝脂肪变性到肝硬化，最终可能发展为肝细胞癌。

　　笔者团队的一项回顾性研究显示，胸部 CT 筛查人群发生脂肪肝的比例为 5.3%，与既往报道的结肠癌 CT 筛查脂肪肝比例（6.2%，208/3357）和冠状动脉钙化 CT 筛查脂肪肝比例（6.3%，262/4148）非常接近。研究结果显示正常肝脏平均密度 CT 值为 57.6HU，肝 / 脾 CT 值比值（liver to spleen ratio，LSR）为 1.3。肝脏密度 CT 值 < 40HU 或者 LSR < 0.7 提示为中重度脂肪肝。脂肪肝程度与男性人群、体重指数（body mass index，BMI）升高、糖尿病和肺气肿密切相关，说明脂肪肝、胰岛素抵抗和肺气肿相互影响，存在复杂的生理调控机制。血清天冬氨酸转氨酶（aspartate aminotransferase，AST）和丙氨酸转氨酶（alanine aminotransferase，ALT）的量值与肝脏密度呈负相关，提示肝脏脂肪含量与肝脏调节酶之间存在着定量关系。

　　目前，肝脏组织活检是诊断 FLD 的金标准，当肝细胞内脂质含量超过肝脏质量的 5%，或组织上每单位面积有 30% 以上的肝细胞脂肪变性时，可以诊断为脂肪肝。但是，穿刺活检为侵入性检查，有并发症和禁忌证，同时不适合密切观察和随访复查。CT 是临床普遍使用的发现和诊断肝脏脂肪变性、随访进展与转归的无创性检查技术。肝实质 CT 值与活检镜下肝内三酰甘油含量有很好的相关性，脂肪含量增加，平均 CT 值相应减低。脂肪肝人群的 CT 值低于正常值，严重者出现负值。CT 平扫诊断肝脂肪堆积的敏感度为 93%，阳性预测值为 76%。尽管超声检查比较方便，但是受到操作医生熟练程度的影响，肝脏脂肪含量评价依据回声强度变化，主观性较大。有报道 ^{1}H 磁共振波谱和 Dixon 水脂分离成像技术在描述肝脏脂肪变性方面具有较好的诊断准确性，但是对于轻度脂肪肝和不均匀分布脂肪肝，不能作为可靠指标；同时 MRI 检查设备噪声大，成像时间长，不适合安装心脏起搏器、金属植入人群，限制了 MRI 的临床实践应用范围。

非增强 CT 扫描提供了快速、可重复、客观、定量和无创的肝脏脂肪含量评估手段，具有较高的准确性和优势。胸部 CT 扫描范围的下界为上腹部双侧肾上腺水平，包括大部分肝脏组织，从而可发现和诊断肝脏实质病变。

脂肪肝的 CT 评价方法如下。

1. 目测法 根据肝实质与肝内血管的相对密度可分类如下：①正常，肝实质密度略高于肝血管密度；②轻度，肝实质与肝血管等密度；③中度，肝实质密度低于肝血管密度；④重度，肝实质密度显著低于肝血管密度。

2. 定量 CT 值评估 测量方法：选取肝脏最大层面，尽量避开伪影及肝内血管影，测量肝脏左外叶、左内叶、右前叶、右后叶的 CT 值，感兴趣区（region of interest，ROI）为 1.0cm^2，取四个位置的平均值。以相同的 ROI 面积分别测量脾脏前份、中份和后份的 CT 值，并取平均值即为脾脏的密度值。

正常人肝脏密度高于脾脏，平扫肝脏 CT 值比脾脏高 8HU，LSR＞1.0；轻度，0.7＜LSR≤1.0；中度，0.5＜LSR≤0.7；重度，LSR≤0.5（图 13-7-1～图 13-7-3）。

总之，CT 扫描技术在脂肪肝定量诊断中具有较好的准确性，适用于脂肪肝人群的调查与随访。在 CT 筛查人群中，肝脏密度 CT 值低于 40HU 或者 LSR＜0.9 提示为脂肪肝，需要密切关注，LSR＜0.8 时建议咨询全科医生或肝胆科专科医生，改变生活方式和应用保肝抗炎药物，避免进展为肝硬化。对于脂肪性肝病患者，应进行肥胖和过量饮酒危害健康方面的宣传教育，纠正其不良生活方式。

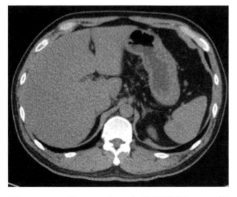

图 13-7-1 男，54 岁。中度脂肪肝，CT 值为 36HU，LSR 为 0.65

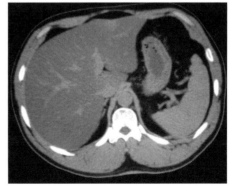

图 13-7-2 男，43 岁。重度脂肪肝，CT 值为 5HU，LSR 为 0.09

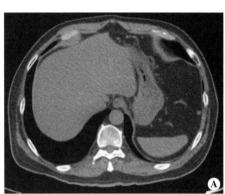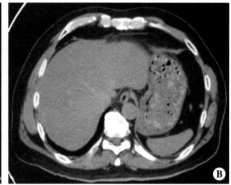

图 13-7-3　男，52 岁。A. 轻度脂肪肝，CT 值为 38HU，LSR 为 0.76；B. 1 年后体检复查，CT 值为 15HU，LSR 为 0.5，提示脂肪肝程度加重

（陈相猛）

参 考 文 献

陈华，王正元，杨智强，等，2015. 肾上腺少见肿瘤的 CT、MRI 表现及其病理基础 . 中国 CT 和 MRI 杂志，13（1）：48-50.

陈万中，2019. 肾上腺疾病 CT 诊断探讨 . 现代医用影像学，28（1）：122，123.

范存霞，张嘉君，蔡迎迎，等，2017. 腹部 CT 检查发现的 939 例肾上腺病变患者的临床分析 . 南方医科大学学报，37（8）：1054-1059.

孙海霞，2018. 腹部 CT 检查发现的肾上腺病变患者的临床分析 . 影像研究与医学应用，2（2）：184-185.

唐三，郭翌，汪源源，等，2014. 基于增强 CT 图像的肾上腺肿瘤分类 . 仪器仪表学报，（2）：191-195.

王艳丽，2019. 腹部 CT 检查发现的 60 例肾上腺病变患者的临床研究 . 临床研究，27（8）：158-159.

伍楚君，邱敏，马潞林，2015. 肾上腺转移癌的诊治进展 . 北京大学学报（医学版），47（4）：728-731.

赵勤余，韩志江，陈克敏，2012. 肾上腺皮质癌的 CT 诊断及鉴别诊断 . 放射学实践，12（9）：975-978.

Ao F，Liu XG，Liang MZ，et al，2020. Use of low-dose chest CT scan in the evaluation of breast composition according to the recommendations of BI-RADS atlas-fifth edition. Iran J Radiol，17（2）：e96718.

Bakic PR，Carton AK，Kontos D，et al，2009. Breast percent density：estimation on digital mammograms and central tomosynthesisprojections. Radiology，252（1）：40-49.

Bishawi M，Moore W，Bilfinger T，2013. Severity of emphysema predicts location of lung cancer and 5-y survival of patients with stage I non-small cell lung cancer. J Surg Res，184（1）：1-5.

Boone JM，Yang K，Burkett GW，et al，2010. An X-ray computed tomography/positron emission tomography system designed specifically for breast imaging. Technol Cancer Res Treat，9（1）：29-44.

Boyce CJ，Pickhardt PJ，Kim DH，et al，2010. Hepatic steatosis（fatty liver disease）in asymptomatic adults identified by unenhanced low-dose CT. Am J Roentgenol，194（3）：623-628.

Carter BW，Marom EM，Detterbeck FC，2014. Approaching the patient with an anterior mediastinal mass：a guide for clinicians. J Thorac Oncol，9（9 Suppl 2）：S102-S109.

Chalasani N，Younossi Z，Lavine JE，et al，2018. The diagnosis and management of nonalcoholic fatty liver disease：practice guidance from the American Association for the Study of Liver Diseases. Hepatology，67（1）：328-357.

Chen XM，Li KW，Yip R，et al，2017. Hepatic steatosis in participants in a program of low-dose CT screening for lung cancer. Eur J Radiol，94：174-179.

Choi WI，Park SH，Park BJ，et al，2018. Interstitial lung disease and lung caner development：A 5-Year Nationwide Population-based Study. Cancer Res Treat，50（2）：374-381.

Clavel MA，Pibarot P，Messika-Zeitoun D，et al，2014. Impact of aortic valve calcification，as measured by MDCT，on survival in patients with aortic stenosis：results of an international registry study. J Am Coll Cardiol，64（12）：1202-1213.

el-Hassan AY, Ibrahim EM, al-Mulhim FA, et al, 1992. Fatty infiltration of the liver: analysis of prevalence, radiological and clinical features and influence on patient management. Br J Radiol, 65（777）: 774-778.

Ferlay J, Soerjomataram I, Dikshit R, et al, 2015. Cancer incidence and mortality worldwide: sources, methods and major patterns in GLOBOCAN 2012 .Int J Cancer, 136（5）: E359-E386.

Gao YH, Guan WJ, Liu Q, et al, 2016. Impact of COPD and emphysema on survival of patients with lung cancer: a meta-analysis of observational studies. Respirology, 21（2）: 269-279.

Hatabu H, Hunninghake G M, Richeldi L, et al, 2020. Interstitial lung abnormalities detected incidentally on CT: a position paper from the fleischner society. Lancet Respir Med, 8（7）: 726-737.

Henschke CI, Lee IJ, Wu N, et al, 2006. CT screening for lung cancer: prevalence and incidence of mediastinal masses. Radiology, 239（2）: 586-590.

Henschke CI, McCauley DI, Yankelevitz DF, et al, 1999. Early Lung Cancer Action Project: overall design and findings from baseline screening. Lancet, 354（9173）: 99-105.

Henschke CI, Yip R, Boffetta P, et al, 2015. CT screening for lung cancer: importance of emphysema for never smokers and smokers. Lung Cancer, 88（1）: 42-47.

Hoang JK, Langer JE, Middleton WD, et al, 2015. Managing incidental thyroid nodules detected on imaging: white paper of the ACR Incidental Thyroid Findings Committee. J Am Coll Radiol, 12（2）: 143-150.

Hooley RJ, Greenberg KL, Stackhouse RM, et al, 2012. Screening US in patients with mammographically dense breasts: initial experience with Connecticut Public Act 09-41. Radiology, 265（1）: 59-69.

Iung B, Baron G, Butchart EG, et al, 2003. A prospective survey of. patients with valvular heart disease in Europe: the Euro Heart Survey on Valvular Heart Disease. Eur Heart J, 24（13）: 1231-1243.

Kaltenbach TEM, Engler P, Kratzer W, el al, 2016. Prevalence of benign focal liver lesions: ultrasound investigation of 45-319 hospital ptients. Abdom Radiol（NY）, 41（1）: 25-32.

Kang SR, Kim HR, Nam SJ, et al, 2018. Immunoglobulin G4-related disease mimicking an anterior mediastinal tumor. Ann Thorac Surg, 105（2）: e75-e77.

Karampitsakos T, Tzilas V, Tringidou R, et al, 2017. Lung cancer in patients with idiopathic pulmonary fibrosis. Pulm Pharmacol Ther, 45: 1-10.

Klifa C, Carballido-Gamio J, Wilmes L, et al, 2010. Magnetic resonance imaging for secondary assessment of breast density in a high-risk cohort. Magn Reson Imaging, 28（1）: 8-15.

Kodama Y, Ng CS, Wu TT, et al, 2007. Comparison of CT methods for determining the fat content of the liver. Am J Roentgenol, 188（5）: 1307-1312.

Kolb TM, Lichy J, Newhouse JH, 2002. Comparison of the performance of screening, mammography, physical examination and breast US and evaluation of factors that influence them: an analysis of 27, 825 patient evaluations. Radiology, 225: 165-175.

Koos R, Kühl HP, Mühlenbruch G, et al, 2006.Prevalence and clinical importance of aortic valve calcification detected incidentally on CT scans: comparison with echocardiography. Radiology, 241（1）: 76-82.

Lattin GE Jr, Sturgill ED, Tujo CA, et al, 2014. From the radiologic pathology archives adrenal tumors and tumor-like conditions in the adult: radiologic-pathologic correlation. Radiographics, 34（3）: 805-829.

Lee HY, Kim SM, Lee KS, et al, 2016. Quantification of aortic valve calcifications detected during lung cancer-screening CT helps stratify subjects necessitating echocardiography for aortic stenosis diagnosis. Medicine（Baltimore）, 95（19）: e3710.

Lee NA, Rusinek H, Weinreb J, et al, 1997. Fatty and fibroglandular tissue volumes in the breasts of women 20-83 years old: comparison of X-ray mammography and computer-assisted MR imaging. Am J Roentgenol, 168（2）: 501-506.

Li JH, Tsai CY, Huang HM, 2014. Assessment of hepatic fatty infiltration using dual-energy computed tomography: a phantom study. Physiol Meas, 35（4）: 597-606.

Ma XZ, Holakere NS, Kambadakone RA, et al, 2009. Imaging-based quantification of hepatic fat: methods and clinical applications. Radiographics, 29（5）: 1253-1277.

Maldonado F, Bartholmai BJ, Swensen SJ, et al, 2010. Are airflow obstruction and radiographic evidence of emphysema risk factors for lung cancer? A nested case-control study using quantitative emphysema analysis. Chest, 138（6）: 1295-1302.

Marx A, Chan JKC, Coindre JM, et al, 2015. The 2015 World Health Organization classification of tumors of the thymus:

continuity and changes. J Thorac Oncol，10（10）：1383-1395.

Mathai SC，Ryan JJ，2018. The growing burden of pulmonary hypertension in the modern era：a zebra no more? Circ Cardiovasc Qual Outcomes，11（2）：e004536.

Mercado CL，2014. BI-RADS update. Radiol Clin North Am，52（3）：481-487.

Meyer EC，Liebow AA，1965. Relationship of interstitial pneumonia honeycombing and atypicay epithelial proliferation to cancer of the lung. Cancer，18：322-351.

Midthun DE，Jett JR，2013. Screening for lung cancer：the US studies. J Surg Oncol，108（5）：275-279.

Moon WK，Lo CM，Goo JM，et al，2014. Quantitative analysis for breast density estimation in low dose chest CT scans. J Med Syst，38（3）：21.

Mouronte-Roibás C，Leiro-Fernández V，Fernández-Villar A，et al，2016. COPD，emphysema and the onset of lung cancer. A systematic review. Cancer Lett，382（2）：240-244.

Nguyen V，Cimadevilla C，Estellat C，et al，2015. Haemodynamic and anatomic progression of aortic stenosis. Heart，101（12）：943-947.

Nguyen XV，Davies L，Eastwood JD，et al，2017. Extrapulmonary findings and malignancies in participants screened with chest CT in the National Lung Screening Trial. J Am Coll Radiol，14（3）：324-330.

Nishimura RA，Otto CM，Bonow RO，et al，2017. 2017 AHA/ACC focused update of the 2014 AHA/ACC guideline for the management of patients with valvular heart disease：a report of the American College of Cardiology/American Heart Association Task Force on Clinical Practice Guidelines. J Am Coll Cardiol，70（2）：252-289.

Otto CM，Lind BK，Kitzman DW，et al，1999. Association of aortic-valve sclerosis with cardiovascular mortality and morbidity in the elderly. N Engl J Med，341（3）：142-147.

Quigley DA，To MD，Perez-Losada J，et al，2009. Genetic architecture of mouse skin inflammation and tumour susceptibility. Nature，458（7237）：505-508.

Ryerson AB，Eheman CR，Altekruse SF，et al，2016. Annual Report to the Nation on the Status of Cancer，1975-2012，featuring the increasing incidence of liver cancer. Cancer，122（9）：1312-1337.

Salvatore M，Margolies L，Kale M，et al，2014. Breast density：comparison of chest CT with mammography. Radiology，270（1）：67-73.

Sanchez-Salcedo P，Zulueta JJ，2016. Lung cancer in chronic obstructive pulmonary disease patients，it is not just the cigarette smoke. Curr Opin Pulm Med，22（4）：344-349.

Scorsetti M，Leo F，Trama A，et al，2016. Thymoma and thymic carcinomas. Crit Rev Oncol Hematol，99：332-350.

Shemesh J，Henschke CI，Farooqi A，et al，2006. Frequency of coronary artery calcification on low-dose computed tomography screening for lung cancer. Clin Imaging，30（3）：181-185.

Shemesh J，Henschke CI，Shaham D，et al，2010. Ordinal scoring of coronary artery calcifications on low-dose CT scans of the chest is predictive of death from cardiovascular disease. Radiology，257（2）：541-548.

Singel RI，Miller KD，Jemal A，2017. Cancer statistics，2017. CA Cancer J Clin，60（1）：277-300.

Smith BM，Pinto L，Ezer N，et al，2012. Emphysema detected on computed tomography and risk of lung cancer：a systematic review and meta-analysis. Lung Cancer，77（1）：58-63.

Southern BD，Scheraga RG，Yadav R，2016. Managing interstitial lung disease detected on CT during lung cancer screening. Cleve Clin J Med，83（1）：55-65.

Steiger D，Han D，Yip R，et al，2020. Increased main pulmonary artery diameter and main pulmonary artery to ascending aortic diameter ratio in smokers undergoing lung cancer screening. Clin Imaging，63：16-23.

Tardivon A，el khoury C，THibault F，et al，2004. New developments in beast imaging. Cancer Radiother，8（1）：2-8.

Tennis M，Singh B，Hjerpe A，et al，2010. Pathological confirmation of primary lung cancer following breast cancer. Lung Cancer，69（1）：40-45.

Thomassen HK，Cioffi G，Gerdts E，et al，2017. Echocardiographic aortic valve calcification and outcomes in women and men with aortic stenosis. Heart，103（20）：1619-1624.

Turner MC，Chen Y，Krewski D，et al，2007. Chronic obstructive pulmo-nary disease is associated with lung cancer mortality in a prospec-tive study of never smokers. Am J Respir Crit Care Med，176（3）：285-290.

Tzouvelekis A，Karampitsakos T，Gomatou G，et al，2020. Lung cancer in patients with idiopathic pulmonary fibrosis. A retrospective multicenter study in Greece. Pulm Pharmacol Ther，60：101880.

Ueda K，Murakami J，Sano F，et al，2015. Similar radiopathological features，but different postoperative recurrence rates，between Stage Ⅰ lung cancers arising in emphysematous lungs and those arising in nonemphysematous lungs. Eur J Cardiothorac Surg，47（5）：905-911.

Wang F，Liu J，Zhang R，et al，2018. CT and MRI of adrenal gland pathologies. Quant Imaging Med Surg，8（8）：853-875.

Weigert J，Steenbergen S，2012. The connecticut experiment：the role of ultrasound in the screening of women with dense breasts. Breast J，18（6）：517-522.

White DL，Thrift AP，Kanwal F，et al，2017. Incidence of hepatocellular carcinoma in all 50 United States，from 2000 through 2012. Gastroenterology，152（4）：812-820.

Willmann JK，Weishaupt D，Lachat M，et al，2002. Electrocardiographically gated multi-detector row CT for assessment of valvular morphology and calcification in aortic stenosis. Radiology，225（1）：120-128.

Yasaka K，Akai H，Abe O，et al，2018. Quantitative computed tomography texture analyses for anterior mediastinal masses：differentiation between solid masses and cysts. Eur J Radiol，100：85-91.

Yasaka K，Akai H，Nojima M，et al，2017. Quantitative computed tomography texture analysis for estimating histological subtypes of thymic epithelial tumors . Eur J Radiol，92：84-92.

Yip R，Jirapatnakul A，Hu MX，et al，2021. Added benefits of early detection of other diseases on low-dose CT screening. Transl Lung Cancer Res，10（2）：1141-1153.

Zeb I，Li D，Nasir K，Katz R，et al，2012. Computed tomography scans in the evaluation of fatty liver disease in a population-based study：the multi-ethnic study of atherosclerosis. Acad Radiol，19（7）：811-818.

Zheng XP，Ren YP，Phillips WT，et al，2013. Assessment of hepatic fatty infiltration using spectral computed tomography imaging：a pilot study. J Comput Assist Tomogr，37（2）：134-141.

Zhu Y，Wang Y，Gioia WE，et al，2020. Visual scoring of aortic valve calcifications on low-dose CT in lung cancer screening. Eur Radiol，30（5）：2658-2668.

Zhu YQ，Yip R，Shemesh J，et al，2020. Combined aortic valve and coronary artery calcifications in lung cancer screening as predictors of death from cardiovascular disease. Eur Radiol，30（12）：6847-6857.

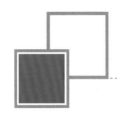

第十四章　肺癌 CT 筛查利弊分析及效益评估

第一节　肺癌 CT 筛查利弊分析

肺癌筛查一方面具有巨大的益处，即在低剂量螺旋 CT（LDCT）的基础上，结合多种无创或有创的诊断方法，早期诊断肺癌并合理治疗，可明显降低肺癌患者死亡率和提高生活质量。但另一方面，也要对可能产生的风险有所认识和加以重视，如辐射剂量问题、假阳性、过度诊断及过度治疗等。肺结节在人群中具有普遍性，绝大多数筛查发现的结节属于良性结节，因此对于此类结节尽量采用无创手段加以评估也显得非常重要。

一、肺癌 CT 筛查的益处

（一）降低肺癌死亡率

肺癌现已成为全球癌症死亡的首位原因。我国三次死因调查结果显示，我国肺癌的年龄标化死亡率已从 1973 ～ 1975 年的 7.30/100 000 增至 2004 ～ 2005 年的 27.62/100 000。2015 年我国的肺癌发病和死亡人数分别为 733 300 例和 610 200 例，发病率和死亡率相近，其中很重要的一个原因就是患者临床诊断时多已是晚期。对于临床诊断的非小细胞肺癌，患者生存率与肺癌分期密切相关。根据第 8 版肺癌 TNM 分期统计结果显示，ⅠA 期肺癌治疗后 5 年生存率可达 80% ～ 90% 及以上。而随着分期的提高，该数值迅速下降（如Ⅱ期肺癌为 56% ～ 65%，Ⅲ期为 12% ～ 41%，Ⅳ期更是明显降至 10% 以下）。因此，肺癌的早诊早治是提高患者生存率、降低死亡率和改善预后的重要措施。随着国际多个著名研究中心长期统计数据的公布，LDCT 在肺癌早期诊断方面的作用得以凸显。

国际上较为有名的肺癌筛查研究包括非随机性和随机性研究两大类。前者中规模最大的一项研究为国际早期肺癌行动计划（I-ELCAP），其对全球多中心超过 3 万例具有高危因素的筛查对象进行了基线和年度 LDCT 筛查，经汇总分析发现，筛查出的Ⅰ期肺癌比例达 85%，且在诊断 1 个月内手术切除后，Ⅰ期肺癌患者的 10 年生存率可高达 92%，进而提出年度 LDCT 筛查能够发现可完全治愈的早期肺癌患者。后者中最为著名的一项研究为美国国家肺癌筛查试验（NLST）。为了解决非随机筛查研究中的偏倚和过度诊断问题，美国国家癌症研究院（NCI）于 2002 年启动了 NLST。NLST 是一项前瞻性的、随机肺癌筛查试验，比较了每年筛查的 LDCT 扫描和胸部 X 线检查结果。研究人员招募了

53 454 例年龄在 55 ～ 74 岁的高危人群，他们至少有 30 包 / 年的吸烟史。如果受试者不再吸烟，则为戒烟不超过 15 年。NLST 是第一个证实肺癌 LDCT 筛查可降低整体和肺癌特异死亡率的随机对照研究。NLST 于 2011 公布的数据显示，连续 3 年每年 1 次 LDCT 筛查相对于胸部 X 线片筛查可降低 20% 的肺癌死亡率，如果持续每年肺癌筛查，肺癌死亡率会进一步降低。另一项来自意大利多中心肺癌筛查（Multicentric Italian Lung Detection，MILD）随机试验的最新数据表明，经过 10 年的筛查，LDCT 组肺癌死亡率降低了 39%。筛查的益处在第 5 年后进一步提高，肺癌死亡率降低了 58%，提示长期 LDCT 筛查是有益的。2010 年，大约 860 万人为 NLST 定义的高风险人群而有资格进行 LDCT 肺癌筛查。据估计，如果这些高危人群接受 LDCT 筛查，将有 12 250 人免于死亡。如果按照 NCCN 所定义的高危人群第 2 组标准（年龄大于 50 岁，现在或既往吸烟大于 20 包 / 年，同时存在其他至少一项危险因素），那么另外 200 万人也将接受肺癌筛查，则另有 3000 人将免于死于肺癌。国际上现有的多项肺癌 CT 筛查随机对照研究结果对比见表 14-1-1。

我国 LDCT 肺癌筛查起步稍晚，早期多以城市或地区性的筛查项目为主，其中开展较早的包括 20 世纪 90 年代初的珠海市医疗中心（即中山大学附属第五医院前身）早期肺癌筛查项目等。柳学国等比较了 1994 ～ 2002 年 3348 例受试者与 2003 ～ 2009 年 3582 例受试者的筛查数据，两组间年龄、性别、吸烟史和家族癌症史具有可比性。研究发现筛查技术的进步和筛查方案的不断完善，改善了珠海地区肺癌 CT 筛查的结果。两组肺癌筛查检出率相当 [1.1%（36/3348）vs. 0.9%（34/3582）]，但 I 期肺癌比例提升（67% vs. 91%）；筛查发现肺癌越来越小（平均直径 18.6mm vs. 15.6mm）；末次常规筛查与手术间隔时间缩短（中位时间间隔 213 天 vs. 96 天）；良性病变手术减少，分别为 18%（8/44）和 8%（3/37）；肺癌患者 5 年生存率提高，分别为 75% 和 95%。

在国家层面成规模的 LDCT 肺癌筛查开展相对较晚，但也显著提高了早期肺癌的检查率，如 2009 年启动的国家医改重大专项农村癌症早诊早治项目将肺癌纳入试点，涵盖了多个省、直辖市的肺癌高危人群筛查项目。紧接着，于 2012 年启动的城市癌症早诊早治项目也包括了肺癌高危人群的筛查，并于 6 年时间内累计完成肺癌 LDCT 筛查 26.6 万人次，筛查出阳性肺结节 22 519 例（8.46%），疑似肺癌 2595 例（0.96%）。

（二）改善生活质量

1. 降低疾病相关症状发病率　与出现临床症状后确诊的晚期肺癌患者相比，筛查发现的早期肺癌患者，疾病相关的症状负担将减少。大多数早期肺癌患者是无症状的，并且通常是偶然发现的。而在筛查项目推广之前，大多数肺癌患者在临床发现时已出现疾病相关症状（包括咳嗽、呼吸困难、咯血、疼痛、体重减轻和恶病质等）。

2. 减少治疗相关的并发症　早期非小细胞肺癌（NSCLC）患者主要接受手术治疗，有时也会联合新辅助化疗，而进展期患者则采用全身治疗和放疗的联合治疗，或单独进行全身治疗。单纯接受切除术的早期 NSCLC 患者生存期明显长于接受化疗的晚期 NSCLC 患者。根据一般经验，I 期 NSCLC 患者需要单独进行楔形或肺叶切除术（或 SBRT），可能比需要联合疗法（即化疗、放疗、可能的肺切除术）的 III 期 NSCLC 患者相关并发症少，但到目前为止，尚无这方面的比较数据发表。

表 14-1-1 部分随机肺癌筛查研究对比

	NLST	NELSON	MILD	ITALUNG	DLCST	UKLS	DANTE	LUSI
研究设计								
随机（是/否）	是	是	是	是	是	是	是	是
随访间隔（年）	1	1/2/2.5	1或2	1	1	0/0.25/1	1	1
筛查次数	3	4	5，每年1次/3，每2年1次	4	5	1[a]	5	5
总随访年限（年）	7.4	10	10	8.5（中位数）	10	10	8.35（中位数）	8.8（中位数）
比较纳入标准[b]	CXR	无筛查	无筛查	无筛查	无筛查	无筛查	无筛查	无筛查
吸烟包·年	≥30	≥15/天[c]25年以上或>10/天30年以上	≥20	≥20	≥20	NA[d]	≥20	≥15/天25年以上或>10/天30年以上
FS[e]：戒烟时间（年）	≤15	<10	<10 无肿瘤史	<10	<10（年龄>50岁）	–	<10	<10
年龄（岁）	55~74	50~75	49~75；5年内无肿瘤史	55~69	50~70	50~75	60~74（男性）–	–
患者								
总数（例）	53 452	13 195[f]	4099	3206	4104	4055	2450	4052
CTLS组（例）	26 722	6583[f]	2376	1613	2052	2028[g]	1264	2029
年龄（岁）	61±5[h]	CTLS：58（55~63）[f,i] C：58（54~63）[f,i]	干预组：58 C：57（NR）[i]	60.9±4[h]	57.9±5[h]	CTLS：67.1±4.1[h] C：66.9±4.1	64（5）[i]	CTLS：55[i] C：55[i]
年龄区间（岁）	55~74	CTLS：46~76[f] C：34~89[f]	49~75	55~69	50~70	50~75	60~74	50~69
男性（%）[j]	59.0	100[f]	68.4/63.3	64.7	55.2	约75	100	CTLS：50.1 C：49.9
吸烟史								
包·年	48（27）[i]	CTLS：38（30~50）[f,i] C：38（30~50）[f,i]	39/38（NR）[i]	40（NR）[i]	S：36.4±13.4[h] C：35.9±13.4	NR	45（30）[i]	NR

续表

	NLST	NELSON	MILD	ITALUNG	DLCST	UKLS	DANTE	LUSI
现吸烟者（%）	48.2	CTLS：55.5[f] C：54.8[f]	68.6/89.7	64.8	76.1	38.7	56.9	CTLS：50.2 C：49.8
关键结果								
主要结果	肺癌相关死亡率下降20%	肺癌相关死亡率下降24%	肺癌相关死亡率（10年）[f]下降39%	肺癌相关死亡率（10年）[f]下降17%，总死亡率下降30%	未见明显统计学差异	基线筛查肺癌发生率1.7%	未见明显统计学差异	未见明显统计学差异
死亡率（%）								
总体：CTLS/C	13.0/14.0[k]	13.9/13.76[f, k]	5.8/6.2	9.5/11.4	8.0/7.9	NR	14.2/14.8	HR=0.99（95% CI：0.79~1.25）P=0.95
肺癌：CTLS/C	2.5/3.1[k]	2.5/3.3[k]	1.7/2.3	2.7/3.8	0.2/0.2	NR	4.7/4.6	HR=0.74（95% CI：0.46~1.19）P=0.21
筛查出肺癌（例）CTLS/C	1701/1681	203/304	98/60	67/71	100/53	42/NR	104/72	85/67
分期例数（%）								
I 期：CTLS/C	673（40）/462（27）	119（59）/41（14）[f]	49（50）/13（22）	24（36）/8	50（50）/8（15）	28（67）/NR	47（45）/16（22）	48（57）/6（9）
II 期：CTLS/C	145（9）/153（9）	19（9）/30（10）[f]	4（4）/5（8）	5（8）/5（7）	4（4）/2（4）	8（19）/NR	7（7）/5（7）	7（8）/9（13）
III 期：CTLS/C	298（18）/321（19）	33（16）/77（25）[f]	16（16）/10（17）	9（13）/8（11）	23（23）/9（17）	3（7）/NR	17（16）/12（17）	12（14）/21（31）

续表

	NLST	NELSON	MILD	ITALUNG	DLCST	UKLS	DANTE	LUSI
IV期: CTLS/C	468 (28) /597 (36)	19 (9) /139 (46)[f]	29 (30) /32 (53)	24 (36) /35 (49)	23 (23) /32 (60)	3 (7) /NR	26 (25) /33 (46)	17 (20) /30 (45)
末知分期: CTLS/C	112 (7) / 143 (9)[l]	13 (6) /17 (6)	0 (−) /0 (−)	5 (8) /15 (21)	0 (−) /2 (4)	0 (−) /NR	7 (7) /6 (8)	1 (1) /1 (2)

a 仅在初始筛查中检测到 2 类及以上结节时复查。b DLCST 还规定：FEV$_1$ 至少为预测值的 30%；能够不停顿地爬两段楼梯（总共 36 步）。c 每天吸烟。d 基于风险模型的纳入（导致纳入 2 名从未吸烟的人）。e 既往吸烟者也被要求达到 "包·年" 标准计算。f 初步分析（仅男性患者）。g 1994 年进行 CT 筛查。h 均值 ± 标准差。i 中位数（IQR）。j 显示的数据为治疗组之间的平均百分比或对照组与治疗组之间的百分比。k 每 1000 人年死亡人数。l occult；CTLS=5，C=4。

注：C，对照组；S，筛查组；CTLS，CT 肺部筛查；CXR，胸部 X 线片；DANTE，detection and screening of early lung cancer with novel imaging technology，应用新型成像技术检测和筛查早期肺癌；DLCST，Danish lung cancer screening trial，丹麦肺癌筛查试验；FS，既往吸烟者；FEV$_1$，第 1 秒用力呼气容积；IQR，四分位区间；ITALUNG，Italian lung cancer screening trial，意大利肺癌筛查试验；LUSI，German lung cancer screening intervention，德国肺癌筛查干预；NR，未报道；rand，随机的。

NLST 发现，CT 筛查组中 40% 的癌症为ⅠA期，12% 为ⅢB期，22% 为Ⅳ期。与此相反，胸部 X 线片组检测到的癌症中，ⅠA期占 21%，ⅢB期占 13%，Ⅳ期占 36%。这些结果表明，LDCT 筛查减少了晚期肺癌的病例数，从而可以减少与治疗相关的并发症。来自荷兰 - 比利时肺癌筛查（NELSON）和英国肺部筛查（UK Lung Screen，UKLS）试验的数据也表明，CT 筛查可以检测到更多的早期肺癌。肺癌筛查可以减少因肺癌而需要全肺切除的患者数量，从而降低治疗相关并发症的发病率和死亡率。几个系列研究表明，在 CT 筛查项目中，只有 1% 以下的肺癌患者接受了全肺切除术，而在出现症状的病例中，全肺切除率则升至 20% ～ 30%。

早期 NSCLC 患者的治疗方案并不适用于晚期患者。电视胸腔镜外科手术（VATS）是早期 NSCLC 患者的一种选择（如那些不能忍受或可能拒绝开放性肺叶切除术的患者）。胸腔镜肺叶切除术比开放性肺叶切除术并发症少。对于不适合手术的早期 NSCLC 患者，则推荐 SBRT。

3. 建立健康的生活方式　肺癌筛查过程被认为可以提高戒烟率。相反，也有人认为，肺癌筛查试验的阴性结果可能会给吸烟者提供一种虚假的安全感，并导致更高的吸烟率。这两种假设均未得到任何实质性证据的支持。有研究表明，筛查发现异常后，不论是否诊断癌症，只要建议后续 CT 随访复查，戒烟率都会进一步提高。丹麦肺癌筛查试验的一组对照研究显示，筛查组和未经筛查的对照组患者戒烟率相似（净戒烟率约 6%）且均高于预期。这一结果表明，戒烟的积极作用可能与筛查结果无关，反映了筛查者对于健康的渴望。一项对 1400 余人进行的研究显示，扫描阳性且戒烟 2 年或 2 年以下的患者中，复吸率较低。但同时也应认识到，肺癌筛查并不能代替戒烟。对于所有人群，都应该鼓励其戒烟或远离烟草。另外，心理咨询和戒烟药物对于个人戒烟也非常有用。

4. 减轻焦虑 / 心理社会负担　NLST 和 NELSON 试验对于肺癌筛查是否会引起焦虑或改善整体生活质量也进行了评估。在 NLST 试验中，假阳性结果或偶然发现明显病变的患者在筛查后 1 个月或 6 个月时没有出现焦虑增加或生活质量差异。在 NELSON 试验中，LDCT 扫描结果不确定的患者在短期内焦虑加重，而基线筛查为阴性时患者的紧张情绪则明显缓解。随访 2 年后，NELSON 试验的数据表明肺癌筛查不会对生活质量产生不利影响。筛查本身对于患者是否存在长期影响还需要进一步的纵向研究来确定。患者对生活中风险的态度（风险感知）也会极大地影响他们在进行癌症筛查时的情绪。目前，几乎没有明确的研究支持或反驳肺癌筛查对生活质量的影响。

（三）发现其他重大健康隐患

其他重大健康隐患包括甲状腺结节、严重但无症状的冠状动脉疾病、肾上极早期肾癌、主动脉瘤、乳腺癌等。

胸部 CT 筛查的扫描范围内，除了呼吸系统外，还包含下颈部、纵隔、冠脉心脏大血管、乳腺及部分上腹部的器官。肺癌筛查可能会发现上述器官与肺癌无关的需要随访甚至需要及时治疗的病变，如冠状动脉钙化（CAC）、肺气肿、其他癌症等；据推测，这些疾病的及时发现和治疗将减轻总体疾病负担。NCCN 肺癌筛查小组认为胸部 CT 检测到的 CAC 可作为动脉粥样硬化的标志之一。可通过视觉评分（即无、轻度、中度、重度）或定量评分（如 Agaston 评分）对 CAC 进行报告和初步评估，如果属重度，则建议进一步评估。ELCAP 等类似的研究中也提出，LDCT 主动脉瓣钙化视觉评分与超声心动图上主动脉狭窄程度间具有良好的一致性。

二、肺癌 CT 筛查的风险

LDCT 肺癌筛查益处明显，但也存在某些方面的风险，我们需要辩证地来看待益处与风险的关系，一味强调任何一方面都是不客观的。只有在充分认识并评估个体风险的基础上，才能确定针对该个体的筛查是否有益。使用 LDCT 进行肺癌筛查可能或预计的风险包括以下几个方面。

（一）微小侵袭性肿瘤的无效检测或惰性疾病的过度治疗

一方面，LDCT 对于小的侵袭性肿瘤的检测可能是徒劳的（如已经转移的小侵袭性肿瘤，即便通过筛查也并不能使患者的生存获益有所提高）。如果一个小肿瘤具有很强的侵袭性并且已经转移，失去了有效治疗的机会，那么通过肺癌筛查进行早期检测可能是没有益处的。研究表明，直径 5mm 的肺癌经历了大约 20 次倍增，产生了约 10^8 个细胞，而患者的死亡通常伴随着 10^{12} 个细胞的肿瘤负荷而发生。研究还表明，转移可以发生在血管生成时（即使病变只有 1～2mm），所以即便是小肿瘤也可能已经转移。

NLST 和 NELSON 试验结果表明，肺癌筛查对具有高危因素的个体是有效的。这些试验的数据表明，发现和治疗肺部病变可降低肺癌特异性死亡率。因此，对筛查出的肿瘤患者进行无效治疗的可能性要小得多。由于肺癌的自然病史存在异质性，而且无法完全预测，对于在筛查诊断时已经无法治愈的侵袭性肿瘤患者，后续治疗可能是无效的。

另一方面，对于惰性生长病灶（如 AAH、AIS）的过度检测和过度诊断，将导致患者随后接受非必需的过度治疗，而这类病灶因为生长缓慢，在相对较长的一个时期内并不会对患者造成严重的伤害。

尽管肺癌专家普遍认为未经治疗的肺癌具有相同的致死率，但对一些低级别肺癌（即附壁生长为主型腺癌）的研究表明，即使未经治疗，一些 NSCLC 患者仍可长期生存。AIS 和 MIA 多表现为非实性结节，如果完全切除，5 年无瘤生存率分别为 100% 或接近 100%。附壁生长为主型腺癌在完全切除的情况下有 70%～90% 长期预后良好。对于部分实性结节，其非实性成分比例越大，预后越好。

此外，根据以往肺癌筛查的经验，在筛查人群中对惰性生长的肿瘤存在过度诊断问题。这些惰性肿瘤可能不会导致肺癌相关症状或死亡，因此患者无法从筛查和随后的诊疗中获益。这些患者中有一部分会面临手术切除的风险、并发症和死亡可能，经过回顾性分析，这些手术切除并不会增加他们的预期寿命。AIS 和 MIA 大部分具有很高的长期生存率，应与明显的浸润性腺癌区别对待，对于单纯非实性结节，应根据合理的 CT 筛查方案和多学科会诊意见来尽量减少手术治疗。

过度诊断的比例很难统计，NLST 的初步估计是 13%，但也有学者认为可能高达 25%。NLST 数据分析报告提到，LDCT 检测到的所有肺癌中，18% 似乎是惰性的。Bach

等发现，通过筛查发现的肺癌患者数量有所增加，但没有发现肺癌死亡人数下降的证据。他们的非随机研究引起了人们的担忧，即 LDCT 筛查可能导致对惰性肿瘤的过度诊断及后续治疗所可能产生的并发症，而没有生存获益。然而，NLST 和 NELSON 的随机试验发现 LDCT 确实能降低肺癌死亡率。

（二）对精神方面的影响

肺癌筛查对生活质量的影响尚不完全清楚。van den Bergh 等进行的一项研究并未发现明显的不良反应（尽管大约一半的参与者在等待结果时报告了不适）。来自 NLST 和 NELSON 试验的数据表明，肺癌筛查并未对生活质量产生不利影响。但也有不同研究指出，假阳性和不确定的结果可能会使患者因精神痛苦和额外的检查而降低生活质量。

NLST 共进行了 3 轮 LDCT 筛查（即基线检查、第 1 年复查、第 2 年复查），然后对每位筛查者进行了额外 3 年半时间的随访。一些患者在年度筛查期间被诊断出肺癌（即间期癌），另一些患者在随访期间被诊断出肺癌。因此，应告知被筛查者，一方面，LDCT 可能无法识别所有肺癌或预防肺癌死亡；另一方面，检测结果阳性并不意味着他们患有肺癌，因为 LDCT 会出现假阳性结果。

（三）假阳性结果

肺癌筛查研究（仅包括高危人群）发现 LDCT 筛查中大于 4mm 的非钙化结节的比例很高，假阳性率在 10%～43%。NLST 发现，CT 筛查组的假阳性率为 23.5%。对于一名接受两次连续年度肺癌筛查的人来说，假阳性结果的累积风险为 33%。因此，NLST 研究指出，LDCT 在肺癌筛查中具有较高的敏感度，但特异度较低。

这些假阳性结果可能是肺内淋巴结和非钙化性肉芽肿所致。NELSON 试验的数据表明，进行结节体积分析可以降低假阳性率。使用 Lung-RADS 方案已被证明可以降低假阳性率和增加肺癌的检出率。一项针对 2106 名退伍军人进行的肺癌筛查研究指出，低风险退伍军人的假阳性率很高，而高风险退伍军人的假阳性率较低，尽管根据目前的 Lung-RADS 标准，大多数阳性结节被认为是阴性的，但上述这一发现仍令人感到困惑。假阳性报告高估了意外伤害的风险，因为只有一小部分阳性结果考虑进一步行有创检查。

对于假阳性和不确定的结果需要进行随访，可能使用的方法包括胸部 LDCT 扫描、经皮穿刺活检，甚至外科活检。每种方法都有其自身的风险和潜在危害。大约 7% 的假阳性患者将接受侵入性手术（通常是支气管镜检查）。在 NLST 研究中，在 CT 筛查组发现假阳性结果行有创性手术后的主要并发症发生率非常低（仅为 0.06%）。一项研究报告称，退伍军人较少关注肺癌筛查带来的健康风险，而更关心个人患癌症的风险。

Bach 等报道分析了 LDCT 筛查的潜在危害，LDCT 筛查导致肺癌诊断率增加了 3 倍，肺癌手术量增加了 10 倍，这意味着巨大的心理和生理负担。尽管 I-ELCAP 研究报告称手术死亡率只有 0.5%（当手术是由经委员会认证的胸外科医师在癌症中心进行时），全美主要肺部手术的平均死亡率是 5%，严重并发症发生率超过 20%。

鉴于这些与胸部手术相关的潜在危害，准确评估 LDCT 筛查的有效性很有必要。减少胸部手术潜在危害的方法包括采用并发症发生率低的治疗（如肺段切除术、胸腔镜肺叶切除术、SBRT），使用微创诊断（支气管内超声和导航支气管镜），以及使用经验丰富的、专门的多学科团队，以尽量减少不必要的并发症。

NCCN 的建议可以避免对肺癌 CT 筛查所发现的非钙化结节进行有创性检查。NCCN 筛查建议依据 NLST 和 I-ELCAP 的方案和建议、Lung-RADS 建议和 Fleischner 指南，并基于 NCCN 肺癌筛查小组的专家意见。胸部 LDCT 复查与以下风险相关：①辐射暴露增加；②随访和门诊费用增加；③患者在等待胸部 LDCT 结果的过程中存在焦虑。

假阳性结果会导致额外无创和（或）有创检查及操作（包括手术），同时也会增加诊疗经济成本，加重心理负担，降低生活质量。

（四）假阴性结果

在早期肺癌 CT 筛查中，由于 CT 软硬件的局限性和图像层厚过厚等问题，更易出现假阴性结果。Sone 等发表了 2 篇关于 20 世纪 90 年代后期车载 CT 肺癌筛查漏诊的报告。第一篇报告了在确诊的 88 例肺癌患者中，38 例行 LDCT 检查但 32 例漏诊，其中 23 例是由于检测错误（结节平均直径为 9.8mm），16 例是由于解释错误（平均直径为 15.9mm）。检测错误包括微小病变（91%）表现为非实体结节；与正常结构（如血管）重叠、被遮挡或外观相似的病变（83%）。解释错误（87%）出现在有结核、肺气肿或肺纤维化等肺部基础疾病的患者中。

第二篇报告显示，84% 的癌症漏诊患者是通过自动肺结节检测方法检测出的。计算机辅助诊断（CAD）方法包括使用灰度阈值技术来识别肺部的三维相邻结构，这些结构可能是候选结节。然而，CAD 系统并不普及，在放射科医生中，疾病检测的成功率可能有很大的差异。CAD 和体积分析系统的差异性也可能影响筛查试验的成功。建立用于教学和研究目的的开源肺结节 CT 数据库，可以帮助减少假阴性和假阳性结果。

不同研究中心，特别是学术机构以外中心的差异，可能会导致其结果与已发表的临床试验结果差异显著。不同医生对于小的亚实性结节的认定可能也会存在差异。筛查假阴性结果可能会给个体患者提供一种错误的安全感，导致患者忽视其已存在的临床症状和随访建议，进而可能会延误肺癌的早期诊断和治疗。但就整体而言，随着 CT 软硬件的不断发展、亚毫米级图像和计算机辅助、人工智能的不断应用及基层医师诊断水平的不断提高，假阴性的问题已经得到了极大改善。

（五）额外诊疗手段、成本及辐射问题

筛查的理想目标是利用尽量少的筛查次数，在尽可能短的时间内诊断早期肺癌。但在实际工作中，经常会遇到一些暂时无法定性或倾向惰性生长的结节，对于这些结节，如果建议做一些对鉴别诊断帮助不大的检查，或是建议随访的时间间隔过短、频率过高，无形中会增加不必要的成本及辐射剂量。

具有多种基础疾病的患者的风险因素可能会高于那些没有或仅有少量基础疾病的患者。因此，筛查前的初步风险评估需包括对功能状态的评估，以确定如果发现患有肺癌，患者是否能够耐受后续的各项治疗。有广泛或严重基础疾病的患者可能不是肺癌筛查的合适对象，因为肺癌的治疗可能无法延长生存期，并可能导致一定的并发症甚至死亡。

　　任何肺癌筛查项目都会导致额外的检查。在 Croswell 等的报告中，男性出现一个假阳性结果的累积风险为 60%，女性为 49%。假阳性结果导致后续有创检查的累积风险男性为 29%，女性为 22%。Sistrom 等回顾了 1995 ～ 2008 年 590 多万份各类影像学报告，其中胸部各类影像学报告中有 10.0% 的报告建议进一步检查，而胸部 CT 报告中建议进一步检查的比例更是达到了 35.8%。

　　目前不同厂家的多排螺旋 CT（MDCT）扫描仪均可提供亚毫米级薄层图像来检测小结节，同时使用低剂量技术，平均有效辐射剂量为 1.5mSv，而传统 CT 的平均有效辐射剂量为 7mSv。LDCT 的辐射剂量是胸部 X 线检查的 10 倍以上。美国医学物理师协会认为如果影像学检查的单次剂量在 50mSv 以下、短期内多次累积剂量在 100mSv 以下，则被认为可能是安全的。

　　也许有更多的理由担心使用胸部 LDCT 进行肺癌筛查，因为这些具有肺癌高危因素的个体可能会受到辐射暴露增加的不利影响。事实上，定期随访过程中 CT 辐射的影响程度还不得而知。Brenner 等估计，如果美国 50 ～ 75 岁的所有现有和曾经吸烟者中 50% 接受年度 LDCT 筛查，肺癌病例将增加 1.8%。但随着 CT 软硬件技术的不断进步，LDCT 的辐射危险也在不断降低。使用 LDCT 和 PET/CT 进行肺癌筛查时，女性的辐射暴露量大于男性。对于男性，10 年筛查后的中位累积有效辐射剂量为 9.3mSv；女性为 13mSv。这些剂量相当于一个常规胸部 CT 的剂量（7 ～ 8mSv）。

　　许多人担心肺癌筛查对医疗资源的影响，包括 LDCT 筛查和额外检测的成本。据估计，一次 LDCT 检查的成本约为 334 美元（美国全国平均水平）。大约 14% 的美国成年人（约 3430 万人）是活跃的吸烟者。据估计，大约 90 万美国退伍军人将有资格接受肺癌筛查。2015 年，美国肺癌筛查候选高危人群约为 600 万（采用 NLST 标准）。根据筛查率（50% 或 75%），美国每年的费用估计为 17 亿～ 34 亿美元。如果 75% 符合条件的高危人群接受筛查，则预防 1 例肺癌死亡将花费约 24 万美元。最近对医保患者肺癌治疗费用的估计不包括免疫治疗。LDCT 检查可能出现假阳性结果，或发现不确定结节需进一步检查，同时也可发现肺癌以外的其他潜在疾病。在 NLST 中，虽然 LDCT 最初发现的结节中约 24.2% 为阳性结节，但错误发现率为 96.4%，假阳性率为 23.5%。阳性结节的随访通常需要进一步的影像学检查。假设筛查率为 50%，保守估计每年用于假阳性结节的检查费用约为 8 亿美元（350 万 ×23%×1000 美元）。使用 Lung-RADS 可能会降低这一成本，因为假阳性率会降低。这一估计不包括筛查期间发现的其他潜在异常的检查费用，如心脏和上腹部异常。在假阳性结果的个体中，大约 7% 的人将接受有创性手术（如支气管镜检查）。因此，假阳性报告高估了意外伤害的风险，因为只有一部分阳性结果考虑进一步行有创组织学诊断。严格控制仅对高危因素患者进行筛查，不仅有助于避免低危因素患者不必要的检查和治疗风险，而且对降低筛查费用也很重要。根据年龄、吸烟史、病史、家族史和职业史进行预筛查对于确定哪些患者处于高危状态非常重要。

　　缺乏明确的筛查方案可能导致过度筛查。如果未经过系统培训及未执行筛查方案的指导原则，可能会过度筛查和（或）提供不合适的筛查指导意见。其他因素，如进行筛查的时间间隔，也会影响成本的计算。ELCAP 中 23% 和梅奥临床研究中 69% 的被筛查者至少有一个不确定结节。根据待定性结节的大小和特征，进一步的评估可能包括 LDCT 随访、

CT 动态增强、PET 或活检。假阳性结果也会导致额外检测和成本增加。

肺癌筛查可以检测出肺癌以外的其他疾病，如感染、冠状动脉钙化（CAC）、慢性阻塞性肺疾病（COPD），以及肾、肾上腺和肝脏病变。虽然其他疾病的检测通常会给患者带来临床益处，但额外的检测和治疗将使成本进一步增加。排除感染和炎症是很重要的，但是慢性病变不需要使用抗生素。抗生素使用不当可能导致不良反应，并会增加成本。肺癌筛查也可以发现偶然的病变，这可能需要进一步的检测（如肺内淋巴结、非钙化性肉芽肿、意外发现的甲状腺结节、上腹部病变）。

第二节　肺癌 CT 筛查经济效益评估

筛查方法应有较好的成本 - 效益关系，肿瘤的筛查不能过度占用有限的卫生资源，特别是在我国这样的发展中国家，目前的数据显示在高危人群中进行 LDCT 肺癌筛查具有良好的效益。研究证实，在高危人群中肺癌筛查的费用是合理的，其效益与结肠癌筛查相似，优于乳腺癌筛查，但筛查所产生的费用如 LDCT 费用、随诊费用、治疗费用等在我国尚无系统性的分析。

一、减少不必要的检查费用

我国肺癌诊治不规范的现象仍很普遍。从影像重复检查、频繁检查、不合理滥用检查及手术指征的把握、化疗方案的选择，到综合治疗措施的优化，都存在随意性过大的倾向，过度治疗或治疗不足的现象时有发生。但随着国内肺癌筛查的普及，以及相关医务人员培训的系统化和规范化，针对筛查发现的结节类型不同、风险程度不同，随访策略也将不同，按照国内外肺癌筛查指南或规范共识来指导筛查工作，将最大限度地减少不必要的检查费用。

二、减少肺癌综合治疗费用

以往，我国肺癌患者多数为出现症状才就诊，确诊时 80% 已属中晚期而失去最佳的治疗时机（已无法手术或手术切除时已有转移灶），仅有不到 25% 的患者确诊后适宜手术治疗。据统计，随着肺癌发病率的增高，我国住院肺癌患者从 1996 年的 142 674 例，增长到 2005 年的 364 484 例，相应肺癌治疗费用也从 1999 年的 15.47 亿元，增至 2005 年的 37.99 亿元。1999 ~ 2005 年我国国内生产总值（GDP）、卫生总费用和医疗总费用的年均增长速率分别为 9% ~ 36%、10.21% 和 11.31%，而肺癌患者的年总费用在年住院人次和人日均费用同时增长的条件下，年均增长 16.15%，明显高于 GDP 的增长速度，同时也高于卫生总费用和医疗总费用的增长速度。其带来的直接和间接社会经济负担必将是沉重的。

根据 2005 年的一项统计数据，我国城市居民肺癌患者仅住院治疗 1 次的平均费用就等于城市居民的年人均可支配收入（部分城市或高达近 3 倍，如北京），而与农村居民的年人均可用于消费的货币支出相比，要高达近 5 ~ 18 倍，这意味着肺癌患者的直接总医疗费用，对于城乡居民均是难以承受的。尤其是农村居民，即使享受了新型农村合作医疗保障，同样是难以承受的。

宋佳芳等对 2017 年 9 月前文献的荟萃分析显示，从直接医疗费用来看，我国肺癌患者年人均直接医疗费用在 50 000 ～ 70 000 元，次均门诊费用为 528 ～ 2620 元，次均住院费用为 8582 ～ 65 562 元，药费在次均住院费中的占比最大（35.9% ～ 68.4%）。2016年全国人均可支配收入 23 821 元，患者年直接医疗费用是其可 2.5 ～ 3.5 倍，肺癌医疗费用给患者和家庭造成了严重的经济负担。与其他国家的肺癌患者费用比较，有 13 个国家的肺癌患者总病程医疗费用为 25 000 ～ 100 000 美元，现有文献报道我国患者 5 年医疗费用约 120 000 元。在欧洲发达国家，患者总病程（平均 19.8 月）人均直接医疗费用在 10 000 ～ 30 000 欧元，而从欧洲统计局报道的 2015 年人均可支配平均收入在 20 000 欧元来看，欧洲发达国家肺癌患者的总病程医疗费用是年人均可支配平均收入的 0.5 ～ 1.5 倍，而根据国内文献统计数据，中国肺癌患者的总病程医疗费用是年人均可支配收入的 5 ～ 7 倍，大大高于欧洲。

上述统计数据多来自中晚期肺癌患者人群，其治疗也多为包含手术、化疗等多种手段并用的综合治疗。针对肺癌筛查发现的早期肺癌人群的诊疗费用，尚未见大宗的统计数据结果。但根据已公布的国际大样本筛查数据，随着 I 期肺癌手术比例的不断提高，势必会节约甚至避免后续放化疗、靶向、免疫治疗等费用的支出，整体肺癌的综合治疗费用也必将随之降低。

ELCAP 的研究人员统计发现，诊断肺癌后第一年的各项诊疗费用随着癌症分期的提高而成比例增加。一项使用 SEER 医疗保险数据进行的分析也发现，患者的治疗成本随着肿瘤分期的提高而增加。肺癌发现越早，治疗成本越低。

三、减少其他重大健康疾病后续治疗费用

在无症状人群中早期检出肺气肿（提示 COPD）的作用还存在争议，但通过对 COPD 的早期诊断和早期干预，可降低 CPOD 相关疾病的患病率及病死率，以及通过戒烟减缓相关疾病的进展等。冠状动脉钙化（CAC）的发现与危险的评价也加强了 LDCT 筛查的意义，有研究表明冠状动脉钙化积分可作为一个独立因素预测全因病死率及心血管疾病。筛查中还可发现其他异常如肺间质性病变、甲状腺病变、乳腺结节等，无论是良性还是恶性病灶，这些肺癌筛查中的偶然性发现，都会使受筛查者得到早期、提前诊断，进而得到更早的治疗，同样节约相关疾病后续的治疗费用，这也间接增加了 LDCT 筛查的应用价值和益处。

四、医患双方共同决策在肺癌 CT 筛查中的作用

考虑到肺癌筛查的假阳性结果比例较高，在进行 LDCT 检查之前，应与患者讨论肺癌筛查的风险和益处。应告知被筛查者，LDCT 可能无法识别所有肺癌或预防肺癌死亡，另外，因为 LDCT 会出现假阳性结果，检测结果阳性并不意味着一定患有肺癌。患者还应意识到，LDCT 筛查是一个持续的过程，涉及多次年度（或更频繁）复查。在决定是否进行肺癌筛

查之前，患者与医生共同决策可能是一种更符合患者利益的方法，尤其是对于合并其他疾病的老年患者。医患充分沟通也有助于宣传戒烟。对于因健康问题或其他主要问题而不能或不愿意接受治疗的患者，不建议进行肺癌筛查。因此，筛查前的初步风险评估需要包括对功能状态的评估，以确定如果发现患有肺癌，患者是否能够耐受后续相关的治疗。

总之，肺癌 LDCT 筛查是一个复杂而有争议的话题，有其固有的益处和风险。一方面，多项国际研究结果均已证明，LDCT 筛查可降低高危人群肺癌死亡率。早发现、早治疗明显降低了肺癌相关症状的发病率，减少了治疗相关并发症，也提早发现了一些其他重大健康隐患（如甲状腺结节、严重但无症状的冠状动脉疾病、肾上极早期肾癌、主动脉瘤、乳腺癌等）。同时在经济效益方面，可减少肺癌综合治疗费用及不必要的检查费用，减少其他重大健康疾病后续治疗费用。这不仅减轻了患者的心理、经济负担，还能帮助患者建立健康的生活方式。但另一方面，也应清醒地看到筛查中存在的各种风险，如微小侵袭性肿瘤的无效检测或惰性疾病的过度治疗、筛查结果引发的焦虑或大意、假阳性和假阴性结果、额外诊疗及成本，以及辐射问题。相关医务工作者的目标就是合理、规范地运用最新的筛查方案或指南，最大限度地规避风险，最终使肺癌高危人群从筛查中获益。另外，建议尽可能利用多学科会诊来优化决策，尽量减少对良性病灶的干预。最后，还应始终宣传戒烟。

（王　勇　Claudia Henschke）

参 考 文 献

陈万青，李霓，石菊芳，等，2019. 中国城市癌症早诊早治项目进展. 中国肿瘤，28（1）：23-25.

肺小结节术前辅助定位技术专家共识（2019 版）专家组，2019. 肺小结节术前辅助定位技术专家共识（2019 版）. 中国胸心血管外科临床杂志，26（2）：109-113.

姜格宁，陈昶，朱余明，等，2018. 上海市肺科医院磨玻璃结节早期肺腺癌的诊疗共识（第一版）. 中国肺癌杂志，21（3）：147-159.

刘士远，2015. 重视国内外专家共识，提高早期肺癌诊治水平. 中华放射学杂志，49（4）：251-243.

宋佳芳，官海静，刘国恩，2019. 中国肺癌患者直接医疗费用研究的系统评价. 中国循证医学杂志，19（1）：44-53.

中国物联网辅助肺结节诊治专家组，2017. 物联网辅助肺结节诊治中国专家共识. 国际呼吸杂志，37（8）：561-568.

中华医学会放射学分会心胸学组，2015. 肺亚实性结节影像处理专家共识. 中华放射学杂志，49（4）：254-258.

中华医学会放射学分会心胸学组，2015. 低剂量螺旋 CT 肺癌筛查专家共识. 中华放射学杂志，49（5）：328-335.

中华医学会呼吸病学分会肺癌学组，中国肺癌防治联盟专家组，2018. 肺结节诊治中国专家共识（2018 年版）. 中华结核和呼吸杂志，41（10）：763-771.

周清华，范亚光，王颖，等，2018. 中国肺癌低剂量螺旋 CT 筛查指南（2018 年版）. 中国肺癌杂志，21（2）：67-75.

Aberle DR，Abtin F，Brown K，2013. Computed tomography screening for lung cancer：has it finally arrived? Implications of the national lung screening trial. J Clin Oncol，31（8）：1002-1008.

Aberle DR，DeMello S，Berg CD，et al，2013. Results of the two incidence screenings in the National Lung Screening Trial. N Engl J Med，369（10）：920-931.

Albain KS，Swann RS，Rusch VW，et al，2009. Radiotherapy plus chemotherapy with or without surgical resection for stage Ⅲ non-small-cell lung cancer：a phase Ⅲ randomised controlled trial. Lancet，374（9687）：379-386.

Amin MB，Greene FL，Edge SB，et al，2017. AJCC Staging Manual. 8th ed. New York：Springer International Publishing，1-1024.

Anderson CM，Yip R，Henschke CI，et al，2009. Smoking cessation and relapse during a lung cancer screening program. Cancer Epidemiol Biomarkers Prev，18（12）：3476-3483.

Armato SG，Li F，Giger ML，et al，2002. Lung cancer：performance of automated lung nodule detection applied to cancers missed in a CT screening program. Radiology，225（3）：685-692.

Armato SG，McLennan G，Bidaut L，et al，2011. The Lung Image Database Consortium（LIDC）and Image Database Resource Initiative（IDRI）：a completed reference database of lung nodules on CT scans. Med Phys，38（2）：915-931.

Ashraf H，Tφnnesen P，Holst Pedersen J，et al，2009. Effect of CT screening on smoking habits at 1-year follow-up in the Danish Lung Cancer Screening Trial（DLCST）. Thorax，64（5）：388-392.

Bach PB，2011. Reduced lung-cancer mortality with CT screening. N Engl J Med，365（21）：2036.

Bach PB，Cramer LD，Schrag D，et al，2001. The influence of hospital volume on survival after resection for lung cancer. N Engl J Med，345（3）：181-188.

Bach PB，Gould MK，2012. When the average applies to no one：personalized decision making about potential benefits of lung cancer screening. Ann Intern Med，157（8）：571-573.

Bach PB，Jett JR，Pastorino U，et al，2007. Computed tomography screening and lung cancer outcomes. JAMA，297（9）：953-961.

Bach PB，Mirkin JN，Oliver TK，et al，2012. Benefits and harms of CT screening for lung cancer：a systematic review. JAMA，307（22）：2418-2429.

Berland LL，Silverman SG，Gore RM，et al，2010. Managing incidental findings on abdominal CT：white paper of the ACR incidental findings committee. J Am Coll Radiol，7（10）：754-773.

Black WC，Gareen IF，Soneji SS，et al，2014. Cost-effectiveness of CT screening in the National Lung Screening Trial. N Engl J Med，371（19）：1793-1802.

Borondy Kitts AK，McKee AB，Regis SM，et al，2016. Smoking cessation results in a clinical lung cancer screening program. J Thorac Dis，8（Suppl 6）：S481-S487.

Braillon A，2014. Bronchioalveolar lung cancer：screening and overdiagnosis. J Clin Oncol，32（31）：3575.

Brain K，Lifford KJ，Carter B，et al，2016. Long-term psychosocial outcomes of low-dose CT screening：results of the UK Lung Cancer Screening randomised controlled trial. Thorax，71（11）：996-1005.

Brawley OW，Flenaugh EL，2014. Low-dose spiral CT screening and evaluation of the solitary pulmonary nodule. Oncology（Williston Park），28（5）：441-446.

Brenner DJ，2004. Radiation risks potentially associated with low-dose CT screening of adult smokers for lung cancer. Radiology，231（2）：440-445.

Bunge EM，van den Bergh KAM，Essink-Bot M-L，et al，2008. High affective risk perception is associated with more lung cancer-specific distress in CT screening for lung cancer. Lung Cancer，62（3）：385-390.

Carter D，Vazquez M，Flieder DB，et al，2007. Comparison of pathologic findings of baseline and annual repeat cancers diagnosed on CT screening. Lung Cancer，56（2）：193-199.

Cataldo JK，Dubey S，Prochaska JJ，2010. Smoking cessation：an integral part of lung cancer treatment. Oncology，78（5-6）：289-301.

Caverly TJ，Fagerlin A，Wiener RS，et al，2018. Comparison of observed harms and expected mortality benefit for persons in the Veterans Health Affairs Lung Cancer Screening Demonstration Project. JAMA Intern Med，178（3）：426-428.

Centers for Disease Control and Prevention，2012. Current cigarette smoking among adults - United States，2011. MMWR Morb Mortal Wkly Rep，61（44）：889-894.

Centers for Disease Control and Prevention，2011.Vital signs：current cigarette smoking among adults aged ≥ 18 years—United States，2005-2010. MMWR Morb Mortal Wkly Rep，60（35）：1207-1212.

Chang JY，Li QQ，Xu QY，et al，2014. Stereotactic ablative radiation therapy for centrally located early stage or isolated parenchymal recurrences of non-small cell lung cancer：how to fly in a "no fly zone". Int J Radiat Oncol Biol Phys，88（5）：1120-1128.

Cheng D，Downey RJ，Kernstine K，et al，2007. Video-assisted thoracic surgery in lung cancer resection：a meta-analysis and systematic review of controlled trials. Innovations（Phila），2（6）：261-292.

Chirikos TN，Hazelton T，Tockman M，et al，2002. Screening for lung cancer with CT：a preliminary cost-effectiveness analysis. Chest，121（5）：1507-1514.

Clark MA，Gorelick JJ，Sicks JD，et al，2016. The relations between false positive and negative screens and smoking cessation and relapse in the National Lung Screening Trial: implications for public health. Nicotine Tob Res, 18 (1): 17-24.

Crestanello JA, Allen MS, Jett JR, et al, 2004. Thoracic surgical operations in patients enrolled in a computed tomographic screening trial. J Thorac Cardiovasc Surg, 128 (2): 254-259.

Croswell JM, Baker SG, Marcus PM, et al, 2010. Cumulative incidence of false-positive test results in lung cancer screening: a randomized trial. Ann Intern Med, 152 (8): 505-512, W176-180.

Croswell JM, Kramer BS, Kreimer AR, et al, 2009. Cumulative incidence of false-positive results in repeated, multimodal cancer screening. Ann Fam Med, 7 (3): 212-222.

De Koning HJ, Meza R, Plevritis SK, et al, 2014. Benefits and harms of computed tomography lung cancer screening strategies: a comparative modeling study for the U.S. Preventive Services Task Force. Ann Intern Med, 160 (5): 311-320.

De Koning H, Van der Aalst C, Ten Haaf K, et al, 2018. PL02.05 Effects of volume CT lung cancer screening: mortality results of the NELSON randomized controlled population-based trial. J Thorac Oncol, 13 (10): S185.

Detterbeck F, 2009. Thoracoscopic versus open lobectomy debate: the pro argument. Thorac Surg Sci, 6: Doc04.

Detterbeck FC, 2014. Overdiagnosis during lung cancer screening: is it an overemphasised, underappreciated, or tangential issue? Thorax, 69 (5): 407-408.

DeVita VT Jr, Young RC, Canellos GP, 1975. Combination versus single agent chemotherapy: a review of the basis for selection of drug treatment of cancer. Cancer, 35 (1): 98-110.

Diederich S, Wormanns D, Semik M, et al, 2002. Screening for early lung cancer with low-dose spiral CT: prevalence in 817 asymptomatic smokers. Radiology, 222 (3): 773-781.

Duke SL, Eisen T, 2011. Finding needles in a haystack: annual low-dose computed tomography screening reduces lung cancer mortality in a high-risk group. Expert Rev Anticancer Ther, 11 (12): 1833-1836.

Ettinger DS, 2014. Lung cancer screening: has its time come? Oncology (Williston Park), 28 (5): 342, 448.

Field JK, Duffy SW, Baldwin DR, et al, 2016. UK Lung Cancer RCT Pilot Screening Trial: baseline findings from the screening arm provide evidence for the potential implementation of lung cancer screening. Thorax, 71 (2): 161-170.

Flieder DB, Vazquez M, Carter D, et al, 2006. Pathologic findings of lung tumors diagnosed on baseline CT screening. Am J Surg Pathol, 30 (5): 606-613.

Flores RM, Park BJ, Dycoco J, et al, 2009. Lobectomy by video-assisted thoracic surgery (VATS) versus thoracotomy for lung cancer. J Thorac Cardiovasc Surg, 138 (11): 11-18.

Folkman J, 1995. Seminars in Medicine of the Beth Israel Hospital, Boston. Clinical applications of research on angiogenesis. N Engl J Med, 333 (26): 1757-1763.

Foy M, Yip R, Chen X, et al, 2011. Modeling the mortality reduction due to computed tomography screening for lung cancer. Cancer, 117 (12): 2703-2708.

Frank L, Christodoulou E, Kazerooni EA, 2013. Radiation risk of lung cancer screening. Semin Respir Crit Care Med, 34 (6): 738-747.

Fucito LM, Czabafy S, Hendricks PS, et al, 2016. Pairing smoking-cessation services with lung cancer screening: a clinical guideline from the Association for the Treatment of Tobacco Use and Dependence and the Society for Research on Nicotine and Tobacco. Cancer, 122 (8): 1150-1159.

Gareen IF, Duan FH, Greco EM, et al, 2014. Impact of lung cancer screening results on participant health-related quality of life and state anxiety in the National Lung Screening Trial. Cancer, 120 (21): 3401-3409.

Gierada DS, Pinsky PF, Duan F, et al, 2017. Interval lung cancer after a negative CT screening examination: CT findings and outcomes in National Lung Screening Trial participants. Eur Radiol, 27 (8): 3249-3256.

Gierada DS, Pinsky P, Nath H, et al, 2014. Projected outcomes using different nodule sizes to define a positive CT lung cancer screening examination. J Natl Cancer Inst, 106 (11): dju284.

Gohagan JK, Marcus PM, Fagerstrom RM, et al, 2005. Final results of the Lung Screening Study, a randomized feasibility study of spiral CT versus chest X-ray screening for lung cancer. Lung Cancer, 47 (1): 9-15.

Goldstraw P, Crowley J, Chansky K, et al, 2007. The IASLC Lung Cancer Staging Project: proposals for the revision of the TNM stage groupings in the forthcoming (seventh) edition of the TNM Classification of malignant tumours. J Thorac Oncol, 2 (8): 706-714.

Goulart BH，Bensink ME，Mummy DG，et al，2012. Lung cancer screening with low-dose computed tomography：costs，national expenditures，and cost-effectiveness. J Natl Compr Canc Netw，10（2）：267-275.

Goulart BHL，Ramsey SD，2013. Moving beyond the national lung screening trial：discussing strategies for implementation of lung cancer screening programs. Oncologist，18（8）：941-946.

Gould MK，Donington J，Lynch WR，et al，2013. Evaluation of individuals with pulmonary nodules：when is it lung cancer? Diagnosis and management of lung cancer，3rd ed：American College of Chest Physicians evidence-based clinical practice guidelines. Chest，143（5 Suppl）：e93S-e120S.

Grannis FW，2004. Can we avert the need for pneumonectomy by screening for lung cancer? Eur J Cardiothorac Surg，25（2）：296.

Guckenberger M，2011. What is the current status of Stereotactic body radiotherapy for stage Ⅰ non-small cell lung cancer? J Thorac Dis，3（3）：147-149.

Hall FM，2010. Identification，biopsy，and treatment of poorly understood premalignant，*in situ*，and indolent low-grade cancers：are we becoming victims of our own success? Radiology，254（3）：655-659.

Han DW，Heuvelmans MA，Vliegenthart R，et al，2018. Influence of lung nodule margin on volume- and diameter-based reader variability in CT lung cancer screening. Br J Radiol，91（1090）：20170405.

HAP USA，2016 Medicare Reimbursement for Lung Cancer Screening Using Low-Dose CT. [2021-05-12].https：//info.hapusa.com/blog-0/medicare-reimbursement-for-lung-cancer-screening-using-low-dose-ct.

Hays JT，McFadden DD，Ebbert JO，2012. Pharmacologic agents for tobacco dependence treatment：2011 update. Curr Atheroscler Rep，14（11）：85-92.

Hecht HS，Cronin P，Blaha MJ，et al，2017. 2016 SCCT/STR guidelines for coronary artery calcium scoring of noncontrast noncardiac chest CT scans：a report of the Society of Cardiovascular Computed Tomography and Society of Thoracic Radiology. J Cardiovasc Comput Tomagr，11（1）：74-84.

Henschke CI，McCauley DI，Yankelevitz DF，et al，1999. Early lung cancer action project：overall design and findings from baseline screening. Lancet，354（9173）：99-105.

Henschke CI，Yip R，Yankelevitz DF，et al，2006. Computed tomography screening for lung cancer：prospects of surviving competing causes of death. Clin Lung Cancer，7（5）：323-325.

Heuvelmans MA，Walter JE，Vliegenthart R，et al，2018. Disagreement of diameter and volume measurements for pulmonary nodule size estimation in CT lung cancer screening. Thorax，73（8）：779-781.

Horeweg N，van der Aalst CM，Thunnissen E，et al，2013. Characteristics of lung cancers detected by computer tomography screening in the randomized NELSON trial. Am J Respir Crit Care Med，187（8）：848-854.

International Early Lung Cancer Action Program I，Henschke CI，Yankelevitz DF，et al，2006. Survival of patients with stage Ⅰ lung cancer detected on CT screening. N Engl J Med，355（17）：1763-1771.

Jacobs PC，Gondrie MJ，Mali WP，et al，2011. Unrequested information from routine diagnostic chest CT predicts future cardiovascular events. Eur Radiol，21（8）：1577-1585.

Jacobs PC，Gondrie MJ，van der Graaf Y，et al，2012. Coronary artery calcium can predict all-cause mortality and cardiovascular events on low-dose CT screening for lung cancer. Am J Roentgenol，198（3）：505-511.

Jamal A，King BA，Neff LJ，et al，2016. Current cigarette smoking among adults - United States，2005-2015. MMWR Morb Mortal Wkly Rep，65（44）：1205-1211.

Jett JR，Midthun DE，2008. Commentary：CT screening for lung cancer--caveat emptor. Oncologist，13（4）：439-444.

Johnson DH，Schiller JH，Bunn PA，2014. Reply to A. Braillon. J Clin Oncol，32（31）：3575.

Kaneko M，Eguchi K，Ohmatsu H，et al，1996. Peripheral lung cancer：screening and detection with low-dose spiral CT versus radiography. Radiology，201（3）：798-802.

Karush J，Arndt A，Shah P，et al，2019. Improved false-positive rates and the overestimation of unintended harm from lung cancer screening. Lung，197（3）：327-332.

Kazerooni EA，Austin JHM，Black WC，et al，2014. ACR-STR practice parameter for the performance and reporting of lung cancer screening thoracic computed tomography（CT）：2014（Resolution 4）. J Thorac Imaging，29（5）：310-316.

Kim H，Park CM，Song YS，et al，2016. Measurement variability of persistent pulmonary subsolid nodules on same-day repeat CT：what is the threshold to determine true nodule growth during follow-up? PLoS One，11（2）：e0148853.

Kinsinger LS，Anderson C，Kim J，et al，2017. Implementation of lung cancer screening in the Veterans Health Administration. JAMA Intern Med，177（3）：399-406.

Kramer BS，Berg CD，Aberle DR，et al，2011. Lung cancer screening with low-dose helical CT：results from the National Lung Screening Trial（NLST）. J Med Screen，18（3）：109-111.

Lafata JE，Simpkins J，Lamerato L，et al，2004. The economic impact of false-positive cancer screens. Cancer Epidemiol Biomarkers Prev，13（12）：2126-2132.

Larke FJ，Kruger RL，Cagnon CH，et al，2011. Estimated radiation dose associated with low-dose chest CT of average-size participants in the National Lung Screening Trial. Am J Roentgenol，197（5）：1165-1169.

Leone FT，Evers-Casey S，Toll BA，et al，2013. Treatment of tobacco use in lung cancer：Diagnosis and management of lung cancer，3rd ed：American College of Chest Physicians evidence-based clinical practice guidelines. Chest，143（5 Suppl）：e61S-e77S.

Li F，Sone S，Abe H，et al，2002. Lung cancers missed at low-dose helical CT screening in a general population：comparison of clinical，histopathologic，and imaging findings. Radiology，225（3）：673-683.

Lillie SE，Fu SS，Fabbrini AE，et al，2017. What factors do patients consider most important in making lung cancer screening decisions? Findings from a demonstration project conducted in the Veterans Health Administration. Lung Cancer，104：38-44.

Ma JM，Ward EM，Smith R，et al，2013. Annual number of lung cancer deaths potentially avertable by screening in the United states. Cancer，119（7）：1381-1385.

MacMahon H，Austin JH，Gamsu G，et al，2005. Guidelines for management of small pulmonary nodules detected on CT scans：a statement from the Fleischner Society. Radiology，237（2）：395-400.

MacMahon H，Naidich DP，Goo JM，et al，2017. Guidelines for management of incidental pulmonary nodules detected on CT images：from the Fleischner Society 2017. Radiology，284（1）：228-243.

Mahar AL，Fong R，Johnson A，2011. PCN36 the economic impact of treating early lung cancer：a systematic review. Value Health，14（7）：A440.

Manser R，Wright G，Hart D，et al，2005. Surgery for early stage non-small cell lung cancer. Cochrane Database Syst Rev，1（1）：CD004699.

Mariotto AB，Yabroff KR，Shao YW，et al，2011. Projections of the cost of cancer care in the United States：2010-2020. J Natl Cancer Inst，103（2）：117-128.

Marshall HM，Bowman RV，Yang IA，et al，2013. Screening for lung cancer with low-dose computed tomography：a review of current status. J Thorac Dis，5（Suppl 5）：S524-S539.

Mascalchi M，Belli G，Zappa M，et al，2006. Risk-benefit analysis of X-ray exposure associated with lung cancer screening in the Italung-CT trial. Am J Roentgenol，187（2）：421-429.

Mauchley DC，Mitchell JD，2015. Current estimate of costs of lung cancer screening in the United states. Thorac Surg Clin，25（2）：205-215.

Mazzone P，Powell CA，Arenberg D，et al，2015. Components necessary for high-quality lung cancer screening：American College of Chest Physicians and American Thoracic Society Policy Statement. Chest，147（2）：295-303.

Mazzone PJ，Silvestri GA，Patel S，et al，2018. Screening for lung cancer：CHEST guideline and expert panel report. Chest，153（4）：954-985.

McCunney RJ，Li J，2014. Radiation risks in lung cancer screening programs：a comparison with nuclear industry workers and atomic bomb survivors. Chest，145（3）：618-624.

McGarry RC，Song GB，des Rosiers P，et al，2002. Observation-only management of early stage，medically inoperable lung cancer：poor outcome. Chest，121（4）：1155-1158.

McKee BJ，Hashim JA，French RJ，et al，2015. Experience with a CT screening program for individuals at high risk for developing lung cancer. J Am Coll Radiol，12（2）：192-197.

McKee BJ，Regis SM，McKee AB，et al，2015. Performance of ACR lung-RADS in a clinical CT lung screening program. J Am Coll Radiol，12（3）：273-276.

McKee BJ，Regis SM，McKee AB，et al，2016. Performance of ACR lung-RADS in a clinical CT lung screening program. J Am Coll Radiol，13（2 Suppl）：R25-R29.

Mets OM，Buckens CF，Zanen P，et al，2011. Identification of chronic obstructive pulmonary disease in lung cancer screening computed tomographic scans. JAMA，306（16）：1775-1781.

Mets OM，de Jong PA，Prokop M，2012. Computed tomographic screening for lung cancer：an opportunity to evaluate other diseases. JAMA，308（14）：1433-1434.

Midthun DE，Jett JR，2013. Screening for lung cancer：the US studies. J Surg Oncol，108（5）：275-279.

Molina JR，Yang P，Cassivi SD，et al，2008. Non-small cell lung cancer：epidemiology，risk factors，treatment，and survivorship. Mayo Clin Proc，83（5）：584-594.

Morgan L，Choi H，Reid M，et al，2017. Frequency of incidental findings and subsequent evaluation in low-dose CT scans for lung cancer screening. Ann Am Thorac Soc，14（9）：1450-1456.

Moyer VA，US Preventive Seroices Task Force，2014. Screening for lung cancer：U.S. Preventive Services Task Force recommendation statement. Ann Intern Med，160（5）：330-338.

Munden RF，Carter BW，Chiles C，et al，2018. Managing incidental findings on thoracic CT：mediastinal and cardiovascular findings. A White Paper of the ACR Incidental Findings Committee. J Am Coll Radiol，15（8）：1087-1096.

Murrmann GB，van Vollenhoven FHM，Moodley L，2014. Approach to a solid solitary pulmonary nodule in two different settings-"Common is common，rare is rare". J Thorac Dis，6（3）：237-248.

Naidich DP，Bankier AA，MacMahon H，et al，2013. Recommendations for the management of subsolid pulmonary nodules detected at CT：a statement from the Fleischner Society. Radiology，266（1）：304-317.

National Lung Screening Trial Research Team，Aberle DR，Adams AM，et al，2011. Reduced lung-cancer mortality with low-dose computed tomographic screening. N Engl J Med，365（5）：395-409.

National Lung Screening Trial Research Team，Aberle DR，Berg CD，et al，2011. The National Lung Screening Trial：overview and study design. Radiology，258（1）：243-253.

National Lung Screening Trial Research Team，Church TR，Black WC，et al，2013. Results of initial low-dose computed tomographic screening for lung cancer. N Engl J Med，368（21）：1980-1991.

Papagiannis A，2004. Multidisciplinary management of lung cancer. N Engl J Med，350（19）：2008-2010.

Park ER，Gareen IF，Jain A，et al，2013. Examining whether lung screening changes risk perceptions：National Lung Screening Trial participants at 1-year follow-up. Cancer，119（7）：1306-1313.

Pastorino U，Rossi M，Rosato V，et al，2012. Annual or biennial CT screening versus observation in heavy smokers：5-year results of the MILD trial. Eur J Cancer Prev，21（3）：308-315.

Pastorino U，Silva M，Sestini S，et al，2019. Prolonged lung cancer screening reduced 10-year mortality in the MILD trial. Ann Oncol，30（7）：1162-1169.

Patel VK，Naik SK，Naidich DP，et al，2013. A practical algorithmic approach to the diagnosis and management of solitary pulmonary nodules：part 1：radiologic characteristics and imaging modalities. Chest，143（3）：825-839.

Patz EF Jr，Black WC，Goodman PC，2001. CT screening for lung cancer：not ready for routine practice. Radiology，221（3）：587-591.

Patz EF Jr，Pinsky P，Gatsonis C，et al，2014. Overdiagnosis in low-dose computed tomography screening for lung cancer. JAMA Intern Med，174（2）：269-274.

Pinsky PF，Gierada DS，Black W，et al，2015. Performance of Lung-RADS in the National Lung Screening Trial：a retrospective assessment. Ann Intern Med，162（7）：485-491.

Puggina A，Broumas A，Ricciardi W，et al，2016. Cost-effectiveness of screening for lung cancer with low-dose computed tomography：a systematic literature review. Eur J Public Health，26（1）：168-175.

Rami-Porta R，Asamura H，Travis WD，et al，2017. Lung cancer - major changes in the American Joint Committee on Cancer eighth edition cancer staging manual. CA Cancer J Clin，67（2）：138-155.

Rami-Porta R，Ball D，Crowley J，et al，2007. The IASLC lung cancer staging project：proposals for the revision of the T descriptors in the forthcoming（seventh）edition of the TNM classification for lung cancer. J Thorac Oncol，2（7）：593-602.

Rampinelli C，De Marco P，Origgi D，et al，2017. Exposure to low dose computed tomography for lung cancer screening and risk of cancer：secondary analysis of trial data and risk-benefit analysis. BMJ，356：j347.

Raz DJ，Zell JA，Ou S-HI，et al，2007. Natural history of stage Ⅰ non-small cell lung cancer：implications for early detection. Chest，

132（1）：193-199.

Ridge CA，Yildirim A，Boiselle PM，et al，2016. Differentiating between subsolid and solid pulmonary nodules at CT：inter-and intraobserver agreement between experienced thoracic radiologists. Radiology，278（3）：888-896.

Russell PA，Wainer Z，Wright GM，et al，2011. Does lung adenocarcinoma subtype predict patient survival? a clinicopathologic study based on the new International Association for the Study of Lung Cancer/American Thoracic Society/European Respiratory Society international multidisciplinary lung adenocarcinoma classification. J Thorac Oncol，6（9）：1496-1504.

Saghir Z，Dirksen A，Ashraf H，et al，2012. CT screening for lung cancer brings forward early disease. The randomised Danish Lung Cancer Screening Trial：status after five annual screening rounds with low-dose CT. Thorax，67（4）：296-301.

Sands J，Tammemägi MC，Couraud S，et al，2021. Lung screening benefits and challenges：a review of the data and outline for implementation. J Thorac Oncol，16（1）：37-53.

Schweigert M，Dubecz A，Beron M，et al，2013. Pulmonary infections imitating lung cancer：clinical presentation and therapeutical approach. Ir J Med Sci，182（1）：73-80.

Sekikawa A，Curb JD，Edmundowicz D，et al，2012. Coronary artery calcification by computed tomography in epidemiologic research and cardiovascular disease prevention. J Epidemiol，22（3）：188-198.

Senan S，Palma DA，Lagerwaard FJ，2011. Stereotactic ablative radiotherapy for stage Ⅰ NSCLC：recent advances and controversies. J Thorac Dis，3（3）：189-196.

Sheehan DF，Criss SD，Chen YF，et al，2019. Lung cancer costs by treatment strategy and phase of care among patients enrolled in medicare. Cancer Med，8（1）：94-103.

Silvestri GA，2011. Screening for lung cancer：it works，but does it really work? Ann Intern Med，155（8）：537-539.

Silvestri GA，Handy J，Lackland D，et al，1998. Specialists achieve better outcomes than generalists for lung cancer surgery. Chest，114（3）：675-680.

Sistrom CL，Dreyer KJ，Dang PP，et al，2009. Recommendations for additional imaging in radiology reports：multifactorial analysis of 5.9 million examinations. Radiology，253（2）：453-461.

Sitas F，Weber MF，Egger S，et al，2014. Smoking cessation after cancer. J Clin Oncol，32（32）：3593-3595.

Slatore CG，Baumann C，Pappas M，et al，2014. Smoking behaviors among patients receiving computed tomography for lung cancer screening. Systematic review in support of the U.S. preventive services task force. Ann Am Thorac Soc，11（4）：619-627.

Slatore CG，Sullivan DR，Pappas M，et al，2014. Patient-centered outcomes among lung cancer screening recipients with computed tomography：a systematic review. J Thorac Oncol，9（7）：927-934.

Smith RA，Andrews KS，Brooks D，et al，2017. Cancer screening in the United States，2017：a review of current American Cancer Society guidelines and current issues in cancer screening. CA Cancer J Clin，67（2）：100-121.

Solem CT，Penrod JR，Lees M，et al，2017. Cost drivers of lung cancer care：results from a retrospective chart review of pretreated advanced NSCLC patients in Europe. Value Health，20（9）：A431-A432.

Sone S，Nakayama T，Honda T，et al，2007. Long-term follow-up study of a population-based 1996-1998 mass screening programme for lung cancer using mobile low-dose spiral computed tomography. Lung Cancer，58（3）：329-341.

Sone S，Takashima S，Li F，et al，1998. Mass screening for lung cancer with mobile spiral computed tomography scanner. Lancet，351（9111）：1242-1245.

Sox HC，2011. Better evidence about screening for lung cancer. N Engl J Med，365（5）：455-457.

Sox HC，2014. Implementing lung cancer screening under medicare：the last chance to get it right? JAMA，312（12）：1206-1207.

Stéphan F，Boucheseiche S，Hollande J，et al. 2000. Pulmonary complications following lung resection：a comprehensive analysis of incidence and possible risk factors. Chest，118（5）：1263-1270.

Swensen SJ，Jett JR，Hartman TE，et al，2005. CT screening for lung cancer：five-year prospective experience. Radiology，235（11）：259-265.

Tabár L，Vitak B，Chen TH，et al，2011. Swedish two-county trial：impact of mammographic screening on breast cancer mortality during 3 decades. Radiology，260（3）：658-663.

Tammemägi MC，Berg CD，Riley TL，et al，2014. Impact of lung cancer screening results on smoking cessation. J Natl Cancer Inst，106（6）：dju084.

Tammemägi MC，Church TR，Hocking WG，et al，2014. Evaluation of the lung cancer risks at which to screen ever- and never-smokers：screening rules applied to the PLCO and NLST cohorts. PLoS Med，11（12）：e1001764.

Tammemagi MC，Schmidt H，Martel S，et al，2017. Participant selection for lung cancer screening by risk modelling（the Pan-Canadian Early Detection of Lung Cancer [PanCan] study）：a single-arm，prospective study. Lancet Oncol，18（11）：1523-1531.

Tammemägi MC，Ten Haaf K，Toumazis I，et al，2019. Development and validation of a multivariable lung cancer risk prediction model that includes low-dose computed tomography screening results：a secondary analysis of data from the National Lung Screening Trial. JAMA Netw Open，2（3）：e190204.

Taylor KL，Cox LS，Zincke N，et al，2007. Lung cancer screening as a teachable moment for smoking cessation. Lung Cancer，56（1）：125-134.

Timmerman R，Paulus R，Galvin J，et al，2010. Stereotactic body radiation therapy for inoperable early stage lung cancer. JAMA，303（11）：1070-1076.

Townsend CO，Clark MM，Jett JR，et al，2005. Relation between smoking cessation and receiving results from three annual spiral chest computed tomography scans for lung carcinoma screening. Cancer，103（10）：2154-2162.

Travis WD，Brambilla E，Noguchi M，et al，2011. International association for the study of lung cancer/american thoracic society/european respiratory society international multidisciplinary classification of lung adenocarcinoma. J Thorac Oncol，6（2）：244-285.

Van den Bergh KA，Essink-Bot ML，Borsboom GJ，et al，2010. Short-term health-related quality of life consequences in a lung cancer CT screening trial（NELSON）. Br J Cancer，102（1）：27-34.

Van den Bergh KA，Essink-Bot ML，Borsboom GJ，et al，2011. Long-term effects of lung cancer computed tomography screening on health-related quality of life：the NELSON trial. Eur Respir J，38（1）：154-161.

Van den Bergh KA，Essink-Bot ML，Bunge EM，et al，2008. Impact of computed tomography screening for lung cancer on participants in a randomized controlled trial（NELSON trial）. Cancer，113（2）：396-404.

Van Klaveren RJ，Oudkerk M，Prokop M，et al，2009. Management of lung nodules detected by volume CT scanning. N Engl J Med，361（23）：2221-2229.

Van Riel SJ，Sánchez CI，Bankier AA，et al，2015. Observer variability for classification of pulmonary nodules on low-dose CT images and its effect on nodule management. Radiology，277（3）：863-871.

Volk RJ，Hawk E，Bevers TB，2014. Should CMS cover lung cancer screening for the fully informed patient? JAMA，312（12）：1193-1194.

Walter JE，Heuvelmans MA，de Jong PA，et al，2016. Occurrence and lung cancer probability of new solid nodules at incidence screening with low-dose CT：analysis of data from the randomised，controlled NELSON trial. Lancet Oncol，17（7）：907-916.

Wang TW，Asman K，Gentzke AS，et al，2018. Tobacco product use among adults - United States，2017. MMWR Morb Mortal Wkly Rep，67（44）：1225-1232.

Whitson BA，Groth SS，Duval SJ，et al. 2008. Surgery for early-stage non-small cell lung cancer：a systematic review of the video-assisted thoracoscopic surgery versus thoracotomy approaches to lobectomy. Ann Thorac Surg，86（6）：2008-2016.

Wiener RS，2014. Balancing the benefits and harms of low-dose computed tomography screening for lung cancer：medicare's options for coverage. Ann Intern Med，161（6）：445-446.

Wiener RS，Gould MK，Woloshin S，et al，2013. What do you mean，a spot? A qualitative analysis of patients' reactions to discussions with their physicians about pulmonary nodules. Chest，143（3）：672-677.

Wiener RS，Schwartz LM，Woloshin S，et al，2011. Population-based risk for complications after transthoracic needle lung biopsy of a pulmonary nodule：an analysis of discharge records. Ann Intern Med，155（3）：137-144.

Wisnivesky JP，Mushlin AI，Sicherman N，et al，2003. The cost-effectiveness of low-dose CT screening for lung cancer：preliminary results of baseline screening. Chest，124（2）：614-621.

Woloshin S，Schwartz LM，Black WC，et al，2012. Cancer screening campaigns--getting past uninformative persuasion. N Engl J Med，367（18）：1677-1679.

Yankelevitz DF，2018. CT screening for lung cancer：successful trial，but failed understanding. J Thorac Oncol，13（1）：12-15.

Yankelevitz DF，Smith JP，2013. Understanding the core result of the National Lung Screening Trial. N Engl J Med，368（15）：1460-1461.

Yoshizawa A，Motoi N，Riely GJ，et al，2011. Impact of proposed IASLC/ATS/ERS classification of lung adenocarcinoma：prognostic subgroups and implications for further revision of staging based on analysis of 514 stage I cases. Mod Pathol，24（5）：653-664.

Yousaf-Khan U，van der Aalst C，de Jong PA，et al，2017. Risk stratification based on screening history：the NELSON lung cancer screening study. Thorax，72（9）：819-824.

Zhang X，Liu S，Liu Y，et al，2017. Economic burden for lung cancer survivors in urban China. Int J Environ Res Public Health，14（3）：308.

Zhao YR，Xie XQ，de Koning HJ，et al，2011. NELSON lung cancer screening study. Cancer Imaging，11 Spec No A（1A）：S79-S84.